新生儿疾病
基层医生诊疗手册

主　编　程国强

副主编　黄循斌　尹兆青　庄德义

编　者（按姓氏汉语拼音排序）

程国强　符青松　胡黎园　黄循斌　李自席

陆春梅　欧阳晓红　潘翩翩　丘惠娴　王来栓

韦秋芬　魏　某　谢晓彬　闫宪刚　尹兆青

曾淑娟　周　伟　庄德义

人民卫生出版社

·北京·

声明

本书内容仅供医学研究人员或临床医生参考，为临床工作提供帮助。由于医学研究不断深入，医学知识更新较快，本书所有内容只代表作者本人的观点，不作为法律依据。

图书在版编目（CIP）数据

新生儿疾病基层医生诊疗手册 / 程国强主编 . —北京：人民卫生出版社，2021.3

ISBN 978-7-117-31271-4

I. ①新… II. ①程… III. ①新生儿疾病 —诊疗 — 手册 IV. ①R722.1-62

中国版本图书馆 CIP 数据核字（2021）第 028514 号

人卫智网	**www.ipmph.com**	医学教育、学术、考试、健康，购书智慧智能综合服务平台
人卫官网	**www.pmph.com**	人卫官方资讯发布平台

新生儿疾病基层医生诊疗手册

Xinshenger Jibing Jiceng Yisheng Zhenliao Shouce

主　　编：程国强
出版发行：人民卫生出版社（中继线 010-59780011）
地　　址：北京市朝阳区潘家园南里 19 号
邮　　编：100021
E - mail：pmph@pmph.com
购书热线：010-59787592　010-59787584　010-65264830
印　　刷：保定市中画美凯印刷有限公司
经　　销：新华书店
开　　本：889×1194　1/32　印张：22
字　　数：612 千字
版　　次：2021 年 3 月第 1 版
印　　次：2021 年 4 月第 1 次印刷
标准书号：ISBN 978-7-117-31271-4
定　　价：79.00 元

打击盗版举报电话：010-59787491　E-mail：WQ@pmph.com
质量问题联系电话：010-59787234　E-mail：zhiliang@pmph.com

前 言

随着两孩政策的施行,新生儿出生率,特别是高危新生儿出生率显著增加。为此,卫生部于 2009 年颁发了《新生儿病室建设与管理指南(试行)》的通知,要求二级以上综合医院儿科病房内建立新生儿病室;国家卫生和计划生育委员会于 2016 年颁发了《县医院医疗服务能力基本标准》,要求儿科科室内设置新生儿专业组。新生儿学作为儿科领域的一个重要组成部分,发展非常迅速,日益受到重视。区域化管理使初级和二级母婴保健机构的一线专业人员承担了更多责任,但某些基层医院尚缺乏专业的病房和医生,因此在处理新生儿,尤其是危重新生儿时存在一定的困难。作为儿科专业医生,多年来目睹了许多新生儿由于就诊晚、当地医疗条件有限,丧失了有效治疗的机会而导致终生残疾甚至死亡。鉴于此,我们编写了这本《新生儿疾病基层医生诊疗手册》,通过这本书对一些基层的儿科医务工作者在诊治新生儿疾病时提供帮助。

参编人员既有在基层医院工作多年的医生,也有在教学医院从事临床带教多年的主任,均熟悉基层医院新生儿医生需求,掌握新生儿常见病规范化诊疗和最新进展。本书共分为 23 章,内容丰富,从产前、围产到新生儿常见病以及护理均有涉及,以循证医学为基础,书写形式注重“新、全、实”,既简明扼要,又重点突出,融入了编者丰富的临床经验,通俗易懂。突出临床诊断和治疗,提出需要进一步转诊治疗的指征,该书适合急诊科医生、产科医生、儿科医生、初级新生儿专科医生、儿科和新生儿护士、实习医生阅读和参考。

希望该书的出版能为我国基层儿科以及新生儿科医生提供帮

助,为了进一步提高本书的质量,请广大读者在阅读过程中不吝赐教,欢迎发送邮件至邮箱 *renweifuer@pmph.com*,或扫描封底二维码,关注"人卫儿科学",对我们的工作予以批评指正,以期再版修订时进一步完善,更好地为大家服务。

程国强

2021 年 3 月

目 录

第一章　新生儿医学总论

第一节　新生儿分类与评估

一、分类

（一）根据出生时胎龄分类

1. 足月儿　37周≤胎龄（gestational age，GA）<42周的新生儿。足月儿又分为：早期足月儿（37~38^{+6}周）；完全足月儿（39~40^{+6}周）；晚期足月儿（41~41^{+6}周）。

2. 早产儿　GA<37周的新生儿。早产儿又分为：早期早产儿（GA<32周，其中GA<28周称为超未成熟儿）；中期早产儿（32~33^{+6}周）；晚期早产儿（34~36^{+6}周）。

3. 过期产儿　GA≥42周的新生儿。

（二）根据出生体重分类

1. 正常出生体重儿　出生体重（birth weight，BW）≥2 500g并<4 000g的新生儿。

2. 低出生体重儿　BW<2 500g的新生儿，其中BW<1 500g称为极低出生体重儿（very low birth weight infant，VLBWI），BW<1 000g称为超低出生体重儿（extremely low birth weight infant，ELBWI）。

3. 巨大儿　BW≥4 000g的新生儿。

（三）按照出生体重与胎龄关系分类

我国不同胎龄新生儿出生体重及百分位数见表1-1-1。

1. 小于胎龄（small for gestational age，SGA）儿　指婴儿的BW

在同胎龄平均体重的第 10 百分位以下。胎龄已足月而体重在 2 500g 以下的新生儿又称足月小样儿。

2. 适于胎龄（appropriate for gestational age，AGA）**儿**　指婴儿的 BW 在同胎龄平均体重的第 10~90 百分位之间。

3. 大于胎龄（large for gestational age，LGA）**儿**　指婴儿的 BW 在同胎龄平均体重的第 90 百分位以上。

（四）根据出生后日龄分类

1. 早期新生儿（early newborn）　指出生后 1 周以内的新生儿。

2. 晚期新生儿（late newborn）　指出生 1 周后的新生儿。

（五）高危儿

高危儿（high risk infant）是指在胎儿期、分娩时、新生儿期受到各种高危因素的危害，已发生或可能发生危重疾病的新生儿。绝大多数高危儿能完全健康地生长发育，部分高危儿视疾病危重程度以后可能有运动障碍、智力低下、语言障碍、癫痫、多动、学习困难、自闭、行为异常等后遗症发生。

表 1-1-1　中国 15 城市不同胎龄新生儿出生体重值 /g

胎龄	平均值	标准差	百分位数						
			第 3	第 5	第 10	第 50	第 90	第 95	第 97
28 周	1 389	302	923	931	972	1 325	1 799	1 957	2 071
29 周	1 475	331	963	989	1 057	1 453	2 034	2 198	2 329
30 周	1 715	400	1 044	1 086	1 175	1 605	2 255	2 423	2 563
31 周	1 943	512	1 158	1 215	1 321	1 775	2 464	2 632	2 775
32 周	1 970	438	1 299	1 369	1 488	1 957	2 660	2 825	2 968
33 周	2 133	434	1 461	1 541	1 670	2 147	2 843	3 004	3 142
34 周	2 363	449	1 635	1 724	1 860	2 340	3 013	3 168	3 299
35 周	2 560	414	1 815	1 911	2 051	2 530	3 169	3 319	3 442
36 周	2 708	401	1 995	2 095	2 238	2 712	3 312	3 458	3 572
37 周	2 922	368	2 166	2 269	2 413	2 882	3 442	3 584	3 690
38 周	3 086	376	2 322	2 427	2 569	3 034	3 558	3 699	3 798

续表

胎龄	平均值	标准差	百分位数						
			第3	第5	第10	第50	第90	第95	第97
39 周	3 197	371	2 457	2 560	2 701	3 162	3 660	3 803	3 899
40 周	3 277	392	2 562	2 663	2 802	3 263	3 749	3 897	3 993
41 周	3 347	396	2 632	2 728	2 865	3 330	3 824	3 981	4 083
42 周	3 382	413	2 659	2 748	2 884	3 359	3 885	4 057	4 170
43 周	3 359	448	2 636	2 717	2 852	3 345	3 932	4 124	4 256
44 周	3 303	418	2 557	2 627	2 762	3 282	3 965	4 184	4 342

注:胎龄 <28 周早产儿,根据如下粗略估算适于胎龄儿(AGA):24 周 =600g,25 周 =750g,26 周 =850g,27 周 =1 000g

二、胎龄评估

1. 出生体重 <2 500g,生后 3 天内住院的新生儿,应常规进行胎龄评估。

2. 一般应在出生后 48 小时内,最好是 24 小时以内进行。出生 1 周以后一般不再进行胎龄评估。

3. **简易评分法** 胎龄周数 = 总分 +27。其误差多数在 1 周以内,但不能评估 27 周以下的胎龄儿。其评分法见表 1-1-2。

表 1-1-2 简易胎龄评估法

体征	0分	1分	2分	3分	4分
足底纹理	无	前 1/2 红痕不明显	红痕 > 前 1/2,皱痕 <1/3	皱痕 > 前 2/3	明显深的皱痕 > 前 2/3
乳头	难认,无乳晕	明显可见,乳晕淡、平,直径 <0.75cm	乳晕呈点状,边缘突起,直径 <0.75cm	乳晕呈点状,边缘突起,直径 >0.75cm	
指甲		未达指尖	已达指尖	超过指尖	
皮肤组织	很薄,胶冻状	薄而光滑	光滑,中等厚度,皮疹或表皮翘起	稍厚,表皮皱裂翘起,以手足为最明显	厚,羊皮纸样,皱裂深浅不一

三、新生儿早期预警评分

新生儿疾病进展快,症状不典型,因此需要根据简单易行的评估方法进行综合评估,早期预测可能会发生严重疾病的患儿,早期干预,该类评分表较多,这里仅给出较为简单容易执行的一种。详见表1-1-3。

表1-1-3 新生儿早期预警评分表

观察指标	0分	1分	2分
体温 /℃	36~37	35~36 或 37~38	>38 或 <35
呼吸 / 次·min⁻¹	40~60	60~80 或 30~40	>80 或 <30
心率 / 次·min⁻¹	120~140	90~120 或 140~160	>160 或 <90
收缩压 /mmHg	50~90	40~50 或 90~100	>100 或 <40
氧饱和度 /%	>90	85~90	<85

注:①5~7分:病情可能发展加重,观察治疗期间护理关注需要增加;②>7分:病情危重,需要立即转入NICU监护救治

(庄德义)

第二节 新生儿体格检查

新生儿在生后24小时内应进行全面的体格检查。安静时很容易听诊心脏和肺部。应保持听诊器温暖以避免听诊时患儿哭闹。

一、一般情况

观察外貌、发育、营养状况、神志、反应、姿势、体位、活动情况等。

二、皮肤

(一)肤色异常

1. **青紫** 亦称发绀,是指血液中还原血红蛋白增多(>50g/L),使皮肤、黏膜呈青紫色的表现。注意鉴别中央性青紫和周围性青紫。

(1)中央性青紫：多由心、肺疾病导致 SaO_2 降低引起。青紫的特点是全身性的，或唇周。

(2)周围性青紫：是由于周围循环血流障碍所致，青紫的特点是常见于肢体末端。肢端青紫对于刚出生的新生儿或经受寒冷刺激的患儿是正常的。

2. 苍白　可由贫血、循环衰竭等导致。局部肢体苍白应注意有无动脉血栓形成。

3. 发灰或花纹　为末梢循环不良或休克的表现，也可见于低体温。如果大理石样花纹皮肤持续存在时，应怀疑以下疾病，如德朗热综合征(Cornelia de Lange syndrome, CDLS)、18 三体和 21 三体综合征、中枢神经系统功能发育不全和甲状腺功能减退。局部皮肤花纹或发灰应注意是否存在静脉血栓可能。特别是有中心静脉置管的患儿。

4. 紫红或深红　多见于红细胞增多症患儿，也可见于环境温度过高导致的发热。

5. 胎粪污染　多见于过期产儿和足月儿，提示可能存在宫内缺氧。

6. 黄疸　高间接胆红素血症时皮肤呈黄色，直接胆红素升高患儿皮肤呈暗黄色。新生儿出现黄疸时胆红素水平通常 >85μmol/L。足月儿黄疸延伸到脐部，其胆红素可能超过 200μmol/L，超过 342.2μmol/L 可能会发生胆红素脑病。

7. 广泛黑色素沉着　可见于肾上腺功能不全、先天性肾上腺皮质增生症。

（二）皮肤性状及皮下组织

1. 早产儿皮肤薄而透明。

2. 过期产儿皮肤厚度如羊皮纸样。

3. 小于胎龄儿缺少皮下脂肪，皮肤多皱等。

4. 干燥皮肤　大多数足月新生儿无皮肤干燥。过期产儿可出现脱皮，先天性梅毒和念珠菌病时可在生后即出现脱皮。大面积的脱皮可见于剥脱性皮炎和大疱性表皮松解症。

（三）皮疹、色斑、皮下出血

1. 新生儿期常见皮疹疾病

（1）新生儿粟粒疹：因皮脂腺堆积,在鼻尖、鼻翼、颜面部形成小米粒大小的黄白色皮疹,多在生后数周消失。

（2）新生儿红斑：多数发生在洗澡后,部分新生儿受光线、肥皂、毛巾等刺激都会出现红斑,多者可融合成片。以躯干部较为多见,2~3小时后自然消失,但亦有反复出现者,约1周自然自愈。

（3）新生儿汗疱疹：常发生在炎热季节,常在前额、前胸等处可见针头大小的汗疱疹,又称白痱。因新生儿汗腺功能欠佳所致。

（4）念珠菌皮疹：白色念珠菌导致的尿布疹表现为界限清楚的红斑,周围可见脓疱,多在皮肤皱褶处。可外涂制霉菌素软膏治疗7~10天。

（5）新生儿痤疮：多见于面颊、下颌和前额,由粉刺和丘疹构成,不需治疗。

（6）单纯疱疹：可表现为脓疱样小疱状皮疹、囊疱、大水疱或脱皮。

2. 牛奶咖啡斑　见于神经纤维瘤,卵圆形或柳叶状色素脱失斑提示结节性硬化。

3. 皮下出血　指人体内毛细血管破裂造成的出血。根据其直径大小及伴随情况分为：①＜2mm称为瘀点；②3~5mm称为紫癜；③＞5mm称为瘀斑。皮下出血常见于出血性疾病、重症感染、某些血管损害性疾病。

（四）水肿、硬肿

1. 水肿　早产儿手、足、眼睑常有轻度水肿,分娩时受压部位也可有局限性水肿。全身性水肿可见于心、肾、肝疾患,严重贫血、甲状腺功能减退等。

2. 硬肿　以皮肤和皮下脂肪变硬为主,常见于寒冷损伤、严重感染等。

三、头面、五官、颈部

（一）头部

1. 前囟、后囟和骨缝　前囟大小以两个对边中点连线的长短表示,出生时 1~2cm,通常在 1~1.5 岁时闭合,最迟于 2 岁闭合;后囟一般只能容纳指尖,通常在 2~4 个月闭合。颅骨缝约于 3~4 个月时闭合。

(1)前囟过大伴广泛的颅骨软化、多缝:多见于先天性佝偻病、成骨发育不全、低磷酸酶血症和先天性甲状腺功能减退等。

(2)前囟过小伴骨缝过早融合:常见于小头畸形。

(3)前囟饱满、骨缝增宽:多于颅内压增高、脑积水。

(4)前囟凹陷:多见于新生儿脱水。

2. 头发分布异常 头发缺失可能伴有脑部发育畸形。

3. 头面产伤性疾病

(1)头颅塑形:是由于分娩过程中颅骨受压所致的暂时性不对称,1 周内恢复正常。

(2)头皮水肿:是头皮软组织弥散性肿胀,可跨越骨缝,通常 2~3 天内可吸收。

(3)头颅血肿:是骨膜下出血,不跨越骨缝,边界清楚,有波动感,最常见于顶骨,多由于创伤性分娩或产钳分娩所致。需 6 周或更长时间才能消退。

(4)帽状腱膜下出血:出血发生在帽状腱膜下,可跨越骨缝达到颈部和耳朵。如有凝血功能障碍或血容量丢失应补充血容量和纠正凝血障碍。

(二)面部

1. 注意有无先天畸形,鼻、口腔和下颌形态是否正常。

2. 注意有无眼距过宽,足月儿内眦间距不应超过 2.5cm。

3. 面神经损伤 以单侧面神经损害最为常见。表现为哭闹时面部不对称,瘫痪侧嘴角下垂,鼻唇沟消失,不能闭眼、动唇。外伤所致的面神经损伤多在生后 1 周内消失,但也可持续数月。如果面瘫持续存在,应排除面神经缺如。

(三)五官

1. 眼

(1)用检眼镜检查有无红色反射。先天性白内障时可有晶状体浑浊和光反应消失。

(2)巩膜正常为白色,早产儿巩膜较薄呈淡蓝色。如巩膜呈深蓝色,应除外成骨不全。

(3)眼睛黏液样分泌物持续存在则可能是由于鼻泪管不通畅所致,70% 的新生儿存在持续性的膜性梗阻,但 3 月龄时 70% 可自行痊愈,2 岁时 96% 可自愈。

(4)眼睑水肿伴大量脓性分泌物是淋病奈瑟菌感染的典型表现。

(5)Brushfield 斑:常见于唐氏综合征患儿,瞳孔上典型的白色斑点。

(6)结膜下出血:创伤性分娩时,由于结膜毛细血管破裂所致。

(7)结膜炎:结膜充血伴有大量脓性分泌物。

(8)泪囊炎:多影响单侧眼睛,除流泪外,还可出现脓性分泌物。

2. 耳

(1)低位耳:是指耳朵的最高点从侧面直角观察时在目外眦以下。低位耳常与肾畸形及某些综合征有关(Treacher Collins、三倍体、9 三体和 18 三体综合征)。

(2)异常小或大的松软的耳朵是许多综合征的特征性表现。

(3)耳前凹陷和赘生物是常染色体显性遗传,但对这些孩子检测听力是很重要的。

(4)毛状耳见于糖尿病母亲婴儿。

3. 鼻

(1)鼻塞现象非常普遍,如果婴儿在吃奶时能正常呼吸的话问题不严重,等孩子长大一些后会自然消失。

(2)怀疑单侧或双侧鼻后孔闭锁时,应插鼻胃管,如果不能经鼻插入胃管提示后鼻孔闭锁可能,进一步诊断可进行 CT 或 MRI 检查。

(3)鼻翼煽动提示呼吸窘迫。

(4)鼻塞和黏稠的鼻腔分泌物应考虑先天性梅毒的可能。

4. 口

(1)检查软硬腭以发现有无腭裂存在。

(2)舌系带过短常需外科手术治疗。

（3）小下颌、唇裂、腭裂、高腭弓、巨舌、舌前突等畸形可能是某些综合征的表现，如巨舌提示先天性甲状腺功能减退，舌前突提示唐氏综合征。

（4）舌下腺囊肿：是一种口腔底的囊性肿胀，可自行消退。

（5）彭氏结（Epstein 小结）：硬腭中线上可见大小不等（2~4mm）的黄色小结节，系上皮细胞堆集而成，数周后消退。

（6）马牙：牙龈上可见由上皮细胞堆集或为黏液包囊的黄白色小颗粒。

（7）诞生牙：最好拔除，特别是当其松动时。

（8）唾液过多伴呛咳：见于食管闭锁和食管气管瘘，也可见于吞咽功能不全的新生儿如脑损伤、神经疾病或咽喉部发育异常。

（9）鹅口疮：是白色念珠菌感染征象，舌面、牙龈或颊黏膜上有白色片状物。

（四）颈部

利用引发觅食反射使新生儿转头以进行颈部检查。触摸胸锁乳突肌检查有无血肿和甲状腺肿大，有无甲状舌骨囊肿、先天性斜颈等，短颈或颈蹼见于 Turner 综合征、Noonan 综合征和 Klippel-Feil 综合征。水囊样肿块，边界不清多提示淋巴管瘤。

四、胸部及呼吸系统

1. 视诊

（1）观察胸廓是否对称，不对称常提示张力性气胸。

（2）漏斗胸是指胸骨形状改变，通常无临床意义。

（3）新生儿乳腺肿大：是由于胎儿在母体内受到母血中高浓度的催乳素等激素的影响，使乳腺增生造成的。男、女新生儿均可出现，2~3 周自然消退，部分新生儿乳房甚至可以分泌一些乳汁，切忌挤压，以免感染。

（4）新生儿正常呼吸频率为 40~60 次 /min。呼吸主要靠膈肌的升降，呈腹式呼吸。呼吸频率持续 >60 次 /min，称为呼吸急促；呼吸 <30 次 /min，称为呼吸减慢，往往是呼吸中枢抑制所致。呼吸急促、吸气性

三凹征、呼气性呻吟提示存在呼吸窘迫。

2. 听诊

(1)呼吸音：最佳听诊部位是左、右腋下。呼吸音减低或呼吸音不对称提示气胸或肺不张或肺实变。如听不到呼吸音而能听到肠鸣音提示膈疝，需立即行 X 线检查。

(2)肺部啰音：出生 20 分钟以后细小湿性啰音，属病理性。

(3)喘鸣、哮鸣：喘鸣多提示喉梗阻或气道部分阻塞，常见于先天性喉软骨发育不全、插管后声门水肿、气管狭窄等；哮鸣可见于支气管、细支气管部分阻塞。

3. 触诊 仔细触诊有无锁骨、肋骨骨折。

五、心血管系统

1. 视诊 正常新生儿心尖冲动最强点通常位于第四肋间左锁骨中线内。

2. 听诊

(1)心音：正常新生儿生后第一、二心音均单纯、清晰、响亮。心音低钝常见于窒息或其他原因所致的心肌损害；心音遥远可见于胸腔积液、气胸或心包积液。

(2)心率：正常心率是 120~160 次 /min。心动过速(>180 次 /min)可能是发热、贫血、失水、心力衰竭、休克、甲状腺功能亢进或心律失常等引起。心动过缓(<90 次 /min)可能由于缺氧、颅内压增高、窦性心动过缓或房室传导阻滞所致。HIE 低温治疗时心率也可低于 100 次，多不需要特别处理，复温后自动恢复。

(3)节律：新生儿常有窦性心律不齐，极少数出现少量期前收缩，如无其他异常，无需特殊处理，绝大部分在 1~2 周内自行消失。如为某些心律失常伴血流动力学改变，需紧急处理。

(4)杂音：注意听诊杂音的部位、强度、性质、期相、放射区域等。注意有些严重心脏病可能无杂音。

3. 血压 血压与胎龄、日龄和出生体重有关。

测量血压袖带的宽度常为上臂长度的 1/2~2/3,袖带过宽时测得的血压值较实际值偏低,过窄时则较实际值为高。正常足月儿血压在 50~80/30~50mmHg,下肢血压比上肢血压高。早产儿血压较低,胎龄越小,血压越低。评估新生儿血压是否正常需要结合胎龄和生后日龄。

4. 检查外周搏动　持续动脉导管开放伴有明显的左-右分流引起水冲脉。触诊股动脉搏动:如消失或难以摸到怀疑有主动脉缩窄。正常新生儿下肢血压高于上肢(上下肢血压差 20±3.5mmHg)。若上肢血压较下肢高 10mmHg 则为异常,提示主动脉缩窄、主动脉弓发育不良或主动脉弓受压。

5. 毛细血管充盈时间　肢体温暖时如外周毛细血管充盈时间 >3 秒钟,提示末梢循环不良。

六、腹部

1. 视诊

(1)腹部有无缺损,腹裂为较少见的畸形,由于脐带周围腹壁全层缺损而致内脏脱出,出生后立即用 0.9% 氯化钠溶液纱布将脱出于腹外的肠管覆盖。腹裂应注意与脐膨出区别。

(2)脐带残端通常在出生后 2 周内脱落,但是抗生素或消毒剂的应用可以延迟脐带的脱落,如超过 30 天则应进行检查。脐带延迟脱落应注意是否存在中性粒细胞黏附功能缺陷。

(3)脐部有无渗出,脐周皮肤有无红肿,红肿是感染的常见原因。

(4)脐根部有尿液样物渗出,常提示脐尿管未闭。脐带上有墨绿色粪便,脐周皮肤红肿、潮湿、糜烂等症应考虑脐肠瘘。

(5)单支脐动脉多提示肾脏畸形或遗传性疾病(最常见的是 18 三体综合征),此类患儿先天畸形、胎儿生长受限的发病率较高,围产期死亡率亦较高。

2. 听诊　正常情况下,肠鸣音大约每分钟 4~5 次。

(1)肠蠕动增强时,肠鸣音 6~10 次/min 为活跃,>10 次/min 为亢进。

(2)肠鸣音明显少于正常,或数分钟才听到一次,称肠鸣音减弱;

如持续听诊 3~5 分钟未听到肠鸣音,称肠鸣音消失。

3. **触诊** 触诊腹部注意有无膨隆、压痛和肿块。

(1)正常新生儿肝脏边缘在右肋缘下 2.0~2.5cm,质软,边缘较锐,表面光滑。如超过肋下 3cm 则为增大,若边缘厚钝、质硬、表面凹凸不平,则均为病理现象。

(2)脾脏仅在肋下稍可触及,如超过肋缘下 1cm 为增大,脾大常见于巨细胞病毒感染、风疹病毒感染或败血症。

七、生殖器和肛门

(一) 生殖器

1. 男婴

(1)正常出生时阴茎长度 >2cm,真正的小阴茎极为罕见,但却是先天性垂体功能低下的重要体征之一。男婴几乎都有包茎。注意有无尿道下裂。阴茎小伴发育不良和隐睾应注意是否存在 Prader-Willi 综合征。

(2)观察阴囊的颜色,如呈蓝紫色多提示存在睾丸扭转。足月儿阴囊皱褶发育良好,阴囊光滑多提示新生儿发育未成熟。睾丸是否在阴囊内,早产儿的睾丸常未下降,有无腹股沟疝和鞘膜积液。

2. 女婴

(1)足月女婴最显著的是大阴唇增大。阴道分泌物通常是乳白色黏稠的。

(2)假月经:部分女婴于生后 5~7 天,阴道流出少许血性分泌物,是母亲雌激素中断所致,可持续约 1 周。

(3)阴唇融合而阴蒂增大,应考虑肾上腺皮质增生。

(二) 肛门

检查有无肛门闭锁、肛裂。足月儿生后 48 小时内应排胎便,早产儿可有胎便排出延迟。

八、脊柱、四肢和臀部

(一) 脊柱

脊柱中线区隆起的柔软包块通常是脑脊髓膜膨出。任何异常的色素沉着或多毛斑均应除外脊柱畸形的存在。脊柱腰骶部如有多毛的凹陷区或窦道,提示存在显性或隐性脊柱裂。

（二）四肢

1. **并指/趾畸形**　多见于第 3、4 手指和 2、3 趾指,多有明确的家族史,年长时可行外科手术治疗。

2. **多指/趾畸形**　在手或足有过多的指/趾存在,有明显的家族史。

3. **手掌皱褶**　通贯掌常见于唐氏综合征。

4. **马蹄内翻足**　多见于男婴,足屈曲内翻,如可用轻柔的外力纠正,多可自行恢复;如不能,则需矫形治疗。

5. **跖内翻**　表现为前足内收,多可自行恢复。

（三）臀部

观察有无先天性髋关节脱位,多见于女性,多为单侧,以左侧为多见。脱位的主要表现为背部皮肤皱褶的不对称和患侧肢体端。

九、神经系统

未受干扰的正常新生儿平躺时多处于屈曲位,俯卧时膝盖经常缩拢在腹部。拳头拇指紧握,头部居中,四肢对称。

1. **意识和精神行为状态**　根据小儿对各种刺激的反应判断意识有无障碍,意识障碍分为嗜睡、意识模糊、浅昏迷和深昏迷。观察精神行为状态,注意有无烦躁不安、激惹、迟钝等。

2. **体位**　正常体位为手臂屈曲、腿部屈曲良好,接近腹部。

3. **肌力和肌张力**　肌张力是肌肉对牵拉所产生的阻抗,表现为相关的一组肌肉群短暂、有力的收缩。肌张力的高低与胎龄有关,在胎龄 30 周以前,新生儿的肌张力明显低下。测试方法有:

(1)拉 - 坐手法:婴儿处于仰卧位,牵拉其手腕。足月儿应有部分肘屈,同时头部抬起几乎与身体短暂保持一直线。当牵拉到坐姿的时候头可保持竖立 2~3 秒。

(2)腹部悬垂:一手抓住婴儿使其胸部朝下悬吊于空中,婴儿应能保持其头部与身体在一直线数秒钟,同时可看到手臂屈曲。

4. **原始反射** 由脊髓水平和脑干水平支配,随神经系统的成熟而逐渐消退。早产儿神经系统成熟度与胎龄有关,胎龄越小,原始反射越难引出或反射不全。在疾病状态下,原始反射减弱或消失。正常情况下,原始反射一般持续 3~6 个月后自然消失。

(1)觅食反射:用手指触口唇和面颊,新生儿向触侧转头且张口。在胎龄 30~32 周时,无或较弱;35~36 周时可引出。

(2)吸吮反射:将乳头或奶嘴放入婴儿口内,会出现有力的吸吮动作。在胎龄 30~32 周时,无或较弱;34 周时可引出。存在严重疾病如严重缺氧、感染等时,吸吮减弱或消失。新生儿的吸吮反射在 4 个月左右消失,由主动的动作代替了原始的吸吮反射。

(3)握持反射:将检查者手指置于新生儿手掌内,新生儿出现紧握手指表现。严重脑损伤肌张力异常增高时握持反射过强。此反射在 3 个月后逐渐由主动抓物动作替代。

(4)拥抱反射:在新生儿仰卧、头处正中位时,检查者拉住小儿双手并向上提拉,当颈部离开检查台面约 2~3cm 时,检查者突然松开小儿双手,恢复仰卧位,可见小儿双上肢向两侧伸展,手张开,然后上肢屈曲内收。这一动作过程似"拥抱"。在胎龄 30~32 周时,无或较弱;35~36 周时可引出。肌张力增高或减低时都会对反射有不同程度的影响。如果双上肢表现不对称,可能提示锁骨骨折、臂丛神经损伤或麻痹。拥抱反射在生后 3 个月内最明显,4~5 个月后逐渐消失,6 个月时不应再出现此动作。

5. **脑神经** 注意有无眼球震颤、瞳孔对光反射是否存在,眼球可否跟随移动的物体。

(1)瞳孔对光反射:29~31 周出现,32 周以后必然存在。

(2)眼球可否跟随移动的物体:是评价新生儿中枢神经系统完整性的很好预示因素之一。

6. **可疑的神经系统体征** ①异常体位:如角弓反张、过度握拳、持续将拇指握拳中;②激惹或双眼凝视;③哭声高尖;④持续吸吮无力;⑤全身性持续性肌张力增高;⑥全身性肌张力减退,自主活动减少。

十、体重、头围、身长

1. **体重**　体重为各器官、系统、体液的总重量。足月儿出生时平均体重为 3kg。合适的补液维持足月儿 1 周内体重丢失一般不超过 6%，早产儿 1 周内不超过 10%，这是由于细胞外液的丢失。如果体重下降的幅度超过 15% 或至第 10~14 天未恢复到出生体重，则为病理状态，应分析其原因。足月儿 7 天后足量喂养体重增加 20~30g/d，第一个月时体重应比出生体重增长 800g 以上。早产儿 10 天后 15~20mg/（kg·d），直至生后 6 个月。

2. **头围**　经眉弓上缘、枕骨结节左右对称环绕头一周的长度为头围。正常足月儿约为 32~37cm。头围的增长与脑和颅骨的生长有关。头围小于均值 –2SD 常提示有脑发育不良的可能，小于均值 –3SD 以上常提示脑发育不良；头围增长过速常提示脑积水。头大伴有骨缝增宽或囟门饱满则需立即行超声检查。

3. **身长**　身长指头部、脊柱与下肢长度的总和。出生时身长为 48~53cm。

（庄德义）

第三节　胎儿生长受限

胎儿生长受限（fetal growth restriction，FGR）和小于胎龄（small for gestational age，SGA）儿概念不同。FGR 常导致婴儿出生体重小于胎龄，但也可能不是 SGA。FGR 是指抑制胎儿正常增长潜能的因素导致胎儿偏离正常发育。SGA 是指新生儿出生体重小于同胎龄儿平均体重的第 10 百分位。

一、病因

胎儿生长受胎儿、母体和胎盘 3 种因素影响。其中母体因素约占 40%。

1. **母亲因素**

(1)疾病因素：孕母患妊娠期高血压疾病、严重慢性心肾疾病、血红蛋白病、子宫畸形等均可导致子宫胎盘血流减少。

(2)营养因素：妊娠早期呕吐、晚期限制饮食、孕期营养低下、早婚或高龄产妇等，由于摄入不足，导致胎儿营养不良。

(3)药物中毒：孕期用肾上腺激素或其他免疫抑制剂、抗代谢药物等，也可影响胎儿生长发育。

(4)吸烟过多：导致羧基血红蛋白上升，减少对胎儿组织供氧引起宫内发育障碍。

2. **胎儿因素**

(1)慢性宫内感染：如 TORCH 感染是导致 FGR 的重要原因，尤其当感染发生在孕早期，正值胎儿器官形成期，可引起细胞破坏或数目减少。

(2)双胎或多胎：宫内不能为多个胎儿提供理想的营养也会影响胎儿生长。

(3)染色体异常：染色体缺失或不平衡可使胎儿生长减慢。

(4)遗传代谢性疾病：一过性新生儿糖尿病、半乳糖血症、苯丙酮尿症及其他一些遗传代谢疾病也与 FGR 有关。

3. **胎盘及脐带因素** 胎盘结构异常，胎盘纤维化、梗死、血管瘤或炎症；脐带附着部位异常、单根脐动脉等，均可影响胎盘血液供应和营养输送。

二、临床分型

根据重量指数＝出生体重(g)×100/身长(cm)³ 或身长与头围比，分为匀称型和非匀称型。

1. **匀称型** 患儿出生时头围、身长、体重成比例下降，体型匀称。其重量指数 >2.00(胎龄 ≤ 37 周)或 ≥ 2.2(胎龄 >37 周)；身长与头围比 >1.36。常由于染色体异常、遗传性疾病、先天性感染等因素影响了细胞增殖，阻碍了胎儿生长所致，损伤发生在孕早期。

2. **非匀称型** 其重量指数 <2.00(胎龄 ≤ 37 周)或 <2.2(胎

龄 >37 周); 身长与头围比 <1.36。常有孕母营养因素、血管性疾病所致,如先兆子痫、慢性妊娠期高血压疾病、子宫异常等,损伤发生在妊娠晚期,胎儿迅速生长期,胎儿体重降低与身长、头围降低不成比例,即体重小于预期的胎龄,而身长及头围与预期的胎龄相符,大脑发育常不受影响。

三、并发症

1. 呼吸系统

(1)围产期窒息:FGR 儿在宫内常处于慢性缺氧环境中,故常并发围产期窒息,且多留有不同程度的神经系统后遗症。

(2)持续肺动脉高压:许多 FGR 都有慢性宫内缺氧,引起肺小动脉平滑肌异常增厚,进而使肺血流量减少,导致不同程度的肺动脉高压。

(3)胎粪吸入综合征:宫内缺氧、肠蠕动增加和肛门括约肌松弛,常有胎便排入羊水,引起胎粪吸入综合征。

2. 低体温　由于皮下脂肪较少,FGR 的体温调节能力不成熟导致。

3. 代谢

(1)低血糖:由于糖原贮备减少及糖异生能力下降,极易发生低血糖。

(2)低血钙:甲状旁腺功能减退,降钙素增加,可发生低血钙。

4. 血液系统

(1)红细胞增多症:FGR 缺氧可继发促红细胞生成素水平升高,导致血液黏滞度增高和红细胞增多症。

(2)可出现血小板减少症、中性粒细胞减少症及凝血功能障碍。

5. 消化系统　胃肠蠕动减弱,常出现喂养不耐受。

6. 免疫系统　胎儿生长受限儿的 IgG 水平较低,胸腺较正常小儿小 50%,外周血淋巴细胞较少。

7. 神经系统　妊娠早期脑细胞发育受损害者,生后即显示智能落后。胎盘功能不良、宫内窘迫者,可导致神经系统损害,发生灰质和白质损伤、脑梗死以及惊厥发作。

8. 先天畸形 先天畸形发生率较正常新生儿高,如先天性心脏病,以及脑、眼、耳畸形等。

四、新生儿评估

1. 出生体重 低于同胎龄儿第 10 百分位以下是诊断 FGR 最简单的方法。

2. 外观 缺乏特征性的外观。一般来说,这些婴儿都比较瘦小,因缺少皮下组织而皮肤松弛、腹部呈舟状腹、头部较大,与身体不成比例。

3. 重量指数 低于第 10 百分位,尤其是伴有出生体重低于 2.5kg 为诊断 FGR 的可靠证据。

五、辅助检查

1. 出生有窒息者,查血气、胸片、头颅 B 超及 CT 等。

2. 出生后第 2、4、6、12、24 和 48 小时应各测微量血糖一次。定期监测血钙、血钠、血气和乳酸浓度。

3. 血常规检查 可有血红蛋白浓度及血细胞比容增高、血小板减少。

4. TORCH 检查或其他病毒检查。

5. 畸形者应进行染色体分析。

六、治疗

1. 分娩时作好复苏准备。

2. 保暖 预防低体温,维持体温在 36.5~37.0℃。

3. 积极治疗低血糖、低钙血症及代谢性酸中毒。

4. 治疗红细胞增多症 有症状者或静脉血细胞比容(hematocrit, HCT)>70%,可做部分换血治疗,用血浆、5% 白蛋白或生理盐水替换患儿部分全血。换血量公式:[血容量(80~90ml/kg) × (实际 HCT− 预期 HCT)] ÷ 实际 HCT。注意:预期 HCT 值:静脉血为 50%~60%。

5. 先天性感染的诊断治疗。

七、转诊

多数患儿不需要转诊。对于体重较小者(BW<1 500g)、治疗较为困难者、存在喂养困难、严重脑损伤患儿可适当转诊。

（庄德义）

第四节 高危儿管理

高危儿(high risk infant)是指已经发生或可能发生危重疾病而需要监护的新生儿。

一、高危儿范畴

1. **胎心率监测异常** ①胎儿心动过速(>160 次 /min);②胎儿心动过缓(<90 次 /min);③胎心率基线变异消失(波动幅度 <6 次 /min);④胎心晚期减速:胎盘功能不足。

2. **母亲疾病史** 孕母有糖尿病、感染、慢性心肺疾病,吸烟、吸毒或酗酒史,母亲为 Rh 阴性血型,过去有死胎、死产或性传播疾病史等。

3. **母孕史** 孕母年龄 >40 岁或 <16 岁,母孕期有阴道流血,妊娠期高血压疾病、先兆子痫、子痫,羊膜早破,胎盘早剥,前置胎盘等。

4. **分娩史** 难产,急产,产程延长,分娩过程中使用镇静或止痛药物史等。

5. **新生儿** 窒息,多胎儿,早产儿,小于胎龄儿,巨大儿,宫内感染和先天性畸形等。

二、高危病症的识别

新生儿出现以下情况属于危急重症:①有围产期窒息:Apgar 评分 1 分钟及 5 分钟 <5 分并伴有多脏器损害的临床表现;②呼吸改变:呼吸频率 <20 次 /min 或 >60 次 /min,呼吸困难,呼吸节律不规则有呼吸暂停;③循环改变:皮肤苍白、发绀、发花和湿冷,毛细血管再充盈时间延长(>3 秒)或心率 <100 次 /min 或 >160 次 /min,低血压,明显心律不齐;④神经系统异常:出现惊厥、反应差或意识丧失、角弓反张,牙关紧闭、四肢无自主运动、肌张力消失;⑤消化系统异常:喂养困难或拒奶,频繁呕吐或腹泻,腹胀严重;⑥血液系统异常:贫血,红细胞增多症,血小板减少性紫癜,出血性素质等;⑦出生 24 小时内出现黄疸或证实 Rh 血型不符者;⑧明显的先天畸形需外科手术者;⑨早产儿或低体重儿。

三、高危儿监护

通过各种无创和有创的监测对高危儿进行生命体征的监护,维持生命体征稳定。对于生命体征不稳定的危重患儿给予无创持续心率、呼吸、血压监测和经皮氧饱和度监测,血糖监测同样非常重要。对于病情极危重的患儿可采取侵入式外周动脉或脐动脉插管持续监测血压和血流动力学,确保患儿平均动脉压稳定,维持重要器官灌注。

(一)生命体征监护

1. **心电监护**　主要监测患儿的心率、节律和心电波形变化,如心率增快、减慢、各种心律失常和各种原因引起的心电特征性表现等。心率报警界限设置:高限 180 次 /min,低限 90 次 /min。

2. **呼吸监护**　主要监测患儿的呼吸频率、呼吸节律变化及呼吸暂停。呼吸暂停报警时间一般设为 20 秒。

3. **血压监护**　足月儿收缩压需维持在 50~90mmHg,早产儿收缩压需维持在 40mmHg。根据需要每 2~4 小时测血压。

4. **体温监护**　擦干羊水后置于保温箱中,使皮肤温度维持在 36~37℃,每 1~2 小时监测体温。

(二)血气监护

1. **血气分析**

(1)动脉血气分析:可以准确反映机体通气和氧合功能。体温和血红蛋白含量正常时足月儿和早产儿动脉血气分析(PaO_2、$PaCO_2$、pH)见表 1-4-1。

表 1-4-1 新生儿动脉血气参考值

胎龄 / 周	PaO$_2$/mmHg	PaCO$_2$/mmHg	pH	HCO$_3^-$/mmol·L^{-1}	BE
足月	80~95	35~45	7.32~7.38	24~26	± 3.0
早产(30~36)	60~80	35~45	7.30~7.35	22~25	± 3.0
早产(<30)	45~60	38~50	7.27~7.32	19~22	± 3.0

注:PaO$_2$、PaCO$_2$、pH 由电极直接测得。HCO$_3$、BE 根据上述测定值在正常血红蛋白含量(14.8~15.5mg/dl)、正常体温(37℃)和血红蛋白饱和度88%的条件时从计算图求得

(2)混合静脉血气分析:可较好地反映组织器官的氧合情况,在机械通气时,应尽量维持混合静脉血氧分压 >30mmHg,或混合静脉血氧饱和度 >70%。

2. 无创血气分析监测 可持续监测、降低采集血气样本的频率,减少医源性失血,但需采血样进行血气分析以校准无创监测技术、明确酸碱平衡状态,监测有无高氧。

(1)脉搏血氧饱和度(SaO$_2$):在皮肤上使用片状传感器来测量用于转运氧的血红蛋白的氧饱和度,受血红蛋白氧解离曲线的影响。SaO$_2$ 88%~93% 对应 PaO$_2$ 为 50~80mmHg。但 PaO$_2$ 过高或过低时与 SaO$_2$ 的相关性较差,此时仍需动脉血气监测。

(2)经皮氧分压监测(tcPaO$_2$):是通过 Clark 极谱电极的电化学传感器经皮测量氧分压。电极使皮肤加热至 43~44℃,通过导电液和氧透过膜保持接触来进行测定。对高氧(PaO$_2$>100mmHg)可给予提示。但需要每天重新校准,每 4~6 小时更换皮肤检测部位。皮肤灌注不良时可妨碍测量的准确性。

(3)经皮二氧化碳分压监测(tcPaCO$_2$):通常由围绕在 tcPaO$_2$ 内的一个导线同时完成。组织中的 CO$_2$ 经皮肤弥散达到平衡,使电极的电解液中的 pH 产生与电荷成比例的变化来测定。无创,相对准确。

(4)潮气末 CO$_2$ 监测(PetCO$_2$):通常需要在气管插管处连接一个结合管,可明显增加患儿的无效腔。当呼吸频率 >60 次/min 或吸入

气湿化过度时,测定的准确性受限,通常 a/A<0.3 时 PetCO$_2$ 监测无效。PetCO$_2$ 可反映 PaCO$_2$ 的水平,一般比 PaCO$_2$ 低 1~5mmHg,若差值增大,反映 V/Q 比值失常,可用于动态观察病情和指导机械通气。

（三）中心静脉压监测

中心静脉压(central venous pressure,CVP)与右心室前负荷、静脉血容量及右心室功能等有关。将导管自脐静脉插入至下腔静脉后,血管导管与传感器相连,再按有创血压测压步骤操作,即能显示中心静脉压。CVP 维持在 5~8cmH$_2$O 为正常。

（四）无创性颅内压监测

在前囟未闭时可将传感器置于前囟作无创性颅内压监测,测定时婴儿取平卧位,头应保持与床呈水平位。新生儿正常颅内压为 10~20mmH$_2$O,>80mmH$_2$O 为颅内压增高。

（五）血液指标监护

如血红蛋白、血细胞比容,血清电解质,尿素氮和血肌酐,血糖,血胆红素等。

四、高危儿的管理

维持重要器官功能,包括呼吸机治疗替代肺功能,血液透析替代肾功能,全静脉营养替代胃肠功能等。

1. **呼吸治疗** ①呼吸窘迫患儿可能仅需要氧疗,而呼吸衰竭和窒息的患儿则需要机械通气支持。②特殊呼吸治疗技术:包括一氧化氮(NO)吸入、体外膜氧合(extracorporeal membrane oxygenation,ECMO)治疗。在常规治疗后低氧血症仍明显,如氧合指数(oxygenation index,OI)>25,或需很高的呼吸机参数才能维持时,可采用 iNO 治疗;对于肺部疾病可逆,但 OI>40 并持续 4 小时以上的呼吸衰竭,可采用 ECMO。

2. **肾脏替代治疗** 包括血液透析、腹膜透析、连续性肾脏替代(CRRT)。CRRT 是一种连续性血液净化技术,包括连续性血液滤过、血液透析滤过、缓慢连续超滤等,可用于各种血液内环境紊乱的治疗。

3. **保护脑功能** 危重儿在抢救过程中应注意保护脑功能,保证脑灌注,稳定期后给予营养脑细胞治疗;若是窒息后脑损伤,达到亚低温指征时及早进行亚低温治疗。

4. 营养供给 危重症早期全静脉营养替代胃肠功能,病情稳定且在无胃肠道并发症的情况下,尽早进行胃肠道喂养,前3天常微量喂养。

五、高危儿随访

与正常儿相比,高危儿因围产期各种高危因素的影响,使其在婴幼儿期智力与体格发育方面存在一定差异,甚或增加成人期疾病风险。因而,对所有NICU出院患儿进行定期随访,可改善高危儿近、远期预后。

1. 随访时间 随访间隔时间一般为前半年1个月1次,后半年每2个月1次。随访评估将一直持续到儿童早期,有高危预后因素者(如超低出生体重、用氧时间长、有颅脑病变者)至少随访18个月。

2. 随访具体内容

(1)体格发育:早产儿纠正胎龄40周始每月测量身长、体重、头围、前囟等情况,并用生长发育图直观表示,作为营养状况评估指标。

(2)神经运动发育:有条件的医院应于新生儿出生3天做新生儿行为神经测定(neonatal behavioral neurological assessment,NBNA)检查,若异常2周后复查。早产儿在纠正胎龄40周开始进行第1次NBNA评估,随后每月可选择做52项检查、丹佛发育筛查测验(Denver Development Screen Test,DDST)、Pebody、Gesell发育量表或Bayley发育量表检查,了解发育状况、伤残程度及康复效果,以期早期干预,减轻脑损伤后遗症程度。

(3)听觉:对以下属于听力障碍的高危儿进行脑干听觉诱发电位监测:有儿童期听力障碍家族史、先天性围产期影响听力的感染(TORCH)、先天性头部和颈部畸形、出生体重<1 500g、需要换血治疗的高胆红素血症、细菌性脑膜炎、严重的围产期窒息或使用过耳毒性药物(呋塞米、庆大霉素、万古霉素)。

(4)视觉:对以下早产儿进行眼底筛查:①出生胎龄≤34周或出

生体重 <2kg 的早产儿；②出生体重 ≥ 2kg 的新生儿，但病情危重曾经接受机械通气、持续气道正压通气（continuous positive airway pressure, CPAP）或吸氧时间长者。首次检查应在生后第 4~6 周或矫正胎龄 32 周开始。一般随访至矫正胎龄 42~45 周，以视网膜完全血管化或病变静止、瘢痕化或已接受治疗为随访中止时间。另外对患有先天感染和窒息的患儿也应进行眼科检查并随访。

（5）认知发育：语言发育和视觉注意力是很好的智力早期指标，可以帮助识别有认知障碍的患儿。婴儿期很难进行认知能力的评估。

六、转诊

存在严重呼吸系统疾病、循环功能不全、严重脑损伤、多发畸形、外科疾病等需要转诊。

（庄德义）

参考文献

1. 魏克伦，杨于嘉 . 新生儿学手册 . 5 版 . 长沙：湖南科学技术出版社 , 2008: 30-40.
2. 魏克伦，刘绍基，毛健，等 . 新生儿常见疾病诊断与处理 . 北京：人民卫生出版社 , 2013: 7-13.
3. 王卫平，毛萌，李延玉，等 . 儿科学 . 9 版 . 北京：人民卫生出版社 , 2018: 93-94.
4. 童笑梅 . 高危儿系统管理规范要略 . 中国新生儿科杂志 , 2013, 28 (3): 145-148.
5. SELLWOOD M, HUERTAS-CEBALLOS A. Review of NICE guidelines on routine postnatal infant care. Arch Dis Child Fetal Neonatal Ed, 2008, 93: F10-13.

第二章　母胎医学

第一节　胎儿监护及评估

胎儿监护指胎儿发育过程中的监护,通过监护可以确定胎儿宫内的安危、发育和生存状态。

一、胎动评估

胎动减少预示着可能发生胎死宫内。2014年美国妇产科医师学会(American College of Obstetricians and Gynecologists,ACOG)产前胎儿监护指南提出一种监测方法:孕妇左卧位计数准确的胎动数,2小时内准确计数的胎动数达到10次即为满意的胎动,胎动少于6次提示胎儿缺氧可能。

二、超声评估

超声是最直观能评估胎儿宫内状态的手段。

1. **胚胎的冠-臀长(crown-rump length,CRL)**　唐氏综合征胎儿在孕早期62.5%的CRL值低于第5百分位。

2. **胎儿颈后透明层厚度(nuchal translucency,NT)**　即在妊娠11~14周超声检测胎儿颈椎部皮肤与软组织间的距离,正常颈线为2mm。NT增宽提示唐氏综合征以及其他染色体疾病。

3. 在孕中晚期测量胎儿双顶径(biparietal diameter,BPD)及股骨长度(length of femur,FL)等,可对胎儿宫内发育及生长进行评估。

(1)胎儿双顶径(BPD):孕26~36周,双顶径平均每周增加

0.22cm;孕 36 周时,双顶径可达 8.5cm。当双顶径≥8.5cm,91% 的胎儿体重超过 2 500g,表明胎儿已基本成熟。

(2)股骨长度(FL):妊娠 14~15 周,每周增加 0.48cm;27~28 周,每周增加 0.22cm;此后至足月,增长速度缓慢,每周增加 0.17cm。若股骨长度≥0.69cm,提示胎儿成熟。

4. 胎盘成熟度分析 B 超胎盘成熟度分级法是根据胎盘绒毛膜板、胎盘实质及胎盘基地极的图像变化不同而分为 0~ Ⅲ级。

三、生物物理评分

标准的胎儿生物物理评分(biophysical profile,BPD)包括无应激试验(non-stress test,NST)联合适时超声检查的四项观察指标,总共有 5 部分:NST、胎儿呼吸运动、胎儿运动、胎儿张力和羊水深度。每一项评分 2、1 或 0 分,总分 8~10 分为正常,6 分是可疑慢性缺氧,4 分以下属异常。无论总分多少,羊水过少(羊水最深直径 <2cm)应该进一步评估。

NST 是指在无宫缩、无外界负荷刺激下,对胎儿进行胎心率宫缩图的观察和记录,以了解胎儿宫内储备能力。胎心基线 110~160 次 /min 称为正常 NST。

四、多普勒血流动力学

通过检测 3 个胎儿血管(脐动脉、大脑中动脉、静脉导管)的血流速度来评估胎儿的健康状况,为了及时地对生长受限的胎儿进行分娩。

1. 脐动脉血流多普勒流速 正常发育胎儿的脐动脉以舒张期高速血流为特征,而生长受限胎儿的脐动脉舒张期血流速度减低。部分严重的胎儿生长受限者脐动脉舒张期血流消失甚至逆流,这种情况下,围产期死亡率显著增加。

2. 大脑中动脉 常用的是 PI(pulsatility index,搏动指数)、RI(resistent index,阻力指数)及 S/D(收缩期和舒张期血流速度比值)。妊娠 11~12 周后出现舒张末期血流,PI 恒定不变,直到妊娠的最后 6~8

周,PI 开始下降。缺氧时血液重新分布,脑血流增加,脑血管扩张,阻力降低,舒张末期流速增加,PI 下降。当大脑中动脉血流 S/D<4、PI<1.6、RI<0.6 时,预测胎儿宫内缺氧具有明显的临床实用价值。

3. **静脉导管** 静脉导管缺失或反流是一种晚期表现,提示胎儿已经因缺氧形成不可逆的多器官损伤。

五、羊水监测

正常妊娠的羊水量范围是 500~1 500ml。羊水量少于 300ml 称为羊水过少,超过 2 000ml 称为羊水过多。羊水过少多与胎盘功能下降有关。

羊水检查是产前评估胎儿死亡危险的一种必不可少的方法,这是由于子宫胎盘灌注减少可能导致胎儿肾血流量减少,继而尿量减少,最终引起羊水过少。羊水过少的定义是根据超声测量羊水最深池的深度 <2cm 或羊水指数 <5cm。现认为单纯持续羊水过少者,孕 36~37 周可终止妊娠。孕周不足 36 周且胎膜完整的羊水过少者,需结合孕周及母胎状况个体化治疗,决定是继续维持妊娠还是终止妊娠。

六、电子胎心监护及评估

1. **胎心基线** 孕晚期,正常的基础胎心率范围一般在 110~160 次 /min。

(1)心动过速:是指胎心率基线超过 160 次 /min,引起胎儿心动过速的原因包括孕妇和胎儿感染、缺氧、甲状腺功能亢进及孕妇用药(如副交感神经阻滞剂或拟 β 受体类药物)。

(2)心动过缓:心动过缓范围在 80~110 次 /min,变异性良好一般无异常。心率低于 80 次 /min,一般认为是不安全的。引起心动过缓的原因包括缺氧、完全性心脏传导阻滞以及孕妇应用 β 受体阻滞剂类药物。

2. **胎心变异** 正常成熟胎儿的交感和副交感神经系统间存在功能性交互作用,使胎心变异大致 5~10 次 /min。目前普遍认为胎心变异减低是胎儿窘迫唯一最可靠的征象。当进行性胎心减速合并有胎心变异≤ 5 次 /min 时,头皮血平均 pH 为 7.10。

3. **周期性胎儿心率** 是指宫缩引起的偏离基线的胎心率。在美国最常用的系统是基于减速与收缩的时间关系而定的,因此,根据减速发生与宫缩的关系分为早期、晚期和变异减速。

(1)早期减速:在一次宫缩开始时胎心率下降,在宫缩结束时迅速恢复。常因生理性胎头受压刺激迷走神经反射所致,可引起胎儿暂时性轻微缺氧,但此过程为良性。

(2)晚期减速:晚期减速是胎心平滑、缓慢的对称性的降低,在宫缩高峰开始时或之后发生,在宫缩停止后才回到基线。可能与子宫胎盘功能不良及胎儿缺氧有关。重复晚期减速需要处理。

(3)变异减速:是产时最常见的一种减速类型,是由于脐带闭塞造成的变异减速。胎心率的变异减速是一种心率在视觉上明显的急剧下降。这种变异的起始通常与有效宫缩无关,持续时间短于 2 分钟。变异减速是由迷走神经介导的。美国妇产科医师学会将胎心减至低于 70 次 /min、持续时间超过 60 秒的减速定义为有临床意义的变异减速。

七、胎盘成熟度监测

在高危妊娠中,胎盘功能监测可了解胎儿在宫内情况。临床常用的估测胎盘成熟度有以下几种方法:

1. **缩宫素应激试验(oxytocin challenge test,OCT)** 指用缩宫素诱发宫缩时的胎心变化。若为阳性,提示胎盘功能减退,是目前临床上主要应用的监测手段。

2. **雌三醇(estriol,E_3)** 妊娠晚期,雌激素含量为正常月经中期的 300 倍,雌三醇占妊娠期雌激素的 90%,其主要由胎儿 - 胎盘单位合成。孕妇血和尿中 E_3 值随孕周增加而升高,足月妊娠时达高峰。妊娠晚期临床常用 24 小时尿中 E_3 测定了解胎盘功能。如果连续多次测定 24 小时尿 E_3 含量 <10~12mg,或急剧减少 35% 以上,提示胎盘功能减退,围产儿死亡率增加;<6mg,或急剧减少 50% 以上,提示胎盘功能显著减退,可能胎死宫内。

3. **雌激素 / 肌酐(E/C)值测定** 妊娠期 24 小时尿中肌酐的排出

量波动范围小,较恒定,所以 E/C 值可以反映 E_3 水平,替代 24 小时尿 E_3 测定。正常妊娠时,E/C 值随孕周增加逐渐上升。正常的 E/C 值 >15,10~15 为警戒值,<10 为危险值。

4. **人胎盘催乳素(human placental lactogen,HPL)** HPL 是由胎盘合体滋养细胞产生的多肽类激素,是胎盘分泌的特异产物,它具有促进乳腺腺泡发育及促进胎儿生长的功能,临床上可作为测定胎盘功能的指标。妊娠晚期,若孕妇血中 HPL 持续低于 4mg/dl 时,或突然下降 50%,提示胎盘功能减退,常伴有胎儿宫内缺氧。

八、诊断胎儿异常的诊断性实验

1. **羊膜腔穿刺术** 羊膜腔穿刺术是为了获得羊水中的皮肤组织细胞,并以此进行染色体分析。可以选择经腹穿刺,诊断性穿刺通常于妊娠 15~20 周进行。此检查导致流产的风险为 1%。此技术适用于:①35 岁以上的妊娠妇女:其非整倍体妊娠的发生率增高(如 13 三体、18 三体或 21 三体);②曾经怀孕过有染色体异常患儿的妊娠妇女;③怀疑有 X- 连锁异常的妊娠妇女;④为排除先天性代谢异常。

2. **经皮脐血取样** 孕中期至足月可在超声引导下穿刺针经腹部进入脐静脉。脐带血可用于细胞学、血液学、免疫学、DNA 检测。

(谢晓彬)

第二节　胎儿窘迫

胎儿窘迫(fetal distress)指胎儿在子宫内因各种因素导致急性或慢性缺氧,出现危及胎儿健康甚至生命的状态。发病率为 2.7%~38.5%,是我国剖宫产的主要原因之一。

一、病理生理

胎儿窘迫是胎儿在子宫内急性或慢性缺氧引起的综合征,其病理生理学基础是缺血缺氧引起的一系列变化。缺血缺氧的初期,由于胎儿体内二氧化碳的蓄积,出现呼吸性酸中毒,交感神经兴奋,肾上腺儿茶酚胺及皮质醇分泌增多,使血压升高,心率增快,胎儿体内血液重新分布,此时心、脑、肾上腺血管扩张,血流量增多,其他器官血管收缩,血流量减少。当缺氧加重时,心肌抑制明显,心功能失代偿,心率减慢,无氧酵解增加,丙酮酸及乳酸堆积,胎儿血 pH 下降,出现代谢性酸中毒。胎儿缺氧时肠蠕动亢进,肛门括约肌松弛,胎粪排出,可造成羊水污染。

二、病因

1. **急性缺氧**　多发生在分娩期,主要由于母胎之间的血供运输或交换障碍引起。包括母体失血性休克、胎盘早剥、前置胎盘、胎盘边缘血窦破裂、胎盘前置血管破裂、脐带脱垂、分娩时宫缩过强过频、脐带受压等。

2. **慢性缺氧**　多发生在妊娠晚期,主要由于母体长期处于缺氧状态,或疾病导致胎盘血供不良,胎儿也将长期慢性缺氧。包括母体妊娠合并症,如妊娠期高血压疾病、妊娠期糖尿病、自身免疫病、重度贫血、先天性心脏病、心肺功能异常等。

三、临床表现

胎儿窘迫的临床表现主要为胎动减少或消失、胎心率异常及羊水胎粪。

1. **胎动计数**　是临床上最简单的一个预测胎儿窘迫的指标。但其主观性强,受孕妇情绪、认知、腹壁厚度、羊水量等因素的影响。根据 SOGC 2007 年的指南,胎动计数 ≥ 6 次 /2h 为正常,胎动 <6 次 /2h 或减少 50% 提示胎儿缺氧可能。

2. **胎心电子监护**　胎心率变化是急性胎儿窘迫的一个重要征象。2008 年美国国立儿童健康与人类发展研究所(National Institute of Child Health and Human Development, NICHD)在有关胎心监护的指南中将胎心率范围的标准定为 110~160 次 /min。若考虑有胎心异常,建议持续行胎心监护。缺氧的初期,由于心脏代偿,心率增快,>160 次 /min,随着缺氧加重,心肌细胞受损,心脏功能失代偿,心率减慢,<110

次 /min。

急性胎儿窘迫多发生在分娩期,缺氧早期,胎心监护可能表现为频发的重度变异减速,随着缺氧加重,出现延长减速,晚期减速并伴有细变异的消失,最后胎心心动过缓,甚至消失。

3. **羊水粪染** 正常的羊水为无色或白色半透明的液体,胎粪为胎儿肠道分泌物、胆汁及咽下的羊水中的胎毛、胎脂及皮肤上皮脱落细胞的混合物,呈墨绿色。当胎儿缺氧时,由于肠道蠕动亢进,肛门括约肌松弛,胎粪排入羊膜腔内污染羊水,造成羊水污染。部分胎儿成熟后,肠道生理性的蠕动或偶尔脐带受压都有可能使胎粪排出,故不能单凭羊水污染诊断胎儿窘迫。

四、辅助检查

(一)脐动脉多普勒血流测定

正常妊娠时,随着孕周的增加,子宫胎盘血流随之增加,三级绒毛及其中的细小动脉数目逐渐增多,致使胎盘血管阻抗逐渐降低,脐动脉收缩期与舒张期血流速度比值(S/D 值)和脐动脉阻力指数(resistance index,RI)也随之下降。当脐血管阻力异常升高时,提示胎盘循环阻力大,胎儿供血不足,胎儿处于慢性缺氧的状态。S/D 值越高,胎儿危险越大,阻力大到一定程度时会出现舒张期血流消失,甚至反向,提示胎儿窘迫,随时有胎死宫内的可能。一般认为 30~32 周以后 S/D 值 <3,当 S/D 值≥ 3 时,胎儿慢性宫内窘迫的发生率明显升高。对于合并生长受限或高血压 / 子痫前期的高危产妇,脐动脉多普勒血流测定具有作用,在因反向脐动脉舒张期末血流致宫内生长受限的新生儿中常常延迟开始肠内喂养。

(二)实验室生化指标

胎盘功能可通过测定以下生化指标反映:①孕妇尿中雌三醇的测定:孕足月 >15mg/24h 为正常,<10mg/24h 为危险值,提示胎盘功能下降。②孕妇随意尿测雌激素 / 肌酐(E/C)值:E/C 值 >15 为正常,<10 为危险。③血清人胎盘催乳素(HPL)测定:采用放射免疫法,妊娠足月 HPL 值为 4~11mg/L。若 <4mg/L 或突然下降 50%,提示胎盘功能低下。

(三) 脐血血气

脐血血气已被认为目前评价胎儿氧合及酸碱平衡状况最客观可靠的标准。分娩过程中胎儿承受巨大的缺氧负荷,每次宫缩都会引起血流的短暂受阻,频繁的宫缩使胎儿血中的氧分压及二氧化碳分压剧烈波动,逐渐引起 pH 的改变,尤其在第二产程中血气的变化更加明显。出生时立即脐动脉血气的检测结果可反映产程中胎儿血气变化的结局。我国新生儿复苏学组推荐 pH<7.2 为新生儿轻度窒息;pH<7.0 或 BE<−16mmol/L 为新生儿重度窒息。

(谢晓彬)

第三节 产科麻醉对新生儿影响

所有镇痛性和麻醉性药物均可一定程度地通过胎盘,因此出生时胎儿的状态可受产科镇痛和麻醉的影响,常引起胎儿抑制状态。

一、无痛分娩

1. **阿片样物质** 所有静脉应用的阿片样物质均可迅速传递至胎儿,引起剂量依赖性呼吸抑制和 Apgar 评分及神经行为评分的改变。

(1)哌替啶:如在分娩前 2~3 小时应用可引起严重的新生儿抑制。静脉用药后 4 小时胎儿体内含量最高,哌替啶的半衰期是 13 小时,而去甲基哌替啶是 62 小时。

(2)吗啡:起效较迟,但可引起更严重的胎儿呼吸抑制。

2. **阿片样物质拮抗剂(纳洛酮)** 应用于分娩时孕妇急性应用阿片样物质而引起的新生儿呼吸抑制。

3. **镇静剂**

(1)苯巴比妥类:苯巴比妥类可迅速通过胎盘对新生儿产生影响,可持续数天。新生儿可出现嗜睡、肌肉松弛、呼吸无力、喂养困难等表现。

(2)苯二氮䓬类(地西泮、劳拉西泮、咪达唑仑):这类药物在静脉给药后可迅速通过胎盘,几分钟后即可达到母体和胎儿血药浓度平衡。小剂量的地西泮(<10mg)可减弱短变异和肌张力,但对 Apgar 评分和血气几乎没有影响。大剂量的地西泮对新生儿的影响可持续几天,出现肌张力低下、昏睡、喂养困难和体温调节障碍(低体温)。咪达唑仑对孕妇是安全的,但新生儿可出现低的 1 分钟 Apgar 评分和肌张力低下。

(3)氯胺酮:分娩时应用的剂量(0.1~0.2mg/kg)是相对安全的,对母亲和新生儿产生的副作用极小。

4. 硬膜外麻醉 无痛分娩常用的镇疼方式之一,是一种侵入性局部麻醉术,可减轻孕妇的疼痛和降低儿茶酚胺水平,减少孕妇的过度通气,改善胎儿的氧合。局部麻醉药(布比卡因、利多卡因)通常经放置于 2~3 腰椎间隙的硬膜外导管给入。加入小剂量的阿片类药物,不会对胎儿产生影响。

二、剖宫产麻醉

绝大多数剖宫产时选择局部麻醉,有利于孕妇和新生儿的安全。

1. 产科全身麻醉用药

(1)硫喷妥:硫喷妥(4mg/kg)可用于全麻的诱导。2~3 分钟胎儿可达到药物峰浓度。此剂量下的硫喷妥对 Apgar 评分无影响。代谢产物可在几天内影响新生儿的脑电图且抑制吸吮反射。

(2)氯胺酮:氯胺酮(1mg/kg)应用于诱导麻醉,但其主要用于有严重哮喘以及急诊剖宫产时母亲有轻度或中度血容量不足时。应用氯胺酮的新生儿神经行为检测评分略好于应用硫喷妥。

(3)肌松剂:肌松剂高度离子化,通过胎盘的量小,对新生儿的影响极小。

2. 全麻对新生儿的影响 由于孕妇呼吸或气管插管失败所致的缺氧可引起胎儿低氧。孕妇的过度通气(PaCO$_2$<20mmHg)减少胎盘血流,导致胎儿低氧和酸中毒。

3. 子宫切开至分娩的间期 子宫的切开和处理可引起子宫血管反射性收缩,导致胎儿窒息。从子宫切开到胎儿娩出的间隔过长(>90

秒)与低 Apgar 评分明显相关。如果间隔超过 180 秒,可导致低 Apgar 评分和胎儿酸中毒。局部麻醉可减轻反射性血管收缩,因而子宫切开到胎儿娩出的间隔不十分重要。

(谢晓彬)

第四节 新生儿产伤性疾病

新生儿产伤(birth trauma)是指分娩过程中因机械因素对胎儿或新生儿造成的损伤。高危因素有产程延长、胎位不正、急产、巨大儿、母亲骨盆异常及接产方式不当等。

一、软组织损伤

1. **青肿和瘀斑** 一般位于躯体的先露部位。如臀位产的会阴部青肿,头面部瘀青见于头先露。一般不需治疗。

2. **皮下脂肪坏死** 多在生后 6~10 天发病,常见于背部、臀部、大腿、上臂、颊部,表现为坚硬的、边界清楚的结节,表面高低不平,呈分叶状,其上皮肤呈暗红色。6~8 周后结节开始软化,逐渐吸收而痊愈。

3. **撕裂伤** 常见于头、面部,大部分轻微。轻微撕裂伤仅消毒处理即可,严重撕裂伤需要缝合或整形处理。

二、头颅血肿

头颅血肿(cephalohematoma)是颅骨与骨膜间血管破裂形成的骨膜下血肿,由于骨膜下出血缓慢,血肿多在生后数小时或 2~3 天才明显,1 周内达最大范围,以后逐渐吸收缩小。不跨越骨缝,边界清楚,有波动感,最常见于顶骨,多由于创伤性分娩或产钳分娩所致。

血肿小者不需治疗,血肿机化从边缘开始,故在基底部形成硬环,逐渐至血肿中央部,吸收常需 2~4 个月。钙化灶偶尔会持续几个月或几年。大血肿伴高胆红素血症者,应在严格无菌操作下抽吸血肿,并加压包扎 2~3 天。

三、帽状腱膜下出血

帽状腱膜下出血(subaponeurotic hemorrhage):为骨膜与帽状腱膜之间的疏松组织内出血形成,因无骨缝限制,故出血量较大,易于扩散。头颅外观呈广泛性肿胀,有波动感,但可超过骨缝,边界不清。常见于真空吸引术或产钳助产分娩时发生。

没有特殊治疗。严密监护低血容量症状,必要时可输血维持血容量。光疗治疗高胆红素血症。只有临床不断恶化时才考虑手术抽血。帽状腱膜下血肿伴皮肤磨损可能发生感染,需要抗生素治疗并可能需要抽血。

四、颅骨骨折

颅骨骨折可以是线性骨折,通常发生在顶骨,也可以是压缩性,发生在顶骨或额骨,常见于产钳助产者。枕骨骨折常见于困难臀位产。

大部分线性或压缩性骨折无症状,除非伴有颅内出血(如硬膜下或蛛网膜下腔出血)。枕骨分离是枕骨的底部与鳞状部分分离,常导致小脑挫伤和明显出血。它是臀位分娩致命的并发症。线性骨折伴硬脑膜撕裂可能导致脑组织和脑膜疝出,发展成软脑膜囊肿。

X线检查可用于颅骨骨折的诊断。考虑有颅内出血应做CT检查。压缩性骨折需要神经系统检查。粉碎性或大面积的颅骨骨折伴神经系统症状需要立即进行神经系统评估。

无并发症的线性骨折无需治疗。如果有脑脊液从鼻孔或耳中流出,应立即使用抗生素,请神经外科会诊。随后的影像学检查应在8~12周进行,以评估可能形成的软脑膜囊肿。

五、锁骨骨折

锁骨骨折(fracture of clavicle)是产伤性骨折中最常见的一种。骨折多发生在右侧锁骨中段外 1/3 处,此处锁骨较细,无肌肉附着,当胎儿肩娩出受阻时,S 形锁骨凹面正好卡在母亲耻骨弓下,容易折断。最常见于臀位产或巨大儿肩难产时牵拉手臂发生。

病侧有局部软组织肿胀,有压痛、骨擦感,甚至可扪及骨痂硬块。患侧拥抱反射减弱或消失。

青枝骨折一般不需治疗。对于完全性骨折,可在患侧腋下置一软垫,患肢以绷带固定于胸前,2周可临床愈合,3周后X线复查,一般均有多量骨痂形成,预后良好。

六、臂丛神经麻痹

臂丛神经麻痹(brachial plexus palsy)是分娩过程中多种原因导致臂丛神经根牵拉性损伤引起的上肢运动障碍。肩难产和臀位分娩是臂丛神经损伤的主要原因。足月、大于胎龄儿多见。损伤机制为在出生时头部、颈部和手臂向一侧过度侧屈及牵拉造成牵拉性损伤。损伤通常涉及神经根,尤其是神经根形成的神经干。在过度牵拉上肢时,导致 C_5~T_1 神经根磨损及破裂。

1. **临床表现** 患儿常在生后不久出现一侧上肢运动障碍,表现为受累侧上肢松软、肌张力低下、过度伸展,拥抱反射不对称,逐渐加重,近端重于远端。

(1)按受损部位不同可分为:①上臂型:由于第5、6颈神经根最易受损,此型临床最多见。患侧上肢下垂、肘伸直、肩关节内收,拥抱反射消失,手指和腕关节的活动正常。②前臂型:肘部以上的肌肉不受影响,受影响的肌肉是手部屈腕肌、屈指肌、手部在内的肌肉。因第1胸神经中交感神经纤维损伤,同侧有霍纳综合征。③全臂型:整个上肢几乎完全瘫痪,感觉也丧失。

(2)按损伤程度不同可分为:①神经功能性麻痹伴暂时性传导阻滞。②轴突断伤伴重度轴突损伤,但周围神经元成分完整。③神经断伤伴完全性节后神经破坏。④撕脱伴伤及脊髓节前的连接。其中神经功能性麻痹与轴突断伤预后较好。

2. **辅助检查** 磁共振可确定病变部位,肌电图检查及神经传导试验也有助于诊断。

3. **治疗及预后**

(1)最初采用保守治疗。第1周将前壁固定在上腹以减少不适。

1 周后采用物理治疗和被动活动锻炼来避免挛缩,大部分病例可于治疗后 2~3 个月获得改善和治愈。2~3 个月不恢复应进一步检查,3~6 个月不恢复,考虑手术探查,修补损伤神经。

(2)预后:若神经根受损不重并未被撕裂,完全康复的概率很大。局限于 C_5、C_6 神经根损伤者预后最好。完全性臂丛神经及下臂型损伤的预后差。

七、面神经损伤(第Ⅶ对脑神经)

面神经麻痹(facial nerve palsy)是新生儿期最常见的脑神经损伤。病因包括产钳压迫了面神经(尤其是中位产钳),胎儿面部对着产妇骶岬时压迫面神经,或者个别情况下宫内肿块压迫(如子宫肌瘤)。

1. 中枢性面瘫 较周围性面瘫少见。涉及面部对侧的下 2/3 或 1/2,瘫痪侧鼻唇沟变浅,口角下斜,皮肤皱纹消失。哭闹时,正常一侧的皱纹变深,口角歪向正常侧。前额和眼睑不受影响。

2. 周围性面瘫 患侧鼻唇沟变浅和嘴角下垂,婴儿受累侧眼睑不能闭合、不能皱眉。哭闹时表现与中枢性面瘫相同。

获得性面部神经损伤是由于受压神经周围组织肿胀而不是神经纤维断裂引起,一般预后良好,90% 以上可完全恢复,其余可部分恢复,通常 3 周内痊愈。最初治疗使用人造眼泪预防角膜损伤,眼罩保护睁开的眼睛。个别因神经撕裂持续 1 年未能恢复者需行神经修复术治疗。

八、喉返神经损伤

1. 单侧外展肌麻痹 通常是由于臀位分娩或产钳横向牵引时,过度牵引胎儿头部引起喉返神经损伤所致(常累及左侧喉返神经)。在安静时常无症状,哭时表现为声音嘶哑或喘鸣。外展肌损伤常伴有舌下神经损伤,表现为喂养和吞咽困难。

2. 双侧外展肌麻痹 通常是缺氧或脑干出血常致双侧喉返神经损伤。表现为喘鸣、严重呼吸困难及发绀。

双侧神经麻痹应除外神经系统损伤(Chiari 畸形和脑积水)。如果没有外伤史,应考虑心脏畸形和纵隔肿瘤。

可通过直接或间接喉镜诊断。单侧损伤一般 6 周恢复,双侧麻痹可能需要气管造口术。

九、胸锁乳突肌损伤

胸锁乳突肌(sternocleidomastoid,SCM)损伤也称先天性斜颈,为单侧 SCM 挛缩导致的头颈歪斜畸形。最可能的原因是宫内姿势造成的肌肉分离综合征,也可由于分娩时肌肉过度伸展或断裂,发展为血肿及随后的纤维化及挛缩。在出生时 SCM 区可触及 1~2cm 包块,头向患侧倾斜。

哺乳期婴儿可采用牵伸疗法(头倾向健侧,使健侧耳垂接近肩部,下颌转向患侧肩部,每个动作牵拉 5~20 次,每天 4~6 次,强调动作轻柔但要充分),大约 80% 的病例在 3~4 个月内恢复。若手法治疗无效、年龄超过 1 岁 SCM 挛缩、紧张、增粗的患儿可手术治疗。

十、内脏损伤出血

1. 临床表现

(1)肝脾出血:生后出现贫血、面色苍白,病情急性加重,严重者出现出血性休克。肝脏出血约 50% 为包膜下出血,其余则包膜破裂至腹腔出血,此时病情突然恶化,出现腹胀、腹部叩诊有移动性浊音。

(2)肾上腺出血:患儿可有肾上腺功能不全表现,突然出现贫血、面色苍白、循环衰竭、青紫、呼吸不规则等,侧腹部触及包块。大量肾上腺出血可导致腹腔积血经未闭的鞘状突进入阴囊,易误诊为睾丸急腹症或感染性休克,应进行 B 超或 CT 检查。

2. 辅助检查

(1)怀疑肝脾破裂或肾上腺出血,应立即查腹部 B 超或腹部 X 线。

(2)血常规提示进行性贫血。

(3)肾上腺出血者检查电解质、血糖。

3. 治疗

(1)止血:可用维生素 K_1、酚磺乙胺、巴曲酶等。

(2) 纠正低血容量：应立即快速静脉滴注生理盐水。

(3) 输血：应及时输血，每次 10~20ml/kg，病情严重者需多次输血。

(4) 肾上腺出血：可用氢化可的松，每天 5~10mg/kg，静脉滴注。

(5) 手术：对肝脾破裂者应立即手术治疗。

十一、转诊

下列情况需要转诊：①严重颅内出血以及凹陷性颅骨骨折；②内脏出血，特别是肝脾出血；③存在休克、呼吸问题等；④存在肱骨和股骨骨折者。

（谢晓彬 黄循斌）

第五节 糖尿病母亲分娩的新生儿

糖尿病母亲新生儿（infant of diabetic mother, IDM）易发生许多新生儿疾病，如低血糖症、低钙血症、呼吸窘迫综合征及先天畸形等。

一、临床症状及其发生机制

1. 巨大儿 巨大儿是 IDM 的典型表现。葡萄糖以易化扩散形式通过胎盘，导致胎儿碳水化合物过剩，胎儿胰岛素分泌代偿性增加，由于胰岛素是合成代谢的激素，胎儿胰岛素功能亢进刺激了蛋白质、脂肪和糖原合成，导致巨大儿产生。

2. 小于胎龄儿 母亲糖尿病血管性疾病（肾脏、心脏疾病）导致胎盘供血不足，影响胎儿的生长。

3. 代谢紊乱

(1) 低血糖症：糖尿病孕妇的慢性高血糖症未得到改善，可直接导致胎儿慢性血糖增高，并进而促使胎儿胰岛素分泌增加，胰腺增生和 β 细胞增多，发生胎儿高胰岛素血症及出生时经胎盘的葡萄糖供应终止，造成分娩后婴儿低血糖症。

(2) 低钙血症：发生率约 60%。低钙血症的严重程度与母亲糖尿病的严重程度有关，其发生可能与甲状旁腺激素分泌延迟有关。

(3) 低镁血症：它与母亲低镁血症及糖尿病严重程度有关。其发生可能是由母体高血糖环境引起胎儿肾脏丢失镁增加。

4. 呼吸系统

(1) 围产期窒息：有 25% IDMs 发生围产期窒息，这可能由母亲血管性疾患或巨大儿导致宫内缺氧有关。

(2) 新生儿呼吸窘迫综合征（respiratory distress syndrome，RDS）：由于胎儿血中胰岛素过多，可拮抗肾上腺皮质激素，影响肺成熟。

5. 肥厚型心肌病 可能是由于母亲糖尿病控制不良，导致胎儿慢性血糖增高，进而促使胎儿胰岛素分泌增加，刺激心肌生长的结果。

6. 血液系统

(1) 红细胞增多症：高胰岛素血症引起高葡萄糖消耗和高代谢，使胎儿相对性细胞缺氧，导致促红细胞生成素水平增高。其中 10%~20% 可发生高黏滞血症，导致深静脉栓塞、血尿、蛋白尿、肾功能不全等。

(2) 高胆红素血症：与红细胞增多症有关，多发生于生后第 48~72 小时。

(3) 深静脉栓塞：罕见，与红细胞增多症时，血液高黏滞有关。

7. 小左结肠综合征 是 IDM 特发的暂时性异常，患儿表现为肠梗阻和类似巨结肠影像学表现，但其肠神经支配正常。发病机制尚未明确，可能是患儿体内与胰岛素共同释放的糊精肽浓度升高，从而抑制胃肠道蠕动。

8. 先天异常 常见有心脏异常、脊髓尾部发育不全综合征、神经管畸形、消化道及尿道畸形等。

二、辅助检查

1. 出生时有窒息、产伤者 应测血气、拍胸片、做头颅 B 超或 MR。

2. 定期监测血糖、血钙或胆红素 生后第 0.5、1、2、4、6、12、24、36、48 小时各监测血糖 1 次；第 6、12、24、48 小时各监测血钙 1 次；第 24、48 小时测血胆红素。

3. 血细胞比容 静脉血 HCT ≥ 65% 可诊断为红细胞增多症。

4. 心脏彩超 显示心肌广泛肥厚,伴随房室间隔不成比例增厚,严重时房室间隔肥厚突向左心室腔,堵塞了左心室流出道。

三、治疗

1. 出生时发生窒息或产伤 应积极复苏抢救。

2. 低血糖

(1)无症状性低血糖:①对可能发生低血糖者生后 1 小时开始喂养,24 小时内每 2 小时 1 次监测微量血糖;②如血糖低于需要处理的界限值 2.6mmol/L 而无症状,可先给予肠道喂养 10~15ml,30 分钟后复测血糖,如果正常,继续经口喂养并餐前监测血糖,如果经口喂养后或不能经口喂养应静脉滴注葡萄糖溶液 6~8mg/(kg·min),每小时 1 次检测微量血糖,直至血糖正常(目标值为 BG ≥ 2.8mmol/L)后逐渐减少至停止输注葡萄糖溶液。

(2)症状性低血糖:①立即静脉注入 10% 葡萄糖液 2ml/kg,速度为 1ml/min。②静脉输注葡萄糖,速度为 6~8mg/(kg·min),并根据需要提高速度,每次提高 2mg/(kg·min),若糖速增至 12mg/(kg·min)仍无法维持正常血糖或低血糖持续 >72 小时,则考虑为顽固性或持续性低血糖。

3. 低钙血症 有症状的患儿立即静脉补钙,用 10% 葡萄糖酸钙每次 2ml/kg+5% 葡萄糖液等量稀释缓慢静脉注射,速度为 1ml/min,注意心率保持 80 次/min 以上,否则应暂停,必要时 6~8 小时再给药 1 次,惊厥停止后改口服钙维持,10% 葡萄糖酸钙每次 1.5ml/kg,每 4~6 小时 1 次,3~5 天或更长时间,维持血钙在 2~2.3mmol/L 为宜。

4. 低镁血症 若血镁 <0.6mmol/L,可用 25% 硫酸镁 0.2ml/kg,加适量 5% 葡萄糖稀释低于 10% 浓度的硫酸镁(按 >3 倍比例稀释),注射泵输入 2~4 小时。

5. 新生儿呼吸窘迫综合征 出现呼吸困难时,应注意可能发生了新生儿呼吸窘迫综合征,立即拍胸片协助诊断并给予呼吸支持。

6. 肥厚型心肌病 是一过性的,支持疗法对大多数婴儿有效,往往需要氧气和呋塞米。忌用正性肌力药,若充血性心力衰竭进展,推荐使用普萘洛尔。

7. 高胆红素血症 给予照蓝光等治疗。

8. 红细胞增多症

(1)如果无症状,周围静脉 Hct 在 65%~70%,仅需注意观察。大多数患儿对增加液体量反应良好,可给予白蛋白、生理盐水 10~20ml/kg 扩充血容量,降低血液黏滞度,每天可增加液体量 20~40ml/(kg·d),每 6 小时重新测定 1 次 Hct。

(2)当周围静脉 Hct>75% 时常有高黏滞度血症,大多数学者认为即使无症状,也应部分换血(使用生理盐水或 5% 白蛋白),将 Hct 降至 55%。

四、转诊

1. 出现严重呼吸窘迫综合征,不能进行有效呼吸支持者。
2. 反复顽固性低血糖不能纠正者。
3. 存在肥厚型心肌病且循环功能较差者。

(谢晓彬 黄循斌)

第六节 胎盘早剥母亲分娩的新生儿

胎盘早剥(placental abruption,PA)是指孕母妊娠 20 周后或分娩期,正常位置的胎盘在胎儿娩出前部分或全部从子宫壁剥离。

一、分型

1. 轻型 以外出血为主,胎盘剥离面积≤1/3,体积不明显。

2. 重型 常以内出血或混合型出血为主,胎盘剥离面积 >1/3 伴子宫胎盘卒中、出血性休克等并发症。

二、对新生儿的影响

1. 早产 胎盘早剥多发生于未足月妊娠,且发生后均应立即终止妊娠,因此,早产儿、低出生体重儿多见。

2. **缺氧缺血性器官损害**　胎盘是母体保障胎儿代谢和生命的流通渠道和枢纽,胎盘剥离子宫壁,影响供氧供血,导致胎儿呼吸、循环功能障碍,发生胎儿窘迫和新生儿窒息。

3. **失血性贫血**　胎盘早剥母体出血,导致胎儿失血,胎儿失血可引起贫血,严重时发生休克。

4. **凝血功能障碍**　是该类患儿最险恶的表现。胎盘早剥的剥离处胎盘绒毛和蜕膜释放大量的组织凝血活酶,进入母亲和胎儿体内,激活凝血系统,从而启动 DIC。轻型胎盘早剥,患儿 DIC 进展缓慢,常常处于高凝期,重型胎盘早剥,患儿 DIC 进展快。

三、临床表现

病情严重度与孕母出血程度有关,孕母出血量 >300ml 时患儿症状较明显;出血量 >800ml 时病情严重。常表现为窒息、贫血、低血容量性休克,若病情进展可引起多器官损害。此类患儿可因凝血功能障碍在生后 3~5 天内出现病情恶化。

四、实验室检查

1. **血常规**　Hct ≤ 0.40、Hb ≤ 120、血小板计数减少。

2. **凝血功能**　APTT 和 PT 延长,FIB 下降,D- 二聚体和 FDP 升高。

3. **血气分析**　出生窒息时可有代谢性酸中毒。

五、治疗

1. **一般治疗**　保暖、纠正酸中毒、维持水、电解质平衡。

2. **纠正贫血**　Hct ≤ 0.40 或 Hb ≤ 120,输红细胞悬液。

3. 纠正低血容量性休克。

4. **治疗 DIC**　常用肝素治疗,每次 0.25~0.5mg/kg(1mg 肝素 =100U),每 6 小时 1 次,静脉滴注 1 小时。用药时应备好硫酸鱼精蛋白以防出血(4 小时内使用的肝素每 100U 给 1mg)。

六、转诊

1. 胎 - 母失血,出生后存在严重贫血、休克等。

2. 存在严重窒息导致的脑损伤需要低温治疗者。

(谢晓彬 黄循斌)

第七节 妊娠期肝内胆汁淤积症
母亲分娩的新生儿

妊娠期肝内胆汁淤积症(intrahepatic cholestasis of pregnancy,ICP)是妊娠中晚期最常见的疾病之一,临床上以皮肤瘙痒、黄疸伴血清胆汁酸水平升高、转氨酶轻度或中度增高等肝功能指标异常为典型特征。

一、对新生儿的影响

1. **早产** ICP孕妇体内高浓度胆汁酸可以刺激子宫及蜕膜释放前列腺素,引起子宫平滑肌收缩而致早产。

2. **新生儿窒息** 高浓度胆汁酸有血管收缩作用,可使胎儿急性缺血缺氧;同时由于胎盘绒毛间隙有胆盐沉积,使绒毛水肿,间隙变窄,绒毛间隙的血流量减少,影响绒毛间隙的气体交换,导致胎儿缺血缺氧,宫内窘迫明显,窒息发生率可高达20%~35%。

3. **胎粪吸入综合征** 孕母ICP时,易引起胎儿宫内急性缺氧,反射性引起胎儿肛门括约肌松弛,同时高浓度胆汁酸能刺激结肠机械运动,使胎便排出增加,发生羊水胎粪污染率达27%。

4. **新生儿呼吸窘迫综合征** ICP孕妇升高的胆汁酸能够降低磷脂酶A2活性,使得磷脂酰胆碱酶转化为溶血磷脂胆碱,引起PS的缺乏,即使是在已经成熟的胎肺,同样能导致肺泡表面活性物质的生成减少。

5. **新生儿出血症** ICP孕妇消化道内因胆汁淤积影响脂溶性维

生素的吸收,K族维生素尤为明显,从而导致维生素K依赖性的凝血因子Ⅱ、Ⅶ、Ⅸ、Ⅹ等合成障碍,引起胎儿凝血功能障碍,加之胎儿宫内窘迫、新生儿窒息发生率高,易引起新生儿颅内出血的发生。

6. **新生儿心肌损害** ICP孕妇其胎儿宫内窘迫发生率高,由于急性缺氧,胎儿心脏供氧不足,引起心肌缺氧坏死,同时高浓度的胆汁酸有很强的细胞毒作用,使心肌细胞受损,从而损害心肌正性肌力。

二、出生后评估

1. **血气分析** 常有低氧血症和酸中毒。

2. 凝血酶原时间(PT)及部分凝血活酶时间(APTT)延长(为对照的2倍以上意义更大)。

3. **心脏评估**

(1)肌钙蛋白I(cTnI)及T(cTnT):为心肌损伤标志,心肌损伤后异常升高,cTnT ≥ 0.1ng/ml,尤其是cTnI水平超过1.8μg/L有诊断意义。

(2)血清CK-MB:出生48小时后增加2~4倍以上有意义。

4. **胸部X线片** 具有RDS特征性表现。

三、治疗

1. **复苏** 出生时存在窒息可能,作好积极复苏准备。

2. **呼吸支持** 若存在低氧血症,根据病情选择合适呼吸支持方式。

3. **心肌缺氧损伤** 常表现心率减慢,血压低,可用多巴胺5μg/(kg·min)、多巴酚丁胺8~10μg/(kg·min)静脉维持,如心率较快、脉搏弱要考虑是否存在血容量不足,给予生理盐水扩容(在30分钟内静脉应用10ml/kg)。若存在心肌酶升高,可使用磷酸肌酸钠,每次0.1g/kg,加入5% GS(0.1g配1ml)中30~45分钟内静脉滴注,每天1次,7天为一个疗程。

4. **维生素K$_1$** 对发生出血的新生儿立即给予维生素K$_1$ 1mg/kg静脉推注,可使失活的凝血因子很快羧化而发挥凝血活性,迅速改善凝血,根据凝血酶原时间每 6~12 小时 1 次,一般注射 1~2 次后出血可停止。根据病情连用 3~5 天。

四、转诊

多数患儿不需要转诊。患儿如果存在严重窒息需要低温治疗者,生后存在呼吸困难呼吸支持效果不佳者以及存在心功能异常者,多需要转诊。

(谢晓彬 黄循斌)

第八节 高血压母亲分娩的新生儿

一、妊娠高血压分类

1. **妊娠高血压** 妊娠 20 周后发生高血压,无蛋白尿。

2. **轻度子痫前期** ① BP ≥ 140/90mmHg;②蛋白尿 >0.3g/d;③妊娠超过 20 周。

3. **重度子痫前期** ① BP ≥ 160/110mmHg;②蛋白尿 ++ ~ +++ 或 ≥ 2g/d;③羊水少、胎儿生长受限;④孕母血清肌酐增加;⑤母亲症状(如头痛、视觉紊乱、上腹痛、肺水肿);⑥ HELLP 综合征(溶血、转氨酶增高、血小板减少)。

4. **子痫** 子痫前期 + 无原因的癫痫发作。

二、对新生儿 / 胎儿的影响

1. **FGR** 中重度子痫前期孕妇生育的婴儿常因宫内缺血缺氧导致 FGR、早产。它们很难耐受宫缩而发生宫内窘迫常需复苏。

2. **产前、产时用药**

(1)硫酸镁:可导致呼吸暂停、肌张力低下、胃肠道蠕动减少。

(2)抗高血压药:包括钙通道拮抗剂可能影响胎儿,如新生儿低血压。抗高血压药及硫酸镁不是母乳喂养的禁忌证。

3. **血常规** 约 1/3 的子痫前期母亲的婴儿出生时血小板计数

降低,但一般会迅速恢复正常。约 40%~50% 新生儿存在中性粒细胞减少,可在 1 周内恢复。这些婴儿发生新生儿感染的危险性可能升高。

4. 喂养不耐受 常因宫内缺血缺氧导致肠道缺血。

三、出生后评估

1. 血常规 常有中性粒细胞绝对值减少、血小板计数减少、红细胞增多。

2. 血气分析 常有代谢性酸中毒。

3. 电解质检查 常有高镁血症。

四、治疗

支持治疗,无特异治疗。

五、转诊

多数患儿不需要转诊。如果存在严重窒息需要低温治疗者建议转诊。

(谢晓彬)

参考文献

1. 郑军,李月琴,王晓鹏,等.新生儿诊疗手册.天津:天津科技翻译出版公司,2011: 1-6.
2. 曹云,周文浩,陈超,等.新生儿重症监护手册.上海:上海科学技术出版社,2018: 22-23.
3. 邵肖梅,叶鸿瑁,丘小汕.实用新生儿学.5 版.北京:人民卫生出版社,2019: 9-13.
4. 童笑梅,韩彤妍,朴梅花.新生儿重症监护医学.北京:北京大学医学出版社,2019: 99-102.
5. 魏克伦,杨于嘉.新生儿学手册.5 版.长沙:湖南科学技术出版社,2006.
6. 桂永浩,申昆玲,毛萌,等.新生儿疾病诊疗规范.北京:人民卫生出

版社 , 2016: 325-327.

7. OGATA ESI. Problems of the infant of the diabetic mother. Neo Reviews, 2010, 11: e6272-6301.

8. 武荣 , 封志纯 , 刘石 . 新生儿治疗技术进展 . 北京 : 人民卫生出版社 , 2016: 13-15.

9. 王岩 , 苏萍 . 新生儿弥漫性血管内凝血的早期诊断及治疗进展 . 中国新生儿科杂志 , 2009, 24 (4): 247.

10. 顾志勇 , 李芳 , 余加林 . 孕母妊娠期肝内胆汁淤积症对新生儿的影响 . 儿科药学杂志 , 2014, 20 (5): 58-60.

11. SINGALAVANIIA S, LIMPONGSANURAK W, AOONGERN S. Neonatal lupus erythematosus: A 20-year retrospective study. J Med Assoc Thai, 2014, 97 (Suppl 6): S74-82.

第三章　新生儿窒息及复苏

第一节　新生儿窒息

新生儿窒息（neonatal asphyxia，NA）是指由于产前、产时或产后的各种病因，使胎儿缺氧而发生宫内窘迫，或娩出过程中发生呼吸、循环障碍，导致生后 1 分钟内无自主呼吸或未能建立规律呼吸，以低氧血症、高碳酸血症和酸中毒为主要病理生理改变的疾病，是引起新生儿死亡和儿童伤残的重要原因之一。

一、病因

1. 宫内因素

（1）母亲供氧不足：心肺疾病、严重贫血。

（2）胎盘血流灌注不足：母亲有低血压、高血压、宫缩异常。

（3）脐带血流中断：脐带受压所致。包括脐带绕颈、胎盘破裂、子宫破裂等。

（4）胎盘气体交换改变：胎膜早破、前置胎盘、胎盘功能不良。

2. 难产　如骨盆狭窄、头盆不称、胎位异常、羊膜早破、助产术不顺利或处理不当以及应用麻醉、镇痛、催产药物不妥等。

3. 胎儿因素　如新生儿呼吸道阻塞、颅内出血、肺发育不成熟以及严重的中枢神经系、心血管系畸形和膈疝等。

二、Apgar 评分标准、执行及评价

1. 新生儿 Apgar 评分标准　Apgar 评分根据皮肤颜色、呼吸、肌

张力、对刺激反应、心率 5 项体征进行评估,每项分值为 0 分、1 分、2 分,然后将 5 项所得分值合计,总数就是 Apgar 评分,详见表 3-1-1。

表 3-1-1　Apgar 评分表

体征	0 分	1 分	2 分
皮肤颜色	青紫或苍白	身体红,四肢青紫	全身红
呼吸	无	慢,不规则	正常,哭声响
肌张力	松弛	四肢略屈曲	四肢活动
弹足底反应	无反应	有些动作,如皱眉	哭,喷嚏
心率 / 次·min^{-1}	无	<100	>100

2. Apgar 评分的正确执行

(1)扣分的顺序:肤色→呼吸→肌张力→反射→心率。随缺氧加重,分值更低,以上扣分顺序将再轮回一次,直至心率为零。

(2)评 7 分:往往是肤色、呼吸、肌张力各扣 1 分(属轻度窒息开始)。

(3)评 5 分:是每项指标各扣 1 分(此时心率多低于 100 次 /min)。

(4)评 3 分:只剩肌张力、反射、心率各得 1 分(此时呼吸全无,属重度窒息)。

(5)评 1 分:仅剩微弱心跳,其他皆无。

(6)若复苏成功,按以下新的顺序一次性恢复到满分(2 分):心率→肤色→呼吸→反射→肌张力,其中肌张力恢复最慢,故一旦四肢恢复自主活动,则表示窒息儿复苏成功。

3. Apgar 评分的评价

(1)Apgar 评分虽可识别新生儿有无抑制,但不能区别抑制的病因。

(2)低 Apgar 评分并不等同于窒息:因除窒息外还有许多其他情况和疾病也可出现低 Apgar 评分,如中枢神经系统疾病、遗传代谢性疾病、染色体异常,母亲分娩前使用麻醉、镇静剂,呼吸及循环系统先天畸形等均可影响 Apgar 评分,早产儿由于肌张力弱和对刺激的反应差,其评分可能低于正常。

(3)没有突出呼吸抑制,把相同的分值赋予了重要性并不相等的5个成分。

(4)1分钟Apgar评分与患儿远期预后无明显相关性,5分钟低评分与预后相关性更强。

(5)Apgar评分是评估新生儿情况和复苏是否有效的可靠指标,但对于窒息评估较差。

三、新生儿窒息诊断标准

(一)胎儿宫内窒息

1. 早期胎动增加,胎心率≥160次/min。

2. 晚期胎动减少(<20次/12h),甚至消失,胎儿心率变异减少、晚期减速、胎心率<100次/min且持续5分钟。

3. 羊水Ⅲ度混浊。

> 附1:胎儿活动间隔一般为30~40分钟。胎儿不活动超过1小时是不正常的。胎心率正常值为120~160次/min。正常胎儿由于自主神经系统稳定,使胎心变异大致5~10次/min。
>
> 附2:如果在胎龄<34周时发现胎粪污染羊水,应考虑到下述情况:①胎儿生长受限;②羊水实际是脓性的(应考虑到李斯特菌或假单胞杆菌感染);③羊水实际是被胆汁污染(应考虑到肠道闭锁,近端闭锁常见)。

(二)新生儿窒息

1. **美国儿科学会(American Academy of Pediatrics,AAP)推荐的诊断标准**

(1)脐动脉血或出生后1小时内动脉血pH<7.0或碱剩余(BE)<-16mmol/L。

(2)出生后超过5分钟Apgar评分仍为0~3分。

（3）早期出现神经系统表现：如惊厥、昏迷或肌张力低下等。

（4）生后短期内出现多器官（心血管、胃肠、肺、血液或肾脏）功能障碍。

以上四条必须同时具备。该标准较过去严格许多，且不分轻度、重度，凡符合诊断病例其缺氧程度均十分严重，而且只能在出生（复苏）后相当时间才能明确诊断，且一经诊断成立，实际上多已涵盖了中重度 HIE 病例。

2. 中国医师协会新生儿专业委员会制定的诊断标准

（1）有导致窒息的高危因素。

（2）出生时有严重呼吸抑制、至生后 1 分钟仍不能建立有效自主呼吸且 Apgar 评分 ≤ 7 分；包括持续至出生后 5 分钟仍未建立有效自主呼吸且 Apgar 评分 ≤ 7 分或出生时 Apgar 评分不低、但至出生后 5 分钟降至 ≤ 7 分者。

（3）脐动脉血气分析 pH<7.15。

（4）除外其他引起低 Apgar 评分的病因：如呼吸、循环、中枢神经系统先天性畸形，神经肌肉疾患，胎儿失血性休克，胎儿水肿，产妇产程中使用大剂量麻醉镇痛剂、硫酸镁引起的胎儿被动药物中毒等。

以上第 2~4 条为必备指标，第 1 条为参考指标。

3. 中国医师协会新生儿专业委员会制定的分度标准

（1）轻度窒息：无缺氧缺血性脏器损伤。

（2）重度窒息：有缺氧缺血性脏器损伤。

附 1：胎儿窘迫时血液中 CO_2 积聚，可出现呼吸性酸中毒、低氧血症和高碳酸血症，从而导致 pH 下降，而 BE 值正常，如果低氧血症持续，会导致无氧酵解以及 BE 下降最终出现代谢性酸中毒。

附 2：一般认为，pH<7 为临床严重酸中毒，BE<−16mmol/L 时可发生代谢性酸中毒引起的神经损伤。

四、窒息各器官损害诊断标准

凡 2 个或以上器官损害称为新生儿窒息后多器官损害。

1. 脑损害 需符合 HIE、颅内出血或颅内压增高的诊断(建议降颅压前进行颅压测定,需 >90mmH$_2$O,或头颅 B 超观察有脑水肿)。

2. 肺损害 具备以下 1 条即可诊断。且需胸片、血气及超声证实。凡无呼吸衰竭的肺炎、胎粪吸入综合征及新生儿呼吸窘迫综合征等肺疾病不能列为肺损害。

(1)急性肺损伤(PaO$_2$/FiO$_2$<300),严重时急性呼吸窘迫综合征(PaO$_2$/FiO$_2$<200)。

(2)持续性肺动脉高压:主要表现为持续而严重的青紫;在烦躁不安或刺激时青紫加重;青紫程度与肺部体征不平行(青紫重,体征轻)。

(3)肺出血:呼吸困难和青紫短时间内突然加重、经皮氧饱和度逐渐下降、肺内细湿啰音增多、气管分泌物内含血性液体及胸部 X 射线片可呈现肺内模糊片影(斑片或大片)。

(4)呼吸衰竭:呼吸困难和青紫患儿,在排除青紫型先天性心脏病的前提下,患儿在吸入氧浓度(FiO$_2$)>60% 时,PaO$_2$<50mmHg 和 / 或急性期 PaCO$_2$>60mmHg、pH<7.25。

(5)需要呼吸支持:如无创和有创正压通气。

3. 心脏损害 满足第 1 条中至少一项,加上第 2~4 条之一即可诊断。无临床表现而仅有一项心肌酶(肌酸激酶同工酶)增高,不可诊断。

(1)临床特征:①心率减慢(<100 次 /min)、心音低钝;②循环不良表现:如面色苍白、指端发绀、毛细血管再充盈时间 >3 秒(前胸);③严重时出现心力衰竭、心律失常。

(2)血清肌酸激酶同工酶 ≥ 40U/L 或心脏肌钙蛋白 T ≥ 0.1ng/ml。

(3)心电图:Ⅱ 或 V$_5$ 导联有 ST-T 改变且持续 >2~3 天。

(4)超声心动图:右心扩大,三尖瓣反流,心肌收缩功能降低(EF<55%、FS<25%、CO<180ml/(kg·min)、CI<2.5)。

4. 肾损害 凡符合 1~3 或 4 均可诊断。

(1)临床有少尿、无尿,尿量 <1ml/(kg·h)持续 24~48 小时。

(2)血尿素氮 >7.14mmol/L,肌酐 >100μmol/L。

(3)血 β_2- 微球蛋白升高反映肾小球滤过率下降,尿 β_2- 微球蛋白升高反映肾小管重吸收功能障碍。

(4)多普勒超声肾脏血流检测:表现为左右肾动脉主干收缩期血流灌注阻力增大、血流速度较慢,提示血流灌注量减少。

5. 胃肠道损害 只满足第 1 条不可诊断,满足第 2、3 条中任意一条即可诊断。

(1)喂养不耐受和胃潴留。

(2)腹胀、呕吐咖啡样物、便血、肠鸣音减弱或完全消失。

(3)X 射线呈现肠胀气、肠袢僵硬、肠间隙增宽、肠壁积气、肠梗阻或穿孔等。

6. 肝损害 窒息后肝功能损害由肝细胞缺氧引起,血清肝酶水平多在缺氧发生后立即开始升高,损害后 1~3 天达高峰,7~10 天后明显下降或恢复正常。生后 1 周内血清丙氨酸转移酶 >80U/L 定义为肝损害。

五、出生后评估

1. 实验室检查

(1)血气分析:生后 1 小时内动脉血 pH<7.0 或碱剩余(BE)<−16mmol/L;乳酸 >3mmol/L(乳酸 <5mmol/L 预后良好,>9mmol/L 与中度 - 重度脑病有关)。

(2)心脏评估:①肌钙蛋白 I(cTnI)及 T(cTnT):为心肌损伤标志,心肌损伤后异常升高,cTnT ≥ 0.1ng/ml,尤其是 cTnI 水平超过 1.8μg/L 有诊断意义;②血清 CK-MB:出生 48 小时后增加 2~4 倍以上有意义。

(3)肾脏:①尿量 <1ml/(kg·h)持续 24~48 小时。②血尿素氮(blood urea nitrogen,BUN)及血肌酐:损伤后 2~4 天升高,血尿素氮 >7.14mmol/L,肌酐 >100μmol/L。③尿钠排泄分数有助于

确诊肾脏损伤。④尿 β_2- 微球蛋白：是近端肾小管功能不良指标。低分子量的蛋白可从肾小球自由滤过，在近端肾小管几乎全部重吸收。

(4)肝损害：生后 1 周内血清丙氨酸转氨酶(ALT)>80U/L，国外以ALT>100U/L 为肝损害指标。

2. 头颅超声 生后 24 小时行头颅彩超，它对判断脑室内出血、基底节和丘脑坏死有重要价值。

3. 磁共振成像(MRI) 弥散加权 MRI 是对缺氧缺血性脑病评估最有价值的检查，生后 24 小时内即可异常。如首次检查提示异常，6 月龄时复查 MRI。

4. 脑电图 用于评估惊厥活动及明确异常背景活动，如爆发抑制、持续低电压或等电位。

5. 诱发电位(听觉、视觉和躯体感觉) 具有预诊中枢神经损伤部位的作用。

6. **心电图** 心电图 Ⅱ 或 V_5 导联有 ST-T 改变且持续 2~3 天。

六、治疗和转诊

请参阅本章第二节。

(韦秋芬)

第二节 新生儿复苏

新生儿复苏(neonatal resuscitation)对象广义讲并非是窒息儿，而是所有出生后需要呼吸帮助或抢救的新生儿。

一、复苏预测

成功的新生儿复苏依赖于分娩前对病情的预测。要了解患儿分娩期是否存在各种风险因素，包括胎膜破裂时间延长(>18 小时)、产程延长(>24 小时)、胎粪污染、羊水发臭、出血、脐带脱垂等。

出现以下情况提示可能有胎儿窒息,应作好窒息复苏准备:①胎心率≥160次/min;②胎心率<100次/min;③胎心率变异消失;④晚期减速。

二、复苏步骤

分为4个步骤:①快速评估和初步复苏;②正压通气和氧饱和度监测;③气管插管正压通气和胸外按压;④药物和/或扩容。

三、复苏评估

1. **第1个30秒**　决定是否要复苏,生后立即用几秒钟时间进行快速评估四项指标:①足月吗?②羊水清吗?③有哭声或呼吸吗?④肌张力好吗?如全为"是",不必进行复苏,但只要四项中有一项为"否"则进行初步复苏(进入A即通畅的气道)。以上快速评估及初步复苏共需时30秒。

2. **第2个30秒**　评估三项生命体征(呼吸、心率和氧饱和度),决定是否需要进入B(B即人工正压通气,足月儿用氧浓度21%,早产儿用氧浓度30%~40%),若呼吸不规则(呼吸暂停或喘息)或心率<100次/min,进行人工正压通气。

3. **第3个30秒**　再次评估三项生命体征,特别是心率。心率>100次/min且自主呼吸好,可停止正压通气;若心率<60次/min需要进入C(C即胸外按压+气管插管)。

4. **100%氧正压通气和胸外按压45~60秒后,心率仍<60次/min**　需进入D,即应用肾上腺素和/或扩容剂。

濒死儿复苏:出生时可能已经无心跳和呼吸,但经有效的复苏后,1~5分钟能恢复缓慢的心跳和呼吸,即通常所说的Apgar 0~1分儿。濒死儿复苏最好在30秒内完成A、B、C、D四个步骤。

出生时无生命征象(无心率及呼吸),经10分钟以上复苏仍无生命体征(即Apgar评分1分钟、5分钟、10分钟均为0)表明有较高的死亡率或严重的神经发育残疾。在经10分钟持续和充分的复苏后如无生命体征应终止复苏。

四、复苏流程

(一) 初步复苏

1. 保暖。

2. 摆正体位、清理呼吸道。

3. 擦干全身。

4. 触觉刺激诱发自主呼吸。

(二) 正压通气

1. **指征**　①呼吸暂停或喘息样呼吸;②心率 <100 次 /min。

2. 通气频率 40~60 次 /min(胸外按压时为 30 次 /min)。

3. 正压通气应选择 T- 组合复苏器,在正压通气时调节适当的吸气峰压(PIIP)和呼气末正压(PEEP),达到最佳复苏效果。更适合早产儿复苏时正压通气的需要。

注: 新生儿需要至少 $20cmH_2O$ 的膨胀压抵抗气道内液体的黏性、充满液体的肺表面张力、胸壁组织、肺和气道的弹性回缩力和阻力,从而扩张肺。

4. 有效的正压通气需满足:①胸廓起伏;②心率迅速回升;③血氧饱和度上升。

(三) 气管插管

1. **指征**　①羊水胎粪污染伴新生儿无活力;②面罩正压通气效果不佳;③需要胸外按压时;④需经气管使用肾上腺素;⑤特殊情况,如膈疝,极未成熟儿需预防用肺表面活性物质等。其中第③条很重要,意即凡需胸外按压即达到气管插管指征,宜先行插管,再予胸外按压。

2. **X 线证实气管插管正确位置**　管端在气管中央,尖端位于气管隆突上 1~1.5cm(气管隆突在胸壁上的投影相当于胸骨角平面或第二肋软骨平面)。若插管过深,管端进入右主支气管。

3. **导管长度的调整**　确定气管导管在合适的位置后,如果管在唇外长度 >4cm,应将超过 4cm 的过长部分剪掉,再与连接器重新接好。

(四) 胸外按压

1. **指征**　有效正压通气 30 秒后心率 <60 次 /min。在正压通气

同时须进行胸外按压。

2. 按压频率　胸外按压和正压通气的比例为 3∶1,即 90 次 /min 按压和 30 次 /min 呼吸,达到每分钟约 120 个动作。因此,每个动作约 0.5 秒,2 秒内 3 次胸外按压加 1 次正压通气。每 45~60 秒需要重新评估。

3. 评价心率

(1)心率 <60 次 /min:需要继续进行正压通气与胸外按压治疗,并同时给予药物复苏。

(2)心率 >60 次 /min:心率 >60 次 /min 是停止胸部按压的指征,但正压通气仍需继续进行,直至心率 >100 次 /min 和患儿恢复自主呼吸为止。

(五) 药物

1. 氧气

(1)指征:有中央性青紫的婴儿(嘴唇和舌发绀),即使是轻度呼吸窘迫也应常压给氧。肢端青紫症,指的是手和足末端发绀而躯干红润,系周围血管收缩所致,不是用氧的指征。

(2)如何决定给氧浓度:复苏过程中,常压给氧的氧流量一般 5L/min(可提供 40% 的氧气,如果使用储气囊则可提供 60%~70% 的氧气),慎用 100% 纯氧,最好使用空氧混合仪。具体做法:①足月儿复苏开始用 21% 氧(空气);②早产儿可用稍高的氧浓度(30%~40%);③如果复苏开始用空气,90 秒没有改善,心率 <60 次 /min,需用 100% 的氧气,氧气流量增至 10~15L/min,以保证复苏囊的储气袋始终饱满,有较高浓度的氧气输出。

2. 肾上腺素

(1)指征:100% 氧气管内正压通气和胸外按压 45~60 秒后,心率仍 <60 次 /min。

(2) 剂量:1∶10 000 肾上腺素每次 0.1~0.3ml/kg(0.01~0.03mg/kg),快速推注后用生理盐水 2~3ml 冲管,或气管内注入剂量为 0.5~1ml/kg,必要时 3~5 分钟重复 1 次。不推荐大剂量的静脉给药,当剂量为 0.1mg/kg 时会加重高血压、降低心肌收缩功能和神经肌肉功能。

3. 扩容剂

(1)指征：有低血容量、怀疑失血或休克的新生儿在对其他复苏措施无反应时考虑扩充血容量。以下情况可能会导致低血容量性休克：包括胎盘早剥、前置胎盘、外伤、脐带撕脱、脐带打结或早产。休克时婴儿出现面色苍白、外周脉搏微弱、毛细血管充盈时间延长，此时患儿对有效的复苏往往没有反应并持续心动过缓。

(2)扩容剂的选择：推荐生理盐水。

(3)方法：首剂为 10ml/kg，经外周静脉或脐静脉在 5~10 分钟内缓慢推注。在进一步的临床评估和反应观察后可重复注入一次。

4. 碳酸氢钠 在新生儿复苏时一般不推荐使用。

(1)在下列情况时可应用：①怀疑和证实存在严重代谢性酸中毒；②只有在建立有效通气时才可使用。

(2)常用 5% 碳酸氢钠：长时间复苏后之单纯代谢性酸中毒，首剂 3ml/kg，1∶1(注射用水或 5% GS)稀释，2 分钟以上推注完毕，可重复 0.5ml/kg，每 10 分钟 1 次；若已行血气分析，根据 pH=BE × 体重 ×0.6，先补充半量。

注：未稀释的碳酸氢钠溶液渗透压高达 2 000mOsm/L，若在未稀释情况下，快速静脉推注，可引起脑室内出血，电解质紊乱(高钠血症、低镁血症及低钙血症)。

5. 纳洛酮

(1)剂量：每次 0.1mg/kg，静脉注射，5 分钟后可重复。

(2)要给新生儿应用纳洛酮，必须同时具备下列两项指标：①正压人工呼吸使心率和肤色恢复后，出现严重的呼吸抑制；②母亲分娩前 4 小时内注射麻醉药史。

五、无法成功复苏的特殊情况

如按复苏流程规范复苏，新生儿心率、氧饱和度和肌张力状况应有改善。如无法复苏成功，可能有以下情况：

1. 气道机械性阻塞 ①胎粪或黏液阻塞；②后鼻孔闭锁；③咽部气道畸形(如 Pieere-Robin 综合征)。

2. **肺功能损害** ①气胸；②胸腔积液；③先天性膈疝。

3. **心脏功能损害** ①青紫型复杂先天性心脏病；②胎儿失血。

六、早产儿复苏需关注的问题

1. **体温管理** 置于中性温度的暖箱。对胎龄 <32 周早产儿复苏时可采用塑料袋保温。

2. **正压通气时控制压力** 早产儿正压通气需要恒定的 PIIP 及 PEEP，推荐使用 T- 组合复苏器进行正压通气。

3. **避免肺泡萎陷** 胎龄 <30 周、有自主呼吸或呼吸困难的早产儿，产房内尽早使用持续气道正压通气。

4. **维持血流动力学稳定** 由于早产儿生发层基质的存在，易造成室管膜下 - 脑室内出血。心肺复苏时要特别注意保温、避免使用高渗药物、注意操作轻柔、维持颅压稳定。

5. **缺氧后器官功能监测** 围产期窒息的早产儿因缺氧缺血易发生坏死性小肠结肠炎，应密切观察，延迟或微量喂养。注意尿量、心率和心律。

6. **注意复苏用氧及其监护** 早产儿对高动脉氧分压非常敏感，易发生损害。需要规范用氧，定期眼底检查。

七、转诊

存在严重脑损伤、多器官功能障碍、肾衰竭需要透析者、循环功能障碍、DIC、呼吸衰竭等多需要转诊。

（韦秋芬）

参考文献

1. SHAH P, RIPHAGEN S, BEYENE J, et al. Multiorgan dysfunction in infants with post-asphyxial hypoxic-ischaemic encephalopathy. Arch Dis Child Fetal Neonatal Ed, 2004, 89 (2): F152-155.

2. 中华医学会围产医学分会新生儿复苏学组 . 新生儿窒息诊断的专家共识 . 中华围产医学杂志 , 2016, 19 (1): 3-6.

3. 中国新生儿复苏项目专家组. 中国新生儿复苏指南. 中国新生儿科杂志, 2016, 31 (4): 241-246.

4. 中国新生儿复苏项目专家组. 新生儿重度窒息濒死儿复苏方法的建议. 中华围产医学杂志, 2016, 19 (1): 7-11.

5. 张雪峰. 新生儿窒息后肝损害的诊断和治疗. 中华围产医学杂志, 2016, 19 (1): 19-22.

第一节　新生儿发热

体温是热量产生、热量与环境交换之间的一种平衡。给新生儿提供一个温度适中的环境有利于能量的保存和生长发育。新生儿的正常核心温度（肛温）为 36.5~37.5℃,正常体表温度为 36~37℃。

一、发热的定义

发热（fever）是指由于致热原的作用使体温调节中枢的调定点上移而引起的调节性体温升高。临床上常把体温上升超过正常值 0.5℃ 称为发热。

二、鉴别诊断

新生儿体温 37.5℃ 或者更高,可能是以下原因:①暖箱温度或房间温度过高;②新生儿处于阳光直射下或者蓝光治疗中;③新生儿包裹过多。

如果持续发热超过 60 分钟,主要考虑以下 3 个问题:①感染:正常的核心 - 周围体温差为 2℃,如果温度差过大提示感染;②脱水热:通常发生于足月儿,喂养量太少、体重丢失超过出生体重的 10%。血浆渗透压超过 300mOsm/L［血浆渗透压 $=(Na^+ + K^+) \times 2 + BS + BUN$］;③脑损伤,下丘脑中枢损伤。

1. 感染性发热　全身状态较差,除病变相关临床表现外,常出现末梢循环障碍,外周皮肤血管收缩,肢端发凉,肛温高于皮温。但是要注意,有些严重感染的新生儿不是表现发热而是表现低体温(<35℃)。昼夜体温波动超过1℃,提示感染可能,注意排除。

2. **新生儿脱水热**　发病原因为摄入水分不足,新生儿血液浓缩而发热,发生在生后3~4天正常母乳喂养的新生儿,体温突然升高至39~40℃,患儿烦躁不安、啼哭、面色潮红,严重者口唇干燥、尿量减少或无尿。体重下降10%以上。无感染中毒症状,血象及CRP正常,抗生素治疗无效。血浆渗透压>310mOsm/L。待补充水分及降低环境温度后即可缓解。

3. **环境因素引起新生儿发热**　原因是新生儿体温中枢调节功能低下,当环境温度过高时,不能迅速启动散热机制,扩张外周血管,通过增加外周循环环境散热降低体温。其特点为:①皮肤血管扩张;②婴儿面色潮红;③手和脚是温暖的;④出汗;⑤肛温可低于皮温。患儿一般状态好。当环境温度恢复正常,婴儿发热能较快恢复。

4. **新生儿捂热综合征**　是由于过度保暖或捂热过久所致以缺氧、高热、大汗、脱水、抽搐、昏迷和呼吸衰竭为主要表现的一组综合征。

5. **先天性外胚层发育不良**　由于外胚层先天性发育不良,导致皮肤及其附件发育异常,出现汗腺缺乏,散热障碍,可引起发热。

6. **新生儿颅内出血**　可引起中枢性发热。

7. **少见原因**　①甲状腺功能亢进危象;②药物作用,如前列腺素;③周期性体温升高,继发于体温调节缺陷。

三、治疗

新生儿发热应强调病因治疗,如环境温度过高或脱水引起的发热经病因治疗后,体温很快恢复,常不需要对症处理。

(一) 物理降温

新生儿发热时首选干预措施。

1. 发热患儿最好置于温度为22℃的室内,尽量少穿衣服,通过传导、对流和辐射散热。

2. 对于高热而循环良好者,可用冷水袋置于枕部,每5分钟更换1次。

3. 对于高热而循环不良者(四肢冷、苍白或发绀),可进行温水浴,即将患儿置于比其体温低 2~3℃的温水中沐浴 10~15 分钟,然后用大毛巾将全身擦干,并揉擦皮肤至发红为止。

(二) 药物降温

慎用退热药,以防药物在新生儿期的毒副作用及体温骤降,必要时可用对乙酰氨基酚,早产儿每次 5mg/kg,足月儿每次 10mg/kg,必要时 6~8 小时重复。过量会导致肝坏死。有 G-6-PD 缺陷症者禁用。

(三) 病因治疗

1. **感染性发热**　根据病原体抗感染治疗。

2. **新生儿脱水热**　先给予生理盐水 10~20ml/kg,60 分钟静脉滴注,随后补液量为当日生理需要量的基础上再加 20ml/kg 液体。

3. **先天性外胚层发育不良**　应避免环境温度过高,在天热季节发热时给予物理降温,或住在空调房,多沐温水浴。

四、转诊

发热作为新生儿常见症状,病因较为复杂。对于诊断不清楚发热、发热超过 1 周以上或者查明原因治疗不理想患儿应转诊。

(尹兆青)

第二节　新生儿低体温

新生儿体温的平衡是通过调节产热与散热来维持的。由于新生儿体温调节功能不完善、皮下脂肪组成特点等原因,易受内外环境影响出现低体温(hypothermia)。低温的标志是直肠温度低于 36℃。

一、病因

(一) 内在因素

1. **新生儿体温调节功能不完善**　新生儿体温调节中枢发育不成熟,体表面积大,易于散热。新生儿棕色脂肪较少,产热不足。

2. **皮下脂肪组成特点**　皮下脂肪中饱和脂肪酸含量高,由于其熔点高,低体温时易于凝固,出现皮肤硬肿。

3. 新生儿红细胞相对较多　血液黏滞易引起微循环障碍。

(二) 外在因素

1. 寒冷　寒冷使末梢血管收缩,去甲肾上腺素分泌增多,促进棕色脂肪分解,随寒冷时间延长贮备耗竭,导致一系列生化和生理功能改变。

2. 某些疾病　严重感染、缺氧、心力衰竭和休克等使能源物质消耗增加、热量摄入不足,加之缺氧又能使能源物质的氧化产能发生障碍,故产热能力不足。

二、临床表现

新生儿低体温时,皮肤温度常因末梢血管的收缩而首先下降,患儿全身凉,体温低于35℃。低体温可导致新生儿寒冷损伤。

1. 一般表现　①反应低下;②吸吮困难;③呕吐或腹胀;④活动性下降;⑤低血压;⑥心动过缓;⑦浅慢不规则呼吸;⑧反射减弱。

2. 皮肤硬肿　硬肿常呈对称性,其发生顺序依次为:下肢→臀部→面颊→上肢→全身。

3. 多脏器功能损害　重症可出现休克、DIC 和急性肾衰竭等。肺出血是较常见并发症。

三、评估

根据病情需要检测血常规、动脉血气、电解质、血糖、肝肾功能、DIC 筛查等。

四、治疗

1. 复温　目的是在体内产热不足的情况下,通过提高环境温度,以恢复和保持正常体温。如果患儿体温 <36℃,将温箱的温度设置到较其皮肤温度高 1℃,监控腋温、每小时提高暖箱温度 1℃(注:对于体重 <1 200g、胎龄 <28 周或体温低于 32℃,复温速度不超过 0.6℃/h)。当皮温达到 36.5℃时,应停止复温。在复温过程中,体表温度与直肠温

度的差不应高于1℃。

注:快速复温对处于寒冷应激状态下的患儿是有害的,快速复温时周围血管扩张,可导致低血压而发生复温性休克,加重大脑的缺血性损害,新生儿会出现抽搐,严重者可发生呼吸暂停。

2. 改善循环功能 严重时常发生微循环障碍和休克,在维持心功能前提下及时扩容、纠酸,使用血管活性药物。

3. 热量和液体补充 供给充足的热量有助于复温和维持正常体温。有明显心、肾功能损害者,在复温时因组织间隙液体进入循环,可造成左心功能不全和肺出血,故应严格控制输液速度及液体入量。

4. 控制感染 考虑病因为感染时,应加强抗感染。

5. 纠正器官功能紊乱。

五、转诊

多不需要转诊,应在当地先进行复温,稳定生命体征,尽快寻找原因。

(尹兆青)

第三节 呼吸困难

呼吸困难(respiratory distress)是指新生儿的呼吸频率、节律、强弱、深浅度改变,吸气与呼气比例失调,出现呼吸急促、费力、点头、张口呼吸、三凹征、鼻翼扇动等。临床表现为程度不同的低氧血症、代谢性和/或呼吸性酸中毒,如不及时处理,可危及生命。

一、病因

呼吸困难的常见原因有呼吸系统疾病、循环系统疾病、中枢神经系统疾病等,以呼吸系统疾病所致的呼吸困难最常见。

(一)呼吸系统疾病

1. 呼吸道阻塞性疾病 由于呼吸道阻力增加致通气障碍,引起呼吸困难。

（1）上呼吸道阻塞性疾病：多表现为吸气性呼吸困难、吸气性三凹征。鼻发育异常如鼻孔闭锁，口腔发育异常如 Pierre-Robin 综合征，喉部异常如喉蹼和声带麻痹。

（2）下呼吸道阻塞性疾病：多表现为呼气性呼吸困难。气管 / 支气管异常如气管 / 支气管软化、气管狭窄。

2. **肺部疾病**　肺部本身疾病引起呼吸困难，是最常见原因。

（1）后天性肺部疾病：呼吸窘迫综合征（NRDS）、湿肺、肺炎、胎粪吸入综合征（meconium aspiration syndrome，MAS）、肺出血、肺不张、气漏、支气管肺发育不良。

（2）先天性肺部疾病：先天性膈疝、先天性肺囊肿、先天性肺发育不全、膈膨升等。

（二）循环系统疾病

新生儿严重复杂的先天性和后天性心脏病、新生儿持续肺动脉高压等，以上疾病常伴有心力衰竭。心力衰竭时肺淤血，肺顺应性降低，换气功能障碍是出现呼吸困难的主要原因。

（三）神经系统疾病

新生儿缺氧缺血性脑病（hypoxic ischemic encephalopathy，HIE）、颅内出血、颅内感染时，脑血管的自动调节功能降低，血管通透性增高致脑水肿、颅内压增高，重者出现脑疝，抑制呼吸中枢，缺氧、感染也可直接损伤大脑，影响呼吸中枢功能，引起中枢性呼吸困难。

二、诊断

新生儿呼吸困难原因很多，询问病史、体格检查和各种辅助检查是明确诊断的主要手段。

（一）病史

1. 母亲产前有发热或胎膜早破 >18 小时，生后有呼吸困难应考虑感染性肺炎可能。

2. 有宫内窘迫或出生窒息伴有胎粪污染，出生后有呼吸困难，应考虑 MAS 可能。

3. 剖宫产儿生后出现呼吸困难，应考虑湿肺的可能。

4. 生后即出现严重的呼吸困难和发绀,应考虑严重心肺畸形的可能。

5. 早产儿生后不久出现进行性呼吸困难伴呻吟,应考虑 NRDS。

6. 治疗过程中呼吸困难突然加重,应注意有无气胸发生。

7. 有严重出生窒息,生后出现重度 HIE 表现,如呼吸节律改变或喘息样呼吸,应考虑中枢性呼吸困难的可能。

(二) 体格检查

1. **观察呼吸的频率、节律和深度**　呼吸频率持续 >60 次 /min 称为呼吸增快。呼吸频率持续 <30 次 /min 称为呼吸减慢,往往是由呼吸中枢抑制所致,是病情危重的表现之一。

2. **观察呼吸是否通畅**　鼻部通气不畅伴吸气时三凹征,应注意有无后鼻孔闭锁。点头呼吸、鼻翼扇动及三凹征提示有呼吸窘迫,多由呼吸系统疾病引起。呼吸不规则、浅表,提示有中枢性呼吸衰竭。

3. **观察有无发绀、吸氧能否改善**　由呼吸系统疾病引起的发绀,吸氧多能缓解;如吸氧不能缓解,且发绀与呼吸困难不一致,应注意有无先天性心脏病。

4. **观察胸廓的形态**　一侧胸廓饱满伴呼吸音改变提示气胸。

5. **胸部听诊**　是诊断呼吸系统疾病的重要依据。

6. **心脏**　有无扩大,心尖冲动的位置,心音及心脏杂音等。

7. **神经系统**　有无意识改变,有无惊厥,前囟是否紧张饱满,神经反射是否正常等。

三、评估

1. **影像学检查**　对诊断有无呼吸系统疾病有很大价值。

2. **血气分析**　对鉴别诊断、指导治疗和估计预后有重要价值。

3. **心脏超声**　怀疑有先天性心脏病及心源性呼吸困难,应做此检查。

4. **纤维支气管镜**　对明确呼吸系统疾病引起的呼吸困难原因有重要意义。

5. **头颅超声、头颅 CT、头颅 MR**　可以明确中枢性呼吸困难的原因。

四、治疗和转诊

针对病因进行治疗,根据病情选择相应的呼吸支持方法如低流量吸氧、高流量吸氧、无创呼吸支持,机械通气,维持正常氧合和通气功能。监测呼吸频率、心率、脉搏氧饱和度、定期随访血气、胸部 X 线。对于不能进行呼吸支持或治疗效果不理想者,或者诊断未明者应转上级医院进行治疗。

(尹兆青)

第四节　新生儿青紫

新生儿青紫(neonatal cyanosis)亦称发绀,是由于毛细血管中还原血红蛋白含量 >50g/L 时,致使皮肤与黏膜呈青紫色。新生儿青紫多数是缺氧的表现,也可见于低体温、末梢灌注不良等。

一、病因

(一)生理性青紫

1. 正常新生儿在生后 5 分钟内由于肺泡尚未扩张,肺换气功能不完善,以及周围皮肤血流灌注不良可引起青紫。

(1)导管前:5 分钟时氧饱和度 80%~85%,10 分钟时氧饱和度 85%~95%。

(2)导管后:需经过 1 小时脉搏氧饱和度才达到 95%。

2. 正常新生儿出生后动脉导管与卵圆孔尚未关闭,仍有可能出现右向左分流,新生儿哭闹时肺动脉压力增高可引起动脉导管和 / 或卵圆孔水平的右向左分流致一过性青紫。

(二)病理性青紫

1. **周围性青紫**　由于血流通过周围毛细血管时速度缓慢、淤滞,组织耗氧增加,局部缺氧所致,患儿动脉血的氧分压和氧饱和度正常。表现为皮肤是青紫的,但口唇黏膜是粉红的。

(1)全身性疾病:心力衰竭、休克、红细胞增多症、硬肿症等均可造成血液循环异常出现青紫。

(2)局部血流障碍:寒冷引起局部血液循环不良,局部缺氧致青紫。

2. 中心性青紫 因全身性疾病引起动脉血氧饱和度和氧分压降低致青紫。表现为皮肤、口唇和舌青紫,$PaO_2<50mmHg$。

(1)呼吸系统疾病:新生儿窒息、呼吸道先天畸形、RDS、肺炎、气胸、新生儿持续性肺动脉高压(persistent pulmonary hypertension of the newborn,PPHN)等。

(2)心血管系统疾病:各种青紫型先天性心脏病。

(3)中枢性疾病:如 HIE、化脓性脑膜炎等引起的惊厥发作可伴有青紫。

3. 血源性青紫 患儿动脉血氧分压正常,但血氧饱和度降低。

(1)高铁血红蛋白血症:高铁血红蛋白血症是由于红细胞内有过量的高铁血红蛋白(metHb),不能携带氧气,导致全身皮肤呈灰蓝色。

(2)新生儿红细胞增多症:因红细胞增多,血流淤滞,还原血红蛋白增加而出现青紫。

二、诊断

新生儿青紫的诊断首先要确定青紫属于哪一类,是生理性或病理性,是周围性或中心性。如临床已确认为中心性青紫,则应通过病史、体格检查、辅助检查等进一步寻找引起中心性青紫的病因。

(一)呼吸系统疾病

注意患儿的呼吸频率、深度和节律,有无呼吸频率加快、鼻翼扇动和三凹征等呼吸困难的症状。肺部疾病引起的青紫,常因肺泡通气不足、弥散障碍等引起,吸氧后青紫有所缓解,此时应考虑呼吸系统疾病。

(二)新生儿持续性肺动脉高压与青紫型先天性心脏病的鉴别

青紫型先天性心脏病多数伴有心脏杂音,是重要的诊断依据,但某些严重的青紫型先天性心脏病在新生儿期并不出现杂音,例如完全性大动脉转位和肺动脉瓣闭锁如不合并其他心脏畸形,均听不到杂音或无响亮的杂音。若新生儿持续性肺动脉高压或青紫型先天性心脏

病未合并肺部疾患,多无明显呼吸困难,吸常压氧青紫不缓解,应进一步检查:

1. **高氧试验**　目的是将新生儿持续性肺动脉高压或发绀型先天性心脏病与肺部疾病所致的发绀进行鉴别。指头罩或面罩吸入 100% 氧气 10 分钟,再次检测动脉血气,PaO_2>150mmHg 提示通过高氧试验(发绀通常源于肺部);PaO_2<50mmHg 时,提示存在新生儿持续性肺动脉高压或发绀型心脏病所致的右向左血液分流。

2. **高氧高通气试验**　对高氧试验后仍发绀者在气管插管或面罩下行气囊通气,频率为 60~80 次 /min,持续 5~10 分钟,使二氧化碳分压下降至"临界点"(30mmHg),如为新生儿持续性肺动脉高压,PaO_2>100mmHg,而发绀型先天性心脏病患儿血氧分压增加不明显。

(三) 中枢神经系统疾病

新生儿颅内出血、HIE 等因中枢性呼吸抑制引起青紫。

(四) 红细胞增多症

常见于小于胎龄儿、双胎输血综合征、过量胎盘输血、宫内慢性缺氧等。

(五) 高铁血红蛋白血症

当怀疑有高铁血红蛋白血症时,可取患儿末梢血 1 滴于滤纸上,在空气中暴露 30 秒,患儿血呈棕色。

三、治疗

1. **生理性青紫**　不需治疗。

2. **周围性青紫**

(1) 因寒冷引起局部血液循环不良,注意保温。

(2) 因心功能障碍致微循环障碍者,可使用强心利尿等药物。

(3) 因休克致微循环障碍者,通过扩容、血管活性药物等改善。

3. **中心性青紫**

(1) 吸入高浓度氧:10 分钟后,PaO_2>150mmHg,考虑肺实质病变,继续氧疗,急诊胸片确定。

(2) 吸入高浓度氧无改善,给予低浓度氧,前列腺素 10~20ng/

(kg·min)静脉持续输注。

(3)心脏彩超确定先天性心脏病及评估肺动脉高压。

(4)前列腺素 1 小时氧合无改善,停用,按新生儿持续性肺动脉高压处理。

4. 高铁血红蛋白症(MetHb)引起的青紫　若 MetHb>3% 时,可应用维生素 C 200~400mg 静脉滴注。只有在新生儿高铁血红蛋白水平显著增高(MetHb>10%)而且新生儿有呼吸急促和心动过速时,才考虑应用亚甲蓝治疗。静脉给予 1mg/kg 的 1% 亚甲蓝,加入 10% 葡萄糖 10ml 静脉推注,青紫可在 1~2 小时内消失。

四、转诊

1. 青紫发作诊断未明。
2. 诊断清楚本院不具备治疗手段者如复杂性先天性心脏病。
3. 治疗效果不理想者。

(尹兆青)

第五节　新生儿呕吐

新生儿由于消化道生理解剖特点容易发生呕吐,正常足月新生儿一天中偶尔呕吐 1~2 次不是病理现象,但若为早产儿呕吐,以及呕吐为持续性或呕吐物带有胆汁、血液或粪便,则应视为新生儿急诊,进一步寻找呕吐原因。病因复杂,其中绝大部分属内科性呕吐,但出生后 3 天内出现反复呕吐,外科性呕吐占有相当比例。

一、病因及临床特点

(一)内科性呕吐

1. 内科性呕吐特点　①有围产期窒息史、难产史、产前感染、喂养不当史或服药史;②以呕吐奶汁及咖啡样物为主,呕吐物不含胆汁,更不含粪汁;③大便正常或量稍少;④无肠梗阻表现;⑤常有消化系统以外的症状、体征;⑥X 线腹部平片无异常特征。

2. 常见病因

（1）胃黏膜受刺激：在产程中尤其宫内窘迫时，吸入羊水、胎粪、产道血液和黏液刺激胃黏膜引起呕吐。特点是生后即吐，开奶后加重，呕吐物为黏液，常混有胎粪或咖啡样物。

（2）喂养不当：奶嘴孔过大，大量吞入空气；喂奶过多及奶浓度不合适等。

（3）肠道内感染或肠道外感染。

（4）食物过敏：如牛奶蛋白过敏等因素所致的呕吐，可以进行牛奶蛋白 IgG 和 IgE 检测，选用深度水解蛋白或游离氨基酸配方乳进行诊断性治疗。

（5）颅内压增高：神经系统症状往往比呕吐更为突出。

（6）先天性代谢性疾病：如高氨血症、先天性肾上腺皮质增生症、半乳糖血症、苯丙酮尿症等。

（7）胃肠道动力疾病：①胃食管反流：多为生理性反流，轻者表现为溢乳，重者表现为喷射性呕吐，呕吐物常为不带胆汁的奶液或奶凝块。②贲门失弛缓：表现为喂奶后立即发生反流或呕吐，呕吐物为无奶块的奶汁。③幽门痉挛：多在生后 1~4 周内开始，呕吐为间歇性、喷射性，呕吐物不含胆汁，试用 1:1 000 阿托品缓解者可以和肥厚性幽门狭窄相鉴别。④胎粪性便秘（胎粪栓塞）：最常见于糖尿病母亲婴儿（如新生儿左小结肠综合征时其胎粪堵塞可达脾曲水平）和早产儿。腹部 X 线平片可见小肠及结肠充气，或有胎粪颗粒阴影。肛门指检可触到秘结的胎粪，并可能随指检带出粪塞而使症状缓解。如胎粪不能顺利排出，可灌肠促其排便，一般用等渗温盐水 15~30ml/ 次灌肠即可，一旦大量胎粪排出，症状即刻缓解，不再复发。

（二）外科性呕吐

1. 外科性呕吐特点 ①羊水过多史；②反复的顽固性的严重呕吐，常伴有失水和电解质紊乱；③呕吐物含胆汁、粪汁；④呕吐伴胎粪异常或不排胎粪往往是提示外科疾病的重要线索，但完全性肠梗阻的远段肠管或十二指肠膜状闭锁偶尔也可排出少量胎粪；⑤有肠梗阻表现；⑥X 线腹部平片、钡剂或碘油可见各种消化道病变的特征。

注：胆汁性呕吐有时也可由非外科性疾病引起，但在未明确诊断之前应当做外科性呕吐（最严重的潜在疾病是先天性肠旋转不良、伴或部分伴有肠扭转），偶尔见于无肠梗阻早产儿，是由于肠道蠕动减弱所致，这些患儿含胆汁呕吐仅 1~2 次，不伴腹胀。

2. 常见病因

(1)先天性食管闭锁及气管食管瘘：以早产未成熟儿多见，母妊娠中常有羊水过多史。临床特点为：①唾液过多，生后吐泡沫；②喂奶后呕吐、呛咳、青紫；③呼吸急促、两肺可闻及细湿啰音；④胃管不能置入、折回；⑤食管造影确诊。

(2)先天性肥厚性幽门狭窄：是由于幽门肌层增生肥厚，使幽门管狭窄而引起的机械性梗阻。临床特点为：①生后 2~3 周开始呕吐，呕吐为非胆汁性、喷射性、进行性加重，患儿有饥饿感；②上腹部膨胀，并可见到胃型和自左向右的胃蠕动波，右上腹橄榄样肿块；③脱水、碱中毒、营养不良；④超声：幽门肌厚度 ≥ 4mm，幽门直径 >12mm，幽门管长度 >15mm，狭窄指数(SI)>50%；⑤上消化道造影：胃扩张，胃蠕动增强，幽门管细长，呈"鸟嘴征"或"双轨征"，胃排空时间延迟。

(3)胃扭转：是由于固定胃的韧带和与胃延续的器官过短、松弛、伸长或发育不良，造成胃的大、小弯位置发生全部或部分变换。急性胃扭转起病急，进展快，表现为阵发性上腹疼痛和膨隆、干呕，是一种非常罕见的急症。临床上常见的是慢性胃扭转，呕吐多在进食后即发生，呕吐物为奶汁，不含胆汁，吐后食欲良好。钡餐造影检查可协助诊断。

(4)先天性肠旋转不良：是指在胚胎期肠发育过程中，以肠系膜上动脉为轴心的旋转运动不完全或异常，使肠道位置发生变异和肠系膜附着不全而引起的肠梗阻。绝大多数患儿出生后 24 小时内均有正常胎便排出，一般在第 3~5 天出现呕吐，间歇性，呕吐黄绿色含有大量胆汁的液体。一般腹部无膨胀，无阳性体征，并发肠扭转时，腹部膨胀，有腹膜刺激征。腹部立位平片：胃和十二指肠第一段扩张，左上腹和右上腹各有一个液平面，呈"双泡征"，下腹部只有少数气泡或仅显示一片空白。腹部 B 超根据肠管形态和系膜血管的扭转程度亦可判断肠旋转不良。

(5)环状胰腺:呕吐频繁,含胆汁。钡餐可见十二指肠降部有外力压迫所致之狭窄带。

(6)先天性肠闭锁及肠狭窄:发生部位以回肠最多,十二指肠次之。临床特点:①产前超声提示肠腔扩张;②出生后数小时即有频繁呕吐,闭锁部位越高,出现越早,进行性加重,呕吐胆汁样或粪便样液体;③不排胎便或排少量青灰色便;④腹部膨隆、可见肠型;⑤腹部平片:十二指肠闭锁可见"双气泡征"。闭锁近端显示多个扩张肠段及液平面,闭锁远端完全无气体。

(7)先天性巨结肠:是一种常见的以病变肠段神经节细胞缺如为特征的肠道发育畸形。临床特点:①生后胎便排出延迟,肛门刺激后可有气便排出;②腹胀、呕吐;③腹部立位平片:低位肠梗阻表现;④钡灌肠:巨结肠危象。

(8)胎粪性肠梗阻、胎粪性腹膜炎:当胎粪在回肠末端堵塞时常常引起胎粪性肠梗阻。出生即有肠梗阻症状,表现呕吐及顽固便秘,腹部膨隆,腹壁可见肠型,指检或一般灌肠不能引出多量胎粪。90% 的胎粪性肠梗阻患儿伴有囊性纤维化病,因此对于此类患儿要行囊性纤维化病相关的检查。腹部平片见小肠充气而结肠细小,右下腹可见到胎粪结块的阴影、间以不规则气泡影,状如海绵或肥皂泡样,并可见钙化影。

二、定位

(一)上消化道疾病

1. **食管和贲门疾病**　呕吐物中无胆汁和乳凝块,常伴有溢乳和吞咽困难,多在生后第一天或进食后短期内出现呕吐。先天性上消化道闭锁时常伴有羊水过多。

2. **胃和幽门疾病**　呕吐物为乳块或乳水,可混有血液,但不会出现胆汁。上消化道疾病时,钡餐或胃镜检查大部分会得出明确的诊断。

（二）中消化道疾病

中消化道病变时出现的呕吐物都含有胆汁。十二指肠、空肠上段：生后早期出现呕吐，腹胀不明显或仅有胃型。空肠下段和回肠：呕吐物为黄绿色粪便样物质，腹胀明显。

（三）下消化道疾病

主要表现为便秘和腹胀，可见到粗大的肠型，有时能触及粪块。呕吐常在生后 1 周出现，呕吐物为粪便样物质。病变大多在乙状结肠、直肠或肛门，手指肛诊和钡餐灌肠有助于诊断。

三、评估

1. **鼻胃管检查** 是一种简单有效的检查上消化道畸形的方法。当遇到母亲羊水过多，或出生后短期内婴儿出现口吐螃蟹样泡沫时，应该在产房内下鼻胃管检查，正常时鼻胃管能够顺利进入胃内，并抽出少量液体，如鼻胃管下降受阻或从口腔或鼻腔内折返回来，提示食管闭锁。

2. **腹部平片** 常用腹部正位、左侧卧位片。新生儿出生 24 小时后，胃、小肠、结肠均有气体分布。如生后 24 小时直肠内仍无气体，往往提示肠道梗阻性疾病；腹腔内出现游离气体，提示胃肠道穿孔；肠腔或腹腔内发现钙化影，有助于胎粪性肠梗阻和胎粪性腹膜炎的诊断。

3. **上消化道造影** 采用插胃管抽液后再注入对比剂，可显示胃腔、幽门出口、十二指肠至 Treitz 韧带处。可选用 30% 泛影葡胺，剂量一般 30ml 左右。

可以观察食管、胃和肠道的形态和功能，对确诊食管闭锁、胃食管反流、幽门肥厚性狭窄、肠闭锁、巨结肠、肠旋转不良有重要价值。疑有胃肠道完全性梗阻或穿孔的新生儿，禁用钡剂造影，疑有食管闭锁或食管气管瘘者可用水溶性碘剂造影，并于造影后及时将造影剂吸出。

4. **钡剂灌肠** 主要观察肛门、直肠、结肠、回盲部的形态，对于先天性巨结肠、结肠闭锁等有诊断意义。

5. **腹部 B 超** 超声检查对腹水的探查、腹部肿物部位和性质的诊断、腹腔内游离气体的存在等,都具有很高的敏感性和特异性,对胆总管囊肿、肾上腺皮质增生症、新生儿坏死性小肠结肠炎等疾病的诊断方面都优于 X 线检查。现在肥厚性幽门狭窄的超声检查已经基本取代了钡餐检查。超声检查不仅可以观察到胃肠道的某些改变,而且能直接观察肝胆系统、泌尿系统、循环系统等改变及其对消化道的影响,对呕吐病因的诊断有很大帮助。

6. **胃镜检查** 新生儿常需在全身麻醉下进行,临床应用较少。胃镜检查可以对黏膜充血、出血、水肿、溃疡、瘢痕、肿瘤和先天畸形等情况进行直接的观察,对某些食管、胃部疾病具有确诊意义。

7. **24 小时胃食管 pH 动态监测** 目前认为是诊断 GER 的金标准。检查前停用促胃动力药 2~3 天,禁用降低胃酸药物。以食管 pH<4 并持续 15 秒以上定义为一次反流。

四、治疗

(一)病因治疗

1. **喂养不当者** 予喂养指导。

2. **羊水吞入引起的呕吐** 可用生理盐水或 1% $NaHCO_3$ 洗胃。

3. **幽门痉挛、贲门失弛缓** 可在喂奶前 20~30 分钟口服 1∶1 000 或 1∶2 000 阿托品,从 1 滴开始,逐步增加剂量到用药后面部潮红表示药量已足。

4. **胃食管反流** 可用吗丁啉每次 0.3mg/kg,喂奶前 20 分钟口服,3~4 次/d;或小剂量的红霉素 3~5mg/(kg·d),分 3 次口服或静脉滴注,使患儿的胃排空时间加快,反流指数下降,血浆胃动素水平显著升高。

5. **食物过敏** 患儿应饮食回避,牛奶蛋白过敏患儿建议深度水解蛋白或游离氨基酸配方乳治疗。

6. **外科性疾病** 在明确诊断前应禁食,腹胀明显者应胃肠减压。巨结肠患儿则应结肠灌洗,一般不必禁食。同时尽快明确诊断,外科治疗。

(二)一般治疗

1. 呕吐轻者不需禁食;呕吐严重者在确诊前应禁食,持续胃肠减压,给予肠道外营养,保证能量和入量。

2. 内科性呕吐患儿可采取前倾卧位,头抬高 30°。

3. 纠正脱水、酸中毒　可给予生理盐水扩容,如果扩容后酸中毒仍不能纠正者可给予碳酸氢钠纠酸。需要暂时禁食者可给予液体疗法或静脉营养支持治疗。注意水电解质平衡。

五、转诊

1. 诊断不明确需要进一步检查。

2. 需要外科干预不具备手术条件者。

3. 原发病治疗效果不理想。

4. 出现严重水电解质失衡。

(尹兆青)

第六节　消化道出血

消化道出血(gastrointestinal hemorrhage)是新生儿常见急症,表现为呕血、便血或两者并存,可因消化道疾病所致,也可以是许多急危重的并发症或全身疾病的一个症状,病情急且危重,如不及时治疗可使出血加重,导致贫血、休克甚至死亡。

一、病因

1. 上消化道疾病

(1)鼻胃管刺激:这是上消化道出血最常见的原因,通常是微量的。

(2)吞咽母血:发生在产时或哺乳期母亲乳头出血:Apt 试验可鉴别母血,作出诊断。

(3)胃肠炎/应激性溃疡:较为常见的因素,出血程度差别较大,从一般少量出血到可严重出血均可见,甚至出现休克,临床应仔细观察。

2. 下消化道出血

(1)NEC:与胎龄成反比,多发生在肠道喂养后,是消化道出血中的急重症。

(2)肠旋转不良或中肠扭转:是新生儿外科最常见的问题之一。肠旋转不良是由于肠管在胚胎发育期未完成逆时针方向旋转而造成。扭转常引起肠系膜血供的梗阻造成部分或全部肠管的梗阻性坏死。腹部压痛或黑便并伴随胆汁样呕吐提示血管受损害,需要紧急手术治疗。

(3)肠道重复畸形:最常见体征为肠梗阻或腹部肿块,由于异位黏膜存在或细菌过多生长,任何时候都可出现消化道出血。超声检查可发现。

(4)肠套叠:在3个月前的婴儿罕见,表现为间歇性哭闹,大便一开始带血丝,后可排出深红色带黏膜血块(果酱样)的大便。诊断依赖于腹部平片检查、超声和/或对照性空气灌肠检查。

(5)变应性结肠炎:是牛乳或大豆蛋白变态反应引起。婴儿期血便、黏液便腹泻,但也可在生后数天内发生。在外周血中可见嗜酸性粒细胞和低白蛋白血症。

(6)肛裂:是下消化道出血常见的原因。大便表面肉眼可见的鲜红色血或尿布上可见鲜红色血块。

3. 全身性出凝血性疾病

(1)DIC:常由于重症感染、寒冷损伤、缺氧-酸中毒、休克、NEC、呼吸循环衰竭等。

(2)新生儿出血性疾病:是由于维生素K缺乏所致。

(3)先天性凝血疾病:最常见表现为出血的是凝血因子Ⅷ缺乏(血友病A)和凝血因子Ⅸ(血友病B)。

(4)新生儿血小板减少症:血小板计数通常 $<2 \times 10^9/L$。

二、体格检查

1. 检查外周灌注 患NEC的新生儿灌注不良,并且可能早期休克或将发生休克的表现。瘀斑提示凝血性疾病可能。

2. 腹部检查 检查肠鸣音和压痛。如果腹部柔软而且没有压痛及没有红斑,不太可能是腹部内病变。如果有腹胀、肌紧张或压痛可能是腹部内病变。腹胀是 NEC 最常见的体征。腹胀也可能提示肠套叠或中肠扭转。如果腹壁有红纹和红斑应怀疑 NEC 伴腹膜炎。

3. **肛门检查**　进行肛门检查可了解是否有肛裂或撕裂伤。

4. **其他**　注意患儿一般状态、反应、其他脏器功能评估如呼吸循环、血液系统等。

三、诊断思路

1. **确定出血来自母亲还是新生儿自身**　生后第 1 天内呕吐鲜血或鼻饲管内有鲜血常继发于在生产过程中咽下母血。可作抗碱试验（Apt 试验）区别。

2. **确定出血是全身性疾病还是消化道疾病所致**

（1）消化道疾病所致：主要表现为消化道局部症状。

（2）全身性出凝血性疾病：全身症状较显著，除消化道出血外，往往伴有其他部位出血现象。常见于危重症患儿的 DIC 和先天性凝血因子缺乏等。

3. **确定出血部位**

（1）急性上消化道出血的主要临床表现是呕血与黑便，以及由大量失血而引起的一系列全身性症状。

（2）黑便、果酱样便、咖啡色便不伴呕血提示小肠或右半结肠出血。

（3）鲜红色或暗红色便提示左半结肠或直肠出血。

（4）血与成型便不相混或便后滴血提示病变在直肠或肛门。

（5）大便混有黏液和脓血便多为肠道炎症。

4. **评估出血量**　通过心率、血压监测，微循环灌注评估评估出血量。当失血量超过总血容量的 10%，可引起血流动力学改变；当失血量超过总血容量的 20%，可发生失血性休克。

四、辅助检查

1. **大便常规及潜血检查**　肠道感染时，大便常规白细胞、脓细胞可异常。乳糖不耐受时大便 pH 常 <5.0。

2. 血常规及 CRP 检查 细菌感染性疾病时白细胞计数及 CRP 明显升高;血细胞比容和血红蛋白可评估出血量。血小板减少应积极寻找原因。明显贫血提示自身出血可能性较大。

3. 血、大便培养 如果怀疑败血症或感染性肠道疾病可行此检查。

4. 抗碱试验 在怀疑咽下母血时可区别母血和胎儿血。

5. 凝血功能检查 若怀疑新生儿出血症时,在使用维生素 K_1 前应完善凝血功能检查。

6. 腹部 X 线 有助于肠梗阻和 NEC 的诊断。

7. 腹部超声检查 可发现中肠扭转、肠道重复畸形、肠套叠等病变。

8. 内镜检查 胃镜对上消化道出血的诊断有帮助;纤维或电子结肠镜检查对下消化道出血的诊断和治疗有帮助。

五、治疗

1. 一般治疗

(1)出血期间需禁食。

(2)保持患儿呼吸道通畅,避免呕血时窒息。

(3)对出血量大的患儿可适当使用镇静剂。

2. 留置胃管

(1)胃减压:抽出胃液和积血有利于血液凝结,还可除去胃黏膜表面的氢离子,可防止胃黏膜糜烂或溃疡加重。

(2)经胃管灌注疗法:

1)用生理盐水或 1%~2% 碳酸氢钠溶液洗胃。

2)如果洗胃不能止血,可用去甲肾上腺素每次 1mg 加入生理盐水 10ml 注入胃管内,注前抽空胃液,注后夹管 20~30 分钟,然后观察出血情况,必要时 4~6 小时重复 1 次。

3)经胃管注入局部止血药:①巴曲酶:每次 0.25U,每 6~12 小时 1 次;②凝血酶:每次 500~2 000U,每 6 小时 1 次;③云南白药:每次 0.25g,每 8 小时 1 次。

3. 迅速补充有效血容量

(1)失血量小于血容量的 10% 时,只需输电解质液。

(2)失血量达到血容量的 10%~20% 时,先输电解质液 10~20ml/kg,输完后若患儿循环稳定,失血停止,可不必输血。

(3)当失血量 >20%,即可发生失血性休克,应尽可能快速输入足量全血或浓缩红细胞,以维持有效循环。

(4)若出血不明显,但血红蛋白 <100g/L 时亦可输血。

4. 抑酸药　血小板及凝血因子只有当 pH>6 时才能发挥作用,新形成的凝血块在胃液 pH<5 时会被消化。

(1)H_2 受体抑制剂:①如西咪替丁每次 5mg/kg,可用 5% GS、10% GS 或生理盐水稀释成 6mg/ml,每 6~12 小时 1 次静脉注射 15~30 分钟。②雷尼替丁:因副作用少,常被推荐。足月儿每次 1.5mg/kg,每 8 小时 1 次缓慢静脉推注;早产儿每次 0.5mg/kg,每 12 小时 1 次缓慢静脉推注。

(2)质子泵抑制剂:如奥美拉唑每次 0.5~1.5mg/kg,每天 1 次,疗程 3 天,用药时间过长可引起肠道菌群紊乱。

5. 止、凝血药

(1)维生素 K_1:当怀疑维生素 K 缺乏时,静脉注射维生素 K_1 1mg/kg。

(2)巴曲酶:每次 0.5U 静脉注射,每 12 小时 1 次。

(3)酚磺乙胺:每次 12.5mg/kg 静脉滴注,每 6~8 小时 1 次。

6. 生长激素抑制剂　若以上方法无效,可用生长抑制激素奥曲肽 5~15μg/kg 加 5% 葡萄糖或生理盐水 5ml 静脉注射,每 8 小时 1 次,用至出血完全停止(约 31~46 小时),效果良好。用药期间监测血糖。

7. 外科治疗

(1)经内镜治疗:镜检发现出血点时,可通过内镜用高频电灼、激光、热凝固等方法止血。

(2)肛裂或直肠损伤:需要观察,肛门应用凡士林油有助于愈合。

(3)若消化道出血是由中肠扭转、肠道重复畸形、肠套叠等外科疾病所致,要急诊外科手术治疗。

六、转诊

所有需要转诊的患儿一定要在生命体征稳定情况下进行转诊,需要开放静脉通路。

1. 存在继续失血且量较大的患儿,在扩容、血制品输注情况下尽快转往最近的抢救中心。

2. 慢性消化道出血诊断不清楚,需要进一步完善检查。

3. 原发病治疗效果不理想。

4. 需要外科干预不具备手术条件者。

(尹兆青)

第七节　新生儿惊厥

新生儿惊厥(neonatal seizures)是大脑神经元异常放电导致突然而暂时的脑功能障碍,表现为全身性或身体某一局部肌肉运动性抽搐,是骨骼肌不自主地强烈收缩而引起。

一、病因

(一) 中枢神经系统疾病

1. **感染性疾病**　以化脓性脑膜炎最常见。母孕期感染风疹、弓形虫、CMV 和单纯疱疹病毒导致胎儿宫内感染脑炎,则生后即可出现惊厥,此类感染常引起多器官系统损害,常见胎儿生长受限、黄疸、肝脾大等。

2. **非感染性疾病**

(1)缺氧缺血性脑病:是由围产期严重窒息引起,是足月新生儿惊厥最常见的原因。临床特点为意识障碍、肌张力异常和惊厥及颅内压增高。多数病例发生在生后 24 小时内,并可能进展为明显的癫痫。

(2)颅内出血:足月儿多见缺氧性和产伤性引起蛛网膜下腔出血、脑实质出血或硬膜下出血;早产儿因缺氧、酸中毒等原因易发生脑室周围 - 脑室内出血。

（3）新生儿脑梗死：足月儿常见的惊厥原因，原因不清。

（4）脑发育不良：许多脑发育不良可伴新生儿惊厥。部分可 MRI 宫内诊断。最常见疾病是神经元迁移（如异位、无脑回）或神经元组织异常（如多小脑回）。这些异位或组织异常神经元的异常高兴奋及放电导致惊厥。

（二）全身性疾病

1. 感染性疾病 败血症、新生儿破伤风。

（1）败血症：感染和细菌毒素可导致急性脑水肿，发生感染中毒性脑病。检查脑脊液除发现压力增高外，常规、生化均正常。

（2）新生儿破伤风：常在生后 7 天左右发病，全身骨骼肌强制性痉挛，牙关紧闭、"苦笑"面容。声、光、轻触、饮水等刺激常诱发痉挛发作。

2. 非感染性疾病

（1）暂时性代谢异常：包括血糖和电解质紊乱，如低血糖、低钙和低镁。常伴有其他潜在惊厥病因如围产期窒息。

（2）先天性代谢性疾病：急性起病的先天性代谢异常主要表现拒食、呕吐、呼吸困难、顽固性惊厥、昏迷等。当临床上惊厥原因不明，同时伴有较顽固性低血糖、代谢性酸中毒、高氨血症和酮症等，需考虑先天性代谢性疾病。常见有甲基丙二酸血症、苯丙酮尿症、枫糖尿病、非酮症高甘氨酸血症、尿素循环障碍和高氨血症等。

1）维生素 B_6 依赖惊厥：对抗惊厥药物有抵抗性，患儿在宫内即可有惊厥，出生时常伴有胎粪污染，生后即可发病。发病机制是维生素 B_6 活性形式与谷氨酸脱羧酶（GAD）结合异常，此酶将兴奋性氨基酸神经递质谷氨酸转换为抑制性神经递质 GABA，故 GAD 活性异常可引起兴奋性神经递质较抑制性的水平明显升高。不仅兴奋状态易发惊厥，高谷氨酸对神经元及少突胶质细胞也是致命的。

2）非酮症高甘氨酸血症：是一种常染色体隐性遗传病，甘氨酸裂解系统缺乏导致脑、脑脊液高甘氨酸。甘氨酸为兴奋性大脑 NMDA 受体（离子型谷氨酸受体的一个亚型）兴奋剂，但抑制脑干。甘氨酸明显升高导致难治性肌阵挛惊厥（因兴奋皮质 NMDA 受体）、昏迷、呼吸异常及肌张力异常(因抑制脑干)。典型脑电图背景为爆发抑制。

3)叶酸反应性惊厥:常在生后前几小时出现,严重新生儿惊厥表现肌阵挛、阵挛、呼吸暂停。惊厥间期易激、震颤或昏迷。脑电图可见异常放电。开始影像学检查正常,以后有白质异常、大脑萎缩。一般惊厥在口服叶酸 24 小时内停止。

(3)四种癫痫综合征:

1)良性家族性新生儿惊厥:是一种常染色体显性遗传病。病因与钾离子通道的基因突变有关。典型病例在生后第 2~3 天出现惊厥,发作开始时表现为广泛性强直,继而出现各种自主神经症状(呼吸暂停、青紫、心率变化等)、运动性症状及自动症(吸吮、咀嚼等)。一次发作一般持续 1~3 分钟,常在 1 周内有反复发作,以后可有少量单次性发作。病程具有自愈趋势,长期预后良好。

2)良性特发性新生儿惊厥:占足月儿惊厥的 5%。诊断标准包括:①胎龄 >39 周;②孕期、分娩正常;③ Apgar>8 分;④惊厥前表现正常;⑤惊厥在 4~6 天出现;⑥惊厥间期表现正常;⑦惊厥为阵挛和 / 或呼吸暂停,但始终没有强直型惊厥;⑧诊断实验正常;⑨发作期间脑电图正常,除了 θ 波改变(60%)。预后好。

3)早期肌阵挛脑病:是一种少见的严重的癫痫性脑病,多有先天性代谢障碍(尤其是非酮症性高甘氨酸血症)病因。出生后 3 个月内起病。主要发作类型为游走性肌阵挛。患儿多因原发病或严重惊厥发作而死亡,存活者遗留严重神经系统后遗症。脑电图主要特点为爆发 - 抑制图形。

4)大田原综合征:常见病因为脑结构异常(如脑穿通畸形、半侧巨脑症、无脑回畸形及皮层局灶性发育异常等);少数患儿由于 *STXBP1*、*ARX* 基因突变导致。临床特点为:① 3 个月内发病,可早到新生儿期;②频繁的、难以控制的强直痉挛发作;③ EEG 清醒和睡眠各期呈爆发抑制图形;④智力运动发育落后。

(4)撤药综合征:母亲的三种用药史(如海洛因、美沙酮、右丙氧芬)可导致新生儿被动成瘾和撤药综合征(有时伴有惊厥)。

二、惊厥类型

1. **微小发作** 最常见,占惊厥发作的50%。常见于HIE、严重颅内出血、感染。

(1)面部受累:最常见。表现为面肌抽动;反复眨眼、眼球固定、凝视、斜视;反复咀嚼、吸吮。

(2)肢体异常运动:上下肢游泳样、划船样及踏车样运动。

(3)自主神经性发作:如血压、呼吸、心率突然改变,出汗。

(4)新生儿惊厥呼吸暂停:新生儿惊厥呼吸暂停很少超过10~20秒,在惊厥呼吸暂停开始经常心率增快,只有在更长时间惊厥后期才有心率下降;而非惊厥呼吸暂停早期常伴心动过缓。惊厥呼吸暂停的脑放电经常是单节律的(最常见α波);另外,一般暂时局部放电提示惊厥灶在边缘系统。

2. **阵挛性发作** 呈现的是肌肉重复快速节律性收缩和缓慢松弛这两个时相的运动,占惊厥发作25%~30%。

(1)局灶性阵挛发作:为一个肌肉群的节律性抽动。惊厥常起自一个肢体或面部肌群,有时扩散到身体同侧其他部位。通常意识清醒或轻度障碍,大多无定位意义,多见于代谢异常,局部脑损伤如脑梗死、蛛网膜下腔出血。多数预后较好。

(2)多灶性阵挛性发作:为多个肌群的阵发性节律性抽动,伴意识障碍。常为游走性:发作由一个肢体移向另一个肢体或身体一侧移向另一侧的阵挛性抽动。常见于HIE、先天性脑发育畸形、低血糖、低血钙等。

3. **肌阵挛性发作** 占惊厥发作15%~20%。与阵挛发作不同在于其收缩极快且无节律。可以是多灶或全身形式。即使重复发作也没有规律。表示有弥散性脑损害,预后不良。

4. **强直性发作** 占惊厥发作5%。以肌肉持续而强力的异常收缩为特征,使躯干或肢体维持固定在某种姿势,常伴呼吸暂停和双眼上翻、意识不清。是疾病严重的征象,表示有脑器质性病变而不是代谢紊乱引起的。常见于胆红素脑病、严重中枢神经系统病变,如晚期化脓性脑膜炎、重度颅内出血等,预后不好。

三、诊断

(一)病史

1. **家族史** 代谢性疾病和良性家族性新生儿惊厥者常有新生儿惊厥家族史。

2. **母亲的用药史** 对诊断患儿撤药综合征很重要。

3. **分娩史** 包括母亲分娩镇痛、分娩方式和过程、胎儿产时状况、窒息复苏措施的详细资料。

(二)临床表现

特别要注意前囟大小和质感、视网膜出血、瞳孔大小和对光反应。眼外肌运动、肌张力变化及原始发射情况。

(三)实验室检查

1. **血常规、CRP、血培养** 可明确是否存在败血症。

2. **宫内感染检查** 了解是否存在 TORCH、EB 病毒、梅毒等感染。

3. **血糖检测** 了解是否存在低血糖症。

4. **血钠、钾、钙、镁、磷测定** 了解是否存在电解质紊乱所致惊厥。

5. **脑脊液检查** 包括脑脊液常规、生化、细菌培养、疱疹病毒 -IgM 等,明确是否存在颅内感染。

6. **血气分析** 注意是否存在严重代谢性酸中毒、高乳酸血症,初步判断是否存在代谢性疾病。

7. **血氨测定** 初步判断是否存在代谢性疾病。

8. **血尿串联质谱** 明确是否存在代谢性疾病。

(四)放射学检查

1. **头颅彩超检查** 排除脑室周围或脑室内出血。

2. **头颅 CT 检查** 可帮助诊断脑梗死、出血、钙化。

3. **头颅 MR 检查** 可帮助诊断颅内占位性病变、颅脑发育异常、颅脑血管畸形等。

(五)脑电图

1. 虽对病因诊断意义不大,却是诊断新生儿惊厥发作性质的金标准。脑电惊厥诊断阈值为 ≥ 10 秒重复放电。

如果开始脑电图捕捉到惊厥活动并开始抗惊厥治疗,需行持续脑电图监测,因抗惊厥药治疗可能导致亚临床惊厥发作,即临床无发作但在脑电图仍存在异常放电。理想做法是在纪录最后惊厥后继续监测 24~48 小时。1 周后重复脑电图检查特别有预测价值。

2. 脑电图特征

(1)强直发作:发作期为广泛性 10~25Hz 棘波节律,额区最突出。多导图显示在肌肉收缩的最初数秒内肌电活动逐渐增强。

(2)阵挛发作:发作期为广泛同步的高波幅棘慢复合波、多棘慢复合波节律爆发。

(3)肌阵挛发作:发作期为广泛同步的慢棘慢复合波或多棘慢复合波爆发。

(六) 振幅整合脑电图(aEEG)

aEEG 表现为上下边界振幅突然升高,随之常常出现一个短时期的振幅下降,发作持续时间较长(>30 秒),起源于或易扩布到电极放置部位脑组织附近的惊厥发作。

四、鉴别诊断

首先要确定是否真正惊厥,颤动有时很难和惊厥鉴别。

1. 惊跳(抖动、震颤) 发生时眼球运动正常;在弯曲抖动的肢体时,发作立即停止;可因声音、皮肤刺激或牵拉某一关节而诱发,而惊厥是自发的;不伴有 EEG 的异常。

2. 早产儿原发性呼吸暂停 呼吸暂停 >20 秒,伴心率下降、发绀,无眼球活动改变,刺激后缓解,用呼吸兴奋药有效。

五、治疗

(一) 病因治疗

惊厥可引起新生儿严重换气不良和呼吸暂停,导致低氧血症和高碳酸血症;引起血压升高致脑血流量增加,糖酵解增加使乳酸堆积及能量消耗增加,各因素均可导致脑损害。

1. **低血糖**　10% 葡萄糖 2ml/kg 静脉注射后,10% 葡萄糖 6~8mg/ (kg·min) 维持。

2. **低血钙**　10% 葡萄糖酸钙 2ml/kg 加等量葡萄糖稀释,静脉推注 1ml/min,6~8 小时 1 次。病情缓解后减 1/2 量,血钙正常 3 天后改口服。

3. **低血镁**　25% 硫酸镁 0.2~0.4ml/kg 静脉注射,速度 <1ml/min。

4. **维生素 B6 依赖惊厥**　维生素 B6 100mg 静脉注射,观察 30 分钟,如果出现明确的反应,开始维持量,每天 50~100mg 口服。

5. **叶酸反应性惊厥**　充分剂量抗惊厥药及维生素 B6 无效时需用叶酸 24~48 小时,开始口服 2.5mg,每天 2 次,可能需增加至 8mg/ (kg·d)。

6. **新生儿戒断综合征和阿片成瘾**　美沙酮,初始剂量每次 0.05~0.2mg/kg,每 12~24 小时口服 1 次。每周减量 10%~20%,持续 4~6 周以上。

(二) 控制惊厥

1. 一线药物——苯巴比妥

(1)作用和用途:苯巴比妥能降低神经细胞的兴奋性,提高皮质运动区刺激电位的阈值;降低脑组织的耗氧量,具有保护脑组织作用。为控制新生儿惊厥的首选药。

(2)用法:负荷量为 20mg/kg,静脉推注时间 >10 分钟。如果惊厥不能控制,每 15 分钟重复 5mg/kg,直至惊厥停止或累计总量达到 40mg/kg。12~24 小时后用维持量 5mg/(kg·d),单剂使用或每 12 小时一次,有效血药浓度 20~40mg/L,神经系统检查和 EEG 正常超过 72 小时,可停药。对有严重窒息、肝功能不良患儿,如果累积量达 40mg/kg,仍未止惊,可加用二线镇静效果稍低的药物(如苯妥英钠)。

2. 其他药物

(1)劳拉西泮:每次 0.05~0.1mg/kg 静脉慢注,在 2~3 分钟起效,持续 6~24 小时(在窒息后肝功能不良者更长),可在数分钟后重复用药,全总量 0.1mg/kg。

(2)地西泮:主要作用于大脑,其次为边缘系统和中脑。具有镇静、抗惊厥、抗癫痫作用。为癫痫持续状态和破伤风所致惊厥的首选药。用法:每次 0.1~0.3mg/kg,葡萄糖等倍稀释后缓慢静脉推注,若给药过程中惊厥停止即可停用,若仍有惊厥发作可在 15~20 分钟后重复应用至惊厥停止,但 24 小时内不能重复 4 次。惊厥控制后以苯巴比妥维持。

(3)咪达唑仑:为水溶性,能快速透过血-脑屏障而起效快,半衰期短,镇静效力较地西泮强 4 倍,更适合于新生儿使用。用于常规治疗难以控制的顽固惊厥。用法:它通常与麻醉药合用(如芬太尼,输注速度为每小时 1~5μg/kg)。用法:负荷量 0.15mg/(kg·次)静脉推注至少 5 分钟以上。惊厥停止后静脉维持,维持量 1.0~7.0μg/(kg·min),加 5% GS 稀释成 0.1mg/ml 的溶液。当咪达唑仑与芬太尼联合应用后给的药物的初始剂量要减半以获得最佳的效果。

(4)左乙西拉坦:国外逐渐用于新生儿惊厥的治疗,安全性高,不良反应少。静脉制剂可作为一线用药,或苯巴比妥治疗无效时联合应用。国内目前有口服制剂,可作为维持治疗用药,开始剂量 10mg/(kg·d),分 2 次,逐渐增加到 30mg/(kg·d),最大量 50mg/(kg·d)。

3. 如患儿对以上抗惊厥治疗无效时,可试验性使用一周维生素 B_6,每次静脉推注 100mg,如果惊厥停止诊断维生素 B_6 缺乏症。因维生素 B_6 增加脑合成抑制性递质 GABA,偶可发生呼吸暂停及肌张力低下,故需密切监测呼吸情况。如诊断维生素 B_6 缺乏症,根据疗效口服维持量 10~100mg/d。

(1)如果无效可改用磷酸吡哆醛,每天 30mg/kg。

(2)如果仍然无效可肌酸[300mg/(kg·24h)]+叶酸(2.5mg,b.i.d.)+生物素(10mg/d)。

4. **停药** 惊厥控制后可逐渐停药。一般脑电图正常 1 周可减量或停药,首先停用其他抗惊厥药物,最后停用苯巴比妥。

六、预后

1. **与惊厥类型有关** 强直型惊厥、肌阵挛型惊厥预后不良,微小型约有 1/2 预后不良。

2. EEG 表现　EEG 显示波形平坦或低电压,预后极差;爆发抑制波形的预后也差;脑电图异常持续时间超过 1 周不恢复,预后不好。

3. 惊厥持续时间　早期出现惊厥,惊厥持续超过 30 分钟,或≥3 天惊厥难以控制,用抗惊厥药效果不好或需用多种抗惊厥药。

七、转诊

1. 2 种抗惊厥药物仍不能控制者。

2. 惊厥病因不清楚需要进一步检查。

3. 原发病治疗效果不理想或者本院不具备条件者。

(尹兆青)

第八节　血管痉挛

血管痉挛是血管肌肉的收缩,表现为上肢或下肢颜色的急性变化(苍白或青紫)。最常发生在脐动脉插管,但桡动脉置管也可发生。

一、临床表现

根据涉及的区域以及该区域皮肤的颜色、受累肢体的脉搏来评价严重程度。

1. 严重的血管痉挛　累及一侧或双侧下肢的大部分,腹部、臀部。严重的上肢血管痉挛包括上臂的大部分和全部的手指。皮肤完全苍白,受累肢体的脉搏存在。

2. 中度血管痉挛　涉及一侧或双侧下肢的小部分(通常是部分脚和脚趾),在上肢可以涉及远端的一部分和部分手指。皮肤颜色为花斑样表现,受累肢体的脉搏存在。

3. 栓塞　如果脉搏消失,提示血栓形成可能。

二、评估

(一) 实验室检查

1. 凝血功能检查　凝血酶时间、激活的部分凝血酶原时间、凝血酶原时间。

2. 血常规　血细胞比容(了解是否存在红细胞增多症)、血小板计数(局部栓塞由于血小板减少所致)。

(二) 影像学检查

1. 血管超声　彩色多普勒血流图像,均可以诊断血栓。

2. 血管造影　通过脐动脉插管进行血管造影可以诊断髂主动脉血栓。

3. 腹部 X 线　可以确定插管的位置。

三、治疗

1. 下肢严重的血管痉挛

(1)尽可能拔除导管,血管痉挛会自动恢复。

(2) 如果导管不能拔除,且是唯一的通路,可用妥拉唑林 0.02~0.2mg/(kg·h)通过导管连续输注 34 小时。如果血管痉挛好转,输注可以停止。如果血管痉挛没有好转,拔除导管。

2. 下肢中度的血管痉挛

(1)保守治疗:应用暖而不热的毛巾包裹整个未受影响的下肢。这种方法将反射性地导致受累下肢的血管扩张,血管痉挛缓解。治疗应当持续 15~30 分钟,才能看到效果。

(2)罂粟碱:如果上述的治疗方法无效,给予未受累下肢盐酸罂粟碱 1mg 肌内注射。罂粟碱具有轻微的血管舒张效应,如果有效,一般在 30 分钟内起效。

(3)妥拉唑林:如果上面的两种方法均无效,可以给予妥拉唑林治疗,方法同上。

(4)拔除插管:如果全部的治疗方法均无效,最好拔除插管。

3. 血管痉挛伴周围组织缺血的问题　血管痉挛后可以发生缺血,2% 的硝酸甘油软膏(4mg/kg)涂抹于距离苍白区域 1cm 处(不能涂抹在发紫发黑区域),同时进行无创血压监测,之后 6~8 小时发现肢端颜色和充盈情况明显改善,以后每 8 小时涂抹一次缺血区域。

四、转诊

1. 血栓形成尽快转诊。

2. 疑似血栓形成不能明确诊断者。

（尹兆青）

参考文献

1. 邵肖梅, 叶鸿瑁, 丘小汕. 实用新生儿学. 5 版. 北京: 人民卫生出版社, 2018.

2. 王卫平, 毛萌, 李延玉, 等. 儿科学. 8 版. 北京: 人民卫生出版社, 2013: 135-137.

3. 魏克伦, 杨于嘉. 新生儿学手册. 5 版. 长沙: 湖南科学技术出版社, 2006: 261-265.

4. 倪鑫, 陈永卫, 齐宇洁. 新生儿诊疗常规. 2 版. 北京: 人民卫生出版社, 2016: 68-69.

5. 孟燕, 陈贻骥. 新生儿惊厥的药物治疗进展. 中国新生儿科杂志, 2014, 29 (3): 203-206.

6. 马思敏, 杨琳, 周文浩. 新生儿惊厥诊断和治疗进展. 中国循证儿科杂志, 2015, 10 (2): 126-133.

第一节　早产儿分期及各期管理重点

一、早产儿分期

早产儿可能会发生很多并发症,且这些并发症发生有一定的时间顺序。另外,早产儿生后早期内环境受外部影响因素较多,容易发生内环境紊乱,造成严重并发症,且远期影响较大。因此,不同日龄的早产儿管理重点不同,只有抓住这一时期的重点问题,才能取得较好临床效果。目前早产儿分期一般分为不稳定期(≤7天)和稳定期。该分期相对较为简单,但稳定期时间段较长,特别是生后2~3周的早产儿与3周以后的早产儿临床并发症的发生和监护方面仍存在较大差异,因此我们认为分为三期可能更符合早产儿临床特点。早产儿人为分为早期、中期和晚期。早产儿早期定义为生后1周以内的早产儿,包括第7天;早产儿中期定位为生后8~21天;早产儿晚期定义为生后22天以后,包括第22天。注意区分早产儿晚期和晚期早产儿的概念。晚期早产儿是指胎龄≥34周但不满38周的新生儿。

二、早产儿早期主要问题

1. 常用置管。
2. 体温调节。
3. 颅内出血的诊断与预防。
4. **呼吸问题**　呼吸窘迫综合征、呼吸暂停、湿肺、早发型肺炎、呼吸支持技术、气漏综合征。

5. **循环问题** 低血压、早产儿动脉导管未闭、心功能不全、循环功能监护。

6. **消化系统问题** 早期肠道喂养、肠外营养。

7. 早产儿高胆红素血症。

8. **血液系统** 血小板减少、贫血。

9. 水电解质平衡。

10. 早发型败血症。

三、早产儿中期主要问题

1. **早产儿早期问题的延续** 包括颅内出血检测、体温调节、水电解质平衡、肠内外营养、PDA、高胆红素血症、呼吸管理等。

2. 肠内营养的逐步建立。

3. NEC 的预防和早期诊断处理。

4. 院内感染的预防和早期诊断。

5. 新生儿疾病筛查。

四、早产儿晚期主要问题

1. 早产儿脑室周围白质软化。

2. 支气管肺发育不良。

3. 喂养不耐受。

4. 生长发育监测和营养管理。

5. 胆汁淤积综合征。

6. 院内感染的预防和治疗。

7. 早产儿代谢性骨病。

8. 早产儿听力筛查。

9. 早产儿视网膜病的筛查和治疗。

10. 早产儿出院前管理。

11. 早产儿出院后随访。

(程国强)

第二节　早产儿肠内营养

一、推荐摄入量

1. **能量**　经肠道喂养达到 110~135kcal/(kg·d),大部分早产儿体重增长良好。足够的能量可以保证机体充分利用蛋白质,达到正氮平衡,因此氮/非氮热量比很重要,最适合的蛋白质∶热量 = 3.2~4.1g∶100kcal。

2. **蛋白**　蛋白质摄入达 3.5~4.5g/(kg·d)〔<1kg,4.0~4.5g/(kg·d); 1~1.8kg,3.5~4.0g/(kg·d)〕并摄入足够能量时才能达到近似宫内生长的体重增速率。

3. **脂肪**　胎儿宫内主要能量来源是葡萄糖,出生后的新生儿主要的能量来源为脂肪,每天摄入总能量中至少 30% 应来自脂肪,但不宜超过 54%。大脑灰质和视网膜细胞富含长链多不饱和脂肪酸,食物中此类物质的利用度对细胞膜功能很重要。假设脂肪沉积速率为 3g/(kg·d),考虑脂肪存在吸收损耗 10%~40% 和氧化损耗 15%,因此脂肪摄入量最低量为 3.8~4.8g/(kg·d)。

4. **碳水化合物**　葡萄糖是主要的循环碳水化合物,也是大脑能量的主要来源。11.6~13.2g/(kg·d),占总能量 40%~50%。

二、喂养禁忌证

1. 先天性消化道畸形等原因所致消化道梗阻。

2. 怀疑或诊断 NEC。

3. **血流动力学不稳定**　如需要液体复苏或血管活性药物〔多巴胺 >5μg/(kg·min)〕、各种原因所致器官功能障碍等情况下暂缓喂养。

4. 肠道缺氧缺血高危因素如严重窒息、血流动力学异常 PDA,妊娠期高血压疾病母亲婴儿等,应延迟肠道喂养。

5. 呼吸频率超过 80 次/min。

三、喂养制剂选择

(一) 母乳

1. 母乳是早产儿最理想的选择,热卡密度 67kcal/100ml,至少应持续母乳喂养至 6 月龄以上。GA<32 周的早产儿母乳应常规检测 CMV 病毒,因为早产儿获得性 CMV 感染可能出现临床症状,这跟早产儿没有足够的母源性抗体以及免疫系统发育不成熟有关。

(1) 产后 4~8 周乳汁排毒达最高峰,持续 9~12 周。

(2) 母乳喂养是早产儿获得性 CMV 感染最常见途径。

(3) 母婴传播风险与乳清成分中病毒载量(CMV-DNA 拷贝数 $\geq 7 \times 10^3$/ml 时风险较高)和排毒高峰期有关。

> 附:对于已知 CMV 为阳性的极早产儿母亲,应对母乳进行巴氏消毒。母乳冷冻至 –20℃可减少病毒滴度,但不能灭活病毒。

2. **母乳喂养的特殊情况**

(1) 母亲 HIV 病毒感染,不建议母乳喂养。

(2) 母亲患有活动性结核病,采集母乳巴氏消毒,治疗结束 7~14 天后直接母乳喂养。

(3) 母亲为乙肝病毒感染或携带者,生后 24 小时内肌内注射乙肝免疫球蛋白,并接种乙肝疫苗后开始母乳喂养。

(4) 母亲巨细胞病毒感染或携带者,足月儿可给予母乳喂养,早产儿有较高感染风险,采集母乳巴氏消毒后喂养。

(5) 单纯疱疹病毒感染,如皮损愈合,可以母乳喂养。

(6) 母亲为梅毒螺旋体感染者,如皮损不累及乳房,停药 24 小时后母乳喂养。

(7) 母亲正在接受放射性诊治(乳汁内含放射活性物质),放射性物质清除后可母乳喂养。

(8) 半乳糖血症和苯丙酮尿症并非母乳喂养禁忌证,应根据检测血清的半乳糖 -1- 磷酸、苯丙氨酸水平,可适量给予母乳喂养。

3. 母乳喂养禁忌药物　胺碘酮、抗肿瘤药、溴隐亭、己烯雌酚、氯霉素、^{131}碘、三苯氧胺／他莫昔芬、放射性核素。

4. 母乳喂养的近期益处包括降低院内感染、坏死性小肠结肠炎和早产儿视网膜病患病率,远期益处包括促进早产儿神经运动的发育和减少代谢综合征的发生。

5. 母乳的储存及使用

(1) 储存:初乳挤出后要立即喂哺早产儿(25~27℃室温可储存 4小时);冷藏或冷冻区彻底清洁,专区保存;预计 96 小时内使用的乳汁收集后需冷藏(0~6℃);预计超过 96 小时的乳汁收集后立即冷冻(-18℃以下),冷冻可保存 3 个月。

(2) 使用:①冷冻乳汁放在冰箱冷藏室解冻;②使用前在 37~40℃的温水里加温;③已解冻的母乳可以在冰箱里(4℃以下)存放 24 小时;④加热过的母乳未吃完应丢弃。

(二) 母乳强化剂(HMF)

1. 对于胎龄 <34 周、BW<1 500g 的早产儿需要添加 HMF 以满足早产儿追赶生长发育的营养需求。

2. 母乳喂养量达到 50~100ml/(kg·d)开始添加 HMF,将 HMF 加入母乳需充分混匀,从 1/4 全量开始,隔日添加约 8 天加至全量,按标准配制的强化母乳可使其热卡密度至 80kcal/100ml,同时增加蛋白质、维生素以及矿物质,更加适合早产儿。

(三) 早产儿配方乳

1. 67kcal/100ml 的早产儿配方乳　对于体重 <1 000g 或喂养不耐受的早产儿,建议选用 67kcal/100ml 的早产儿配方乳开始喂养,如肠道喂养达 100~120ml/(kg·d),逐渐过渡至 81kcal/100ml 的早产儿配方乳。

2. 81kcal/100ml 的早产儿配方乳　适用于胎龄 <34 周、出生体重 <2 000g 的早产儿。早产儿配方乳保留了母乳的优点,补充母乳对早产儿营养需要的不足,适当提高热量,使配制的蛋白、糖、脂肪等营养素易于消化和吸收等。但缺乏母乳中的许多生长因子、酶、IgA 和巨噬细胞等。

（四）早产儿出院后配方乳（PDF 奶）

这是一种各种营养素和能量介于早产儿配方乳和标准婴儿配方乳之间的过渡配方，热卡密度 73kcal/100ml。适用于胎龄 >34 周的早产儿或出院后早产儿。

（五）足月儿配方乳

热卡密度 67kcal/100ml，适用于胎龄 ≥ 34 周和出生体重 ≥ 2kg、无营养不良高危因素的新生儿。正常足月儿应按需喂养。大部分新生儿奶量可按（表 5-2-1）给予，然后形成每天 150~180ml/（kg·d）的摄入量。

表 5-2-1 正常足月儿配方乳摄入量

出生天数	摄入量
第 1 天	60ml/kg
第 2 天	90ml/kg
第 3 天	120ml/kg
第 4~6 天	150ml/kg
第 7~10 天	180ml/kg

（六）深度水解蛋白配方乳

1. 深度水解蛋白配方乳里含 80% 短肽 +20% 游离氨基酸，为低渗透液压、不含乳糖、含有中链甘油三酯（MCT）。不耐受蛋白配方乳喂养的早产儿（如 NEC）可选择此类配方乳，以达到尽早建立肠内营养和减少肠外营养的目的。但该类特殊配方乳的营养成分不能满足早产儿的营养需求，所以当病情好转后应尽早转为常规配方乳。

2. 牛乳蛋白过敏者常用部分水解或深度水解蛋白配方乳开始喂养，肠道喂养达 100~120ml/（kg·d），逐渐过渡至 81kcal/100ml 的早产儿配方乳。

注：67kcal/100ml 的早产儿配方乳或特殊配方乳过渡至 81kcal/100ml 的早产儿配方乳方法是：肠道喂养达 100~120ml/（kg·d），从 2 顿开始转

换,若耐受隔日转 2 顿,逐渐过渡至 81kcal/100ml 的早产儿配方乳。

（七）游离氨基酸配方乳

1. 游离氨基酸配方乳　主要含游离氨基酸,无乳糖,渗透压相对较高(360mOsm/kg),MCT 含量较少。

2. 适应证　牛乳蛋白过敏、短肠综合征。

四、喂养方式

喂养方式的选择取决于吸吮、吞咽和呼吸三者间协调的发育程度。

（一）经口喂养

适用于胎龄 >34 周,吸吮和吞咽功能协调、病情稳定、呼吸 <60 次 /min 的早产儿。

（二）管饲喂养

适用于 <32 周;机械通气或持续气道正压通气(continuous positive airway pressure,CPAP);呼吸频率 >60 次 /min;吸吮和吞咽功能不协调;由于疾病因素不能经口直接喂养者。胎龄在 32~34 周之间的早产儿,根据患儿情况可选择管饲或经口喂养或两者结合。

1. 管饲途径

(1)胃管:新生儿呼吸以鼻通气为主,所以早产儿宜选择口胃管以减少上气道阻塞。

(2)经幽门 / 幽门后喂养:适用于上消化道畸形、严重胃食管反流和吸入高风险患儿。但因没有经过唾液和胃分泌的脂肪酶消化,可能会导致脂肪吸收不良。

2. 管饲方法

(1)推注法:适合于较成熟、胃肠耐受性好的新生儿。

(2)间歇推注法:采用微量输液泵输注,每次输注的时间可以持续 1~1.5 小时,休息 0.5~1 小时,每 2 小时一次,以促进胆囊收缩。适合于胃食管反流、胃排空延迟和有肺吸入高危因素的患儿。

(3)持续输注法:连续 20~24 小时的微量输液泵输注喂养法,此法仅用于上述两种管饲方法不耐受的新生儿。

（三）微量喂养（MEN）

1. 适用于极（超）低出生体重儿和病情危重的早产儿在转变期的喂养。每天 10~15ml/（kg·d）的奶量均匀分成 6~8 次，并持续 3~5 天。出生体重 <750g 的早产儿因胃肠道动力差，使用 MEN 可能需要至少 1 周。

2. 这种方式是以促进胃肠道功能的成熟、帮助尽早从肠外营养过渡到经口喂养为目标。

3. 生后 4 天内开始喂养为早期积极喂养定义，生后 5~7 天后开始喂养为延迟喂养。

（四）非营养性吸吮

早产儿（GA<32 周）在管饲喂养期间可给予非营养性吸吮，有助于促进胃肠动力及功能成熟；促进早产儿胃肠激素的分泌；改善早产儿的生理行为。

（五）管饲喂养的用量与添加速度

见表 5-2-2。

表 5-2-2　早产儿推荐摄入奶量

出生体重 /g	开始用量 /ml·次 $^{-1}$	喂养频率	添加速度 /ml·kg $^{-1}$·d $^{-1}$
<1 000g	0. 5	q.6h.	10
1 000~1 250	1	q.2h.	15
1 250~1 500	2	q.2h.	20
1 500~2 000	2~5	q.2h.	20~30
>2 000/<35 周	5	q.3h.	30~40

注：一旦耐受量超过 100mg/（kg·d），可以更加积极地增加容量，但是在大多数体重 <1 500g 的新生儿增加量不要超过 30ml/（kg·d）。建议最终喂养量达到 140~160ml/（kg·d）。

<1 000g，第 1 个 24 小时 q.6h.、第 2 个 24 小时 q.4h.、第 3 个 24 小时 q.2h.

五、喂养耐受性评估

1. 早产儿的消化道功能不成熟，所以容易发生喂养不耐受，尤其是在生后头 2 周内。

2. 对于极低、超低出生体重儿，不需常规检测胃潴留，仅在喂养量达以下量后检查：体重 <500g 达 2ml，500~749g 达 3ml，750~1 000g 达 4ml，>1 000g 达 5ml。

3. 草绿色或淡黄色样胃残留：不必过度担心，残余奶中绿色的成分可能是由于胃十二指肠反流或过度吸引使十二指肠内容物倒吸入胃中，可继续喂养；绿色或胆汁样胃残留：提示胃过度膨胀或肠梗阻引起胆汁反流至胃；血性胃残留：提示肠道炎症或胃黏膜受刺激。

六、其他营养素的补充

（一）维生素

1. **维生素 K** 早产儿出生后连用 3 天维生素 K_1 0.5~1mg，以预防新生儿出血症。对于全胃肠外营养的婴儿及使用抗生素超过 2 周的婴儿应每周至少静脉滴注维生素 K_1 0.5mg，以防维生素 K_1 缺乏。

2. **维生素 A** 保持视力、促进生长发育、生殖能力、细胞分化和加强免疫。血清视黄醇浓度是目前评估维生素 A 营养状况的血生化指标。足月儿维生素 A 状态见表 5-2-3。早产儿血清中含量低于 20μg/dl（0.70μmol/L）为不足，低于 10μg/dl（0.35μmol/L）为严重缺乏，这时肝脏的贮备已被耗竭。

无论是通过肠内还是肠外营养，极低出生体重儿维生素 A 的推荐补充量为 700~1 500U/(kg·d)。多数极低出生体重儿配方乳粉很容易达到这样的摄入量，但早产儿的母乳中维生素 A 的含量为 300U/dl，如果每天摄入奶量为 150ml/kg，则维生素 A 的摄入量仅有 450U/(kg·d)。

表 5-2-3 维生素 A 状态

血清视黄醇浓度 /μmol·L^{-1}	维生素 A 状态
1.05~1.75	维生素 A 营养正常人群
0.7~1.05	亚临床型维生素 A 缺乏风险
<0.7	维生素 A 缺乏高风险
<0.35	确诊为维生素 A 缺乏

3. **维生素 D_3** 增加肠道对钙磷的吸收，早产儿需求量更大，推荐每天补充维生素 D 400~1 000U/d。25-(OH)D_3 浓度低于 ≤ 15ng/ml

(50nmol/L)即为维生素 D 缺乏。该补充量包括食物、日光照射、维生素 D 制剂中的维生素 D 含量。

4. **维生素 E**　本品 1mg=1U。维生素 E 正常值为 7~35μmol/L。早产儿胃肠道消化吸收功能尚不成熟,加之出生时维生素 E 水平较低 (1.16~8.12μmol/L),如不补充维生素 E,其水平会逐渐下降,生后 2~3 个月,消化功能接近足月儿时,血清维生素 E 才回升。推荐早产儿肠外营养者应供给 2.8~3.5U/(kg·d),肠内营养者应供给 6~12U/(kg·d),这些摄入量与目前的配方奶粉和多种维生素制剂的含量接近。

(二) 铁剂

出生 2~4 周后,达到全量喂养时,开始补充元素铁 2~3mg/(kg·d),该补充量包括强化铁配方乳、母乳强化剂、食物和铁制剂中铁元素含量,建议补铁到生后 12 个月。若发生早产儿贫血,应给予治疗量元素铁 4~6mg/(kg·d)。[注:近期输血者(2 周后)、败血症急性期时暂时不添加铁剂]

> 附:维生素 AD 胶丸剂:每粒含 VA 1 500U,VD$_2$ 500U;维生素 D 胶囊型:每粒含 VD$_3$ 400U。若早产儿配方乳或强化母乳足量喂养时,无需额外补充维生素 A,仅补充维生素 D$_3$ 400U;未强化母乳喂养儿需补充维生素 A、D(维生素 AD,每天 1 粒,每天 1 次)。

(三) 钙和磷

1. 早产儿每天肠内钙和磷的需要量分别为 120~140mg/(kg·d) 和 60~90mg/(kg·d)。

2. 早产儿配方乳及强化后的母乳中含有足够的钙和磷以提供每天的推荐量。若仅给予未强化的母乳喂养时,在出生 2 周后,一旦达到半量喂养以上,常规补充钙、磷。

注:早产儿配方乳(80kcal/100ml)或母乳添加母乳强化剂,奶量 150ml/(kg·d) 可提供:Ca^{2+} 170~220mg/(kg·d)、P 85~120mg/(kg·d)、Fe 2.2mg/(kg·d)。

总结：早产儿生后 1~2 周且达到半量肠内喂养时，补充维生素 A 1 500U/d 和维生素 D 800~1 000U/d；2~4 周且足量喂养时添加铁剂，预防量 2~3mg/（kg·d），治疗量 4~6mg/（kg·d），同时维生素 E 25U/ 周（直到矫正胎龄 40 周）。

七、早产儿出院后营养管理

（一）出院后强化营养的对象

1. 极（超）低出生体重儿。

2. 有宫内外生长迟缓表现［宫外生长迟缓（EUGR）是指新生儿出院时（一般是矫正胎龄 36 周）生长发育计量指标小于相应宫内生长速率期望值的 10%（≤生长曲线的第 10 百分位），可影响体重、头围和身长］。

3. 出生后病情危重、并发症多。

4. 出生体重 <2 000g 而住院期间纯母乳喂养者。

5. 完全肠外营养 >4 周。

6. 出院前体重增长不满意［ <15g/（kg·d）］。

（二）早产儿出院以后的乳类选择

1. 住院期间强化母乳（80~85kcal/100ml）喂养者需要持续至胎龄 40 周。此后改为半量强化（73kcal/100ml），当纠正月龄 4~6 个月，且所有生长参数最好达到生长曲线图的第 25~50 百分位。在准备停止强化喂养时应逐渐降低配方乳的热卡密度至 67kcal/100ml 即转换为纯母乳或普通婴儿配方乳。

2. 如住院期间应用早产儿配方乳（80kcal/100ml）者需继续喂养至胎龄 40 周，以后为避免过高的能量、营养素摄入和过高的肾脏负荷，应逐渐转换为早产儿出院后过渡配方乳（PDF，73kcal/100ml）至少至矫正胎龄 3 个月，有条件时可至校正年龄 1 岁。

3. 如混合喂养则可在出院后采取母乳加早产配方或母乳加早产儿出院后配方的形式，根据早产儿的生长和血生化情况调整其比例。

（三）早产儿出院后其他营养素的补充

1. **维生素 D**　3 月龄改为 400U/d，直至 2 岁。

2. **维生素 A** 1 500U/d。

3. **铁** 生后 2~4 周开始补充元素铁 1~3mg/(kg·d) 至矫正胎龄 1 岁。

4. **钙** 70~120mg/(kg·d)。

5. **磷** 35~75mg/(kg·d)。

6. **辅食** 矫正胎龄 4~6 个月。

(四) 追赶目标

1. **各项体格发育指标都匀称增长** 体重增长 10~20g/(kg·d)[极低出生体重儿 15~20g/(kg·d)]；身长每周增加 1cm；头围每周增加 0.5~1.0cm。

2. AGA 达到校正月龄的 P_{25}~P_{50}。

3. SGA 达到 >P_{10}。

（程国强）

第三节 早产儿喂养不耐受

国际上对早产儿喂养不耐受的定义尚未达成共识。通常认为胃残余量超过上一次喂养量的 50%，伴腹胀和 / 或呕吐，并影响肠内营养方案实施时，考虑为喂养不耐受（feeding intolerance）。

一、高危因素

1. **早产** 早产儿对肠内营养的耐受性依赖于胃肠道功能（动力、酶的消化、激素反应、细菌定植和局部免疫力）的成熟度，因此胎龄越小、出生体重越低，发生率越高。

2. **围产期因素** 宫内窘迫、出生窒息。

3. **喂养因素** 非母乳喂养、禁食时间过长。

4. 乳糖、牛奶蛋白不耐受。

二、临床表现

喂养不耐受主要发生在出生后早期开始建立肠道营养时。

1. **胃肠道临床表现**　胃潴留、呕吐、腹胀、胃管回抽出胆汁样胃内容物、大便潜血阳性,其中胃潴留、腹胀是最常见的临床表现。

2. **全身性临床表现**　体温波动、反复呼吸暂停、心动过缓、血氧饱和度不稳定、精神萎靡。

三、临床评估

1. **胃残留量的定量判断**　①根据体重定量:>2ml/kg 属于异常;②根据喂养容量定量:胃残余量超过上次喂养量的 50%。

2. **胃残留量的定性判断**　①不消化奶:提示喂养配方过浓或量过多;②半消化奶:提示胃排空延迟或过度喂养;③淡绿色或淡黄色液体:可能是由于胃十二指肠反流或过度吸引使十二指肠内容物倒吸入胃中;④绿色或胆汁样胃残留:提示胃过度膨胀或肠梗阻引起胆汁反流至胃;⑤血性胃残留:提示肠道炎症或胃黏膜受刺激。

四、诊断标准

早产儿喂养不耐受是一种功能性疾病,在排除器官性疾病的前提下出现以下情况可诊断:①不止一次胃残余量超过上次喂养量的 50%。②频繁呕吐,每天超过 3 次以上。③腹胀(24 小时腹围增加 >1.5cm 伴有肠型)。④胃残留物被胆汁污染或有咖啡渣样物;或大便潜血阳性。⑤奶量不增加或减少,持续 3 天以上。⑥第 2 周末喂养量 <8ml/kg。

五、预防与处理

(一)预防

1. **喂养方法**

(1)非营养性吸吮:可通过刺激口腔迷走神经促进消化酶和激素分泌,促进胃肠道功能成熟。

(2)早期微量喂养:生后 48 小时内开始喂养有助于建立肠内营养,且未增加喂养不耐受和 NEC 发生。

2. 喂养品种选择

(1)母乳:首选母乳喂养。母乳富含消化酶、生长因子和激素,对婴儿不成熟的胃肠功能有益,对早产儿胃肠道动力有促进作用。

(2)水解蛋白配方乳:可加速胃排空,增加大便次数,能较早实现全肠内喂养。发生严重喂养不耐受时,短期给予氨基酸配方乳是一种安全有效的方法。

(3)低乳糖配方乳:早产儿喂养不耐受可能与暂时性乳糖酶活性低下有关。

(二)发生喂养不耐受后处理

1. 如体格检查正常,可根据临床情况决定是否重新开始喂养,减量20%,或延长喂养间隔时间,如 q.6~8h.。帮助排便促进肠动力,如刺激肛门或腹部按摩。

2. 如发生血便,但患儿临床稳定,排除 NEC 和感染后,可考虑使用深度水解蛋白配方。

3. 如体格检查异常,进行腹部 X 线检查,如 X 线正常,12~24 小时后可重新开始喂养,从半量开始。

4. 如 X 线异常,应禁食,并进行有关感染和 NEC 的检查。

5. **促胃肠动力药物**　目前的研究证据仍不足以推荐红霉素用于早产儿喂养不耐受,仅限用于严重喂养不耐受的早产儿经上述治疗无效时使用。给予小剂量红霉素(建议出生 2 周后使用,疗程不超过 14 天,可降低红霉素可引起幽门肥厚的风险),有类似胃动素效应,每次 5mg/kg,每 8 小时一次,餐前 30 分钟口服。

(程国强)

第四节　早产儿肠外营养

肠外营养(parenteral nutrition,PN)是指新生儿不能耐受经肠道喂养时,由静脉供给热量、水分、蛋白质、碳水化合物、脂肪、维生素和矿物质等来满足机体代谢及生长发育需要的营养支持方式。分为全肠外营养(TPN)、部分肠外营养(PPN)。

一、指征

1. **早产儿** 胎龄 <34 周或出生体重 <2 000g。
2. 先天性消化道畸形。
3. 获得性消化道疾病,如 NEC。
4. 预计不能经胃肠道喂养 >3 天。

二、途径

1. **外周 PN** 适合短期(<2 周)应用,长期应用会引起静脉炎,能提供 60~90kcal/(kg·d),最高糖浓度 12.5%,最高渗透压 900mOsm/L。

2. **中心 PN** 需长期(>2 周)接受胃肠外营养的极低出生体重儿,可提供 >100kcal/(kg·d)。可输注高渗透压的营养液(最高糖浓度 25%,最高渗透压 2 000mOsm/L)。缺点是增加感染的机会和插管的并发症。

注:若通过中心 PN 输注静脉营养速度 <2ml/h,应在氨基酸组液体中加入肝素 0.5~1U/ml,肝素总量 <10U/kg,以保持导管通畅,但脂肪乳剂需单独输注。此外,还可以减少静脉炎的发生和释放脂肪酶来增加脂肪清除率。当肠内营养达到 120ml/kg 时,可拔除 PICC 导管。如果导管阻塞,可用尿激酶处理,配置成 5 000U/ml 尿激酶溶液 0.2~0.5ml 保留于导管内,30 分钟后抽出。

三、热卡需要

1. 足月儿 70~90kcal/(kg·d);早产儿 80~100kcal/(kg·d)。

2. 与肠内喂养的婴儿相比,胃肠外营养的婴儿在较低的能量摄入时就开始出现体重增长,这是由于通过排泄丢失的能量相对减少,从而降低了能量的消耗。因此 TPN 每天 90cal/kg,相当于经口喂养的 120kcal/(kg·d)。

四、液体需要量

生后第 1 天液体需要量 60~80ml/(kg·d) [一般来说,>2 000g,

50ml/(kg·d);1 500~2 000g,70ml/(kg·d);<1 500g,80ml/(kg·d)],以后根据患儿耐受情况,每天增加 10~20ml/kg,如将早产儿置于最大湿度的暖箱内,第 2 周增加到 100~120ml/(kg·d)。如未采取减少不显性失水的措施,一些极不成熟儿的液体需要量达 150~180ml/(kg·d)。

早产儿早期液体平衡的最佳指标是生理性体重下降每天 1%~2%,一周内不超过 10%;维持尿量 1~4ml/(kg·h),比重 1.008~1.012。之后一旦达到足够的营养摄入时,体重增加 15~20mg/(kg·d),至生后第 10~14 天恢复到出生体重。

注:早产儿应在生后早期适当地控制液体量,可以明显降低动脉导管开放、NEC。全静脉补液,在早产儿生长良好的基础上,限制总液量在 130~140ml/kg 对许多极低出生体重儿有好处。有额外丢失情况需酌情补充。有先天性心脏病(如 PDA、室间隔缺损)的应限制在 120~130ml/(kg·d)。

五、营养液的组成和需求

PN 基本成分包括氨基酸、脂肪乳、葡萄糖、电解质、维生素和微量元素。通常在肠内营养未到达 75ml/(kg·d)之前不建议降低肠外营养中氨基酸的摄入量。肠内营养未达到全量的 90% 时不要停止 PN。

1. **碳水化合物**　葡萄糖提供,热效价 3.4kcal/g,即 10% GS:0.34kcal/ml。AAP 指南推荐的碳水化合物摄入量为 10~14g/(kg·d)。

(1)用法:足月儿从 6~8mg/(kg·min),早产儿从 4~6mg/(kg·min)开始,耐受后每天增加 1~2mg/(kg·min),全静脉营养的患儿生后第二周可至最大量 12mg/(kg·min)。葡萄糖输注速度超过 12mg/(kg·min)时会超过葡萄糖最大氧化能力,会导致过多的糖转化成脂肪,特别是在肝脏转化成脂肪。

(2)血糖的监测:理想范围 3~6mmol/L。PN 时建议血糖 <8.33mmol/L。如出现高血糖(血糖 >8mmol/L 伴有糖尿)则应仔细检查患儿。先前代谢情况稳定的患儿高血糖可能是感染的首发症状。早产儿对葡萄糖的耐受能力有限,葡萄糖输注时出现高血糖可能是由于肝细胞对胰岛素不敏感导致肝持续合成内源性葡萄糖。当糖速 4mg/(kg·min)时,仍持续高血糖(>12mmol/L),可考虑使用胰岛素 0.05U/(kg·h),建议使用5%GS 配置 4 小时,维持血糖 7~10mmol/L;若血糖仍 >10mmol/L,按0.01U/(kg·h)速度增加胰岛素;若血糖 <7mmol/L,停用胰岛素。

2. **蛋白质** 6% 氨基酸提供,热效 4.0kcal/g。AAP 指南推荐的蛋白质摄入量为:体重 <1 000g 的早产儿,蛋白质 4.0g/(kg·d);体重 ≥ 1 000g 的早产儿,蛋白质 3.5g/(kg·d)。提供蛋白质的目的在于维持宫内的氮储备量,而不造成代谢紊乱。蛋白质摄入不足会导致生长停滞、低蛋白血症和水肿;摄入过多会导致高氨血症、血氨基酸失衡,代谢性酸中毒和胆汁淤积。

(1)用法:使用氨基酸时,每天能量摄入量至少为 40cal/(kg·d),因为能量摄入过低时,输入的氨基酸大部分氧化以满足内源性的能量需求,只有很少一部分用于组织合成。对于那些在出生后第 1 周可能无法接受全胃肠内喂养的新生儿,应尽早给予氨基酸溶液。从 1.5~2.0g/(kg·d)开始,如果耐受,按 0.5~1g/(kg·d)的速度逐渐增加,可增至3.5~4.0g/(kg·d)。促进早产儿最佳生长的蛋白质热量 / 非蛋白质热量比应维持于 1:(8~10)。比值 <1:6 可能导致高氨酸血症和氨基酸尿。

(2)谷氨酰胺:是一种关键的氨基酸,是淋巴细胞和肠黏膜细胞快速增值的呼吸燃料。在保持肠道的完整性方面起作用。还可减少禁食时肠黏膜的萎缩。常用于因肠道疾病需长期禁食的患儿,用量为每 1g 氨基酸需要补充 1ml 谷氨酰胺 1~2 周。在临床实验结果未明确前,不建议在早产儿肠外营养中常规添加谷氨酰胺。

3. **脂肪**

(1)用法:早产儿在生后 72 小时内易发生必需脂肪酸缺乏,如果给予 0.5~1g/(kg·d)的脂肪可以避免这种缺乏状态,因此建议出生12 小时后使用,剂量从 0.5~1.0g/(kg·d)开始,如果耐受,按 0.5~1.0g/(kg·d)的速度逐渐增加,直到 3g/(kg·d)。

(2)脂肪的清除:脂肪的清除是靠肌肉和脂肪组织的毛细血管壁内皮细胞表面的脂蛋白脂酶水解。由于早产儿脂蛋白脂酶活性差,细胞摄取和利用脂肪酸能力低,应缓慢输注 [速度 <0.12g/(kg·h),输注时间 >16 小时]。

（3）监测：定期监测甘油三酯、血小板，避免高甘油三酯血症。甘油三酯 <1.70mmol/L，按 0.5~1.0g/（kg·d）的速度逐渐增加；1.70~2.25mmol/L，维持原速度，第二天再测，如仍高，则减少 1/3 或 1/4 ；>2.25mmol/L，停用 1 天，直至廓清，再次用时从 1g/（kg·d）或更低剂量开始。

（4）患儿出现胆汁淤积时，应减少脂肪乳剂输注量（≤ 2g/kg）；危重患儿（如败血症、严重高胆红素血症、血小板明显减少）肝细胞转化脂肪酸能力受损，应减少脂肪乳（≤ 2g/kg）或停止输注 24~48 小时。游离脂肪酸同血清白蛋白相结合会增加，故超低出生体重儿胆红素在 171μmol/L 以上，血清白蛋白在 30g/L 的情况时，脂肪乳 ≤ 1g/kg。

（5）卡尼汀：GA<34 周的早产儿合成和储存肉碱的能力差，肉碱是长链脂肪酸代谢所必需的。新生儿卡尼汀正常值为 30.7μmol/L，如低于 20μmo/L 为卡尼汀缺乏，临床表现为肌张力下降、非酮症性低血糖症、心肌病、脑病和反复感染。早产儿在 TPN 后 6~10 天开始缺乏卡尼汀。卡尼汀添加到 TPN 中的安全剂量是 10mg/（kg·d）。在未对新生儿卡尼汀进行检测前，不能常规地加入到肠外营养液中。

（6）脂肪乳剂量偏大、输注速度过快或合并严重感染、肝肾功能不全或脂类代谢失调等可导致高脂血症（血甘油三酯 >2.3mmol/L 或 200mg/dl）甚至脂肪超载综合征。可每 ml 的 TPN 中加 1U 肝素来预防，治疗时肝素 10~20U/kg。

4. 维生素　生后第 2 天开始使用，直至经口喂养达到 100ml/kg 时，TPN 须补充 13 种维生素。将维生素制剂加入脂肪乳剂中，而非氨基酸 - 葡萄糖混合液，可减少维生素的丢失。

（1）水溶性维生素：含 9 种水溶性维生素（每支 10ml，含维生素 B_1 3mg、B_2 3.6mg、B_6 4mg、B_{12} 5mg、C 100mg、烟酰胺 40mg、泛酸 15mg、生物素 60μg 和叶酸 0.4mg）。剂量为每天 0.5ml/kg。

（2）脂溶性维生素：含 4 种脂溶性维生素（每支 10ml，含维生素 A 2 300U、维生素 D_2 400U、维生素 E 7U、维生素 K_1 200μg）。常用剂量：体重 >1 500g，每天 0.4ml/kg，体重 ≤ 1 500g，每天 1ml。若停用脂肪乳，脂溶性维生素亦应停用。

5. 电解质　TNP 时电解质的供给应根据生理需要量和患儿的临

床情况综合考虑。

（1）钠和钾：早产儿出生后早期因不显性失水多而易出现高钠血症，而低钠血症则主要由脑室周围出血、气胸或 RDS 时的精氨酸血管升压素分泌引起。早产儿晚发性低钠血症常因肾小管重吸收功能低下所致。出生后第 1 天尿量少，排出的电解质不多，补充液体时可以不给电解质，直到利尿期尿钠排出增多开始补充钠离子 3~4mmol/(kg·d)，如果无法确定这一点，钠离子的应用可以推迟至出生后体重开始下降时。生长发育中的早产儿每天钾的需要量为 1~2mmol/(kg·d)，但对超早产儿在出生后的前三天应予控制，因为这些早产儿的远端肾小管功能不全，易出现非少尿性的高钾血症。

（2）钙和磷：钙和磷对骨骼的生长发育起着重要作用，80% 的钙磷在妊娠后 3 个月通过胎盘至胎儿，恰当比例为钙∶磷（1.7~2.0∶1），若钙磷的摄入不足可引起骨骼矿化不足，因此应该严密监测。超低出生体重儿在建立中心 PN 后即可给予钙和磷。对于 TPN 时钙∶磷的合适比例，理想的目标是 1∶1mmol。肠道外溶液钙和磷的溶解度因 pH、氨基酸数量和质量（含硫氨基酸可提高钙溶解度）、葡萄糖浓度、所用矿盐的种类以及添加钙和磷的顺序不同而不同。在 TPN 溶液中较高浓度的氨基酸可增加钙和磷的溶解。一般来说，氨基酸量 <3g/kg 时，给予 10% 葡萄糖酸钙（2ml/kg）、甘油磷酸钠（0.5ml/kg）；若氨基酸量 ≥ 3g/kg 时，给予 10% 葡萄糖酸钙（4ml/kg）、甘油磷酸钠（1ml/kg）。早产儿推荐使用高浓度的氨基酸，可通过降低溶液 pH 提高钙和磷溶解度。配置时注意应在添加钙剂之前先添加磷，以避免加入高浓度的磷后产生钙磷沉淀物。

严重低磷血症（<0.8mmol/L）：应给予单独的磷制剂（溶于 10% 葡萄糖）静脉滴注。推荐静脉注射硫酸钾速率最大不超过 0.5mmol K/(kg·h)，目标为 12 小时内给予 0.5~1mmol PO_4/kg。或在每天的 24 小时静脉维持液中稀释（优先考虑）。目前可供使用的制剂有：17.42% 磷酸钾，1ml 含 2mmol K 和 1mmol PO_4；13.6% 磷酸氢二钾，1ml 含 1mmol K 和 PO_4；甘油磷酸钠，1ml 含 1mmol PO_4 和 2mmol Na。

6. **微量元素**　TPN<1 周或用部分静脉营养时仅需补充锌，量为 0.3~0.5mg/(kg·d)。胃肠道手术后的新生儿应增加锌的补充（1~2mg/d）

以促进伤口愈合。>1 周的全静脉营养患儿应使用微量元素。因目前国内大多数医院无小儿专用微量元素制剂,临床上可应用成人微量元素混合制剂,如多种微量元素注射液(Ⅱ)。

多种微量元素注射液(Ⅱ)含有铬、铜、铁、锰、钼、硒、锌、氟和碘。按 1ml/kg 给予时,锰与铜是正常需要量的 4 倍,故每周使用 2 次(或每天 0.5ml/kg)。因为铜和锰是通过胆汁排泄,如果有胆汁排泄障碍或胆汁淤积的肝脏疾病的婴儿,应常规减少(每天 0.2ml/kg)或者取消这些因素的输入。

7. 其他

(1)锌:新生儿生后 7 天内血清锌为 23μmol/L,以后逐渐降低,2 个月后为(17±2)μmol/L。若血清锌 <10μmol/L 即可诊断。ALP(为含锌的金属酶)可降低,补锌后症状迅速好转。每天口服 1~2mg/kg 元素锌。

(2)镁:新生儿血清镁低于 0.6mmol/L 称低镁血症。给予 25% 硫酸镁 0.2ml/kg,加适量 5% 葡萄糖稀释低于 10% 浓度的硫酸镁(按 >3 倍比例稀释),注射泵输入 3~6 小时。

六、静脉营养液的配制

1. **外周静脉**　可将葡萄糖、氨基酸、脂肪乳、电解质(钙、磷除外)、维生素混合置一容器中,用输液泵输入。

> 附:3 合 1 静脉营养液(糖、氨基酸和脂肪乳混合在一个袋子中),不宜加入钙、磷,原因是脂肪乳的 pH 较高,会增加整个溶液的 pH,同时减少钙磷的溶解,限制了这些矿物质在溶液中的使用;尚会使溶液混浊,产生沉淀物。

2. **中心静脉**　将含有葡萄糖、氨基酸、电解质、微量元素的营养液置一容器中,脂肪乳、脂溶性维生素及水溶性维生素置另一容器中,以 Y 形管连接,用输液泵输入。

(1)将磷制剂加入氨基酸中。

(2)电解质、微量元素、肝素等加入葡萄糖液中。

（3）各类维生素加入脂肪乳剂中。

（4）上述三组混合液中，先将氨基酸液与葡萄糖液混合，最后将脂肪乳剂掺入。

七、静脉营养的计算步骤

1. 估算当日总液量、热卡、液速（ml/kg= 液量 ÷24h）。

2. 拟定糖速［mg/（kg·min）］。

3. 加入生理需要量的钠和钾，若为 PICC，还要加入钙和磷。

4. 将当日所需氨基酸、脂肪乳量克数换算成 ml 数。

5. 通过公式算出营养液糖浓度：糖浓度 %=［糖速 × 体重（kg）×6］÷ 液速。

6. 营养液中葡萄糖液量 = 营养液 -（电解质 + 氨基酸 + 脂肪乳 + 其他）。

7. 用 50% 葡萄糖和 10% 葡萄糖混合加入营养液配成所需糖浓度，其中 50% 葡萄糖用公式算出：50% GS=［营养液量 × 糖浓度（%）- 糖液量 ×0.1］÷0.4，10% 葡萄糖量则为总糖液量 -50% 葡萄糖量。

8. **计算液体渗透压**　外周 PN，最高渗透压 850mOsm/L；中心 PN，最高渗透压 2 000mOsm/L。静脉营养液的渗透压计算方法见表 5-4-1。

表 5-4-1　静脉营养成分渗透压表

	渗透压 /mOsm·ml^{-1}
1% 葡萄糖	0.05
1% 氨基酸	0.1
20% 脂肪乳	0.3
10% 氯化钠	3.4
10% 氯化钾	4
10% 葡萄糖酸钙	0.308

注：TPN 渗透压 =（营养素 ml× 单位渗透压 ×1 000）÷ TPN 容量（ml）

八、营养评估

(一) 生长评估

临床每周描记生长曲线、监测记录头围身长,评估体格生长发育情况。

1. **体重** 早产儿生后第 1 周由于体内水分丢失,体重会下降 10%。以后体重会逐渐恢复,一般于生后第 2 周体重开始增长,平均体重增长应于宫内生长的速度相当,为 15~20g/(kg·d)。每天应称体重。

2. **身长** 反映瘦体重的情况,早产儿平均约 1cm/周。每周应测量体重。

3. **头围** 反映大脑的发育情况,头围平均增长 0.5~1.0cm/周。每周应测量头围。注意:若每周增加 >1.25cm 是不正常的,可能合并有脑积水或脑室内出血。

(二) 实验室评估

1. 有静脉营养时应每周检测血常规、肝肾功能、电解质、甘油三酯、碱性磷酸酶、钙、磷、前白蛋白和血尿素氮等;全肠内营养时血生化可每 2 周查 1 次,血常规如需要可每周 1 次。

2. 如果早产儿生长不满意或血尿素氮水平较低,<4mg/dl (1.43mmol/L),则提示蛋白质摄入不足,应该额外补充蛋白质。

3. **前白蛋白** 半衰期 1.9 天,反映近期蛋白质摄入及预测体重增加速率,合适的蛋白质摄入时前白蛋白高于 100mg/L。

九、并发症

1. **感染** 中心静脉高营养的新生儿可能发生败血症,最常见凝固酶阳性或阴性的葡萄糖球菌。

2. **导管相关问题** 中心静脉置管的并发症(尤其是锁骨下静脉)的发生率是 4%~9%。包括气胸、纵隔积气、出血、乳糜胸(损伤胸导管所致)。还可见导管尖端静脉血栓附着导致"上腔静脉综合征"(颜面、颈部和眼睛的水肿)。

3. **高氨基酸血症和高氨血症** 均为与蛋白质代谢有关的并发

症,长时间会影响肝脏和脑的发育。主要与使用氨基酸剂量偏大、氨基酸溶液配方不合理、提供非蛋白热卡不足等有关。因此,在 TPN 过程中氨基酸摄入不宜超过 4g/(kg·d),并监测血氨和血尿素氮。

4. 高脂血症 / 高甘油三酯血症　与脂肪乳代谢有关的并发症。主要发生脂肪乳剂量偏大或输注速度过快时,特别是当患儿存在严重感染、肝肾功能不全及有脂类代谢失调时更易发生。高脂血症时血甘油三酯 >2.3mmol/L。通常在降低脂肪乳输入量后血脂水平很快恢复正常。应保持血清甘油三酯水平在 1.70mmol/L 以下。

5. 胆汁淤积症　常发生于长期静脉营养(>14 天以上)而缺乏肠道喂养的新生儿,由于静脉营养时减少胆汁的流出和胆盐的形成。临床上出现皮肤黄染和 / 或大便颜色变浅,血清结合胆红素(DB)>34μmmol/L,或结合胆红素占总胆红素比例 >20%,并可排除其他原因引起的胆汁淤积。

6. 代谢性骨病(metabolic bone disease,MBD)　怀孕最后 3 个月时大多数矿物质可通过胎盘到达胎儿,若静脉营养时未及时补充矿物质(钙、磷)可导致矿物质缺乏。血磷低于 1.8mmol/L,同时碱性磷酸酶高于 500U/L 是早期 MBD 的重要指标。

(程国强)

第五节　早产儿呼吸暂停

早产儿呼吸暂停(apnea of prematurity,AOP)是指呼吸停止 ≥ 20 秒,或较短暂停但伴有心动过缓(心率 <100 次 /min)及发绀(血氧饱和度 ≤ 80%)。周期性呼吸是指呼吸停止 <10 秒,在两次发作间期呼吸正常,并且不伴有心率、血氧饱和度下降,常在生后 3 周内消失。

一、病因分类

1. 原发性呼吸暂停　常见于胎龄 <34 周、体重 <1 800g 的早产儿,多发生在生后 1~2 天,在前 7 天未发生则以后不太会发生。

胎龄越小,发生率越高。其持续时间不同,一般在校正胎龄 37 周时停止。

(1)呼吸中枢发育不成熟:对低氧、高碳酸血症反应不敏感。

(2)红细胞内碳酸酐酶缺乏:碳酸分解成二氧化碳的数量减少,因而不能有效刺激呼吸中枢。

(3)呼吸肌发育不全,易有周期性呼吸。

2. 继发性呼吸暂停

(1)缺氧:低氧血症、酸中毒、脑干抑制。

(2)感染:败血症、脑膜炎、坏死性小肠结肠炎等,其机制可能是炎性介质作用于迷走神经传入途径。

(3)中枢神经系统疾患:脑室内出血、缺氧缺血性脑病、胆红素脑病、先天性中枢性低通气综合征等。

(4)呼吸系统疾病:肺疾病、呼吸道阻塞。

(5)心血管系统疾病:充血性心力衰竭、PDA、先天性心脏病。

(6)异常高反射:由于贲门、食管反流或其他因素所致的咽部分泌物积聚,可反射性抑制呼吸,吮奶时奶汁刺激迷走神经,<32 周胎龄者吞咽常不协调及放置胃管刺激咽部时均引起呼吸暂停。

(7)血液系统疾病:贫血、红细胞增多症。

(8)迷走神经反射:继发于插入鼻饲管、喂养及吸痰、颈部过度屈曲及伸展。

(9)代谢和电解质紊乱:低血糖、低血钠、低血钙、严重代谢性酸中毒和高氨血等。

(10)体温不稳定:高温、低温、体温波动。

二、呼吸暂停发作类型

1. 中枢性呼吸暂停　缺乏呼吸动作,约占 40%。早产儿是由于脑干控制呼吸的中枢发育不完善和早产儿周围迷走神经反应低下所致。

2. 阻塞性呼吸暂停　存在呼吸动作,但无气流进入气道,约占 10%。早产儿是由于气道发育特点,吸气时上气道塌陷造成。

3. **混合性呼吸暂停**　约占呼吸暂停 50%。

三、实验室检查

1. **全血细胞计数和分类**　结果可识别感染、贫血或红细胞增多症。

2. **血培养**　可协助诊断败血症。必要时应进行腰椎穿刺脑脊液检查,除外中枢神经系统感染。

3. **血清电解质、糖水平**　以除外代谢异常。

4. **动脉血气水平**　以除外缺氧和酸中毒。

5. **血清苯巴比妥和茶碱水平**　有长时间用这些药时检查。

6. **影像学检查**　①X线检查:胸部 X 线能发现肺部疾病,如肺炎、肺透明膜病等,并对先天性心脏病诊断有一定帮助;腹部摄片可排除坏死性小肠结肠炎。②头颅 CT:有助于诊断新生儿颅内出血和中枢神经系统疾患。③超声检查:头颅超声检查可排除脑室内出血;心脏超声检查有助于先天性心脏病诊断。

7. **脑电图**　因为呼吸暂停和心动过缓可能是惊厥的表现,因此对任何有惊厥发作的新生儿应该进行脑电图检查。

四、监护与评估

1. **监护**　对所有胎龄 <35 周婴儿应至少在出生后前 1 周监测,因有呼吸暂停的危险。监测应持续至无明显呼吸暂停发生至少 5 天。

2. **分级**　Ⅰ级:有呼吸暂停发作,但能自行恢复;Ⅱ级:发作时需用氧气(常用鼻导管)给予鼻前部吹气刺激才能恢复;Ⅲ级:经上述方法处理无效,需经足底刺激才能恢复;Ⅳ级:用一般的刺激方法无效,需经复苏皮囊 - 面罩加压给氧辅助通气才能恢复自主呼吸者。

> 附:反复发作的呼吸暂停是指 1 小时内反复发作 2~3 次以上的呼吸暂停。严重呼吸暂停指 6 小时内出现 ≥ 6 次或需复苏囊加压给氧方可恢复。

五、治疗

1. **护理**　为避免反射性呼吸暂停,应减少咽部吸引(吸痰),不用经口喂养;不使颈部过度屈曲或伸展以免发生阻塞性呼吸暂停。

2. **治疗原发疾病**　对症状性(继发性)呼吸暂停者,必须对原发疾病给予积极治疗,如纠正贫血(如 Hct<25% 输注浓缩红细胞)、低血糖,控制感染,止惊等。

3. **促使呼吸恢复**　增加传入冲动:发作时给予患儿托背、弹足底或其他触觉刺激常能缓解呼吸暂停发作,必要时可用面罩 - 复苏气囊给予加压通气。

4. **药物治疗**　反复或长期的呼吸暂停可使用药物兴奋呼吸中枢。

(1) 氨茶碱:为最常用的治疗药物,氨茶碱可直接刺激呼吸中枢或增加呼吸中枢对 CO_2 的敏感性,减少呼吸暂停的发作。负荷量 5mg/kg,用适量 5% 葡萄糖(3~5ml)稀释后静脉滴注,时间 >30 分钟。12 小时后维持量每次 2mg/kg,每 8~12 小时 1 次,缓慢静脉推注。疗程取决于生后胎龄(通常矫正胎龄 34 周)、新生儿的体重(通常 1 800~2 000g)或新生儿 7 天未出现呼吸暂停。

副作用:有心动过速、低血压、烦躁、惊厥、高血糖、利尿和胃肠道出血等。副作用的发生与药物血浓度有一定关系,治疗呼吸暂停的水平是 8~12μg/dl,毒性与水平 >15~20μg/dl。在治疗第 4 天监测血清水平:静脉注射后 1 小时达高峰浓度,在下次剂量前 30 分钟为低谷浓度。

注意事项:早产儿易出现呼吸暂停,临床上常用氨茶碱治疗。但对于反复出现呼吸暂停的早产儿,也需考虑氨茶碱用药后的不良反应。因氨茶碱能引起食管下括约肌松弛,导致胃食管反流,临床上可出现反复呼吸暂停。

(2) 枸橼酸咖啡因:其药物效应是对腺苷细胞表面受体的拮抗作用决定的。它能快速分布到大脑,使中枢神经系统浓度接近血浆浓度。能兴奋呼吸中枢,增加化学感受器对二氧化碳的敏感性,松弛平滑肌,增加心排血量。

应用指征：①是治疗胎龄 <34 周早产儿呼吸暂停的首选药物；②咖啡因可用于促进撤机。所有存在机械通气风险的患儿，如需使用无创通气，出生体重 <1 250g，应早期（生后 3 天内）使用咖啡因。

使用方法：首次剂量 20mg/kg，每剂加适量 5% GS 静脉输注（>30 分钟），24 小时后维持量每天 5~10mg/kg，每 24 小时 1 次，静脉输注（>10 分钟）或口服。当患儿脱离正压通气 5~7 天且没有明显呼吸暂停 / 心动过缓，或矫正胎龄 34~35 周时可考虑停药（以先达到的 1 条为准）。停药后咖啡因作用持续约 1 周。

不良反应：常规剂量使用 30 分钟后达有效浓度 5~25μg/ml，严重毒性与浓度 >50μg/ml 有关。不良反应有恶心、呕吐、利尿和心率过快（心率 >180 次 /min 可暂停用药）。

5. 经鼻持续气道正压通气（nasal-continuous positive airway pressure，NCPAP） 反复发作的呼吸暂停对药物无效者可用 NCPAP，NCPAP 可稳定上气道，防止气道梗阻，还可反射性刺激呼吸中枢，改善自主呼吸功能，可设置压力 2~4cmH$_2$O，吸入氧浓度则根据患儿的需要设置，同样应注意早产儿氧中毒问题。可替代 NCPAP 的是使用 2~8L/min 的高流量鼻导管通气。

6. 机械通气 对 CPAP 和药物均无效的患儿，需要血管插管行机械通气，参数为低 PIP（10~15cmH$_2$O）和 RR（10~20 次 /min）。

六、预后

预后与原发病有关。早产儿原发性呼吸暂停预后良好，而由新生儿神经系统疾病，如颅内感染、出血等引起的严重、反复发作的难治性呼吸暂停则预后不好。

七、转诊

早产儿呼吸暂停常见，且处理相对容易，一般不需要转诊。如果呼吸暂停经过药物治疗不能缓解者，需要有创通气支持，但不具备条件的医院需要转诊。

（程国强）

第六节　早产儿动脉导管未闭

动脉导管是胎儿循环的重要通道。但早产儿由于动脉导管肌肉发育不全,管壁薄,以致导管不能完全收缩,如有缺氧等因素阻止了动脉导管的正常收缩而使其持续开放,称为早产儿动脉导管未闭(patent ductus arteriosus,PDA)。

正常足月儿约 80% 在生后 1 天内形成功能性闭合,生后 3 天内几乎全部发生功能性关闭;约 80% 的婴儿于生后 3 个月、95% 的婴儿于生后 1 年内形成解剖性关闭。早产儿由于动脉导管肌肉发育不全,管壁薄,以致导管不能完全收缩,如有缺氧等因素阻止了动脉导管的正常收缩而使其持续开放。90% 健康的早产儿约生后第 4 天关闭,但在 7~10 天内可因缺氧等原因而重新开放。80% 在生后 3 个月解剖性关闭,若此时仍未闭的患儿,以后自然闭合的可能性很小。

一、病理生理

1. 出生数天内因肺动脉压仍较高,故分流量不大,杂音可不清楚,当肺循环阻力降低后,左向右分流增加,可出现明显心脏杂音。

2. 由于主动脉在收缩期和舒张期的压力均超过肺动脉,因而通过未闭的动脉导管的左向右分流的血流不断,肺静脉回流量增加使心室舒张容量负荷过重(前负荷),引起左心室扩张,左心室舒张压增大并继发左心房压力增加,最终导致左心衰竭、肺水肿,最后也可引起右心衰竭。PDA 存在时,主动脉血流逆流可继发体循环血流再分布,肾、肠系膜的血流将减少。

3. 长期大量血流向肺循环的冲击,形成肺动脉高压,当肺动脉压超过主动脉压时,左向右分流明显减少或停止,产生肺动脉血流逆向分流入降主动脉,患儿出现差异性发绀,下半身青紫,左上肢轻度青紫,而右上肢正常。

二、临床表现

症状主要取决于分流量大小,分流量小者出生时可无症状,分流量大者(常见于导管直径 >2.5mm)可出现以下临床表现:

1. 呼吸不稳定　因左向右分流增加,肺泡通气 / 血流比例失衡,引起换气障碍,导致出现呼吸急促、呼吸暂停,需提高吸氧浓度或呼吸机平均气道压参数。

2. 循环不稳定　主要表现为心动过速、低血压、尿量减少、心音低钝等,出现奔马律、心脏杂音等。

(1)心动过速:是指安静时心率 >160~170 次 /min,多为早期表现。

(2)低血压:在一些极低出生体重儿,低血压可能是 PDA 最早的临床表现。主要是舒张压下降,导致脉压增大(>25mmHg)或收缩压与舒张压的差值大于收缩压值的 1/2。

(3)出现奔马律和心音低钝提示存在心功能不全。

(4)心脏杂音:通常听到收缩期杂音,胸骨左缘第 2、3 肋间最明显。

3. 喂养不耐受　由于肠道缺血,可出现喂养不耐受。

三、辅助检查

1. 超声心动图　心脏超声检查可直接测量动脉导管的直径及分流方向,间接评价分流血量,是诊断 PDA 的金标准。

(1)导管直径:通常使用二维超声心电图,在导管底部最窄处测量导管直径,PDA 导管直径越大,分流量也越大。30 周胎龄以内的婴儿,出生后 7~31 小时测量导管直径≥ 1.5cm 预示发生症状性 PDA 的风险较高。

(2)左心房直径 / 升主动脉直径(LA/AO):PDA 射入肺血管的大量血液最终返回到 LA 导致左心房增大,而动脉血管不会增粗,所以 LA/AO 比值有价值。

(3)舒张期降主动脉血流量:PDA 婴儿由于存在异常动静脉通道,

降主动脉血流在收缩期向前流动,在舒张期后退,通过动脉导管进入肺血管。

2. 胸部 X 线检查 hsPDA 可有心胸比例增大、左心室增大、肺血增多、肺动脉段突出,提示导管分流量大。

3. 血气分析 hsPDA 可有代谢性酸中毒。

四、症状性 PDA

Malviya 等定义症状性 PDA 的标准是:出现临床征象(心脏杂音、水冲脉、心动过速、心前区波动增强、脉压增大、呼吸情况恶化)之一加上以下全部的超声学标准:①证实左向右分流;②左心房直径/升主动脉直径(LA/AO)>1.3;③导管直径 >1.5mm;④心室舒张期主动脉存在分流(是 PDA 分流量大的最好临床标志)。

五、治疗

1. 呼吸支持 继发于 PDA 的呼吸窘迫需行气管插管及机械通气。如果患儿已经进行机械通气,同时存在 PDA 时需提高呼吸机参数,呼吸机参数的调整应根据血气分析决定。提高呼气末正压(PEEP)有助于控制肺水肿。

2. 限制液量 液体限制(一般来说,早期每天 <120ml/kg,后期 <140ml/kg,使用布洛芬治疗期间液体控制在 100ml/kg 以内)能减少 PDA 血液分流并减少肺内液体积聚。如果有存在液体潴留的证据,可应用利尿剂。

3. 提高血细胞比容(Hct) 血细胞比容提高到 40% 以上可减少左向右分流。Hct 的增加通常能减轻 PDA 的某些症状(如杂音消失)。

4. 药物治疗 近年来研究建议仅对 hsPDA 进行治疗。决定药物敏感性关键因素是胎龄而不是日龄,33~34 周胎龄后治疗效果急剧下降。

(1)布洛芬:①使用方法:生后 10 天内用药效果好,2 周后药物的作用有限,33~34 周胎龄后治疗效果急剧下降。首剂 10mg/kg,第 2、

3 剂每次 5mg/kg,每剂间隔时间 24 小时,最好 5 倍稀释后鼻饲以减少布洛芬对胃肠道的刺激,用药期间继续肠道喂养,但不增加喂养量。第 1 个疗程后复查心脏彩超,若动脉导管仍未闭,可再用 1 个疗程,剂量均为每次 5mg/kg,每剂间隔时间 24 小时。注:足月儿生后动脉导管很快就对前列腺素 E_2 丧失了反应性,故布洛芬治疗通常是无效的。②禁忌证:导管依赖性心脏病;脑室内出血Ⅲ级或Ⅳ级;血小板计数 $<80 \times 10^9/L$;血肌酐 $>158\mu mol/L$ 或尿量 $<0.5ml/(kg \cdot h)$;怀疑或证实坏死性小肠结肠炎。

(2)对乙酰氨基酚:当布洛芬治疗失败后,亦可发挥有效 PDA 关闭作用,这避免了手术的高风险。一般每剂 15mg/kg 口服,间隔 6 小时,疗程 3 天,服药后 48 小时导管可发生功能性关闭。不良反应为肝毒性,G-6-PD 缺乏者禁用。

5. 手术治疗指征

(1)布洛芬等药物治疗失败者。

(2)PDA 引起明显的血流动力学改变;体循环平均动脉压低于其胎龄,有心力衰竭症状,LA/AO>1.6,左肺动脉平均流速 >0.6m/s。

(3)动脉导管直径 >3mm。

(4)生后 3 周为早期外科干预,3 周后为晚期外科干预。

注:右向左分流的 PDA 禁忌关闭。动脉导管开放对某些心血管畸形是有益的,如肺动脉闭锁、主动脉闭锁、三尖瓣闭锁、完全性大动脉转位、主动脉离断等需动脉导管开放进行分流,否则患儿可能因严重缺氧而迅速死亡。

六、转诊

存在血流动力学紊乱,药物关闭存在禁忌证或无效,需要手术治疗但不具备手术条件的需要转诊。

(程国强)

第七节　脑室周围 - 脑室内出血

脑室周围 - 脑室内出血（periventricular-intraventricular hemorrhage，PVH-IVH）是一种起源于脑室周围室管膜下生发基质的颅内出血，血液进入脑室系统即形成 PVH-IVH。主要见于胎龄 <32 周、体重低于 1 500g 的早产儿。

一、发病率

IVH 的发生率和严重程度与胎龄呈负相关。约 50% IVH 发生在生后 6~12 小时，75% 发生在 2 天内，90% 发生在 3 天内。早发 IVH 患儿中 10%~65% 有进行性脑室内出血，在确诊后的 3~5 天内病情最危急。

二、临床表现

临床表现差异较大，与出血量和部位有关。

1. **无症状型**　临床无症状，常规超声检查发现，多为Ⅰ～Ⅱ级 IVH，约占 25%~50%。

2. **非特异性表现**　囟门膨隆、血细胞比容突然降低、呼吸暂停、心动过缓、酸中毒、惊厥和肌张力、意识改变。

3. **严重时表现**　迅速出现的对刺激无反应、昏迷、呼吸异常、惊厥、去大脑姿势、瞳孔对光反射固定、前庭刺激眼球固定和四肢弛缓性麻痹。

三、并发症

脑室内的出血，不论出血量多少，最终均可变为脑脊液，其吸收时间长短与出血量多少密切相关。但严重病例可引起以下并发症：

1. **出血后梗阻性脑积水**　当侧脑室内血液及小凝血块进入第 3 脑室，又经过狭细的中脑水管时，可发生阻塞，影响脑脊液的正常循环通路，导致梗阻性脑积水（侧脑室、第 3 脑室扩大），常在出血后 2~3 周发生。

2. **脑室扩大导致白质损伤**　Ⅲ度以上 PVH-IVH 的颅内出血脑室扩大时，可因挤压或影响局部血流造成脑室旁白质损伤。

3. **脑室周围出血性梗死** 见于较严重的 PVH-IVH(Ⅳ级),脑室周围白质因生发基质血肿的压迫导致静脉闭塞,影响白质灌注,从而恶化为脑实质出血性梗死,易发生在侧脑室前角附近,多发生在出血后 2~3 天,高峰期第 4 天。

四、辅助检查

颅脑 B 超对此类出血具有特异性的诊断价值,优于 CT 和 MRI。根据出血发生发展的过程及血液在脑室内充填的量而判断出血程度。

1. **根据头颅影像学检查分为 4 级** Ⅰ级:室管膜下生发基质出血;Ⅱ级:脑室出血,但无脑室扩张。Ⅲ级:脑室内出血伴脑室扩大。Ⅳ级:脑室扩大伴脑室旁白质损伤或出血性梗死。

2. **颅脑 B 超脑室增大测量方法** ①可测量旁矢状面侧脑室体部最宽纵径,6~10mm 为脑室轻度增大,11~15mm 为中度增大,>15mm 为重度增大;②也可由内向外测量旁矢状面侧脑室后角斜径, ≥ 14mm 为脑室增大;③侧脑室前角宽度 >4mm 为脑室增大。

五、治疗

(一) 一般治疗

1. 保持安静,减少干扰,保暖,抬高头位 30℃。

2. 维持水电解质平衡,保证正常血容量。

3. **维持良好的通气、换气功能** 使血气在正常范围(pH 7.25~7.45、PaO_2 60~80mmHg、PCO_2 40~50mmHg)。

4. 维持循环功能稳定,避免血压波动过大。

(二) 止血治疗

1. **维生素 K_1** 每次 1mg/kg 静脉注射,每天 1 次,共 3~5 天。

2. **巴曲酶** 每次 0.2~0.5U 静脉注射,每 6~12 小时 1 次。

3. **酚磺乙胺** 每次 12.5mg/kg,静脉滴注,每 6~8 小时 1 次。

4. 必要时输新鲜血或血浆 10ml/(kg·次),纠正贫血及补充凝血因子。

(三) 控制惊厥

有惊厥者首选苯巴比妥,负荷量为 20mg/kg,静脉推注时间 >10

分钟。如果惊厥不能控制，每 15 分钟重复 5mg/kg，直至惊厥停止或累计总量达到 40mg/kg。12~24 小时后用维持量 5mg/(kg·d)，单剂使用或每 12 小时 1 次，有效血药浓度 20~40mg/L，神经系统检查和 EEG 正常超过 72 小时，可停药。

（四）出血后脑积水的处理

脑室内出血，其血性脑脊液引起化学性蛛网膜炎，脑脊液吸收障碍，导致脑室扩大，虽较常见，但 87% 能完全恢复，只有约 4% 的 IVH 可发展为出血后非交通性脑积水（Ⅲ级 78%、Ⅳ级 100% 可发生脑积水）。

急性期过后，应随访颅脑超声检查评估脑室大小，根据超声检查脑室扩张的进展速率和严重程度，可进行脑室穿刺引流、脑积水分流术等相应处理。

1. **埋置皮下脑脊液存储器（Omaya 囊）**　是在头皮帽状腱膜下放置一个储液囊，储液囊由一导管连至侧脑室，通过经头皮对储液囊的反复穿刺，把脑室内脑脊液通过储液囊引流至体外，达到治疗脑积水的目的。储液囊可以反复穿刺，并发症发生率低，最多可放置 6 个月左右，每天引流量一般 10~15ml/kg，定期复查颅脑超声监测脑室大小即可。

2. **直接脑室外引流**　能够把脑脊液较快地引流到体外，是一个延缓脑室扩大的有效方法。引流管一端置于侧脑室内，另一端接无菌引流袋，接通后即可引流脑脊液，引流袋悬挂于患儿脑室下方 10~15cm 处，每天引流的脑脊液量一般 10~15ml/kg，根据前囟张力、超声监测脑室的大小调整引流量。一般外引流的时间不超过 10~14 天。

3. **脑室 - 腹腔分流术**　上述方法无效者，可行脑室 - 腹腔分流术。脑脊液蛋白水平增高是否增加引流并发症机会及患儿脑脊液蛋白水平高时是否应该延迟引流仍存在争议。

六、预后

主要远期神经系统后遗症主要取决于脑实质受累范围。

1. Ⅰ~Ⅱ级出血大部分预后相对良好，但Ⅱ级仍有发展成Ⅲ级的可能，最好于首次检查后 2~3 周再次进行影像学评估。

2. Ⅲ～Ⅳ级出血者预后不良,Ⅲ级认知或运动障碍发生率35%~50%(预后不良主要与脑室进行性扩大有关,即使是Ⅲ级合并出血后脑积水,约1/3可自然停止,1/3经非手术治疗后可停止,1/3最终需手术治疗),Ⅳ级认知障碍和脑瘫等结局发生率75%(Ⅳ级是造成早产儿偏瘫的主要原因。因为脑室周围的白质是少突神经胶质细胞所在的地方。少突神经胶质细胞主要负责髓鞘的形成,也就是神经纤维(轴突)外面包的一层髓磷脂,就如在电线外面包的一层绝缘布,起到绝缘的作用。所以,如果不能形成髓鞘,患儿就不能控制自己的运动和姿势,就会出现痉挛性脑瘫。颅内出血造成的脑室周围白质损伤往往是单侧性的,造成的是一侧肢体的瘫痪,所以又称痉挛性偏瘫)。

3. 合并出血性脑梗死者,远期后遗症主要为痉挛性的偏瘫或不对称性四肢瘫。

附1:对Ⅱ级和Ⅲ级IVH需慎重交代病情。

附2:直径<1cm的损伤,特别是额顶叶的损害,可能与后期脑性瘫痪无关。合并额叶、顶叶及枕叶的广泛的单侧梗死的病例中,有超过80%的患儿出现大运动障碍,例如痉挛性偏瘫或不对称四肢瘫。如果大的单侧梗死造成了中线移位会增加神经伤残的可能。广泛的双侧实质损害100%与严重的运动和认知障碍有关。

七、转诊

早产儿颅内出血发生率较高,但严重出血(Ⅲ～Ⅳ级)相对少,且没有特异性治疗,因此一般不需要转诊,特别是出血后急性期。下列情况需要转诊:①严重颅内出血需要有创呼吸支持的患儿但本院不具备条件;②存在其他疾病且治疗不理想的或颅内出血需要积极寻找病因者;③需要外科评估的患儿。

(程国强)

第八节 早产儿脑室周围白质软化

早产儿最常见的脑损伤为脑室周围白质局灶性坏死及神经胶质细胞增生,统称为脑室周围白质软化(periventricular leukomalacia,PVL)。PVL 是造成早产儿脑性瘫痪的最主要因素。

一、分类

1. **囊性 PVL** 指脑室旁深部白质坏死形成的局灶性囊腔,该区域内全部细胞受累,囊性变可以随时间进展。大多数囊腔在生后 2~4 周开始出现。

2. **弥漫性 PVL** 是早产儿最常见的脑损伤形式,也是造成认知障碍和神经发育异常的主要原因。

二、临床表现

PVL 是一种典型临床无痛性病变,在数天到数周进展但几乎无外在神经表现,直至数周到数月后首先发现强直痉挛,或者到儿童在学校表现认知困难。病变严重时,也只是表现为反应差,偶有视觉反应异常。

三、影像学检查

1. **头颅超声检查** 对出生体重 <1 000g 的婴儿在生后 3~5 天进行首次超声筛查。IVH 和早期的白质回声增强,如"光晕征"或"高回声"。生后 10~14 天监测第 2 次超声时可以发现 84% 的 IVH 和一些积水、囊肿形成,第 3 次超声(28 天)检测应该发现所有的 IVH、脑室旁回声增强和大多数早期脑室扩大,建议出院前完成最后一次超声筛查。

超声检测到的广泛的皮质低回声仍然是早期脑性瘫痪的最可靠的预测指标。在 50% 的病例中,非囊性强回声持续 2 周以上也与脑性瘫痪有关。长期持续强回声是预后不良的标志。在 1 周内消失的一过性白质强回声患儿的预后相当于正常颅脑超声表现者。

2. MRI MRI 对于 PVL 的检测更为优越。在受损的脑内，水不完全沿着白质神经束流动。建议在条件允许的情况下，生后 4~14 天进行首次颅脑 MRI 检查；纠正胎龄 36~40 周或出院前做第 2 次检查，此时的 MRI 检查对判断脑发育和评估预后价值较大。

(1) 弥散加权成像（DWI）：是利用水分子弥散运动的特性进行弥散测量和成像。是对早期组织水肿显示最佳的方法。临床可用于早产儿白质损伤的早期确诊。

(2) 弥散张量成像（DTI）：可观察脑白质束的走向、绕行、交叉及中断、破坏等，是较新的研究新生儿脑白质损伤的方法。

注：强调动态影像学检查的重要性。PVL 的病理变化也呈动态的过程，如在生后不同时间经历了回声增强期（生后 1 周左右）、相对正常期（生后 1~3 周）、囊腔形成期（生后 2~6 周）和囊腔消失期（生后 4~12 周）等。

3. 振幅整合脑电图（aEEG） 需在生后 1 周内检测。生后 1 周内 aEEG 严重异常预示近期预后不良，生后第 7~19 天的 aEEG 异常则可预测脑瘫的发生及神经系统发育迟缓等。

四、防治

1. **防止脑血流波动、维持脑灌注** 在新生儿早期应关注血压和血气的稳定，防止全身性低血压、轻度低氧血症及明显高或低碳酸血症，避免被动压力脑循环的发生。

2. **防治围产期感染** 预防母 / 胎感染是预防 PVL 发生的措施之一，母亲产前感染应用抗生素可降低早产儿 PVL 发生的危险性。

3. **应用自由基清除剂** 预防自由基攻击、避免脑白质 pre-OLs 受损是防治的另一重点，维生素 E、别嘌呤醇等可减少活性氧产生的毒性作用，从而降低少突胶质细胞前体细胞的死亡，对防治 PVL 可能有益，但目前仍没有足够的证据支持临床应用。

4. **谷氨酸受体拮抗剂** 神经节苷脂可抑制谷氨酸受体过多激活所致的各种病理生理改变，具有神经元保护作用。

五、神经发育预后

PVL 常是双侧对称性的白质损伤,白质的损伤就会影响到少突神经胶质细胞的发育和髓鞘的形成,所以是引起早产儿双下肢痉挛性瘫痪的主要原因,由于病变广泛,除运动障碍外,尚可影响到儿童的认知、语音、视觉和行为的发育。

1. **运动功能障碍**　典型的远期神经系统异常是脑瘫。侧脑室前角附近和半卵圆中心发生 PVL 时,下肢运动功能最易受累,因起自于皮质运动区支配下肢运动的皮质脊髓束纤维途经此处。严重的 PVL,常造成四肢痉挛性瘫痪。

2. **认知功能障碍**　脑白质损伤不仅局限于软化灶部位,而且会波及灰质,对脑的进一步发育造成威胁,包括轴突以后若干时间的髓鞘化进程,同时存在神经元数量的减少,直接影响到发育中脑的神经功能的组织与分化,从而导致智能、认知障碍。

3. **视听功能障碍**　由外侧膝状体发出白质纤维束,形成视辐射,最终投射至枕叶视觉中枢,当侧脑室后角三角区附近白质,或位于额中回的眼球协调运动中枢受损,小儿会发生视力、视野异常。当发自于内侧膝状体,向颞叶听觉中枢投射的白质纤维受损,则发生听觉功能异常。

(程国强)

第九节　早产儿贫血

早产儿贫血(premature anemia)发生时间早,多在出生后 3~4 周开始出现,部分会出现贫血的临床表现如呼吸暂停、心功能不全、喂养不耐受、发育不良等,多为正细胞正色素性贫血,恢复时间较足月儿长,对治疗的反应相对差。

一、病因和发病机制

(一) 生理性贫血

1. **红细胞生成素(erythropoietin,EPO)产生减少**　早产儿生成

EPO 的部位在肝脏,出生数周后才过渡至肾脏(肾皮质间质细胞),而肝脏、肾脏对于缺氧的敏感性弱。

2. 红细胞寿命缩短　红细胞寿命缩短至 45~60 天,胎龄越小,红细胞寿命越短。

3. 医源性失血　早产儿出生早期合并症较多,需要更多的监护和监测,过多地采血可导致医源性失血。

(二) 早产儿营养因素

1. 铁缺乏　胎儿铁含量与胎龄成正比,妊娠后 3 个月快速增加,另外早产儿生长速度较快,所以其体内贮存铁的利用和消耗增加,发生小细胞低色素贫血。

2. 其他营养素　叶酸缺乏可发生巨幼细胞性贫血;维生素 B_{12} 缺乏,降低 EPO 生成;维生素 E 缺乏与溶血性贫血有关。铜缺乏影响铁的吸收。

(三) 早产儿疾病因素

1. 感染　感染可引起红细胞破坏增加。

2. 失血　双胎输血、胎 - 母输血、肺出血、消化道出血等。

3. 溶血　主要是血型不合引起溶血性贫血。

二、临床表现

早产儿贫血的发生率与出生时胎龄成反比,常发生在胎龄 <32 周的早产儿,多发生在生后 3~4 周,大多数无症状,严重贫血可出现以下症状:①心动过速;②辅助供氧需求增加;③呼吸暂停或心动过缓;④体重增长缓慢。

三、实验室检查

1. 急性失血　①血红蛋白:出生时正常,24 小时迅速下降;②红细胞形态:正细胞正色素性;③网织红细胞:出生时正常,2~3 天后上升;④血清铁:出生时正常。

2. 慢性失血　①血红蛋白:出生时即低;②红细胞形态:红细胞大小不一,异形红细胞;③网织红细胞:代偿性增高;④血清铁:出生时即低。

3. **血清铁蛋白** <12mg/ml。

四、诊断标准

根据血红蛋白诊断,一般认为日龄 2 周内:胎龄 <28 周,血红蛋白 <120g/L;胎龄 ≥ 28 周,血红蛋白 <130g/L;而足月儿血红蛋白 <145g/L。2 周后:足月儿 <110g/L,早产儿 <100g/L 可诊断贫血。

分度:轻度,120g/L ≤ Hb<144g/L;中度 90g/L ≤ Hb<120g/L;重度,60g/L ≤ Hb<90g/L;极重度,Hb<60g/L。

五、贫血预防

1. **脐带延迟结扎或脐带挤压**

(1)不需要复苏早产儿出生时脐带延迟结扎 60 秒,并把早产儿放在低于胎盘的位置,可增加 8%~24% 的血容量,可以减少后期贫血。

(2)对不能延迟结扎脐带的极低出生体重儿,在尚未钳夹脐带前对距新生儿端 20cm 处的脐带连续挤压 3 次。

2. 减少医源性失血。

3. **合理喂养** 采用母乳 + 母乳强化剂或铁强化配方乳喂养。

4. **铁剂的应用** 为避免氧化损伤,2 周内避免补铁。2~4 周起补铁可防治后期贫血及程度。

(1)在能够耐受肠内营养的前提下,出生 2 周后经口补充更安全。

(2)未接受 EPO 期间,2~4mg/(kg·d)。

(3)接受 EPO 期间,6mg/(kg·d)。

(4)建议出生体重 <1 500g 早产儿补充 1 年。

六、治疗

(一) 输注红细胞

1. **早产儿输血指征** 输注红细胞的目的是确保组织得到适当的

氧合和改善贫血的症状。目前常用 1991 年 Strauss RS 提出的早产儿输红细胞指南,见表 5-9-1。

(1)下列情况是否维持 Hct ≥ 30% 仍存在争议:①能量 ≥ 100kcal/(kg·d) 时,生长发育迟缓,每天体重增加 <10g/(kg·d);②给予咖啡因后,呼吸暂停和心动过缓发生率仍增加;③乳酸浓度增加 >2.5mmol/L;④心率增快,安静时 >180 次 /min;⑤呼吸增快:安静时 >80 次 /min。

(2)无症状早产儿,每 4~6 周查网织红细胞计数来评估是否需要输入红细胞。网织红细胞计数 >0.1 × 10^{12}/L(3%~10%)、Hct>20%,若患儿无贫血临床表现时,尽量不输血,因为输入红细胞不仅会抑制内源性 EPO 的产生,还增加了血液传播疾病的感染风险,特别是巨细胞(CMV),以及人类免疫缺陷病毒(HIV)、乙肝病毒、丙肝病毒等感染。

表 5-9-1　早产儿输血指征

Hct/Hb/g·L^{-1}	需氧程度	输血量及用法
Hct ≤ 0.35 或 Hb ≤ 110	机械通气(MAP>8cmH$_2$O, FiO$_2$>40%)	15ml/kg,2~4h
Hct ≤ 0.30 或 Hb ≤ 100	机械通气或 CPAP(FiO$_2$<40%)	15ml/kg,2~4h
Hct ≤ 0.25 或 Hb ≤ 80	婴儿需要氧,但不需要其他呼吸支持者	20ml/kg,2~4h
Hct ≤ 0.20 或 Hb ≤ 70	婴儿无症状,Ret<0.1 × 10^{12}/L	20ml/kg,2~4h

2. **输血时的注意事项**　①注意输血前后适当禁食以减少 NEC 的发生,特别对原有腹胀、喂养不耐受、严重感染等合并症的患儿。②输血时注意维持血糖稳定。一方面,有时候输血时需要暂停静脉营养液输入;另一方面,输入的红细胞也增加葡萄糖消耗,所以需要监测血糖,及时调整输液内容,维持血糖稳定。③对极低和超低出生体重儿,输血后一般给予适当利尿,保持出入量平衡。

(二)补充铁剂

输血 2 周后,应给予治疗量元素铁 4~6mg/(kg·d),该补充量包括强化铁配方乳、母乳强化剂、食物和铁制剂中铁元素含量,建议补铁到生后 12 个月。

(三) 重组促红细胞生成素(EPO)

对某些需要维持相对较高的 Hct 新生儿,如伴有 BPD、发绀型心脏病等,应用 EPO 可降低后期输血量。

1. **剂量**　每次 250U/kg,每周 3 次,至少持续静脉输注 4 小时,疗程 4~6 周。接受 EPO 治疗的新生儿需要补充铁剂,每天元素铁 6mg/kg。

2. **监测**　治疗前监测网织红细胞计数、血细胞比容、血红蛋白水平、中性粒细胞数,开始治疗后每 1~2 周检查 1 次。如果中性粒细胞总数 $<1.0 \times 10^9$/L,应该停药。如果对 EPO 反应不好,需要检查血清铁蛋白以确定是否有铁缺乏。

(四) 补充维生素 E

维生素 E 为抗过氧化剂,对维持红细胞的完整性及稳定性很重要。使用 EPO 同时或矫正胎龄在 38~40 周给予维生素 E,每天 25U,口服,疗程 2 周。

(程国强)

第十节　支气管肺发育不良

支气管肺发育不良(bronchopulmonary dysplasia,BPD)是指出生后持续氧依赖(FiO_2>21%)超过 28 天的新生儿。更确切地说,<32 周胎龄早产儿在生后 4 周时(或对于较大的出生胎龄者,在生后 56 天)仍需依赖氧提示严重肺功能不全。

一、分度

1. **胎龄 <32 周**　根据矫正胎龄 36 周或出院时需 FiO_2 分为:①轻度:未用氧;②中度:<30%;③重度:$FiO_2 \geq 30\%$ 或需机械通气。

2. **胎龄 ≥ 32 周**　根据生后 56 天或出院时需 FiO_2 分为:①轻度:

未用氧;②中度:$FiO_2<30\%$;③重度:$FiO_2 \geqslant 30\%$ 或需机械通气。

注:肺部 X 线表现不应作为疾病严重性的评估依据。

二、评估

1. 动脉血气分析

(1)代偿性呼吸性酸中毒。

(2)需要吸氧才能维持氧分压在正常范围内。

2. 影像学特征

(1)经典 BPD:Northway 根据 BPD 的病理过程将胸部 X 线平片分 4 期:Ⅰ期(1~3 天):双肺呈磨玻璃样改变;Ⅱ期(4~10 天):双肺完全不透明;Ⅲ期(11~30 天,慢性期):双肺野密度不均,呈线条状或斑片状阴影间伴充气的透亮小囊泡;Ⅳ期(1 个月后):双肺透亮区扩大呈囊泡状,两肺结构紊乱,有散在条状或片状影,以及充气过度和肺不张。胸部 X 线异常可持续至儿童期。

(2)新型 BPD:X 线改变不典型,仅呈肺过度充气和肺纹理轮廓模糊影,偶见小泡状影;而轻型 X 线常无明显改变,或仅见磨玻璃状改变。

3. 肺功能检查

肺顺应性低 0.8~1.0ml/cmH_2O,同时肺阻力显著增加至 120~140$cmH_2O/(L\cdot S)$,呼气相呼吸道阻力大多也增加。

4. 超声心动图检查

严重 BPD 应每 4~6 周检查一次,了解是否发生肺心病。

三、治疗

(一) 呼吸支持

1. 氧气

足够的供氧可防止 BPD 患儿出现低氧性肺动脉高压和肺源性心脏病。维持 pH 7.25~7.35、PaO_2 50~70mmHg、$TcSO_2$ 90%~95%,允许 $PaCO_2$ 60~70mmHg。必要时输血改善血液携氧功能,当吸氧浓度 >35% 时,维持 HCT>35%。

2. 正压通气

机械通气的过程中,尽量应用低 PIP、高 PEEP,维持足够的功能残气量,维持肺扩张。

（二）液体管理、营养支持

1. **限制液体** 常需要限制液体量在每天 130ml/kg 以下,在严重的 BPD 病例中限制在每天 120ml/kg。

2. **营养支持** 肺的正常发育、抗损伤以及修复能力均有赖以较高能量的营养支持,一般需要 140~160cal/(kg·d)。不能因为限液而降低热量供给。

（三）改善肺功能

1. **利尿治疗** 用于治疗 BPD 引起的肺水肿效果显著,在迅速控制肺水肿、改善肺顺应性、降低气道阻力、改善肺功能等方面。可开始给予呋塞米(每次 0.5mg/kg,每天 1 次)3~5 天进行试验性治疗,观察 BPD 改善情况,如无改善,停用;如改善,改用口服利尿剂,常联用氢氯噻嗪及螺内酯各每次 1mg/kg,每天 2 次,疗程根据肺水肿情况。

2. **糖皮质激素** 激素具有强大的抗炎作用,可抑制炎症反应,减轻支气管及肺水肿,促进肺抗氧化酶及表面活性物质生成,迅速改善肺功能,有助于撤离呼吸机。但激素除了引起高血糖、高血压、感染、消化道溃疡、生长抑制和心脏肥大等不良影响外,还可能抑制超低出生体重儿头围生长、神经系统发育以及肺组织成熟,引起婴儿神经系统发育迟缓和脑瘫等副作用。2002 年美国儿科学会推荐的应用标准:仅在病情严重等特殊的情况下应用,如 $FiO_2>0.5$,$MAP>12~14cmH_2O$;反复肺水肿而利尿无效以及出现支气管高反应症状,如喘鸣、肺分泌物过多等。

（1）地塞米松:2010 年美国儿科学会推荐对出生 2 周后仍依赖机械通气的早产儿(体重 >1 000g)可考虑使用低剂量地塞米松〔0.15mg/(kg·d),常用 3~5 天〕,大部分可以顺利拔除气管插管。后期(>3 周)需在感染控制的情况下使用,目前国内常用 9 天疗法(总量 0.9mg/kg)为一个疗程,即剂量按 0.15mg/(kg·d)、0.10mg/(kg·d)、0.05mg/(kg·d)递减,均每 12 小时 1 次,每个剂量连续用 3 天,静脉或口服给药,一般用 2 个疗程,超过 2 个疗程或总量超过 2mg/kg 累积量时副作用相对会增加。如治疗 3 天后呼吸机参数降低,可继续治疗,否则应停止地塞米松应用。

(2) 氢化可的松：早期用药(≤7天)效果较好，剂量为1~4mg/(kg·d)，总量6~18mg/kg，疗程7~15天，副作用较地塞米松少。

(3) 吸入性糖皮质激素：如布地奈德，每次0.25mg/kg，每天2次；或布地奈德0.25mg/kg+肺表面活性物质5mg/kg，滴入气管内，疗程2周。

3. β-受体激动剂 暂时缓解症状，降低肺阻抗，提高顺应性。常用药为沙丁胺醇，每次0.25ml，每天2次。

4. 抗胆碱药 与β-受体激动剂联用治疗支气管痉挛，减轻呼吸系统阻抗性，增加顺应性，常用药物为异丙托溴铵，每次250μg，每天2次。

(四) 抗感染

BPD患儿易合并肺部及全身感染，导致病情恶化及危及生命，控制感染是治疗BPD的关键。

四、预后

长期并发症有高反应性气道疾病、反复下呼吸道感染、喂养困难、生长发育迟缓。重度BPD引起死亡的主要原因为反复下呼吸道感染、败血症、新生儿持续性肺动脉高压及肺心病。

五、预防

1. 预防早产。

2. 对于可能发生早产的孕妇产前使用糖皮质激素，以促进PS生成。

3. 生后1周内在使用PS的同时，使用布地奈德0.5mg 1次。

4. 对于早产儿机械通气时可采用肺保护性通气策略 允许性低氧：PaO_2 50~70mmHg，SaO_2 90%~95%；允许性高碳酸血症：$PaCO_2$ 45~55mmHg，pH>7.25。

5. 控制感染。

6. 关闭有症状性 PDA。

7. **咖啡因** 在出生体重 <1 250g 患儿前 10 天内使用可将 BPD 发生率由 47% 降低至 36%。

六、转诊

由于超早产儿出生率及抢救成功率增加,BPD 将是未来新生儿医师面临的主要问题之一。BPD 发病率和严重度与胎龄和早期呼吸管理有关。因此下列情况下应尽可能转诊:①没有专门 NICU 病房的医院,胎龄 <30 周的早产儿尽可能转诊;②生后 1 周内不能撤离有创呼吸支持,且呼吸支持参数相对较高(高频通气,FiO_2>40% 等);③生后 2 周不能撤离有创呼吸支持;④存在早产儿其他并发症如 PDA、NEC、PVL 等。

(程国强)

第十一节 肠外营养相关性胆汁淤积

肠外营养相关性胆汁淤积(PNAC)是指持续接受 PN 超过 14 天的早产儿,血清结合胆红素 >2.0mg/dl 或结合胆红素超过血清总胆红素 20%(多数患儿 >50%)。

一、病因

PNAC 是一种多因素的并发症,与胎龄、体重、PN 持续时间、肠内喂养开始时间等明显相关,也与早期感染及肠道手术等基础疾病密切相关。

二、临床表现

临床出现皮肤黄疸持续不退或加重、黄疸颜色暗、大便颜色变浅的表现。严重 PNAC 可引起胆汁淤积性肝硬化,甚至肝功能衰竭。

三、辅助检查

1. 血清总胆红素 >5mg/dl,直接胆红素占总胆红素比例 >20%。

2. 血清碱性磷酸酶(ALP>400U/L)、γ- 谷氨酰胺转移酶(γ-GT>147U/L)、胆汁酸(>10μmol/L)及胆固醇升高(>4.0mmol/L)。

3. ALT、AST 早期正常,后期升高。

4. **肝脏合成功能障碍** 凝血酶原时间及部分凝血活酶时间延长,总蛋白及白蛋白下降。

5. **甲胎蛋白(AFP)** 可了解肝细胞坏死情况,可不同程度升高。

注:在上述检查指标中,γ-GT 升高及 DBil 占 TBil 的比例 >20% 的特异性较高;TBA 在 PNAC 早期即升高,较转氨酶升高更早。

四、治疗

1. **肠内营养** 在 PNAC 的治疗中,最重要的是加强肠内营养,以减少对 PN 的依赖性。选用富含中链脂肪酸 MCT 的配方乳,原因是其水溶性大、分子较小、表面张力低,易于与水乳化,不需胆盐参与即可直接吸收,并且容易透过病变的肠黏膜;其在肠黏膜中不重新酯化,以脂肪酸形式经门静脉直接吸收。

2. **肠外营养成分** PNAC 患儿对脂肪的代谢能力下降,因此脂肪乳剂量限制在 2g/kg 以下。

3. **积极控制感染并给予微生态调节剂** 脓毒症的反复发作是 PNAC 的重要危险因素。

4. **利胆药**

(1)熊去氧胆酸:该药口服后迅速吸收,从门静脉进入肝内,与甘氨酸或牛磺酸结合,随胆汁排至胆系。因其为无毒性的亲水性胆汁酸,可置换胆汁中有毒性的胆汁酸盐,以缓解胆汁淤积的致病作用。用法为每次 10~15mg/kg,每 12 小时一次,注意对有胆道梗阻患儿要禁用。治疗 2 周后若血清结合胆红素持续降低,但血清氨基转移酶活性仍较高,尚可继续使用。

(2)丁二磺酸腺苷蛋氨酸针:治疗肝内胆汁淤积,60mg/(kg·d)加入 5% GS 中静脉滴注,每天 1 次,共 2 周。

(3)还原型谷胱甘肽:可改善肝功能,保护肝细胞膜,增强肝脏酶活性,促进肝脏解毒作用。用法为每次 100mg/kg,每天 1 次。

(4)中药:有一定的利胆退黄作用如茵栀黄口服液,3~5ml/ 次,每天 3 次。

(5)苯巴比妥:能诱导肝细胞微粒体葡萄糖醛酸转移酶和 Na^+-K^+-ATP 酶活性,促进胆汁的排泄,剂量 5mg/(kg·d),分 3 次口服。

5. 脂溶性维生素 当肠腔内胆汁酸浓度低于正常时,脂溶性维生素 A、D、E、K 的吸收易发生障碍,因此有必要补充适量的脂溶性维生素,可每天口服维生素 A、D;每周注射维生素 K_1 1mg 1 次;每 2 周间歇肌内注射维生素 E 10mg/kg,以维持血清维生素 E 的水平。

五、转诊

胆汁淤积病因较为复杂,如果不能完全用静脉营养导致的胆汁淤积解释病情时应积极寻找其他原因。下列情况可考虑转诊。

1. 大便颜色逐渐变淡,不能除外胆道闭锁者。
2. 短期应用静脉营养即发生胆汁淤积者。
3. 停用静脉营养后胆汁淤积好转不明显者。
4. 明确病因但当地无条件干预者。
5. 严重肝功能衰竭者。

(程国强)

第十二节 早产儿代谢性骨病

早产儿代谢性骨病(metabolic bone disease,MBD)其发生主要与骨化相关的钙、磷代谢异常和调节钙磷代谢的维生素 D、甲状旁腺激素(PTH)分泌异常有关,血碱性磷酸酶(ALP)升高,最终使骨矿物质含量减少,骨小梁数量减少;影像学表现为骨质变薄、骨密度下降,严重时可出现佝偻病样改变,甚至发生骨折。

一、流行病学特点

早产儿 MBD 多发生在生后 6~16 周。早产儿 MBD 发生与出生体重密切相关,其中超低和极低出生体重儿 MBD 发生率为 16%~40%。

二、病因

1. **钙磷缺乏** 为主要原因,孕晚期胎儿快速生长使得宫内矿物质需求增加,钙 120mg/(kg·d),磷 60mg/(kg·d)。出生后矿物质摄入吸收差使得新生儿骨及重建骨钙化差。

(1)早产儿低矿物质饮食易发代谢病。

(2)母乳喂养的早产儿未及时添加母乳强化剂。

(3)长期肠道外营养。

(4)未使用早产儿配方乳。

(5)药物(如利尿剂)导致肾脏钙质流失。

2. **维生素 D 缺乏** 母乳中仅含有维生素 D 25~50U/L,不足以维持早产儿正常 25-$(OH)D_3$ 水平。然而,即使补足维生素 D,极低出生体重儿虽能合成 1,25-$(OH)_2D_3$,但前几周合成量极少。

(1)母体维生素 D 缺乏:可引起先天性佝偻病。

(2)维生素 D 摄入或吸收补足:可引起营养性佝偻病。

(3)肝胆管性佝偻病:大部分源于维生素 D 吸收不良。

(4)慢性肾衰竭(肾性骨营养不良)。

(5)长期应用苯妥英钠或苯巴比妥增加 25-$(OH)D_3$ 代谢。

(6)遗传性假性维生素 D 缺乏:Ⅰ型(1α- 羟化酶活性异常或无);Ⅱ型〔组织抵抗 1,25-$(OH)_2D_3$。

三、临床表现

早产儿 MBD 早期无特异性临床表现,可表现为体重不增、生长发育迟缓,呼吸不畅或不能撤呼吸机,肌张力低下,病理性骨折致触摸疼痛,头围线性生长降低、前额凸、前囟增大、颅缝增宽、颅骨软化(颅骨后扁平)、肋串珠(肋软骨连接处肿胀)、骨质变薄、骨骺增宽等。

四、辅助检查

(一)实验室检查

1. **碱性磷酸酶(ALP)和血磷** MBD 最常见的生化改变包括低血磷和高 ALP。低血磷可以作为矿化不足最早的指标,生后 7~14 天即可出现异常。90% 的 ALP 存在于骨骼,故 ALP 可作为骨矿化的一个重要指标。血清磷 <1.8mmol/L,同时 ALP>500U/L 提示早产儿 MBD。

骨源性碱性磷酸酶(NBAP)是成骨细胞的表型标志物之一,它可直接反映成骨细胞的活性或功能状况,是近年来主要用于小儿佝偻病早期诊断和亚临床鉴别的特异性参考指标。正常水平 ≤ 250U/L。

2. **血钙** 由于骨钙大量动员,早产儿骨代谢病的血钙浓度可以正常或偏高。即使到代谢性骨病的晚期它仍可保持正常。

3. **甲状旁腺激素(PTH)** 有研究表明 PTH 筛查早产儿代谢性骨病是一种比 ALP 更好更灵敏的早期标志物。在生后 3 周时,PTH 水平 >180mg/dl 或血磷水平 <1.5mmol/L(4.6mg/dl)时,发生严重代谢性骨病的敏感性为 100%,特异性为 94%。

4. **血清 25-(OH)D$_3$** 如果肝功能正常,一般血 25-(OH)D$_3$ 正常(正常值 15~35ng/ml 或 50~250nmol/L),无需常规监测。对复杂难治的病例需检测血清 1,25-(OH)$_2$D$_3$。生后 1 个月时 25-(OH)D$_3$ 浓度 ≤ 15ng/ml(50nmol/L)为维生素 D 缺乏;15~20ng/ml 为维生素 D 不足;>20ng/ml 为维生素 D 充足。

(二)影像学检查

MBD 的 X 线主要表现为骨质变薄、肋骨软化、长骨骨质疏松、骨骺变宽、骨折等。但早期 MBD 的 X 线表现无明显异常,故一般不用于 MBD 的早期诊断。B 超可进行床旁检查,方便随访,是目前常用的方法之一,但相关新生儿正常值缺乏。双能 X 线是诊断金标准,但国内开展较少,也没有相关的正常参考值。

五、治疗

早产儿 MBD 主要以预防为主,对已出现 MBD 的早产儿,需加强钙、磷、维生素 D 等的补充,如已骨折,则需及时手术治疗,把 MBD 的影响降至最低。

1. 极低出生体重儿尽早开始肠道营养,早期达到全肠道喂养,使血钙升高,代谢性骨病降低。

2. 应用强化母乳喂养或早产儿配方乳。

3. **维生素 D 的补充** 生后 2 周开始补充。每天补充维生素 D 1 000U,使血清 25-(OH)D_3 水平 >50nmol/L。对于胆汁淤积、吸收不良、肾脏疾病、使血清 25-(OH)D_3 水平 >125nmol/L 以上。

4. **钙和磷的补充** 在用强化母乳或早产儿配方乳的婴儿,可加少量钙剂[一般元素钙每天 40mg/kg(10% 葡萄糖酸钙每天 5ml/kg)]和磷酸钠或磷酸钾(钙磷比例 2:1~3:1)。如果患儿血磷 <1.3mmol/L 持续 1~2 周后,建议直接补充磷。

(1)严重低磷血症:每次 0.15~0.3mmol/L(元素磷 5~9mg/kg),缓慢静脉输注几小时,或在每天的 24 小时静脉输注维持液中稀释(优先考虑)。

(2)维持量:目前没有理想的口服磷制剂,可考虑应用静脉磷制剂,每天服用磷酸钾 0.3~0.6mmol/L(10~20mg/kg)可改善大多数早产儿的低磷血症。

5. 若存在严重代谢性骨病,如碱性磷酸酶 >1 000U/L、血清磷 <1.3mmol/L 时,可肌内注射维生素 D_3 15 万 ~30 万 U,同时直接补充钙和磷,1 个月后开始每天补充维生素 D 400U。

6. 一般不需要转诊治疗。除非发生骨折而不能处理者。

六、预后

一般情况下,早产儿代谢性骨病会在 2 岁时恢复,或者予以强化配方乳喂养,6~12 周可恢复,但 MBD 早产儿 8~12 岁时身高较同龄人低。

(程国强)

第十三节　早产儿视网膜病

早产儿视网膜病（retinopathy of prematurity，ROP）是发生在早产儿和低出生体重儿的眼部视网膜血管增生性疾病。

一、危险因素

ROP 的病理生理机制尚未明确，目前研究显示与早产、氧浓度密切相关。

二、病变分区

Ⅰ区：是以视盘中央为中心，视盘中央到黄斑中心凹距离的 2 倍为半径画圆。

Ⅱ区：是以视盘中央为中心，视盘中央到鼻侧锯齿缘为半径画圆，除去Ⅰ区之后的环状区域。

Ⅲ区：Ⅱ区以外剩余的部位为Ⅲ期。

三、病变分期

1 期：视网膜的有血管区和无血管区之间产生一条细的分界线。

2 期：在视网膜的有血管区和无血管区之间区域，纤维组织脊隆起突入玻璃体。

3 期：新生血管和纤维组织沿脊生长并常常延伸入玻璃体。

4 期：新生血管长入玻璃体并发生纤维化、形成瘢痕。视网膜发生牵拉可导致视网膜次全脱离。

5 期：视网膜发生全脱离。

四、筛查指南

1. 出生孕周和出生体重的筛查标准

（1）对出生胎龄 ≤ 34 周或出生体重 <2kg：应进行眼底病变筛查，随诊至周边视网膜血管化。

(2)出生体重≥2kg：但病情危重曾经接受机械通气、CPAP或吸氧时间长者。

2. **筛查起始时间**　首次检查应在生后第4~6周或矫正胎龄32周开始(出生胎龄在22~27周,首检时胎龄31周;28~32周,首检为生后4周;出生胎龄≥32周,首检时胎龄36周)。

3. **干预时间**　确诊阈值病变或Ⅰ型阈值前病变后,应尽可能在72小时内接受治疗。

4. **筛查方法**　用间接检眼镜或眼底数码相机检查眼底。

5. **筛查间隔期**

(1)Ⅰ区无ROP,1期或2期ROP每周检查1次。

(2)Ⅰ区退行ROP,可以1~2周检查1次。

(3)Ⅱ区2期或3期病变,可以每周检查1次。

(4)Ⅱ区1期病变,可以1~2周检查1次。

(5)Ⅱ区1期或无ROP,或Ⅲ区1期、2期,可以2~3周随诊。

6. **诊断**　诊断描述见图5-13-1。

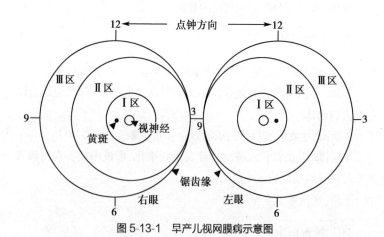

图5-13-1　早产儿视网膜病示意图

诊断描述:____区____期,附加病变____,病变范围(连续/累计)____个钟点。

检查后预防感染:左氧氟沙星滴眼液和阿昔洛韦滴眼液:交替滴

双眼,每天 3 次,共 3 天。

7. **随访终止**　一般随访至矫正胎龄 42~45 周,以视网膜完全血管化或病变静止,瘢痕化或已接受治疗为随访中止时间。

五、治疗

Ⅰ、Ⅱ期为早期 ROP,以密切观察为主;Ⅲ期 ROP 是早期治疗的关键,对Ⅲ期阈值病变,在 72 小时内行激光治疗。

六、转诊

1. 不能进行早产儿视网膜病筛查者。

2. 需要激光治疗或药物干预的患儿,不具备条件的医院应转上级医院治疗。

(程国强)

第十四节　早产儿出院后管理

一、早产儿出院标准

1. **呼吸功能稳定**　自主呼吸良好,一周以上无呼吸暂停;未吸氧下血氧饱和度维持在 90% 以上,无明显呼吸困难。

2. **体温稳定**　早产儿出暖箱后体温稳定,在室温状态下能保持体温稳定(腋温 36~37℃),至少需观察 24 小时。

3. **喂养**　完全经口足量喂养,喂养期间不伴血氧饱和度下降和心率下降(SaO_2>85%,心率 >100 次 /min)。

4. **体重增长满意**　体重≥ 2 000g、矫正胎龄达到 35 周以上并以每天≥ 15g/kg 的速度稳定增长。

二、早产儿出院后随访

(一) 早产儿随访目的

1. 早产儿出院后仍然存在一系列的危险因素,如体格生长发育迟缓、支气管发育不良、早产儿视网膜病变、脑瘫、智力发育和运动发育迟缓等诸多问题，通过随访可以早期发现这些潜在的问题。

2. 定期随诊可以纠正和解释家长在喂养、护理和训练中的不正确行为。

3. 出院后的定期随访是对住院期间治疗结局的检验和评估。

(二) 早产儿出院后的随访方法

1. 随访人员　建议早产儿出院后由以 NICU 医师为主的多学科协作团队组成。

2. 随访频率和时间　早产儿出院后必须随访，出院 2 周内首次随访；校正胎龄 6 个月内每月 1 次；校正胎龄 7~12 个月内，每 2 个月 1 次；1~2 岁每 3 个月随访 1 次，建议随访到至少 2 岁。随访的几个关键时间：

(1) 出院后 7~10 天：评估早产儿疾病恢复情况和是否适应家庭环境。

(2) 校正年龄 1~3 个月：证实有无追赶生长和需要早期干预的神经学异常。

(3) 校正年龄 12 个月：证实是否存在脑瘫或其他神经学异常的可能性，也是第一次进行智力发育评估的最佳时机。

(4) 校正年龄 18~24 个月：大多数暂时性神经学异常都将消失，大多数可能的追赶生长也都已发生，可作出儿童最终生长发育的预测，和确诊重大伤残如脑瘫、中重度精神发育迟滞的存在。

(5) 3 岁：可更好地进行认知和语言功能评估，进一步确认儿童的认知功能。

(6) 远期：极低出生体重儿需要长期随访，脑损伤患儿及小于胎龄儿等，需要随访到学龄期，观察学习情况、心理及社交等，有些需要随访到青春期，观察内分泌代谢情况。

(三) 随访内容

1. 出院后的营养　从早产儿早期神经系统发育的需要考虑，完全强化营养建议持续至校正胎龄 40 周，部分强化营养建议持续到校正月龄 4~6 个月，且所有生长参数最好达到生长曲线图的第 25~50 百分位。

(1) 母乳喂养的强化营养：住院期间强化母乳(80~85kcal/100ml)喂养者需要持续至胎龄 40 周。此后改为半量强化(73kcal/100ml)，当纠正月龄 4~6 个月，且所有生长参数最好达到生长曲线图的第 25~50 百分位。在准备停止强化喂养时应逐渐降低配方乳的热卡密度至 67kcal/100ml 即转换为纯母乳或普通婴儿配方乳。

(2) 人工喂养的强化营养：住院期间应用早产配方乳(80kcal/100ml)者需继续喂至胎龄 40 周，以后为避免过高的能量、营养素摄入和过高的肾脏负荷，应逐渐转换为早产儿出院后配方乳(PDF，73kcal/100ml)至少至校正胎龄 3 个月，有条件时可至校正年龄 1 岁。

(3) 混合喂养的强化营养：混合喂养则可在出院后采取母乳加早产配方或母乳加早产儿出院后配方的形式，根据早产儿的生长和血生化情况调整其比例。

(4) 营养素的补充：①维生素 D：早产儿生后 1~2 周喂养耐受后应及时补充维生素 D 800~1 000U/d，3 月龄后改为 400U/d，直至 2 岁；②铁剂：早产儿铁储备低，生后 2~4 周喂养耐受后应及时补充元素铁 2~4mg/(kg·d)，直至校正年龄 1 岁。

(5) 婴儿的辅食添加：早产儿在校正年龄 4~6 个月时添加婴儿辅食。

2. **体格发育评估** 是通过体重、身高、头围的测定来完成，多采用 2000 年美国国家卫生统计中心的儿童生长曲线，或采用早产儿生长曲线进行评估，适于胎龄早产儿达到校正月龄的第 25 百分位(P_{25})~P_{50}、小于胎龄早产儿 >P_{10} 应视为追赶生长比较满意。早产儿追赶生长的最佳时期是生后第 1 年，尤其是前 6 个月。

3. **血常规和血生化的监测** 早产儿出院时大多患有不同程度的胆汁淤积、钙磷代谢异常、贫血等，因此出院时需要做血常规、肝肾功能、胆红素、钙磷、碱性磷酸酶、前白蛋白检测等。3~6 个月复查。

4. **神经发育评估** 评估包括四肢肌张力和运动发育评估(与校正月龄相符的正常姿势，如抬头、翻身、独坐、爬行、行走等)。

(程国强)

149

参考文献

1. 周文浩,程国强.早产儿临床管理实践.北京:人民卫生出版社,2016:421-475.

2. 陈超.早产儿呼吸系统的临床问题.中国实用儿科杂志,2000,15(12):714-716.

3. Sourabh D, Balpreet S, Lorraine C, et al. Guidelines for feeding very low birth weight infants. Nutrients, 2015, 7 (1): 423-442.

4. 《中华儿科杂志》编辑委员会,中华医学会儿科学分会儿童保健学组,中华医学会儿科学分会新生儿学组.早产、低出生体重儿出院后喂养建议.中华儿科杂志,2016,54(1):6-11.

5. 曹云.早产儿喂养不耐受及处理策略.中国新生儿科杂志,2015,30(3):169-171.

6. 中华医学会肠外肠内营养学分会儿科学组,中华医学会儿科学分会新生儿学组,中华医学会小儿外科学分会新生儿外科学组.中国新生儿营养支持临床应用指南.临床儿科杂志,2013,31(12):1177-1182.

7. 杜立中.早产儿呼吸暂停的药物治疗.中国实用儿科杂志,2015,30(2):88-91.

8. 潘雨晴,薛辛东.早产儿动脉导管未闭管理及其争议.中国实用儿科杂志,2015,30(2):85-87.

9. 《新生儿神经病学论坛》专家组.早产儿脑白质损伤诊断、防治与综合管理的专家组意见.中国新生儿科杂志,2015,30(3):175-176.

10. 常立文.早产儿支气管肺发育不良的定义演变及其诊断.早产儿支气管肺发育不良的诊治及管理,2014,29(1):1-4.

11. 刘卫华,冯琪.肠内喂养早产儿钙和维生素 D 补充.中国新生儿杂志,2014,29(5):358-359.

12. 张乐嘉,丁国芳.早产儿代谢性骨病.中国实用儿科杂志,2015,30(2):100-103.

13. 中国医师协会新生儿科医师分会.早产儿治疗用氧和视网膜病变防治指南(修订版).中华实用儿科临床杂志,2013,28(23):1835-1836.

14. 武玮,张巍.早产儿维生素 E 缺乏与贫血.中国新生儿杂志,2016,31(1):65-69.

15. 丁国芳.超低出生体重儿随访和预后.中国实用儿科杂志,2012,27(1):18-20.

第六章 新生儿黄疸

第一节 新生儿高胆红素血症

一、新生儿黄疸的相关概念

1. **新生儿黄疸**（neonatal jaundice） 是由于血清胆红素浓度升高（85μmol/L）导致肉眼可见的皮肤和巩膜黄染（因皮肤和巩膜富含弹性蛋白，且胆红素与弹性蛋白有较强的亲和力）。

2. **新生儿高胆红素血症**（neonatal hyperbilirubinemia） 新生儿出生后的胆红素水平是一个动态变化的过程，因此在诊断高胆红素血症时需考虑其胎龄、日龄和是否存在高危因素。对于胎龄 ≥ 35 周的新生儿，目前多采用美国 Bhutani 等（图 6-1-1）所制作的新生儿小时胆红素曲线图作为诊断或干预标准参考。当胆红素水平超过第 95 百分位时定义为高胆红素血症，应予以干预。

3. 根据胆红素水平升高的程度，胎龄 ≥ 35 周的新生儿高胆红素血症还可以分为：

（1）重度高胆红素血症：TSB 峰值超过 342μmol/L（20mg/dl）。

（2）极重度高胆红素血症：TSB 峰值超过 427μmol/L（25mg/dl）为医疗紧急情况。

（3）危险性高胆红素血症：TSB 峰值超过 510μmol/L（30mg/dl）。

二、病理性黄疸诊断根据

1. 生后 24 小时内出现黄疸，胆红素 >102μmol/L（6mg/dl）。

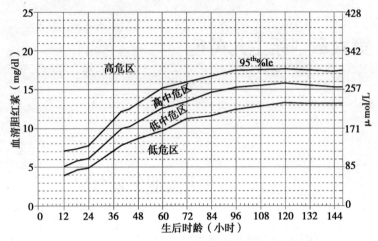

图 6-1-1 新生儿小时胆红素列线图（Bhutani 曲线图）

注：高危区：总胆红素值在第 95 百分位以上，存在发生重度黄疸与胆红素脑病的可能。
低危区：总胆红素值在第 40 百分位以下，之后不太会发生与黄疸有关的临床问题。
中高危区与中低危区，危险度介于前两者之间

2. 足月儿胆红素高峰值高于日龄/时龄干预值，或具有相关危险因素的干预值。

3. 每天胆红素水平上升超过 85μmol/L（5mg/dl），或每小时 >8.5μmol/L（0.5mg/dl）。

4. 黄疸持续时间长，人工喂养的足月儿 >2 周，早产儿 >4 周（母乳喂养者黄疸消退时间可以更长）。

5. 黄疸退而复现（一定要积极寻找病因）。

6. 血清结合胆红素超过占总胆红素比值 >15%，或总胆红素 <85μmol/L 时，直接胆红素 >34μmol/L（2mg/dl）称为高结合胆红素血症，所有高结合胆红素均为病理性黄疸。

三、实验室评估

1. **经皮胆红素测定** 无创、容易操作，即时读取数值，价格低廉、便于随访。是目前临床上常用的胆红素监测方法，但易受肤色、血色素、皮肤厚薄、检测部位及检测时胆红素状态的影响，血中胆红素处于高值或低

值时不准确。经皮胆红素值达到光疗以上标准一定抽取静脉血监测。

2. **血清总胆红素**(TSB)　目前多用生化检测法对血清胆红素进行检测。方法较多,有重氮盐法、钒酸氧化法、胆红素氧化酶法、改良化学氧化法、全自动生化仪检测等,各方法有其各自的优缺点。优选出精密度、抗干扰能力较好的方法,统一运用于新生儿黄疸的判断和研究将有助于全国统一标准的设立。高压液相色谱方法检测 TSB 最可靠,但仪器价格高,费用较高,不能普及。

3. **游离胆红素检测**　理论上未结合的游离胆红素与核黄疸具有相关性。临床研究结果不一致,有研究证实游离胆红素水平可以预测核黄疸发生的危险性。但有研究没有得出同样的结论,可能与游离胆红素受影响因素较多有关。药物、游离脂肪酸、胆红素与白蛋白结合力都可以影响游离胆红素值,是一个瞬间变化的值。由于检测方法问题目前临床检测不能普遍应用。低的游离胆红素值是否意味着低毒性也没有定论。

4. **其他**　通过检测新生儿呼出气体中 CO 含量及血中 COHb,间接反映体内胆红素产生量来了解胆红素的产生状况,预测胆红素值。由于血清胆红素水平与胆红素的产生、肝肠循环及排泄等多因素有关,胆红素的产生存在个体差异,故上述检测对高胆红素血症的发生仅能做大体的评估。

5. **结合胆红素升高为主的高胆红素血症**　常是病理性,需要完善肝功能、血 TORCH 检查、肝胆 B 超、肝胆放射性核素显像等检查。对 >2 周龄的黄疸,观察尿、便的颜色有助于及早发现胆汁淤积性黄疸。

6. 新生儿黄疸需要完善的实验室检查,见表 6-1-1。

表 6-1-1　新生儿黄疸需要完善的实验室检查

指征	检查措施
24 小时内出现黄疸	测量 TSB 和 / 或 TcB
黄疸程度超过新生儿时龄	测量 TSB 和 / 或 TcB

续表

指征	检查措施
正接受光疗或 TSB 升高迅速,不好用病史及体检解释	测定血型、Coombs 试验、血常规、直接和间接胆红素,有条件检查网织红细胞计数 G-6-PD ETCO,并根据患儿出生时间和 TSB 水平在 4~24 小时内复查 TSB
TSB 超过换血水平或对光疗无反应,或直接胆红素水平升高	检查网织红细胞计数、G-6-PD、ETCO,作尿液分析和培养,如病史及体征提示脓毒症,完善相关检查
生后 3 周仍存在黄疸或疾病患儿有黄疸	测定总胆红素和直接胆红素,如直接胆红素增高,是否胆汁淤积,筛查甲状腺功能减退和半乳糖血症

四、新生儿黄疸诊疗思路(图 6-1-2)

(一) 胆红素生成过多

1. **新生儿溶血病** 主要指新生儿 Rh 或 ABO 血型不合的溶血。直接 Coombs 试验阳性或抗体释放试验阳性即可确诊。

2. **G-6-PD 缺乏症** 红细胞 G-6-PD 活性测定:<1.0U 可确诊。

3. **新生儿丙酮酸激酶缺乏症** ①表现为重度黄疸、贫血、肝脾大;②产前可存在非免疫性胎儿水肿;③外周血涂片可见靶型、皱缩、棘状、不规则的红细胞和有核红细胞;④确诊需要丙酮酸激酶活性测定。

4. **新生儿球形红细胞增多症** ①表现为急性溶血性贫血、重度黄疸、肝脾大;②外周涂片可见明显的小球形红细胞(>10%);③平均红细胞血红蛋白浓度增加,网织红细胞增多,红细胞脆性增加;④有阳性家族史有助于诊断。

5. **感染性高胆红素血症** 重症感染可致溶血,以金黄色葡萄球菌、大肠埃希氏菌引起的败血症多见。生后 1 周左右黄疸,要注意排除泌尿系感染所致黄疸。

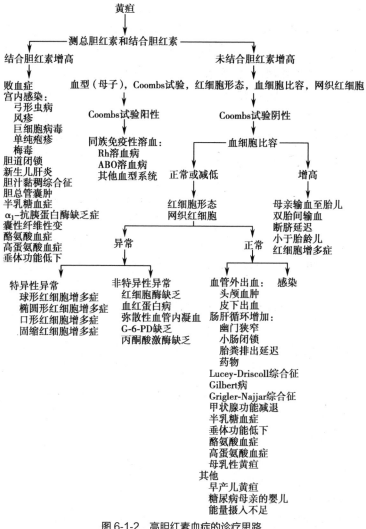

图 6-1-2　高胆红素血症的诊疗思路

6. 血管外出血　如头颅血肿,颅内出血,肺出血,肝包膜下血肿,过多的瘀斑或瘀点,胃肠道隐性出血及巨大血管瘤等。

7. 新生儿红细胞增多症　即静脉血血红蛋白 >220g/L、血细胞比容 >65%。常见原因有脐带结扎延迟、21 三体综合征、母亲糖尿病、小于胎龄儿。

8. 维生素 E 缺乏　早产儿维生素 E 水平较低,可影响红细胞膜的功能,易引起溶血,使黄疸加重。

(二)肝细胞摄取和结合胆红素能力低下

1. Crigler-Najjar 综合征　肝尿苷二磷酸葡萄糖醛酸基转移酶(UDPGT)促进未结合胆红素转变为结合胆红素。尿苷二磷酸葡萄糖醛酸基转移酶 *1A1* 基因(*UGT1A1*)变异导致 UDPGT 活性降低或丧失,从而肝细胞胆红素代谢障碍,表现为遗传性非溶血性高未结合胆红素血症。确诊需要有酶学检测证据。根据症状轻重及遗传方式分为两种类型即 Crigler-Najjar Ⅰ(CN-Ⅰ)和 Crigler-Najjar Ⅱ(CN-Ⅱ)。

(1)Crigler-Najjar Ⅰ型:该病罕见,属常染色体隐性遗传,UDPGT完全缺乏。病情重,一般生后 3 天出现显著黄疸,通常血清胆红素水平高达 340~770μmol/L,90% 为未结合胆红素。肝酶诱导剂苯巴比妥治疗无效,预后差。

(2)Crigler-Najjar Ⅱ型:多为常染色体显性遗传,UDPGT 中度缺乏。血清胆红素变化很大,多为 100~340μmol/L。肝酶诱导剂苯巴比妥治疗有效。

2. Gillbert 综合征　UDPGT 轻度缺乏,为常染色体显性遗传,常由于外显子 G71R 基因突变所致。发病率高,临床上主要表现为胆红素峰值高、胆红素消退延迟,多为慢性良性经过。无需特殊治疗,肝酶诱导剂苯巴比妥治疗有效。

3. Lucey-Driscoll 综合征(家族性暂时性高胆红素血症)　发病原因是母体内的某种孕激素,通过胎盘到达胎儿体内,可抑制葡萄糖醛酸基转移酶的活性而影响胆红素的结合,黄疸通常可自行消退,在严重的病例,可能需要进行换血治疗,以避免发生胆红素脑病。

4. 甲状腺功能减退　甲状腺功能减退时,肝脏 UDPGT 活性降低,使黄疸加重或迁延不退。

(三)胆红素排泄异常

1. 肝细胞对胆红素排泄功能障碍

(1)新生儿肝炎综合征:多数由病毒感染引起,多为宫内感染。

(2)先天性代谢缺陷病:α-抗胰蛋白酶缺乏症、半乳糖血症、果糖不耐受症、酪氨酸血症、糖原累积病Ⅳ型、脂质累积病。

(3)先天性遗传性疾病:如家族性进行性肝内胆汁淤积症、先天性纤维囊肿病、先天性非溶血性黄疸。

2. 胆管排泄胆红素障碍

(1)先天性胆道闭锁。

(2)先天性胆总管囊肿。

(3)胆汁黏稠综合征。

(四)肠肝循环增加

囊性纤维变、肥厚性幽门狭窄、肠梗阻、肠蠕动减低、原因不明的肠麻痹(如药物引起)、胎粪栓塞等病理因素可引使胎粪排出延迟,增加胆红素的吸收。母乳喂养儿可能由于肠道内β-葡萄糖苷酸酶含量及活性增高,促使胆红素肠肝循环增加,导致高胆红素血症。

五、治疗

目的是降低血清胆红素水平,预防重度高胆红素血症和胆红素脑病的发生。

(一)光疗

1. 光疗指征

(1)出生胎龄35周以上的晚期早产儿和足月儿可参照2004年美国儿科学会推荐的光疗参考标准(图6-1-3),或将TSB超过Bhutani曲线(见图6-1-1)第95百分位数作为光疗干预标准(注:建议在医院采用低于显示线2~3mg/dl的TSB水平提供常规光疗)。

(2)出生体重<2 500g的早产儿光疗标准亦应放宽,可以参考表6-1-2。

(3)出生体重<1 500g或皮肤挤压后存在瘀斑、血肿的新生儿,可以给予预防性光疗,但对于<1 000g早产儿,应注意过度光疗的潜在危害。

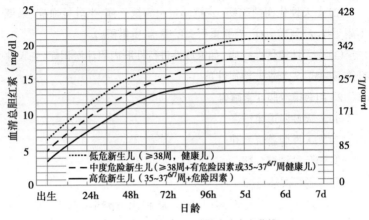

图 6-1-3 胎龄 ≥ 35 周的光疗参考曲线

危险因素：同种免疫溶血，G-6-PD 缺乏，窒息，败血症，酸中毒，白蛋白 <30g/L

2. 光疗设备与方法 光源可选择蓝光（波长 425~475nm）、绿光（波长 510~530nm）或白光（波长 550~600nm）。光疗设备可采用光疗箱、荧光灯、LED 灯和光纤毯。光疗方法有单面光疗和双面光疗。光疗的效果与暴露的面积、光照的强度及持续时间有关。光照强度以光照对象表面所受到的辐照度计算，标准光疗光照强度为 8~10μW/(cm^2·nm)，强光疗为 30μW/(cm^2·nm)。胆红素水平接近换血标准时建议采用持续强光疗。

3. 光疗中应注意的问题 光疗时采用的光波波长最易对视网膜黄斑造成伤害，且长时间强光疗可能增加男婴外生殖器鳞癌的风险。因此光疗时应用遮光眼罩遮住双眼，对于男婴，用尿布遮盖会阴部，尽量暴露其他部位的皮肤。光疗过程中不显性失水增加，应注意补充液体，保证足够的尿量排出。监测患儿体温，避免体温过高。光疗时可出现腹泻、皮疹等不良反应，依据其程度决定是否暂停光疗。轻者暂停光疗后可自行缓解。光疗过程中密切监测胆红素水平的变化，一般 6~12小时监测 1 次。对于溶血症或 TSB 接近换血水平的患儿需在光疗开始后 4~6 小时内监测。当光疗结束后 12~18 小时应监测 TSB 水平，以防反跳。

表6-1-2　出生体重<2 500g 的早产儿生后不同时间光疗/换血血清胆红素参考标准

BW/g	TSB/mg·dl⁻¹											
	<24h		<48h		<72h		<96h		<120h		≥120h	
	光疗	换血	光疗	换血	光疗	换血	光疗	换血	光疗	换血	光疗	换血
<1 000	4	8	5	10	6	12	7	12	8	15	8	15
1 000~1 249	5	10	6	12	7	15	9	15	10	18	10	18
1 250~1 999	6	10	7	12	9	15	10	15	12	18	12	18
2 000~2 299	7	12	8	15	10	18	12	20	13	20	14	20
2 300~2 499	9	12	12	18	14	20	16	22	17	23	18	23

附：日龄<72 小时早产儿光疗值（μmol/L）≈出生体重（g）的 8%；日龄>72 小时早产儿光疗值（μmol/L）≈出生体重（g）的 10%

4. **副作用**　①可出现发热、腹泻和皮疹,但多不严重,可继续光疗;②蓝光可分解体内核黄素,故光疗时应补充核黄素(光疗时每天3次,每次5mg;光疗后每天1次,连服3天);③在结合胆红素增高(>2mg/dl)不应光疗,>4mg/dl光疗可以引起"青铜症",但无严重不良后果。

5. **停止光疗指征**　①应用标准光疗时,当TSB降至低于光疗阈值胆红素3mg/dl以下时停止光疗;②应用强光疗时,当TSB降至低于换血阈值胆红素3mg/dl以下时,改标准光疗,然后在TSB降至低于光疗阈值胆红素3mg/dl以下时,停止光疗;③应用强光疗时,当TSB降至低于光疗阈值胆红素3mg/dl以下时,停止光疗。

6. **监测胆红素**　对于溶血病或TSB接近换血水平的患儿需在光疗开始后4~6小时内监测,判断光疗是否有效。光疗结束6小时后胆红素易反弹,一般6小时监测1次。当停光疗24小时后复查血胆红素,以观察有无反跳现象。当血胆红素达到相应的光疗标准,需再次光疗。如为新生儿溶血病或G-6-PD缺乏症,需同时复查血常规。

(二)　**换血疗法**(详见第二十一章第二节)

1. 总胆红素大于该日龄对应换血参考曲线5mg/dl以上(图6-1-3),应立即换血。

2. 已有急性胆红素脑病的临床表现者(主要是痉挛期表现:肌张力增高、角弓反张、发热、尖叫、惊厥),无论胆红素水平是否达到换血标准都应换血。

3. 严重溶血(Rh溶血),出生时脐血胆红素>76μmol/L(4.5mg/dl),血红蛋白<110g/L,伴有水肿、肝脾大和心力衰竭。

4. 胆红素达到该日龄对应换血参考曲线,在准备换血的同时先给予患儿强光疗6小时,若TSB水平仍然在换血水平之上,或对于免疫性溶血患儿在光疗后TSB下降幅度未达到每小时0.5mg/dl给予换血。

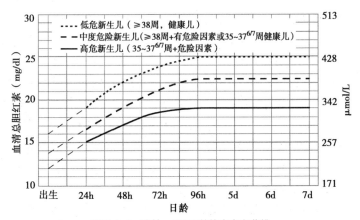

图 6-1-4　胎龄 ≥ 35 周的换血参考曲线

危险因素：同种免疫溶血，G-6-PD 缺乏，窒息，败血症，酸中毒，白蛋白 <30g/L

（三）药物治疗

1. 静脉注射丙种球蛋白（IVIG）　确诊新生儿溶血病者，在 72 小时内，伴严重高胆红素血症［血清胆红素上升超过 8.5μmol/（L·h）超过 4 小时］。可采用 IVIG 1g/（kg·d），2~4 小时静脉输注，必要时可 24 小时后重复使用一剂。其机制是阻断单核 - 吞噬细胞系统 Fc 受体，抑制吞噬细胞破坏已被抗体致敏的红细胞。

2. 白蛋白　一般用于生后 1 周内的重症高胆红素血症，符合以下 2 种情况之一可应用白蛋白：①当血清胆红素接近换血值（一般 >20mg/dl），且白蛋白水平 <25g/L；②美国医学会推荐用总胆红素 / 白蛋白（mg/dl∶g/dl，B/A）比值结合危险因素作为判定换血、使用白蛋白的依据，即 GA ≥ 38 周、GA ≥ 38 周 + 危险因素或 GA35~37 周、GA35~37 周 + 危险因素，三种情况的 B/A 比值分别大于 8.0、7.2、6.8；在体重 <1 250g 患病早产儿为 4.0。在换血前 1 小时输入白蛋白 1g/kg，以增加胆红素和白蛋白的联结（每 8.5mg 胆红素结合 1g 白蛋白），减少血液中的游离胆红素。若同时存在酸中毒，应首先予以纠正。

注：晚期足月新生儿（>7 天），胆红素脑病发生概率小，不应滥用。

3. 苯巴比妥　通过增加肝细胞内受体蛋白的浓度，诱导葡萄糖醛酸转移酶生成及增加胆红素排泄影响胆红素的代谢。由于使用后 3~7

天才起效,故对于治疗新生儿高未结合胆红素血症作用不大。主要用于治疗 Crigler-Najjar Ⅱ 型及 Gilbert 综合征。

（四）增加静脉输液

维持足够的水和良好的尿量有助于光疗的疗效,因为胆红素分解产生的产物由尿液排出。但光疗期间是否需要增加液体量应进行临床评估,根据尿量、体温等决定。如果需要增加液体量建议:新生儿体重 <1 500g,增加 0.5ml/(kg·h) 输液量;若体重 ≥ 1 500g,增加 1ml/(kg·h) 输液量。

（五）纠正贫血

1. 如为新生儿溶血病或 G-6-PD 缺乏症所致的贫血,可适当补充叶酸(每次 2.5mg,每天 2 次)、维生素 E(每天 5~25U,稀释在奶方中口服),出院前复查血常规。

2. **输注 O 型洗涤红细胞**　适应证:①重度贫血无症状者: Hb<70g/L;②血红蛋白明显下降同时出现心率加快、气促或体重不增等症状时。每次输 5~10ml/kg。

六、出院及随访

一般情况好,日龄已过新生儿黄疸高峰期(足月儿 >5 天,早产儿 >7 天),停止光疗 24 小时后黄疸值稳定,胆红素水平处于 Bhutani 曲线(见图 6-1-1)的第 75 百分位以下的新生儿可以出院,但需根据出院日龄或出院前的胆红素水平制订出院后的随访计划。随访至 TcB ≤ 8mg/dl(140μmol/L)。

血总胆红素 >20mg/dl 者,行脑干听觉诱发电位检查,出院后高危儿专科随访。

七、转诊

不具备换血条件的医院,对达到换血标准的高胆红素血症,在积极光疗的同时应尽可能快转上级医院治疗。黄疸积极治疗,好转不明显或反复出现严重高胆红素血症应转诊进一步明确病因。

（黄循斌）

第二节 新生儿溶血病

新生儿溶血病（hemolytic disease of newborn，HDN）是因母婴血型不合、母亲血型抗体通过胎盘引起胎儿和新生儿红细胞破坏的同族免疫性溶血性疾病。已发现的人类26个血型系统中，以 ABO 血型不合最常见，Rh 血型不合较少见。HDN 均伴有程度不一的高未结合胆红素血症和贫血，胆红素脑病为 HDN 最严重的并发症。

一、发病机制

HDN 为母婴血型不合引起的抗原抗体反应，由于母亲体内不存在胎儿的某些由父亲遗传的红细胞血型抗原，当胎儿红细胞通过胎盘进入母体或母体通过其他途径（如输血、接种疫苗等）接触这些抗原后，刺激母体产生相应抗体。当抗体（IgG）进入胎儿血液循环后，即与胎儿红细胞表面的抗原结合（致敏红细胞），继之在单核 - 吞噬细胞系统内被破坏，引起溶血。

（一）ABO 血型不合

1. ABO 溶血主要发生在 O 型母亲娩出的 A 型或 B 型的新生儿。

2. 40%~50% 的 ABO 溶血病发生在第一胎，其原因是 O 型母亲在第一胎妊娠前，已受自然界 A 或 B 血型物质的刺激，母体内已存在抗 A 或抗 B 抗体（IgG）。

3. 在母婴 ABO 血型不合中，仅 1/5 发生 ABO 溶血病，其原因是胎儿红细胞的抗原数量较少，不足以与相应的抗体结合而发生严重溶血；除红细胞外，A 或 B 抗原存在于许多其他组织中，只有少量通过胎盘的抗体与胎儿红细胞结合。

（二）Rh 血型不合

1. Rh 血型系统有 6 种抗原，即 C、c、D、d、E、e（d 抗原未测出，只是推测），其抗原性强弱依次为 D>E>C>c>e，故 Rh 溶血病中以 RhD 溶血病最常见。临床上把具有 D 抗原则称 Rh 阳性。

2. Rh 溶血病一般不发生在第一胎，由于自然界无 Rh 血型物质。

RhD 血型不合者约 1/20 发病,由于母亲对胎儿红细胞 Rh 抗原的敏感性不同。

3. 既往输过 Rh 阳性血、流产、异位妊娠、创伤性检查(如羊膜腔穿刺绒毛膜取样、胎儿血取样)的 Rh 阴性母亲,其第一胎可发病。

二、临床表现

症状轻重与溶血程度基本一致。多数 ABO 溶血患儿主要表现为黄疸、贫血,Rh 溶血病症状较重,两种溶血特点见表 6-2-1。

表 6-2-1　ABO 溶血病与 Rh 溶血病的特点

	ABO 溶血病	Rh 溶血病
黄疸	生后第 2~3 天出现	24 小时内出现并迅速加重
贫血	轻	可有严重贫血或伴心力衰竭
肝脾大	很少发生	多有不同程度的肝脾增大
晚期贫血	很少发生	可发生,持续至生后 3~6 周

三、实验室检查

1. **血型检查**　母子 ABO 和 Rh 血型,证实有血型不合存在。

2. **溶血检查**

(1)贫血:溶血时红细胞和血红蛋白减少,ABO 溶血病贫血程度轻,Rh 溶血病贫血程度较重。

(2)网织红细胞计数:可判断溶血的程度和代偿情况,正常值足月儿为 4%~5%,早产儿为 6%~10%(胎龄 30~36 周),ABO 溶血病为 10%~30%,有症状的 Rh 溶血病预计值为 10%~40%。

(3)血涂片:ABO 溶血病典型表现为小球性红细胞、多染性网织红细胞以及幼红细胞在胎龄正常值以上;Rh 溶血病无明显球形红细胞,有核红细胞增多(>10/100 个白细胞)。

附：新生儿外周血中可见到少量有核红细胞。足月儿出生时有核红细胞范围 0~24 个 /100 个白细胞,早产儿是 21 个 /100 个白细胞。足月儿出生 12 小时后降低 50%,第 4 天从血液中消失;早产儿第 1 周下降明显。

(4)胆红素水平:血清总胆红素和未结合胆红素明显增加。

3. 致敏红细胞和血型抗体测定。

(1)直接抗人球蛋白试验(直接 Coombs 试验)　检查婴儿红细胞是否致敏,若阳性则说明婴儿红细胞已致敏,该项为确诊实验。

附：间接抗人球蛋白试验(间接 Coombs 试验)　检查婴儿血清中有无血型抗体存在及其类型。

(2)抗体释放试验:是检测致敏红细胞的敏感试验,也为确诊实验。Rh 和 ABO 溶血病一般均为阳性。

(3)游离试验阳性:阳性表明血清中存在游离的 ABO 或 Rh 血型抗体,并可能与红细胞结合引起溶血。此项实验有助于估计是否继续溶血、换血后的效果,但不是确诊试验。

直接 Coombs 试验及 / 或抗体释放试验均阳性表明小儿红细胞已致敏,可以确诊,若仅游离抗体阳性只能表明小儿体内有抗体,并不一定致敏,此时应参考母游离抗体效价,若母抗体效价 ≥ 1∶64 则有意义。

四、诊断

(一) 产前诊断

1. 既往所生新生儿有重度黄疸和贫血或有死胎史孕妇及其丈夫均应进行 ABO 和 Rh 血型检查。

2. 孕妇血清中 IgG 抗 A 或抗 B>1∶64,提示有可能发生 ABO 溶血病。

3. 孕妇在妊娠 16 周时应检测血中 Rh 血型抗体,以后每 2~4 周检测 1 次,当抗体效价逐渐升高(若血抗 Rh 抗体 ≥ 1:32 或呈动态上升),提示可能发生 Rh 溶血病。28 周后监测羊水中胆红素浓度,了解是否发病及其程度。

4. B 超 胎儿水肿。

(二) 生后诊断

1. 母子血型不合。

2. 新生儿早期出现黄疸。

3. 血清特异性免疫抗体的检查是生后诊断的主要依据。

(1)Rh 溶血病:直接抗人球蛋白试验(+),结合网织红细胞增高即可诊断。

(2)ABO 溶血病:直接抗人球蛋白试验(+);若直接抗人球蛋白试验(-),需做抗体释放试验(+)。

五、治疗

(一) 产前治疗

目的纠正贫血、减轻病情。

1. 提前分娩 既往有输血、死胎、流产和分娩史的 Rh 阴性孕妇,本次妊娠 Rh 抗体效价逐渐升至 1:32 或 1:64 以上,用分光光度计测定羊水胆红素增高,且羊水 L/S>2 者,提示胎肺已成熟,可考虑提前分娩。

2. 血浆置换 对血 Rh 抗体效价明显增高,但又不宜提前分娩的孕妇,可行血浆置换,换出抗体,减少胎儿溶血。

3. 宫内输血 对出现胎儿水肿或证实胎儿血红蛋白 <80g/L,而肺部尚未成熟者,可直接将与孕妇血清不凝集的浓缩红细胞在超声下注入脐血管或胎儿腹腔内,以纠正贫血。

4. 苯巴比妥 孕妇于预产期前 1~2 周口服苯巴比妥,可诱导胎儿 UDPGT 产生增加,以减轻新生儿黄疸。

(二) 生后治疗

1. 光疗 新生儿溶血病诊断一旦确定,及早光疗。

2. 静脉注射丙种球蛋白(IVIG) 确诊新生儿溶血病者,在 72 小时内,伴严重高胆红素血症[血清胆红素上升超过 8.5μmol/(L·h)超

过 4 小时）。可采用每次 IVIG 1g/kg，2~4 小时静脉输注，必要时可 12
小时后重复使用 1 剂。其机制是阻断单核 - 吞噬细胞系统 Fc 受体，抑
制吞噬细胞破坏已被抗体致敏的红细胞。

3. **白蛋白** 一般用于生后 1 周内的重症高胆红素血症，符合以下 2
种情况之一可应用白蛋白：①当血清胆红素接近换血值（一般 >20mg/dl），
且白蛋白水平 <25g/L；②美国医学会推荐用总胆红素 / 白蛋白（mg/
dl：g/dl，B/A）比值结合危险因素作为判定换血、使用白蛋白的依据，即
GA ≥ 38 周、GA ≥ 38 周 + 危险因素或 GA35~37 周、GA35~37 周 + 危
险因素，三种情况的 B/A 比值分别 >8.0、7.2、6.8。在换血前 1 小时输入
白蛋白 1g/kg，以增加胆红素和白蛋白的联结（每 8.5mg 胆红素结合 1g
白蛋白），减少血液中的游离胆红素。若同时存在酸中毒，应首先予以
纠正。

注：晚期足月新生儿（>7 天），胆红素脑病发生概率小，不应滥用。

4. **换血** 若达到换血指征，及早换血。

5. **纠正贫血**

（1）可适当补充叶酸（每次 2.5mg，每天 2 次）、维生素 E（每天
5~25U，稀释在奶方中口服），出院前复查血常规。

（2）输血适应证：①重度贫血无症状者：Hb<70g/L；②血红蛋白明
显下降同时出现心率加快、气促或体重不增等症状时。

（3）血制品选择：ABO 血型不合溶血病患儿在病程 2 周内宜输注
O 型洗涤红细胞，直到患儿与 ABO 同型的交叉配血试验阴性。RhD
血型不合溶血病患儿在 2 周内也应输注 Rh 阴性、ABO 同型或 O 型红
细胞，直到患儿 Rh 同型红细胞交叉配血阴性。

（4）输血量：开始应少量多次输注，一般每次输 5~10ml/kg。

六、预防

Rh 阴性妇女在流产或分娩 Rh 阳性胎儿后，应尽早注射相应的抗
Rh 免疫球蛋白，以中和进入母血的 Rh 抗原。

临床目前常用方法是对 RhD 阴性妇女在流产或分娩 RhD 阳性
胎儿后，72 小时内肌内注射抗 D 球蛋白 300μg。

附：新生儿溶血病的输血

1. ABO 溶血病换血　用 O 型红细胞和 AB 型血浆制成的合成血。输血：用 O 型洗涤红细胞。

2. RH 溶血病换血　用 ABO 血型与患儿同型、RH 血型与母亲同型的全血。

3. RH 溶血病合并 ABO 溶血病换血用 RH 血型与母亲同型的合成血。

4. 直抗阳性　排除血型抗体，输洗涤红细胞。

5. 游离试验阳性　也要遵循新生儿溶血病输血原则。

七、转诊

1. 不具备换血条件的医院，对达到换血标准的高胆红素血症，在积极光疗的同时应尽可能快转上级医院治疗。

2. 黄疸积极治疗，好转不明显或反复出现严重高胆红素血症者应转诊。

（黄循斌）

第三节　新生儿胆红素脑病

新生儿胆红素脑病（bilirubin encephalopathy）为新生儿黄疸最严重的并发症，多发生于出生后 1 周内，最早生后 1~2 天出现神经系统表现。当非结合胆红素水平过高，透过血脑屏障，可造成中枢神经系统功能障碍，如不及时治疗，可造成永久性损害。胆红素常造成基底节、海马、下丘脑神经核和小脑神经元坏死。

一、病理生理

血脑屏障在解剖学上起源于脑血管内皮细胞之间的紧密连接，脂溶性物质对血脑屏障具有穿透能力，同时可完整地将水溶性物质和大分子如蛋白质排除在外。

游离胆红素持续保持一种脂溶性分子的穿透能力,可通过血脑屏障。破坏这种血脑屏障(如败血症、酸中毒、早产等)将允许白蛋白结合的胆红素如同游离胆红素一样流入脑部,引起基底节(尤其是苍白球和丘脑下核)、脑干听觉通路和动眼神经核损伤。

二、发病机制

1. **未结合胆红素过高** 尤其是 >25mg/dl。

2. **胆红素与血浆白蛋白的结合率降低** ①亲和力:新生儿期的白蛋白与胆红素的亲和力较低,早产儿更低。②竞争力物质存在:阴离子与胆红素竞争白蛋白结合位点,导致血清游离胆红素增多和胆红素酸的生成。内源性阴离子主要是非酯化的脂肪酸和其他有机阴离子。在低体温、低氧血症、低血糖、脓毒血症、使用肝素(肝素可激活甘油三酯酶)和静脉输注脂肪乳时,非酯化的脂肪酸阴离子浓度明显增加。代谢性酸中毒时有机阴离子增多。外源性阴离子主要是头孢菌素药物(如头孢曲松)。

3. **高胆红素血症早产儿发生胆红素脑病的高危因素(ABCDE)**存在如下高危因素的早产儿黄疸,应降低干预值:

A(Acide or albumin level low)酸中毒或低蛋白血症。

B(Blood brain barrier disruption)血-脑屏障破坏如颅内出血、败血症、脑膜炎、窒息等。

C(Coombs positive,G-6-PD deficiency)Coombs 试验阳性,或其他溶血。

D(Displacers of bilirubin)存在胆红素替换因素如游离脂肪酸、药物等。

E(Encephalopathy)脑病。

4. **胆红素的神经毒性机制** 未结合胆红素进入脑组织(主要累及基底节的神经核团),主要损伤神经元,因为神经元细胞膜富含磷脂,胆红素阴离子与细胞膜的磷脂、神经节苷脂、鞘磷脂结合形成胆红素酸,造成细胞膜损害和/或被细胞摄入。表现为细胞膜功能的破坏、动作电位降低、能量代谢下降、神经递质合成和神经传递受干扰等。胆红素在大脑中的浓度和作用时间是神经毒性损害的决定性因素。

三、分型

1. **急性胆红素脑病**　是指生后 1 周内出现的胆红素毒性的急性期表现,出现嗜睡、肌张力低下、吸吮无力,可发展为肌张力增高(角弓反张),伴高调哭声、发热,最后可出现惊厥和昏迷。

2. **慢性胆红素脑病**　又称核黄疸,是指胆红素毒性所致的慢性、永久性临床后遗症,表现为手足徐动、听力缺陷、眼球运动障碍和牙釉质发育异常四联症。胆红素还可以引起其他神经系统的损伤,如脑瘫、抽搐、认知障碍、运动障碍,这些功能障碍可称之为胆红素引起的神经功能障碍。

四、临床表现

1. **急性胆红素脑病**

(1)警告期:主要表现为嗜睡、肌张力低下和吸吮无力。此期用光疗、换血等进行干预,可防止演变成长期损害。此期持续 12~24 小时。

(2)痉挛期:预兆是肌张力增高,出现角弓反张、高音调的哭声、发热(80%)、惊厥。肌张力增高是预后不良的征兆,预示有神经系统的后遗症。此期持续 12~24 小时。

(3)恢复期:吃奶及反应好转,抽搐次数减少,角弓反张逐渐消失,肌张力逐渐恢复。此期约持续 2 周。

2. **慢性胆红素脑病**　后遗症通常在生后 2 个月后逐渐出现,在 1 岁以内主要表现为肌张力低下、腱反射活跃、持续性紧张性颈反射、运动发育落后。1 岁以后逐渐出现典型的临床表现,如锥体外系运动异常(手足徐动症)、注视障碍(向上注视障碍)、听力损害(高频的感觉神经性耳聋)、牙釉质发育不良等。

五、辅助检查

1. **脑干听觉诱发电位(BAEP)**　可早期检测胆红素的神经毒

性。高胆红素血症时 BAEP 异常,当经治疗后胆红素浓度降低时随之改善。主要表现为 I 波潜伏期延长,各波间期延长, I、Ⅲ、V 波波幅明显降低。提示听觉通路的周围神经段和 / 或脑干部分传导功能异常。

2. **头部 MRI 扫描** 对胆红素脑病的早期诊断有重要价值,双侧苍白球的对称性 T_1 加权高信号(由于胆红素沉积和质膜损伤所致)是急性期胆红素脑病的特异性改变,但有研究发现,此改变与患儿长期预后无关。因数周或数月后上述 T_1 加权的高信号逐渐消失,恢复正常或稍低信号,若相应部位呈现 T_2 加权高信号,即慢性期胆红素脑病的 MRI 改变,苍白球信号异常可以持续较长时间,通常在 1 岁以后可能逐渐消失,则提示预后不良。

六、诊断

1. **高间接胆红素血症** 足月儿 TSB 峰值在 427μmol/L 以上,但合并高危因素的新生儿在较低胆红素水平也可能发生。

2. 在黄疸高峰期出现神经系统症状。

3. 脑干听觉诱发电位异常。

4. **头部 MRI 扫描** 早期双侧苍白球、丘脑的对称性 T_1 加权高信号是急性期胆红素脑病的特异性改变;晚期若相应部位呈现 T_2 加权高信号,即慢性期胆红素脑病的 MRI 改变,则提示预后不良。

七、康复治疗

胆红素所致的听力损伤可能为可逆的神经传导功能障碍,治疗后胆红素对神经元的浸染消退,尤其对暴露时间短、胆红素增高程度不重者好转更明显。

现对于伴有听力损伤的重度高胆红素血症患儿,初次评估异常者生后 1 个月复查 BAEP 时,大部分轻度听力损伤者已恢复正常,而对于中度听力损伤者给予适当的神经康复治疗数月后,大部分 3~5 个月亦可恢复正常,但也有少部分损害极重,可致终生听力损害或丧失。

　　故对初评轻度异常者,可仅以适当声音刺激为主要干预手段,而对中度异常者应进行适当的神经康复治疗,以有助于受损耳蜗功能的恢复或受损脑干听觉通路功能恢复。

八、转诊

1. 疑似或确诊胆红素脑病不能进行换血治疗者。
2. 需要康复治疗者。
3. 需要进行听力训练和干预者。
4. 诊断不明确,怀疑存在其他脑病因素者。

(黄循斌)

参考文献

1. 中华医学会儿科学分会新生儿学组,《中华儿科杂志》编辑委员会.新生儿高胆红素血症血症和治疗专家共识.中华儿科杂志,2014,52(10):745-748.

2. 王卫平,孙锟,常立文.儿科学.9版.北京:人民卫生出版社,2018:111-115.

3. HENDRICKSON JE, DELANEY M. Hemolytic Disease of the Fetus and Newborn: Modern Practice and Future Investigations. Transfus Med Rev, 2016, 30 (4): 159-164.

4. BENNARDELLO F, COLUZZI S, CURCIARELLO G, et al. Recommendations for the prevention and treatment of haemolytic disease due to red cell alloimmunization. Eary Hum Dev, 2011, 87 (9): 583-588.

5. 顾松,王亚娟,林影,等.MN 与 Rh 系统新生儿溶血病的临床特点比较.中华围产医学杂志,2016,19(4):284-288.

6. 中华医学会儿科学分会新生儿学组,中国新生儿胆红素脑病研究协作组.中国新生儿胆红素脑病的多中心流行病学调查研究.中华儿科杂志,2012,50:331-335.

7. 周丛乐,汤泽中,侯新琳.新生儿神经病学.北京:人民卫生出版社,2012:420-431.

8. 童笑梅,韩彤妍,朴梅花.新生儿重症监护医学.北京:北京大学医学出版社,2019:524-534.

第七章 感染性疾病

第一节 新生儿败血症

新生儿败血症（neonatal sepsis）是指病原体侵入血液循环，并在其中生长、繁殖、产生毒素而造成的全身性炎症反应。

根据发病时间，新生儿败血症又被分为早发败血症（early-onset sepsis，EOS）及晚发败血症（late-onset sepsis，LOS）。EOS 发病时间一般 ≤ 3 日龄，LOS 发病时间一般 >7 日龄。

一、危险因素

1. EOS　大多系母体病原菌垂直传播（产前或产时感染）。

（1）早产和 / 或低出生体重儿：是 EOS 最重要的危险因素。胎龄越小、出生体重越低，风险越大。

（2）胎膜早破 ≥ 18 小时：一方面，胎膜早破可能是母体绒毛膜羊膜炎的表现；另一方面或为病原菌的入侵提供了机会。

（3）羊膜腔内感染：包括羊水、胎盘、绒毛膜感染，在临床上主要是指绒毛膜羊膜炎。绒毛膜羊膜炎最主要的临床表现是母亲发热，临床通常以母亲体温 >38℃为基本诊断条件，且同时具备下述中的 2 项即可诊断：①母亲白细胞计数 >15 × 10⁹/L；②母亲心率 >100 次 /min；③胎儿心动过速（>160 次 /min）；④母亲子宫触痛，羊水浑浊或发臭。

2. LOS　系院内感染和社区获得性感染。

（1）早产和 / 或低出生体重儿：是 LOS 首要的危险因素。出生胎龄 <28 周和 / 或超低出生体重儿的发病率接近 30%。

（2）有创诊疗措施：长期动静脉置管、气管插管等都是 LOS 明确的危险因素，这些有创操作增加了细菌或真菌进入血液循环的可能性。

（3）不合理应用抗菌药物：延长经验性使用抗菌药物的疗程增加 LOS 的风险。

（4）不恰当的新生儿处理：如不洁处理脐带、挑"马牙"、挤痱疖等。

二、病原菌

（一）早发败血症

1. B 族链球菌（group B streptococcus，GBS）　学名无乳链球菌，为需氧革兰氏阳性链球菌，正常寄居于阴道和直肠，属于条件致病菌。定植 GBS 母亲分娩的婴儿 50% 出生时有 GBS 定植，1%~2% 可发展为侵袭性 GBS 疾病。建议对胎龄 35~37 周的孕妇进行 GBS 筛查（直肠和阴道拭纸），若证实 GBS 定植，孕妇使用青霉素或氨苄西林可明显减少新生儿 GBS 定植以及早发 GBS 疾病的风险。

2. 大肠埃希氏菌和其他肠道革兰氏阴性菌　大肠埃希氏菌是需氧的革兰氏阴性杆菌，广泛存在于人肠道及阴道，尿道中也常见。大肠埃希氏菌引起的 EOS 主要是由荚膜多糖 K1 型引起。氨苄西林、第三代头孢菌素敏感。

3. 李斯特菌　李斯特菌是革兰氏阳性菌，经常通过食用污染食物引起感染，此菌在免疫功能完整的人中不引起明显症状，但在免疫缺陷人群及孕妇、胎儿、新生儿中可引起严重疾病。氨苄西林敏感，对头孢菌素耐药。

（二）晚发败血症

1. 凝固酶阴性葡萄球菌（CONS）　约 1/2 的 LOS 是由 CONS 引起。CONS（主要是指表皮葡萄球菌）是一组变异的革兰氏染色阳性菌，广泛存在于 NICU 患儿皮肤上，主要通过经皮中央置管引起菌血症。大多数 CONS 对青霉素、半合成青霉素、庆大霉素耐药，在 NICU 中经验性治疗 LOS 使用万古霉素。

2. **金黄色葡萄球菌** 金黄色葡萄球菌与 CONS 的区别是产生凝固酶,有蛋白 A,它是细胞壁的组成部分,可对 IgG 的 Fc 段有毒性作用以及阻断调理作用。由金黄色葡萄球菌引起的 LOS 死亡率高,常伴有严重的局部感染(软组织、骨、关节感染),特点是虽然使用抗生素但有持续菌血症。甲氧西林敏感金黄色葡萄球菌(MSAA)治疗使用半合成青霉素如萘夫西林或苯唑西林;耐甲氧西林敏感金黄色葡萄球菌(MRSA)在 NICU 中逐渐增加。MRSA 感染对一般抗生素耐药,除了万古霉素。

3. **肠球菌** 这些细菌感染多与留置导管有关。肠球菌对头孢菌素耐药,对青霉素 G 及氨苄西林也通常耐药。治疗需要氨基糖苷类抗生素与氨苄西林或万古霉素联合用药。

4. **革兰氏阴性菌** 常见细菌有大肠埃希氏菌、铜绿假单胞菌。长期静脉使用抗生素是引起铜绿假单胞菌 LOS 的危险因素。铜绿假单胞菌还存在于 NICU 的蓄水装置中(如水槽、呼吸装置)。治疗铜绿假单胞菌感染需要联合 2 种敏感抗生素,如头孢他啶、哌拉西林他唑巴坦。

注:超广谱 β- 内酰胺酶(ESBL)的质粒传染在肠道致病菌如大肠埃希氏菌、克雷伯杆菌、黏质沙雷菌的传播逐渐增多。ESBL(+)的患儿可以用头孢吡肟或美罗培南治疗。

5. **真菌感染** 临床发病率逐渐增加。特别是中心静脉置管的患儿。常见致病菌为念珠菌属,由于预防性应用氟康唑增多,已经出现了耐氟康唑的真菌感染。

三、临床表现

新生儿败血症临床表现与体内细菌种类、细菌数量和产生的毒素以及机体免疫力有关。且多为非特异。临床早期识别存在一定困难。

1. **体温改变** 如果体温低于 36℃或高于 37.8℃持续 >1 小时,应当考虑感染。另外,尽管体温正常,但如果体温波动超过 1℃以上也应视为体温异常。

2. **呼吸系统** ①呼吸暂停:在早产儿,呼吸暂停是所有类型感染的早期表现;②呼吸急促:是败血症最先的非特异性症状。呼吸支持力度的增加也应考虑可能存在感染。

3. 心血管系统 ①心动过速:>160 次 /min 是败血症最常见的早期表现;②外周低灌注表现:表现为皮肤晦暗、花纹、毛细血管充盈时间延长、尿量减少、脉压减少。

4. 神经系统 易激惹,嗜睡、淡漠,严重者可昏迷。

5. 消化系统 表现为喂养困难、胃潴留、呕吐、腹胀、腹泻等。

6. 血液系统 出现黄疸或黄疸突然加重,是由于细菌内毒素对肝的影响,加上溶血增加所致。严重者可以出现皮肤出血点、瘀斑、消化道出血等

7. 代谢紊乱 低血糖或高血糖、代谢性酸中毒。

注:当婴儿出现疲软无力,苍白或花纹,烦躁或反应差,不想吃奶或吸吮差时,可能是败血症早期表现,要高度警惕,积极治疗。

四、实验室检查

(一) 血培养

1. 必须用抗菌剂溶液彻底清洁皮肤并干透以后(最好是在皮肤清洁后的 30 秒)在外周静脉抽取血标本用于培养。

2. 对置管患儿同时做外周和导管血培养,血培养瓶需要至少 0.5ml 血(最好 1ml),需用 2 个培养瓶,一个需氧,一个厌氧。但一般不建议采用,可能导致导管堵塞或血栓形成。

3. 除无菌体液细菌培养(血液、尿液、脑脊液等)阳性外,没有任何一项单一的实验室检查可以明确败血症诊断。

4. **细菌培养** 尽量在应用抗生素前严格消毒下采血作血培养,疑为肠源性感染者应同时作厌氧菌培养,有较长时间用青霉素类和头孢类抗生素者应送 L 型细菌培养(注意:血培养阴性不排除败血症,血培养阳性率为 4%~50%)。

5. 大部分血培养在机体感染 24~36 小时内出现阳性结果。48 小时后血培养无细菌生长,败血症可能性较小。李斯特菌、流感嗜血杆菌和真菌是例外,它们需要较长时间生长。

6. 血培养结果的解释 24~48 小时内的纯生长通常提示败血症；如果是混杂微生物、极不寻常的微生物或直到 72 小时以后才生长的微生物,多提示污染。

> 附:导管相关性败血症:具备以下几点标准中的任意一点即可诊断:①导管尖端培养的病原菌与外周血标本培养的病原菌一致;②导管尖端培养物进行血培养定量鉴别比外周血标本的菌数落明显增多;③临床和培养明确的败血症对抗生素治疗无效,去除导管后感染控制。

（二）病原菌抗原及 DNA 检测

用已知抗体测体液中未知的抗原,对 GBS 和大肠埃希氏菌 K_1 抗原可采用对流免疫电泳、乳胶凝集试验及酶链免疫吸附试验（ELISA）等方法,对已使用抗生素者更有诊断价值;采用 16S rRNA 基因的聚合酶链反应（PCR）分型、DNA 探针等分子生物学技术,以协助早期诊断。目前高通量技术监测体液内细菌 DNA 方法也逐渐用于临床,病原学检查的阳性率较高。但这些方法都不能进行药敏实验。对指导抗生素应用存在缺陷。

（三）非特异性检查

联合应用 WBC 分类计数、C 反应蛋白是败血症筛查最好的方法。

1. 白细胞计数与分类 白细胞总数在提示败血症方面价值有限,因为在许多非感染性因素如颅内出血、惊厥、窒息都可引起白细胞总数升高。白细胞总数减少较增多更能预测是否存在败血症。中性粒细胞绝对计数更有价值。多次随访白细胞总数及中性粒细胞绝对值有助于败血症评估。

（1）白细胞总数升高以中性粒细胞（PMN）为主:白细胞总数 ≤ 3 天者 $>25 \times 10^9/L$,>3 天者 $>20 \times 10^9/L$;中性粒细胞绝对值 $\geq 8.0 \times 10^9/L$;中性粒细胞核左移。

（2）白细胞总数降低以中性粒细胞减少为主:白细胞总数 $<5 \times 10^9/L$,中性粒细胞绝对值 $\leq 1.5 \times 10^9/L$（败血症时出现中性粒

细胞减少症通常提示预后不良);未成熟中性粒细胞(杆状核细胞)/中性粒细胞总数比(I/T 比值) $\geq$ 0.16,提示存在细菌感染。尤其是在中性粒细胞绝对计数较低的情况下,I/T $\geq$ 0.16 则更强烈提示感染。当未成熟中性粒细胞增多,超过中性粒细胞总数的 5% 称为"核左移"现象。

(3)白细胞形态检查:严重细菌感染时,中性粒细胞可发生显著的形态学变化,伴有中毒颗粒、球形包涵体(Dohle 小体)、空泡的出现。

(4)淋巴细胞数:若一直低于 1.5×10^9/L,必须进一步检查严重的联合免疫缺陷。

2. **血小板计数(PLT)** PLT $\leq 100 \times 10^9$/L 或血小板下降 $\geq$ 30% 有意义。但缺乏特异性,也不敏感,一般感染晚期才出现降低。一些病毒感染,无论是先天性(如风疹、CMV、疱疹)还是获得性(如肠病毒),都可能导致严重的血小板减少症。

3. **C 反应蛋白(CRP)** 细菌或真菌感染时水平升高。

(1)是一种由炎症细胞因子(IL-6、IL-1β、TNF)介导的,在肝脏合成的急性时相蛋白,在组织损伤及感染引起的炎症反应时升高最显著。

(2)细菌或真菌感染时升高的幅度最大,而在慢性炎症中呈中度升高,CRP $\geq$ 10mg/L 为异常;>40mg/L 时,可预测存在严重感染或脓毒症。

(3)非细菌感染 CRP 水平升高:某些病毒感染(HSV 脑炎、腺病毒),支原体、衣原体感染,自身免疫性疾病、手术或外伤后。

(4)机体发生急性炎症时,C 反应蛋白在 6 小时即升高,在感染后 36 小时达到高峰。由于 C 反应蛋白的半衰期只有 19 小时,当刺激因素有效消除后迅速下降,但目前没有证据支持 CRP 定期随访可用来评价抗生素疗效和抗生素的使用疗程。

(5)对于开始推测为细菌感染,但在抗生素治疗期间 CRP 持续增高,应该考虑真菌感染可能性,以及耐药菌或出现并发症如细菌性心内膜炎、脓肿形成的可能性。

(6)如 CRP 测定结果 48 小时内持续保持正常,且无败血症的临床表现,则患细菌性败血症的可能性不大,而且停用抗生素是安全的。

注:单次正常的 CRP 浓度并不能排除感染,因为该标本的采取时间可能在 CRP 上升之前,因此有必要进行连续检测(间隔 24~48 小时)。

4. 血清降钙素原(PCT) 新生儿生后 2 天内 PCT 生理性增高(可达 10ng/ml),出生 72 小时后(早产儿 96 小时)降至成年人水平(<0.5ng/ml),若考虑细菌感染,建议 96 小时后行 PCT 检查。

(1)PCT 的代谢动力学:①快速:感染开始后 3 小时即可测得,6~12 小时后达高峰值;②峰值最高可达 1 000ng/L;③半衰期:接近 24 小时;④不受肾脏功能状态的影响,体内外性状稳定。

(2)PCT 是细菌感染导致全身炎症反应的很好检测指标:PCT<0.5ng/ml,可排除脓毒症;PCT>0.5ng/ml 提示局部细菌感染;PCT>2.0ng/ml 提示脓毒症。

(3)非细菌性 PCT 水平升高:一些严重的创伤性的情况,虽无任何细菌感染病灶,如在较大型的腹部手术、严重的腹部外伤、需要大量儿茶酚胺的严重的全身性微循环障碍、严重的多器官功能衰竭、重症胰腺炎或重症肝损伤。对于重症监护室的病程较长的患儿,如果在抗生素治疗后 PCT 水平不能恢复到正常范围则应考虑真菌感染可能,典型的诊断上限值为 5.5ng/ml。

(4)PCT 评估抗生素疗效:如果 PCT 水平在治疗首 72 小时内下降(一般较前一天下降 30% 以上,每 24 小时重复检测 PCT 直至降至 0.5ng/ml),那么一般提示该治疗有效,应该继续使用选定的抗生素。

(5)PCT 与 CRP 的比较:PCT 能区别感染和炎症、细菌和病毒感染。细菌感染后 PCT 出现较 CRP 早,有效抗生素治疗后 PCT 水平迅速降低,因此具有更高的特异性和敏感性。

5. 细胞因子 白细胞介素 6(interleukin-6,IL-6)、白细胞介素 8(IL-8)等炎症因子是体内介导炎性反应的主导因子,是全身性感染的"早期报警"指标,感染开始后 1 小时即可测得。IL-6 以 60.00pm/ml 为临界值时,灵敏度为 92%,特异度为 81%;IL-8 以 220.53pm/ml 为临界值时,灵敏度为 72.48%,特异度为 80.57%。在炎症早期 IL-6、IL-8 较 PCT、

CRP 等升高迅速,在新生儿败血症早期诊断中具有重要的临床意义,动态监测各种细胞因子水平对败血症的预后评估也有重要意义。

> 附:一般来说,革兰氏阴性菌感染时 CRP 及 PCT 升高明显,若是严重革兰氏阴性菌感染白细胞计数偏低;革兰氏阳性菌感染时 CRP 及 PCT 升高不明显,常有白细胞计数明显升高。

(四)脑脊液检查指征

1. **腰椎穿刺指征(下列 3 项任意 1 项)** ①血培养阳性(23% 的血培养阳性患儿合并脑膜炎);②临床表现及实验室检查提示脓毒血症者(高热超过 2 天,CRP>40mg/L 或 PCT>2ng/ml);③抗感染治疗效果不佳。

2. 取脑脊液后 2 小时内完成检验,否则糖浓度和白细胞计数会下降。通常多数足月正常新生儿脑脊液白细胞计数 <20×10^6/L,蛋白 <1.7g/L 及糖 >2.2mmol/L(或 > 当时血糖的 40%)。

(五)尿液涂片及培养

需采用清洁导尿或耻骨上膀胱穿刺抽取尿液标本,仅用于 LOS 的病原学诊断。非穿刺尿白细胞需 >0.2×10^9/L,细菌数 >10^8/L 才能诊断尿路感染。

(六)其他

1. **内毒素检测** 革兰氏阴性菌感染时,菌体裂解释出内毒素。

2. **G 试验** 1,3-β-D 葡聚糖为真菌细胞壁成分,用于早期诊断深部真菌感染。

3. **血气分析** 重症感染患儿常出现代谢性酸中毒,一旦 BE<−8mmol/L,不仅提示脓毒症,还需要对酸中毒进行纠正。

五、诊断

1. **确诊败血症** 具有临床表现并符合下列任意一条:

(1)血培养或无菌体腔内培养出致病菌。

(2)如果血培养出机会致病菌,则必须于另份血,或无菌体腔内,或导管头培养出同种细菌。

2. **临床诊断败血症**　具有临床表现且具备以下任意一条：

(1)非特异性检查≥2条。

(2)血标本病原菌抗原或DNA检测阳性。

3. **疑似EOS诊断**　3日龄内有下列任何1项：

(1)败血症临床表现。

(2)母亲有绒毛膜羊膜炎。

(3)早产胎膜早破≥18小时。

> 附：败血症与脓毒症的区别：败血症更倾向于细菌培养阳性者。脓毒症是指表现为败血症样的多系统异常临床表现，实验室非特异性检查项目≥2条阳性，细菌学检查可阴性。

六、治疗

疑似EOS的新生儿出生后应尽早用抗菌药物，在2~3日龄排除诊断，则必须停用抗菌药物。确诊新生儿败血症后，合理使用抗生素是首要的治疗措施。

(一)导管相关血行感染败血症

1. 如病原菌为G⁻菌、金黄色葡萄球菌、真菌等应拔出导管。

2. 如病原菌为凝固酶阴性葡萄球菌(如表皮葡萄球菌)可经导管使用抗生素治疗，复查血培养如转为阴性，可保留导管。

(二)抗菌药物应用

1. **抗生素的选择**　血培养结果出来前，EOS初始抗生素治疗必须覆盖革兰氏阳性和阴性细菌，氨苄西林(青霉素)与三代头孢菌素合用是首选；LOS考虑到CONS以及金黄色葡萄球菌较多，经验性选用苯唑西林、萘夫西林(针对表皮葡萄球菌)或者万古霉素代替氨苄西林联用第三代头孢。如怀疑铜绿假单胞菌感染则用头孢他啶。细菌培养阳性应根据药敏选择抗生素。

2. **推荐疗程**

(1)血培养阳性，疗程至少需10~14天；全身性金黄色葡萄球菌感染疗程 3 周；有并发症者应治疗 3 周以上。抗感染治疗 48 小时后复查血培养应该转阴，持续阳性需要考虑换用抗菌药物。

（2）临床败血症一般抗生素疗程 7~10 天或 CRP 正常后 2 天。

3. 主要针对 G⁺ 菌的抗生素 ①GBS：首选青霉素或氨苄西林；②李斯特菌：氨苄西林或青霉素；③凝固酶阳性葡萄球菌：直接选用万古霉素或利奈唑胺；④肠球菌：常选替考拉宁。

（1）青霉素：每次 5U/kg，缓慢静脉注射，间隔时间见表 7-1-1。

（2）氨苄西林：每次 50mg/kg，缓慢静脉注射，间隔时间见表 7-1-1。

（3）苯唑西林：每次 25mg/kg，缓慢静脉注射，间隔时间见表 7-1-1。

（4）万古霉素：每次 10mg/kg，缓慢静脉输注 60 分钟以上，间隔时间见表 7-1-1。

> 附：万古霉素为时间依赖性抗生素，有持续较长的抗生素效应，具有"窄治疗窗"的特点，血药浓度过低会影响疗效并诱导耐药菌产生，过高又会增加不良反应的发生（如肾、耳毒性）。因此，用 5 次后测血药浓度（EDTA 管）：一般感染，只测谷浓度，在下次给药前 30 分钟抽血，5~10μg/ml（用于治疗大多数感染）；15~20μg/ml（用于治疗对甲氧苯青霉素耐药的金黄色葡萄球菌的肺炎、心内膜炎、骨或关节感染）。

表 7-1-1　青霉素、氨苄西林、苯唑西林、万古霉素给药间隔表

胎龄 / 周	生后日龄 / 天	间隔时间 / 小时
≤ 29	0~28	12
	>28	8
30~36	0~14	12
	>14	8
37~44	0~7	12
	>7	8

（5）太古霉素（替考拉宁）：为万古霉素的新糖肽类抗生素，其抗菌

谱及抗菌活性与万古霉素相似,对金黄色葡萄球菌的作用比万古霉素更强,不良反应更少。负荷量为第一天 16mg/kg,只用一剂,24 小时后8mg/kg,每天 1 次,静脉滴注时间 >30 分钟。

(6)利奈唑胺:主要作用于 G$^+$ 球菌。抗菌谱近似万古霉素,包括耐万古霉素的一些菌株。早产儿(日龄 ≤ 7 天),每次 10mg/kg,每 12 小时 1 次;其余患儿每次 10mg/kg,每 8 小时 1 次,静脉滴注时间 >1 小时。

4. 主要针对 G$^-$ 菌的抗生素 ①肺炎克雷伯菌:首选美罗培南。②铜绿假单胞菌:首选头孢他啶。③革兰氏阴性肠道菌:氨苄西林联合广谱头孢菌素(头孢噻肟或头孢曲松);其中大肠埃希氏菌对氨苄西林耐药率高,对第三代头孢菌素(如头孢噻肟或头孢他啶)耐药率也达 40% 以上,对哌拉西林 - 他唑巴坦耐药率低,对头孢哌酮 - 舒巴坦(不易进入脑脊液)、美罗培南未发现耐药。④产超广谱 β- 内酰胺酶(ESBLs)细菌感染或重症患儿:首选美罗培南。

(1)头孢噻肟:每次 50mg/kg,缓慢静脉输注 30 分钟以上。间隔时间见表 7-1-2。

(2)头孢曲松:每次 50mg/kg,每 24 小时 1 次,静脉滴注时间 >30 分钟。注意点:蛋白结合率高,可能取代胆红素的结合位点;不能与含钙液合用。

(3)头孢他啶:对铜绿假单胞菌效果尤其好。每次 50mg/kg,缓慢静脉输注 30 分钟以上。间隔时间见表 7-1-2。

(4)头孢哌酮 - 舒巴坦:不太易进入脑脊液。剂量(按所含头孢哌酮量计算):每次 20~40mg/kg,每剂加适量 5% GS,浓度 ≤ 30mg/ml,用注射泵于 30 分钟静脉输入。间隔时间见表 7-1-2。使用期间每周补充维生素 K$_1$ 1~2mg;每周监测肝功能及凝血。

(5)哌拉西林 - 他唑巴坦:哌拉西林和他唑巴坦为 8:1 的比例结合广谱的 β- 内酰胺酶抑制剂抗生素。对 G$^+$ 菌如 GBS、肺炎链球菌、肠球菌、金黄色葡萄球菌有较强作用。对 G$^-$ 菌(大肠埃希氏菌、克雷伯菌、流感嗜血杆菌、铜绿假单胞菌)作用更强,易进入脑脊液。按哌拉西林量,每次 50mg/kg,浓度 ≤ 50mg/ml,缓慢静脉输注 30 分钟以上。间隔时间见表 7-1-2。

(6)氨曲南:为单环 β- 内酰胺类抗生素,对 G⁻ 菌的作用强,β- 内酰胺酶稳定,不良反应少,具有良好的脑脊液渗透性。适合与氨苄西林联用治疗败血症。每次 30mg/kg,缓慢静脉输注 30 分钟以上。间隔时间见表 7-1-2。

表 7-1-2 头孢噻肟、头孢他啶、哌拉西林 - 他唑巴坦、氨曲南给药间隔表

胎龄 / 周	生后日龄 / 天	间隔时间 / 小时
≤ 29	0~28	12
	>28	8
30~36	0~14	12
	>14	8
37~44	0~7	12
	>7	8

5. 其他广谱抗生素

(1)亚胺培南 - 西司他丁:对绝大多数 G⁺ 及 G⁻ 需氧和厌氧菌有强大杀菌作用,对产超广谱 β- 内酰胺酶的细菌有较强的抗菌活性。但通过血 - 脑屏障少,且有引起惊厥的不良反应,故不推荐用于化脓性脑膜炎。每次 20mg/kg, ≤ 2.0kg 或 >2.0kg 且 ≤ 7 天,每 12 小时 1 次;>2.0kg 且 >7 天,每 8 小时 1 次。静脉滴注时间 >30 分钟,浓度 ≤ 5mg/ml。

(2)美罗培南:与亚胺培南 - 西司他丁比较本品有如下特点:对 G⁻ 细菌作用更强而对 G⁺ 细菌作用稍弱;对肾脏去氢肽酶相对稳定;更易透过血 - 脑屏障;神经系统毒性低。每次 20mg/kg,0~7 天,每 12 小时 1 次;>7 天,每 8 小时 1 次。浓度 ≤ 50mg/ml。优化方案:前 0.5 小时给予半剂量,后 1.5 小时给予剩余半剂量。

(3)头孢吡肟:为第四代头孢菌素。对 G⁺ 菌(肺炎链球菌、产脓链球菌、无乳链球菌、金黄色葡萄球菌)及 G⁻ 菌(大肠埃希氏菌、流感嗜血杆菌、克雷伯菌、铜绿假单胞菌和变形杆菌属等)引起的严重感染敏感,但对 MRS 不敏感。每次 50mg/kg,0~7 天,每 12 小时 1 次;>7 天,

每 8 小时 1 次。静脉滴注时间 >30 分钟。

6. 主要针对厌氧菌的抗生素 应当使用克林霉素或者甲硝唑。

(1)克林霉素:主要是抑制蛋白质合成的抑菌剂。在肺内浓度高,能渗入骨组织,但不易透过血脑屏障,不能用于治疗脑膜炎。对革兰氏阳性球菌,如金黄色葡萄球菌、肺炎链球菌和化脓性链球菌有效;还对厌氧菌,尤其是部分类杆菌属具有显著的抑菌活性。对肠球菌和多数需氧 G$^-$ 菌无效。在生后第 1 周,5mg/kg,每 12 小时 1 次;此后改为每 6~8 小时 1 次。每剂加适量 5%GS 用注射泵于 30 分钟以上静脉输入。

(2)甲硝唑:每次 7.5mg/kg,每 12 小时 1 次,加适量 5% GS 或 NS 稀释成浓度 <8mg/ml,滴注时间 >60 分钟。

(三) 其他辅助治疗措施

1. 免疫球蛋白(IVIG)的应用 目前发表的研究结果差别较大,对败血症患儿是否应用 IVIG 辅助治疗仍存在争议。可能个体化应用较为合适。如果出现以下情况建议使用:①败血症患儿出现血小板减少;②体重 <1 500g 的早产儿;③存在先天性免疫缺陷的患儿。用法和用量也不一致。剂量范围 400~1 000mg/kg,应用时间 3~5 天。目前不推荐预防性应用 IVIG。

附:如果第一周血浆 IgG 水平低于 3.5g/L 或生后第二周血浆 IgG 水平低于 2.3g/L,败血症发生率比 IgG 水平高的婴儿高 5 倍。可输注丙种球蛋白提高血清 IgG 水平至 5g/L 以上。在注射丙种球蛋白前后 15~20 天之内,如果注射其他防疫针,将使防疫针的免疫作用减弱或消失,使机体得不到足够的免疫能力。因此,建议注射丙种球蛋白 1 个月后再接种疫苗。

---

2. 重组人粒细胞集落刺激因子(rhG-CSF) 在粒细胞缺乏败血症患儿,使用 rhG-CSF 可诱导中性粒细胞数量上升和功能活性增强。用法为:每次 5~10μg/kg,SC、IV(与 5% 葡萄糖溶液或生理盐水混合后注射 15~20 分钟),每天 1 次,使用后 24~48 小时中性粒细胞绝对

值 $>1.5 \times 10^9/L$。

3. 新鲜冰冻血浆 在严重败血症,存在凝血因子异常时,可输注新鲜冰冻血浆,每次 15~20mg/kg,能增强患儿中性粒细胞的趋化性及补充凝血因子。没有凝血异常不建议应用。

4. 交换输血 交换输血提供体液因子、血小板,去除一些有害物质,如细菌毒素、纤维蛋白降解物和炎症因子。常选用新鲜全血双倍换血。目前临床证据不足。严重败血症发生渗漏综合征患儿可以考虑血浆置换。

5. 营养 败血症患儿通常分解代谢增加,但由于麻痹性肠梗阻、NEC 或胃肠炎,故易不耐受肠内营养。静脉营养时,由于脂肪在败血症期间常不能耐受,因此,应在感染的最初 24~48 小时仅使用葡萄糖和电解质。

七、转诊

新生儿败血症起病隐匿,进展迅速,可导致严重并发症甚至死亡,存在下列问题应尽可能转诊:①疑似败血症,但治疗不理想的患儿;②经积极抗菌治疗,临床症状持续恶化者;③出现少见并发症如骨髓炎、心内膜炎、脑膜炎伴脑积深部脓肿等;④存在休克或内环境紊乱的患儿转诊前应进行积极干预;⑤存在 DIC 早期表现者。

(尹兆青)

第二节 新生儿细菌性脑膜炎

细菌性脑膜炎(bacterial meningitis)也称化脓性脑膜炎(purulent meningitis),是指细菌感染导致脑膜炎症性浸润并有大量炎性渗出沉积于脑表面,严重的病理结局是瘢痕脑回。新生儿更多的表现形式是脑膜脑炎。

一、感染途径

新生儿脑膜炎感染途径:①血源性感染,多为败血症一部分;

②局部感染如中耳炎或脑室内放置引流管累及中枢;③开放性颅脑外伤或颅骨发育畸形如脑脊液鼻漏、脑脊膜膨出等。

二、病原菌

引起新生儿败血症的多数病原均可导致新生儿脑膜炎。其中 B 组链球菌(特别是 GBS Ⅲ型)及革兰氏阴性杆菌(特别是含 K_1 抗原的大肠埃希氏菌)是最常见的病原,其中 GBS Ⅲ型常见于足月儿,大肠埃希氏菌常见于早产儿。晚发型新生儿脑膜炎的常见致病菌有肺炎克雷伯菌、肠杆菌、不动杆菌等。开放性中枢神经系统畸形及留置引流装置(脑室腹腔分流)的患儿中葡萄球菌感染(金黄色葡萄球菌及表皮葡萄球菌)更为常见。

三、临床表现

通常是非特异性的。临床上常表现为:①拒乳或呕吐;②体温异常,足月儿常表现为发热、早产儿体温不升更常见;③神经系统症状可表现为易激惹、嗜睡、肌张力低下,甚至惊厥发作(尤其是革兰氏阴性菌感染),通常为局灶性发作,还可表现为前囟饱满。

四、脑脊液检查

1. **指征** 以下任何一项异常者均需行腰椎穿刺:

(1)神经系统症状和体征持续存在。

(2)临床表现及实验室检查提示脓毒血症者(发热 >2 天,CRP>40mg/L 或 PCT>2ng/ml)。

(3)血培养阳性(23% 的血培养阳性患儿合并脑膜炎)。

2. **腰椎穿刺时机** 应用抗生素前进行脑脊液检查。因为在恰当的抗菌治疗后,革兰氏阳性菌能从脑脊液中迅速清除(24~48 小时内),而在严重的病例中革兰氏阴性菌可能滞留数天。

3. **CSF 常规及生化检查**

(1)白细胞计数:正常新生儿脑脊液平均白细胞数 $<10 \times 10^6$/L。感染革兰氏阴性菌者脑脊液白细胞计数通常高于感染革兰氏阳性菌

者。白细胞计数 >20×10⁶/L，多核细胞为主(主要为粒细胞)，应该怀疑细菌性脑膜炎；如果计数 >30×10⁶/L，多核细胞为主，则强烈提示细菌性脑膜炎。但李斯特菌脑膜炎以单核细胞为主［因为李斯特菌为细胞内病原体，可侵入吞噬细胞(如巨噬细胞及单核细胞)。白细胞计数 >500×10⁶/L，需考虑大肠埃希氏菌感染可能，其预后相对较差。

> 附：典型细菌性脑膜炎白细胞分类 1 周内以多核细胞为主，之后单核细胞比例逐渐增加并占优势。

(2)葡萄糖：CSF 中葡萄糖来自血糖，约为血糖的 60%。当颅内感染时，由于脑代谢增加，CSF 中细菌的糖酵解增加，常使 CSF 糖含量下降，但该数值受外周血糖浓度影响，因此应结合 CSF 糖 / 血糖比值综合判断。研究显示早产儿葡萄糖绝对值 <1.1mmol/L 或 CSF 糖 / 血糖比值 <0.6，足月儿葡萄糖绝对值 <1.7mmol/L 或 CSF 糖 / 血糖比值 <0.5 可作为细菌性脑膜炎的诊断界值。注意在脑室内出血及脑室周围白质软化后，脑脊液低葡萄糖含量可以维持几周。

(3)蛋白质：蛋白质不易透过血 - 脑屏障，但细菌性脑膜炎时蛋白质通常会升高，早产儿 >1.5g/L(mg/dl×0.01=g/L)、足月儿 >1.0g/L。蛋白 >6g/L，易导致脑积水，预后差。

(4)乳酸：正常情况下，血液中的乳酸无法通过血 - 脑脊液屏障，脑脊液中乳酸主要产生于星形胶质细胞，被神经元摄入胞内提供能量。但是，当细菌或真菌感染时，由于病原菌代谢、脑组织水肿、缺氧等原因，脑脊液中乳酸含量升高(乳酸 >2.2mmol/L)，而在病毒感染时脑脊液乳酸含量却无显著改变。

4. **CSF 培养**　脑膜炎时 CSF 细菌培养阳性或涂片检菌发现细菌，但阳性率低。脑脊液病毒学检测，特别是单纯疱疹和肠道病毒。有条件医院应进行脑脊液宏基因病原学检测。

5. **血性脑脊液**　可能为损伤静脉血管所致，也可能本身是血性脑脊液，通过一个简单的方法可以加以鉴别，将一滴穿刺液滴在一张无菌试纸上，如果试纸上出现两个环，就说明混有血液。注：颅内出血后数天,CSF 检查结果类似脑膜炎的结果,多核细胞为主,蛋白增加,葡萄糖降低。但脑脊液无凝块(若损伤脑脊液有凝块),脑脊液红细胞与白细胞的比例通常 >500∶1。

6. 干扰因素

(1)腰椎穿刺损伤:多数研究认为 CSF 中 RBC>1 000×10⁶/L 即作为 LP 损伤标准。实际上 CSF 中 RBC 达 500×10⁶/L 即会引起 CSF 参数改变。临床上常对 LP 损伤 CSF 中 WBC 采用外周血 RBC 与 WBC 比例校正或以 RBC/WBC =(500~1 000)/1 校正。CSF 中 RBC 增多亦会影响 CSF 中的糖和蛋白值,CSF 中 RBC 每增加 1 000×10⁶/L,CSF 蛋白增加 1.3mg/dl,足月儿增加高于早产儿。但糖的浓度不受外周血的影响,因此当 LP 损伤时,糖的浓度降低也是颅内细菌感染的重要指标。脑脊液红细胞计数超过 1 000×10⁶/L 使脑脊液检查的结果无法判读,唯一正确的方法是 12 小时后重新进行腰椎穿刺。

(2)抗生素:细菌性脑膜炎患儿在开始应用抗生素治疗后 2~4 小时 CSF 培养即可转阴,24 小时 CSF 中 WBC 无明显改变,CSF 蛋白虽下降但仍高于正常,CSF 糖可迅速变为正常,48 小时后 CSF 中 WBC 可能恢复正常。

(3)CSF 放置时间:CSF 在常温中放置 4 小时后,糖和细胞数随时间推移而逐渐下降。若延迟 24 小时分析,CSF 应放置在 4℃冰箱保存。

五、治疗

(一) 一般治疗

1. **维持正常呼吸循环功能** 脑膜炎多继发于严重败血症,可能发生呼吸衰竭和循环功能衰竭,注意早期识别和处理。

2. **维持水电解质、酸碱平衡** 对有抗利尿激素分泌异常综合征者,适当控制液体入量,对低钠血症症状严重者酌情补充钠盐。

3. **控制颅内高压** 一般通过控制液体入量处理,有严重颅内高压者需用 20% 甘露醇,每次 0.25~1g/kg,每天 2~3 次,或加用呋塞米每次 1mg/kg,静脉注射。

4. 控制惊厥　首选苯巴比妥。

（二）抗菌治疗

1. 抗生素治疗原则　①联合应用抗生素。初始抗生素治疗必须覆盖革兰氏阳性和阴性细菌，氨苄西林与三代头孢菌素合用是首选。②早期应用抗生素，一旦怀疑存在脑膜炎，腰椎穿刺后就应该启动脑膜炎抗生素治疗方案，而不是等待脑脊液结果。③足量足疗程，脑脊液中抗生素药物浓度相当重要，对于不易透过血 - 脑屏障的抗生素应加大剂量，尽量选用容易透过血 - 脑屏障的药物。应用足够疗程的抗生素治疗。④个体化和精准治疗：细菌培养阳性应根据药敏试验选择抗生素，减少耐药菌产生，对脑脊液蛋白较高患儿可早期给予激素辅助治疗。

（1）主要针对 G^+ 菌的抗生素：① GBS：首选青霉素或氨苄西林，建议联合第三代头孢菌素可协同抗菌作用；②李斯特菌：首选氨苄西林或青霉素，建议联合第三代头孢菌素可协同抗菌作用；③凝固酶阳性葡萄球菌：直接选用万古霉素或利奈唑胺。

（2）主要针对 G^- 菌的抗生素：①肺炎克雷伯菌：首选美罗培南；②铜绿假单胞菌：首选头孢他啶；③革兰氏阴性肠道菌：氨苄西林联合广谱头孢菌素（头孢噻肟或头孢曲松）；其中大肠埃希氏菌对氨苄西林耐药率高，对第三代头孢菌素（如头孢噻肟或头孢他啶）耐药率也达 40% 以上，对哌拉西林 - 他唑巴坦耐药率低，对美罗培南未发现耐药；④产超广谱 β- 内酰胺酶（ESBLs）细菌感染或重症患儿：首选美罗培南。

2. 推荐疗程　 G^+ 球菌至少 2 周。 G^- 杆菌至少 3 周，其中大肠埃希氏菌疗程至少 3 周或在脑脊液无菌后 2 周，以两者中时间较长者为准。部分抗生素用于治疗细菌性脑膜炎时需要增加剂量才能达到有效的脑脊液浓度，主要是以下抗生素：

（1）青霉素 G：B 组链球菌脑膜炎的首选抗菌药物，每天 40 万 U/kg，每 8 小时 1 次。

（2）氨苄西林：李斯特菌或 GBS 脑膜炎的首选抗菌药物，每次 100mg/kg 静脉缓慢推注，0~7 天，每 12 小时 1 次；>7 天，每 8 小时 1 次。

(3) 头孢曲松：对 G^- 菌(大肠埃希氏菌、流感嗜血杆菌、克雷伯菌和假单胞菌)作用强，较易进入脑脊液。q.12h. 应用更好。

(4) 美罗培南：对 G^- 细菌作用更强而对 G^+ 细菌作用稍弱，尤其是对铜绿假单胞菌有良好的抗菌活性，易透过血 - 脑屏障。用法：每次 40mg/kg，每 8 小时 1 次，静脉滴注时间 >30 分钟，延长静脉滴注时间可增加疗效($\geqslant$ 4 小时)，浓度 $\leqslant$ 50mg/ml。优化方案：前 0.5 小时给予半剂量，后 1.5 小时给予剩余半剂量。

(5) 万古霉素：主要对耐药 G^+ 菌(葡萄球菌、链球菌、肠球菌)感染。每次 15mg/kg，0~7 天，每 12 小时 1 次；>7 天，每 8 小时 1 次。静滴时间 >1 小时，浓度 $\leqslant$ 5mg/ml。用 5 次后测血药浓度(EDTA 管)：检测谷浓度及峰浓度(在下次给药前 30 分钟抽血，谷浓度水平 5~10μg/ml；在完全输注后 1 小时，峰浓度水平 20~40μg/ml)。峰浓度水平 >40μg/ml 增加耳毒性及肾毒性(谷浓度 >10μg/ml 发生率更高)；中毒浓度为 60~80μg/ml。

(三) 糖皮质激素

对控制脑水肿、减少炎症渗出及并发症、减轻中毒症状等均有作用，但目前的研究没有证实可以减少死亡率、并发症和严重伤残的发生率，有研究报道可以减少听力损伤的发生。但可能影响神经元发育，导致海马损伤，仅用于首次脊液蛋白 >3g/L 时，地塞米松每天 0.6mg/kg，每 6 小时 1 次，连用 2 天。

(四) 支持疗法

早产儿使用单一剂量 IVIG 750mg/(kg·次)，足月儿 1g/(kg·次)对所有重症败血症婴儿的辅助治疗是合理的。在输注了 IVIG 后，患儿体液免疫力得到了提高，也增加了中性粒细胞对凝固酶阴性葡萄球菌(CONS)的调理性。接受治疗的新生儿的 IgG 总的抗体滴度可维持高水平近 10 天。

六、并发症及其处理

细菌性脑膜炎并发症发生率为 2.5%~3.2%，一般在感染 2~3 周出现，包括脑室炎、脑脓肿、硬膜下积液、脑积水、脑梗死。

1. **脑室管膜炎** 是细菌性脑膜炎常见的并发症,革兰氏阴性菌脑膜炎中发病率可达 20%。患儿在有效抗生素治疗下发热不退、惊厥、意识障碍不改善,脑脊液始终无法正常化,以及影像学检查见脑室扩大时,需考虑本症,确诊依赖侧脑室穿刺,取脑室内脑脊液显示异常:①脑室液细菌培养或涂片阳性,与腰椎穿刺液一致;②脑室液白细胞 $\geq 50 \times 10^6/L$,以多核细胞为主;③脑室液糖 <1.66mmol/L 或蛋白质;④腰椎穿刺脑脊液已接近正常,但脑室液仍有炎性改变。确诊只需满足①,或第②加上③和④之一。进行侧脑室穿刺引流以缓解症状。发生脑室管膜炎的患儿抗生素应用疗程延长,目前不主张脑室内用药。关键在于早期足量应用抗生素减少脑室管膜炎的发生。

2. **脑脓肿** 革兰氏阴性菌脑膜炎中发病率可达 19%。表现为治疗效果不好的患儿出现颅内压增高,但有些病例临床无明显变化。脑脊液中白细胞增多到几百个,单核细胞为主,蛋白含量增加;当脓肿破裂入脑脊液时白细胞增多($>1\,000 \times 10^6/L$),多核细胞为主。超声或 MR 可明确诊断。多发性或小脓肿可静脉使用大剂量抗生素。如果形成一或两个脓腔,或抗生素治疗无效的脓肿,应抽吸脓液。全身性治疗至少持续 4 周。

3. **硬脑膜下积液** 凡经抗生素有效治疗 48~72 小时后脑脊液有好转,但体温不退或体温下降后再升高;或一般症状好转后又出现意识障碍、惊厥、前囟隆起或颅压增高等症状,首先应怀疑本症的可能性。行头颅影像学检查可协助诊断、大量积液需行硬膜下穿刺放出积液进行检查确诊,同时也达治疗目的。少量积液无需处理。硬脑膜下穿刺放量每次、每侧不超过 15ml。

4. **脑梗死** 包括动脉缺血性卒中和静脉窦血栓形成,基底节区常见。表现为脑实质破坏、继发脑脓肿,大部分为基底节区、皮层下小梗死。可通过 MRI、MRA 确诊。一旦发生脑梗死应早期康复干预治疗。

5. **脑积水** 脑积水可发生于疾病第 2 周,患儿持续存在脑室炎症,也可见于抗生素治疗的任何阶段出现头围增大及 CNS 体征。如果感染持续存在,采取脑室内及全身持续使用抗生素,也可采用外源性脑积水排放。多数患儿在感染控制后需要采用持续性 CSF 引流术。

七、疗效评估

1. 治疗 48 小时后(一般 72 小时)应该复查腰椎穿刺。

2. 若脑脊液正常,提示预后良好,第 1 次脑脊液正常后再治疗 2 周。

3. 若脑脊液仍异常,之后每周行 1 次脑脊液检查,直至脑脊液正常后再治疗 2 周。(若是大肠埃希氏菌感染,疗程满后停药 3 天复查脑脊液,最后一次脑脊液细胞数不一定完全正常,但糖和蛋白质应恢复正常,找不到病原菌,CRP 降至正常,血培养阴性,可出院;否则继续治疗。)

4. 治疗至 4 周时,临床表现正常,血常规、CRP 等提示细菌感染指标正常,血培养正常,但脑脊液仍异常者,可停药观察 72 小时,复查脑脊液白细胞数较前下降,糖和蛋白质正常可出院;若复查脑脊液白细胞数较前升高或糖异常(葡萄糖浓度 <1.1mmol/L),再次按照之前的用药方案治疗。

注:脑脊液未能达到无菌状态可能提示有未知的化脓性病灶,如硬脑膜下积脓、脑脓肿、阻塞性脑室炎、化脓性血栓性静脉炎。

八、预后

1. **预后不良的高危因素** 常见高危因素:惊厥(持续时间 >72 小时)、昏迷、应用血管活性药物、脑脊液蛋白较高(>3g/L)、粒细胞减少(<1.0×10^9/L)或血小板减少、脑电图背景异常、影像学证据脑脓肿形成。

2. **预后评估检查** 治疗 2 周后行以下检查进行预后评估。①测量头围:每周 2 次,如果头围每周增长 >1.25cm,考虑存在脑积水可能。②头颅彩超:观察脑室大小,监测脑积水发生及脑室周围白质损伤。③头颅 MR:指征为头颅 B 超异常、惊厥、CSF 持续阳性、特殊病原体感染(脆弱类杆菌、真菌),需行 T_1、T_2、DWI 序列,常表现为多灶性病变。④脑电生理:电活动抑制现象明显,如低电压,爆发抑制;睡眠周期消失;间或出现高波幅电活动,提示预后不良。⑤行脑干听觉、视觉诱发电位可了解患儿听觉、视觉损伤情况。

3. **后遗症** 神经损害是广泛的,严重后遗症有脑瘫、癫痫,更常见的是各种微小神经功能障碍,如视觉损害、听力损伤、认知障碍、行为障碍等。

注:细菌性脑膜炎是婴儿获得性感觉神经性耳聋最重要的单一病因。

九、转诊

下列情况应尽可能转诊:①循环呼吸功能不稳定,经积极处理后好转不明显者;②治疗2周脑脊液仍不正常者;③出现脑积水、脑室管膜炎、脑脓肿等并发症患儿且当地医院不能治疗者。

(尹兆青)

第三节 新生儿破伤风

新生儿破伤风(neonatal tetanus)是由破伤风杆菌由脐部侵入引起的一种急性严重感染。本病以全身肌肉强直性痉挛、牙关紧闭及阵发性抽搐为特征,且并发症多,病死率高,一般在生后4~7天发病。

一、诊断要点

1. 有旧法接生或断脐消毒不洁史,脐部常有感染史。

2. 早期无明显抽搐时,用压舌板压舌根立即引起牙关紧闭则应怀疑诊断。

3. 多数患儿在生后4~7天发病。最先表现为张口及吸吮困难,随后出现牙关紧闭,苦笑面容,四肢抽搐,呈角弓反张状。任何轻微刺激均可诱发痉挛引起窒息。

4. **其他** 呼吸机和喉肌痉挛可引起呼吸困难、发绀、窒息。膀胱及直肠括约肌痉挛可引起尿潴留和便秘。疾病后期可出现发热。

5. 经合理治疗1~4周后痉挛逐渐减轻,发作间隔时间延长,能吸吮乳,完全恢复需2~3个月。病程中常并发肺炎和败血症。

二、治疗

1. 护理

(1)保持室内安静。避免一切不必要的刺激。

(2)及时清除口腔分泌物,保持气道通畅。

(3)病初可禁食,给予静脉营养保证热卡供应。痉挛发作减轻可予胃管喂养。

(4)脐部消毒:3% 过氧化氢清洗,涂抹碘酒、乙醇。

2. 控制痉挛发作

(1)地西泮:为首选药,首次缓慢静脉推注地西泮 0.3~0.5mg/kg,每 4~6 小时 1 次,重症时用药间隔可缩短至 3 小时,好转后再逐渐延长间隔时间。止痉后,插胃管并保留胃管,给予地西泮维持治疗,轻度 2.5~5mg/(kg·d),重度 7.5~10mg/(kg·d),分 6 次鼻饲(与鼻饲奶同步),达到地西泮化,使患儿处于深睡状态。大剂量维持 4~7 天,逐渐减量,直至张口吃奶。痉挛解除停药。在地西泮维持治疗过程中,再出现痉挛者,则临时辅用苯巴比妥、水合氯醛。用药期间注意观察药物副作用,如四肢松弛、呼吸浅表、反复呼吸暂停,及时调整剂量,并使用东莨菪碱每次 0.03~0.05mg/kg,间隔 10~30 分钟。

(2)苯巴比妥:单独使用地西泮仍有痉挛者,可加用苯巴比妥,首次负荷剂量 20mg/kg,静脉推注,维持量每天 5mg/kg。

(3)10% 水合氯醛:作为发作时临时用药。每次 0.5ml/kg,灌肠或胃管注入。

(4)硫喷妥钠:以上药物用后仍痉挛不止时可选用。每次 10~20mg/kg(配成 2.5% 溶液)肌内注射或缓慢静脉注射,边推注边观察,惊厥停止即停止推注。静脉注射时不要搬动患儿头部,以免引起喉痉挛。一旦发生,立即静脉注射或肌内注射阿托品 0.1mg。

3. 抗毒素
只能中和血液循环中尚未与神经节苷脂结合的破伤风内毒素,故应早期足量应用。

(1)破伤风抗毒素(TAT):TAT 2 万 U,其中 1 万 U 肌内注射,1 万 U 加入 10% 葡萄糖液 50ml 中,缓慢静脉滴入。同时在脐周用 TAT

3 000U 局部封闭。之前一定要做皮试。若皮试阳性需脱敏注射。

(2)人体破伤风免疫球蛋白:500U 肌内注射 1 次。

4. 抗生素

(1)青霉素:每次 20 万 U/kg,每天 2 次,加入 10% 葡萄糖液中静脉滴注,疗程 7~10 天。

(2)甲硝唑:每次 7.5~15mg/kg 加入葡萄糖液滴注,每天 2 次,疗程 7~10 天。

三、预防

接生消毒不严的新生儿,争取在 24 小时内剪去残留脐带的远端再重新结扎,近端用碘酒消毒,并注射 TAT 1 500U。

四、转诊

有以下表现之一者建议转诊:①惊厥频繁影响生命体征者;②需要呼吸支持不具备条件者。

(尹兆青)

第四节　先天性结核

先天性结核(congenital tuberculosis)是指母亲在妊娠期患有结核病,结核分枝杆菌经胎盘通过脐带垂直传播,或胎儿在分娩过程中吸入或吞入了被结核分枝杆菌污染的羊水或产道分泌物引起的疾病。

一、病因

母亲患有结核分枝杆菌菌血症,可通过脐带感染胎儿,或者母亲患有结核性羊膜、蜕膜、绒毛膜炎,胎儿通过产道时吸入或吞入了结核分枝杆菌,这是发生先天性结核的先决条件。结核分枝杆菌通过胎盘损伤部位由脐静脉进入胎儿肝脏,是发生先天性传播最常见的原因。

二、传播途径

1. **血行性感染** 结核分枝杆菌通过胎盘经脐静脉到达胎儿肝脏，先由肝内原发灶及肿大的肝门淋巴结形成原发综合征，再血行播散至全身；也可由脐静脉经静脉导管直接进入胎儿下腔静脉引起全身播散。

2. **非血行性感染** 胎儿在宫内或通过产道时，吸入或吞入了被结核分枝杆菌污染的羊水或产道分泌物，可在肺部、肠道形成原发性结核，再由此播散全身。

三、临床表现

先天性结核的临床表现缺乏特异性，血行性感染可在出生时即有症状，其病情凶险，发展迅速，更常见的是生后2周或3周才有临床表现，最常见的症状为发热、喂养困难、呕吐、腹胀、黄疸、肝脾及淋巴结肿大、咳嗽、气促、嗜睡或激惹、耳流脓性分泌物、皮肤损害。

四、实验室检查

1. **X射线检查** 最常见的早期病变为肺门淋巴结肿大及肺实质浸润。弥漫性粟粒病变和广泛分布的斑片-结节病变在本病具有一定的特征性。

2. **超声检查** 腹部超声检查在肝原发综合征患儿有可能发现肝内干酪样坏死灶或肝内肉芽肿。若能在超声引导下行肝穿刺活检，抗酸杆菌染色阳性，则可确诊为先天性结核。

3. **结核菌素试验和抗结核抗体测定** 新生儿结核菌素试验在生后3~5周或更长时间才有阳性反应，阴性反应不能排除先天性结核的诊断。检测患儿血、气道分泌物、脑脊液等体液中抗结核抗体，多为阴性结果，无诊断价值。

4. **结核分枝杆菌DNA（基因扩增法）** 正常值 <5.00E+2。

5. **免疫学检查** 结核蛋白特异性细胞 IFN-γ，正常值 <40 单位（个）；结核多肽抗原细胞 IFN-γ，正常值 <30 单位（个）。

五、治疗

抗结核治疗初期最好静脉途径给药。异烟肼、利福平和吡嗪酰胺联合应用 2 个月,随后异烟肼 + 利福平,总疗程 9~12 个月。具体用法如下:

1. 异烟肼 每天 15~20mg/kg,晨顿服。

2. 利福平 ≤ 7 天,每天 10mg/kg;>7 天,每天 15mg/kg,口服,晨顿服。

3. 吡嗪酰胺 每天 20~40mg/kg,口服,每天 1 次。

六、预防(母亲存在活动性结核)

活动性肺结核是指痰涂片阳性者,证明有结核分枝杆菌排出,病灶属于活动期,胸片上常有斑片状阴影或是结核空洞,或者播散病灶,说明结核分枝杆菌繁殖活跃,毒力强。处理措施如下:

1. 与母亲隔离,直到婴儿开始服用异烟肼(每天 10~15mg/kg,晨顿服,如果母乳喂养,每天应给予 25~50mg/kg 维生素 B_6)。

2. 婴儿给予异烟肼后,可以母乳喂养。

3. 所有家庭成员行 PPD 试验。

4. 婴儿完善检查进行先天性结核评估

5. 如果婴儿无症状,给予异烟肼治疗,直到母亲结核培养阴性 3 个月,婴儿给予 PPD 试验。

(1)如果 PPD 阴性,停用异烟肼,分别于 6 月龄和 12 月龄复查 PPD。

(2)如果 PPD 阳性,进行先天性结核评估:①如果无症状,继续给予异烟肼治疗,直到 9 月龄;②如果证实存在先天性结核,按先天性结核治疗。

七、转诊

先天性结核较为少见,诊断困难,下列情况可以考虑转诊:①存在感染临床症状和体征,治疗不理想,需要进一步明确诊断者;②母亲存在开放性肺结核,不具备诊断条件或者不具备隔离条件的;③明确结核感染应转诊到专科医院治疗。

（尹兆青）

第五节　新生儿侵袭性真菌感染

新生儿侵袭性真菌感染(invasive fungal infection,IFI)是指侵袭深部组织、内脏及全身的真菌感染,包括深部组织感染及真菌血症。病死率高,存活者可留下严重的后遗症。

一、病原学

真菌属于真核微生物,形态结构比细菌复杂,具有核膜并含有数个染色体的细胞核,而细菌没有核膜与细胞核,仅有染色体。真菌广泛存在于自然界中,特别是阴暗潮湿的环境,白色念珠菌还是人皮肤、咽喉、消化道与阴道的正常菌群,在医源因素影响下带菌率随之增高,感染机会也增多。

新生儿期主要致病真菌包括念珠菌、隐球菌、组织胞质菌、毛霉菌或曲霉菌等。念珠菌属最常见,以白色念珠菌为主。

二、致病危险因素

1. 早产儿、低出生体重儿,尤其是胎龄<32周,出生体重<1 500g者。

2. 长时间使用糖皮质激素。

3. 胃肠道延迟喂养致胃肠生物屏障建立不全。

4. 长时间使用广谱抗生素(特别是第三代头孢菌素和碳青霉烯类抗生素),破坏机体正常菌群。

5. 气管插管与深静脉置管可使真菌形成生物膜致病。

6. **长期应用脂肪乳剂**

三、临床表现

1. **宫内感染可导致念珠菌病**　先天性皮肤念珠菌病可表现为严

重的、广泛的皮肤剥脱;肺念珠菌病常表现为严重肺炎。

2. **晚发性侵袭念珠菌病**　常在生后 3 周起病,临床表现呈非特异性,仅表现为频繁呼吸暂停、喂养不耐受、低体温、体重增长不理想等,在有临床表现前 3 天可出现以高血糖为特征的糖不耐受表现。

3. 念珠菌血症常伴有脑炎及脑脓肿,长时间念珠菌血症(即血培养阳性超过 4 天)的婴儿容易并发眼睛、肾脏和心脏等终末器官受累。

(1)中枢神经系统念珠菌感染　神经管缺陷和留置脑脊液引流管增加新生儿神经系统念珠菌感染的风险。由于临床表现有限甚至缺乏,因此对于存在念珠菌血症或其他部位侵袭性念珠菌感染时,必须考虑中枢神经系统受累的可能。中枢性真菌感染脑炎表现更常见,脑脊液常规和生化可以正常,因此存在 CNS 症状和体征即使脑脊液正常也应考虑中枢性真菌感染。

(2)肾念珠菌感染　无论是先天性解剖异常性梗阻还是功能性梗阻(如脊髓脊膜膨出的神经源性膀胱),均可增加膀胱念珠菌感染的风险。急性肾功能不全或衰竭是常见的临床表现。可为非少尿型、少尿型或无尿型。在非少尿型中,尿量仍正常或接近正常,但血清肌酐水平可能显著增高。肾脏超声往往提示肾实质异常,提示单个或多个脓肿。少尿型,应考虑真菌球引起的尿路梗阻。这些菌球通常位于肾盂输尿管连接处,多数依赖超声诊断。高血压可能是新生儿肾念珠菌病唯一的早期临床特征。

(3)眼念珠菌感染　念珠菌性眼内炎源于念珠菌的血行播散至眼内,约 6% 的全身性念珠菌病婴儿存在本病。念珠菌性脉络膜视网膜炎多无明显的临床表现,因此所有确诊或疑似的念珠菌血症或全身性念珠菌病婴儿均接受间接眼底镜检。

(4)心脏感染　心内膜炎或右心房真菌球,表现为心功能不全、心律失常等。

注:新生儿有感染临床表现,但经积极抗菌治疗仍然无效,提示可能发生真菌感染。新生儿真菌感染常出现早发性中性粒细胞减少,是极低出生体重儿真菌定植的高危因素,血小板减少也是真菌感染的一个重要指标。

四、实验室检查

1. **真菌培养** 应对有全身感染表现的患儿进行血、尿、痰和脑脊液培养。对于留置血管内导管或其他导管的婴儿,推荐同时对所有导管和外周血管留取培养标本。脑脊液标本超过 1ml 可增加脑脊液培养的阳性率。抗真菌治疗开始前及刚刚开始治疗后采样培养,90% 的念珠菌培养可在 72 小时内呈阳性,重复多次血培养可增加阳性率。

2. **血清学检查** 最有价值的为半乳甘露糖检测(GM 试验)和 1,3-β-D 葡聚糖(G 试验)。

(1)G 试验:1,3-β-D 葡聚糖为真菌细胞壁成分,可在念珠菌属、曲霉菌属、毛孢子属、酵母属等所致的侵袭性真菌感染患儿血清中存在,用于早期诊断深部真菌感染具有较好的敏感性(67%~100%)和特异性(90%),阴性预测值为 100%。但多种因素可引起假阳性,例如使用血液制品(如白蛋白、免疫球蛋白等)、脂肪乳等治疗时,建议在停药 8 小时后采血。因此,对疑诊患儿应进行多次检测,并结合临床和其他实验室指标进行判断。

(2)GM 试验:GM 为曲霉菌的特异性细胞壁多糖成分,一般在感染起病 5~8 天后开始增高,用于诊断侵袭性曲霉菌病,其敏感度为 80.7%,特异度为 89.2%,连续 2 次阳性可提高特异度,该试验可受真菌感染部位、真菌释放 GM 量、使用抗真菌药和某些抗生素(如哌拉西林 - 他唑巴坦、阿莫西林 - 克拉维酸)等影响。

3. **血常规检查** 中性粒细胞减少可能提示严重的暴发感染。血小板减少与全身性念珠菌病密切相关,可作为全身性念珠菌病的早期诊断指标。

4. **其他评估** 由于新生儿侵袭性真菌感染可播散到其他部位,因此需要明确是否有器官脓肿形成。

(1)血流感染发生后,应进行心脏超声、肾脏超声、头颅超声及眼部检查。

(2)如患儿发生消化道疾病如坏死性小肠结肠炎、局部肠穿孔等,应进行腹部 B 超以明确是否有肝脏、脾脏、腹腔感染。

（3）如有关节肿胀、活动受限等感染性关节炎或骨髓炎的临床表现，需要进行关节腔穿刺、X 线、MRI 等检查以明确诊断是否存在骨髓炎等。

五、诊断

深部真菌感染的金标准仍然是血、尿、脑脊液或其他清洁部位的真菌分离标本结合临床表现。确诊依靠组织病理学检查发现真菌孢子、菌丝或者无菌体液中真菌培养阳性。

六、治疗

（一）常用药物

新生儿真菌感染以播散性念珠菌病最常见，常首选氟康唑，如疗效不理想可与两性霉素 B 联合应用。

1. **两性霉素 B**　在全身性新生儿真菌感染的治疗中，两性霉素 B 是被推荐且最常用的药物，所有菌株中除了葡萄牙假丝酵母菌都对两性霉素 B 敏感。在体内分布以肝、脾最高，其次为肺与肾，不易透过血 - 脑屏障。毒性反应包括：肾功能不全、因肾脏丢失过多导致低钾和低镁血症、骨髓抑制（贫血和血小板减少）以及肝酶异常。大多数毒性反应具有剂量的依赖性，停止治疗后可逆。新生儿治疗剂量为 0.5~1.5mg/（kg·d）。起始剂量为 0.5mg/（kg·d），如果没有显著的毒性反应发生，可以逐渐增加剂量至 1.0mg/（kg·d），每天 1 次。如果存在认为与药物相关的肾毒性反应，则使用隔日给药方案优于每天减少剂量给药方案。

2. **两性霉素 B 脂质体**　较两性霉素 B 抗真菌活性更强而副作用更低。尤其适用于肾功能障碍的患儿。不易透过血 - 脑屏障，建议使用初始剂量为每天 1~2mg/kg，随后逐日加量 1mg/kg 至每天 5mg/kg，每天 1 次，5% GS 稀释成 1mg/ml 的溶液静脉滴注，输注时间 >2 小时，浓度 ≤ 2mg/ml。

3. **氟康唑**　通过抑制真菌细胞色素 P450 系统来抑制真菌生长

的真菌合成抑制药物。是最常用的两性霉素 B 替代物。其血浆半衰期长,可在血液、脑脊液、大脑、肝脏、脾脏达到很高水平,该药可以原形经尿液排泄,因此能很好治疗真菌泌尿系感染。毒性反应包括:一过性血小板减少、肌酐升高、轻度高胆红素血症和一过性肝酶升高。推荐用法为首剂 25mg/(kg·d) 的负荷量及 12mg/(kg·d) 维持量,静脉滴注,输注时间 >1 小时,可用 5% 葡萄糖和 10% 葡萄糖稀释,浓度 ≤ 2mg/ml。

4. **卡泊芬净** 当对传统治疗早产儿念珠菌感染无效时,使用卡泊芬净,每次 1~2mg/kg,以适量 NS 稀释后用注射泵控制(>60 分钟),每天 1 次。

5. **制霉菌素** 主要用于鹅口疮治疗,常用 50 万 U 与 5ml 水制成混悬液(10 万 U/ml)口腔内涂擦,每 6 小时 1 次,理想的治疗是痊愈后继续涂抹几天。

(二) 治疗时间

1. 美国传染病协会(Infectious Diseases Society of America,IDSA)推荐的最短疗程为:临床表现缓解且血液、尿液和脑脊液培养结果为阴性后,继续全身用药 14~21 天。中枢神经系统感染的患儿,停止治疗后应进行密切观察以防止复发。

2. 对于真菌性心内膜炎的治疗通常需要持续 6 周。

3. 对于单纯性念珠菌膀胱炎,治疗 7 天已足够。

4. 应用两性霉素 B 治疗的病例,平均疗程为 4 周。

(三) 预防治疗

主要适应证

(1)侵袭性真菌感染高发的 NICU,BW<1 000g 或 GA ≤ 28 周的早产儿在出生 48~72 小时氟康唑静脉给药 3mg/kg,每周 2 次,持续 4~6 周,或至静脉通路不再需要护理。

(2)机械通气 >2 周或长期应用广谱抗生素 >2 周时,可用氟康唑预防真菌感染,用量同前。

(3)疑为真菌感染时:每次 6mg/kg,每天 1 次,静脉注射 1 小时,连用 3 天,肾功能不全时减量。

七、转诊

新生儿真菌感染诊断困难,治疗时间长,预后不良风险增加。存在下列情况建议转诊:①中枢性真菌感染;②累及心脏、肾脏和骨髓的患儿;③治疗一周血培养仍然阳性的患儿。④合并免疫缺陷的患儿;⑤怀疑存在真菌感染,但不能明确诊断的患儿。

(尹兆青)

第六节　先天性梅毒

先天性梅毒(congenital syphilis,CS)是指梅毒螺旋体由母体经过胎盘进入胎儿血液循环而引起的感染性疾病。根据其临床症状出现时间分为早期梅毒(出生 2 年内出现临床症状者)和晚期梅毒(出生 2 年后出现临床症状者)。

一、感染途径

在妊娠的任何阶段(尤其是孕 16 周后)梅素螺旋体都可能通过胎盘感染胎儿。新生儿亦可能在出生经过产道过程中接触感染部位而发病,但较少见。

二、临床表现

2/3 的新生儿在出生时没有临床感染征象,可由常规产前筛查检出。生后 3~8 周甚至 3 个月出现症状,先天性梅毒的临床表现为全身性。

1. **一般表现**　多为早产儿、低出生体重儿或小于胎龄儿。可有发热等类似败血症的临床表现。

2. **皮肤黏膜损害**　常于生后 2~3 周出现。呈多形性皮损,多见于口周、臀部、手掌、足底,可呈大疱疮或大片脱屑,称梅毒性天疱疹。

3. **鼻损害**　通常在生后 1 周左右出现,表现为鼻塞、脓性分泌物,鼻前庭皮肤湿疹样溃疡。

4. **骨损害**　占 80%~90%,但多数无临床体征。主要为长骨多发性、对称性损害,X 线表现为骨、软骨骨膜炎改变。

5. **肝脾大及淋巴结肿大**　肝大可伴黄疸、肝功能异常。滑车上淋巴结肿大具有诊断价值。

6. **中枢神经系统损害(神经梅毒)**　新生儿期症状罕见,症状多出现在生后 3 个月以后。

7. **血液系统**　Coombs 试验阴性的溶血性贫血,血小板减少。

8. **其他**　有低蛋白血症、先天性肾病和梅毒性肾炎、脉络膜视网膜炎、指甲炎、青光眼等。

三、辅助检查

当梅毒螺旋体进入人体 3~6 周后,可在患者血清中检出 2 种抗体,一种是针对非螺旋体抗原的抗体,另一种是针对螺旋体抗原的抗体。临床梅毒检测常用的血清学试验分为非特异性梅毒螺旋体抗体试验(如 VDRL、TRUST、RPR)和特异性梅毒螺旋体抗体试验(如 TPPA、ELISA 等)。

（一）梅毒螺旋体检查

可取胎盘、脐带或皮肤黏膜损害处渗出物涂片,在暗视野显微镜下查找梅毒螺旋体,但阳性率低;或以上标本做免疫荧光染色,如发现病原体,或螺旋体 DNA 阳性有诊断价值。

（二）血清学试验

1. **非特异性梅毒螺旋体抗体试验**　测定血清中非特异性抗体,常用梅毒血苯胺红不加热血清试验(TRUST)、快速血浆反应素(RPR)试验或性病研究实验室(VDRL)试验。

(1)梅毒感染 4 周内可出现阳性,可用于疗效观察、判定复发及再发感染。这些抗体尚可以定量检测(抗体滴度 >1:16 提示感染可能)。

(2)早期梅毒阳性率达 90%,但由于这类抗体属 IgG,可通过胎盘传给胎儿,也可由于新生儿溶血性贫血等产生假阳性(滴度常 <1:8),故还需要特异性试验进一步证实。

2. **特异性梅毒螺旋体抗体试验**　包括螺旋体荧光抗体吸收

(FTA-ABS)试验或梅毒螺旋体乳胶凝集(TPPA-IgG)试验。

(1)TPPA-IgG 试验阳性需结合非特异性梅毒螺旋体抗体试验才能确诊,一旦 TPPA 抗原血清学检查阳性,其终生都将阳性。仅 TPPA-IgG 试验阳性不一定是先天梅毒,因为抗体可以通过胎盘进入胎儿体内,且能维持到 15 月龄,若 18 月龄时 TPPA 血清学实验呈阳性,则可诊断为 CS。

(2)梅毒螺旋体 19S-IgM-TPPA 型抗体是最早(2 周)出现的抗体,在 IgG 上升阶段即达到峰值,治疗后 IgM 型抗体转阴较 TRUST 和 RPR 快,机体再感染时,会重新在血液中检测到,而且只要体内有活的 TP 存在,体内 IgM 抗体就会维持在一定水平。

梅毒螺旋体 19S-IgM-TPPA 特异性较高,阳性者可诊断先天性梅毒,但阳性率比较低,阴性者不能除外诊断,需复查。

（三）脑脊液检查

典型改变是淋巴细胞增高、蛋白质增高、糖浓度正常、VDRL 阳性。脑脊液 VDRL 实验阳性确诊神经性梅毒,但阴性不能除外神经性梅毒。

（四）四肢长骨 X 线片

骨干骺端 X 线片显示部分先天性梅毒患儿长骨干骺端出现线状低密度影,称"梅毒线"。

四、诊断思路

（一）明确诊断

1. 羊水、胎盘组织、胎儿和新生儿体液或组织暗视野荧光抗体、特殊染色或 PCR 方法检查到梅毒螺旋体。

2. 定量 TRUST、RPR 或 VDRL 滴度超过母亲的 4 倍(在同一时间,使用相同的测试)或新生儿抗体滴度较以前增加 4 倍以上,同时 TPPA-IgG 试验阳性。

3. 梅毒螺旋体 19S-IgM-TPPA 阳性。

注:以上三项检查,只要一项异常即可明确诊断。使用青霉素正规治疗。

（二）疑似先天梅毒

1. 新生儿查体正常且非特异性梅毒螺旋体抗体滴度≤母亲的 4

倍并且存以下任一情况：

(1)母亲未治疗、不完全治疗或治疗情况不详。

(2)母亲使用红霉素或其他非青霉素药物治疗。

(3)母亲在分娩前4周内进行过治疗。

2. 新生儿应做下列检查

(1)CSF进行VDRL检查。

(2)血常规检查：尤其是血小板计数。

(3)长骨X线片。

如果上述检查正常，可应用苄星青霉素G 5万U/kg，单次肌内注射(分两侧臀肌)。但如果化验异常，则需完成青霉素正规治疗。

(三) 以下情况不诊断CS

1. 新生儿查体正常且血非特异性梅毒螺旋体抗体滴度≤母亲的4倍并且存以下情况：

(1)母亲孕期正规使用青霉素治疗，且距分娩>4周。

(2)母亲孕期及产前梅毒螺旋体滴度水平很低(VDRL ≤ 1:2，RPR ≤ 1:4)。

2. 新生儿不需要进一步检查。新生儿只需一剂苄星青霉素G 5万U/kg，单次肌内注射(分两侧臀肌)。

五、治疗

1. **青霉素正规治疗** 治疗头7天，每次5万U/kg，每12小时1次，静脉滴注，避免剂量过大引起梅毒螺旋体破裂释放过量的内毒素而致赫氏反应；7天后改为每8小时1次。抗菌药物治疗要有系统性，如用药过程中断1天以上，梅毒螺旋体可增殖，整个疗程需重新开始。

附：①如果患儿对青霉素过敏，则可用红霉素，每天15mg/kg，连用12~15天，口服或静脉滴注。②脑脊液正常者，可选用普鲁卡因青霉素G 5万/(kg·次)，每天1次肌内注射，连用10~14天；脑脊液异常者必须选用青霉素。

2. **疗程**　①仅血清学阳性,无任何脏器受累者:10 天;②骨梅毒:14 天;③神经梅毒:3~4 周。

3. **隔离措施**　怀疑或已经确诊的先天性梅毒患儿,对其引流物、分泌物、血和体液需注意隔离至开始治疗后 24 小时。

4. **预防治疗**　梅毒感染孕产妇新生儿的预防性治疗方案:出生后应用苄星青霉素 G 5 万 U/kg,单次肌内注射(分两侧臀肌)。

六、随访

1. **梅毒血清学**　疗程完后必须每 2~3 个月返院监测 1 次,一般可达一年,直至非梅毒螺旋体抗原试验(TRUST 或 RPR 或 VDRL 试验)滴度持续下降最终阴性。如 6 个月内未出现血清滴度 4 倍下降,应视为治疗失败或再感染。根据临床复发现象可重复治疗,重复治疗的剂量应加倍。

2. **脑脊液**　神经梅毒 6 个月后再复查脑脊液,直至正常。

3. **远期**　如果 CNS 受累,应随访神经系统发育;眼睛受累应随访眼科,牙齿受累应随访口腔科。

七、预防

1. 对孕妇进行筛查,一旦发现,应在怀孕早期 3 个月内给予正规治疗,能预防或治愈胎儿梅毒。

2. **孕期梅毒治疗方案**

(1) Ⅰ、Ⅱ期及早期潜伏期梅毒,苄星青霉素 240 万 U,单次肌内注射。

(2) 晚期潜伏期梅毒,苄星青霉素 240 万 U,每周肌内注射 1 次,共 3 次。

八、转诊

多不需要转诊。有些地方需要转诊到定点医疗机构进行治疗。

(尹兆青)

第七节　巨细胞病毒感染

巨细胞病毒(cytomegalovirus,CMV)感染是指CMV以垂直传播形式,在孕期由母体传播至胎儿所造成的感染。85%~90%的先天性CMV感染新生儿在出生时无明显症状,其中15%会出现感音神经性耳聋(sensorineural hearing loss,SNHL)等后遗症。

一、分类

(一) 根据获得感染的方式分类

1. **先天性CMV感染**　是指生后2周内从体液中分离到CMV,为宫内感染所致。

2. **围产期CMV感染**　是指生后2周内未分离到CMV,3~12周CMV阳性者。

3. **生后感染**　是指出生12周后获得性感染。

(二) 根据临床征象分类

1. **症状性感染**　出现CMV感染相关的症状、体征,损害宿主2个或2个以上器官或系统时,称全身性感染,多见于先天性感染;主要集中于宿主的某一器官或系统时,如肝脏或肺脏时,则称为CMV肝炎或CMV肺炎。

2. **亚临床型感染**　无任何临床症状与体征,在新生儿中为主要类型。

二、临床表现

(一) 先天性感染

先天性CMV感染中,>85%为无症状感染(无早期临床表现,长期预后较好),10%~15%在新生儿期出现以下临床症状中的一或多种:

1. **胎儿生长受限**　主要特征为早产儿、低出生体重儿及小于胎龄儿。

2. **肝脏损害**　肝功能异常,结合胆红素升高,肝大,是症状性先天性巨细胞病毒感染生后最常见的临床表现。

3. **脾大**　出生时脾大可能是先天性 CMV 感染的唯一表现,持续时间长于肝大。

4. **血液系统损害**　贫血、血小板减少、瘀斑、单核细胞增多症。

5. **间质性肺炎**　部分可无明显临床症状,由 X 线检查发现。

6. **中枢神经系统感染**　小头畸形、颅内钙化、脉络膜视网膜炎和脑炎。

(二) 围产期感染

围产期感染可经以下 4 个途径感染:①产时经产道接触感染;②生后接受感染的母乳喂养;③接受感染的血液制品;④经医院内接触污染分泌物。

从感染到发病 4~12 周,足月儿常无症状,尤其是来自母体的病毒激活感染者;早产儿可出现中性粒细胞减少症、血小板减少症、淋巴细胞增多症、肝脾增大、黄疸、听力损失等严重损害。

三、辅助检查

1. **病毒分离**　病毒分离方法最可靠、特异性最强,尿标本中病毒量高,且排毒时间可长达数月至数年,但排毒为间歇性,多次尿培养分离可提高阳性率。

2. **CMV-DNA 检测**　快速诊断 CMV 感染,但要求样本(常用外周血、尿液)中 CMV-DNA 拷贝数在 10^3/ml,一般 $\geq 10^5$/ml 高度提示临床症状性 CMV 感染的一个阈值。

3. **病毒抗原检测**　最常用的抗原为 CMV-pp65,为 CMV 活动性感染早期标志物。

4. **血清特异性抗体检测**

(1) CMV-IgM 阳性:表明近期活动 CMV 感染(需 2~4 周),但新生儿产生 IgM 能力较弱,可出现假阴性。

(2) CMV-IgM 阳性但 CMV-IgG 阴性:提示原发性感染。

(3) CMV-IgG 阳性而 CMV-IgM 阴性:很可能为经胎盘传来的抗

体,如 4 周后随访抗体滴度下降更说明为胎传抗体,如滴度呈 ≥ 4 倍增高,对诊断活动性感染有意义。

5. 其他检查

(1)血常规检查:可有贫血、血小板减少。

(2)肝功能检查:转氨酶升高、高胆红素血症。

(3)胸部 X 线检查:可有间质性肺炎改变。

(4)头颅 CT 检查:颅内钙化灶(脑室周围 / 下丘脑 / 皮质)。

(5)眼科检查:可发现白内障、视网膜脉络膜炎或视神经萎缩。

(6)脑脊液检查:如果 CSF-PCR 检查提示 CMV 阳性,婴儿可诊断患有 CNS 疾病。

(7)脑干听觉诱发电位:可发现早期渐进性感觉神经性耳聋,3 岁内需定期随访。

四、诊断标准

2015 年第五届国际先天性巨细胞病毒感染会议提出的标准:出生后 21 天内血和 / 或尿 CMV-DNA 检测阳性,或血清 CMV-IgM 阳性。伴以下表现中 ≥ 1 项为有症状性先天性 CMV 感染,反之为无症状性先天性 CMV 感染:胎儿生长受限,血小板减少、瘀斑,肝脾大、肝炎,中枢神经系统受累(如小头畸形、颅内钙化、脉络膜视网膜炎、SNHL 或脑炎)。

中重度症状先天性 CMV 感染:中枢神经系统受累或有非中枢神经系统症状 ≥ 3 项;轻度症状先天性 CMV 感染:仅有 1 或 2 项非中枢神经系统症状。

五、治疗

无症状和轻度症状先天性 CMV 感染,不予抗病毒治疗;中重度症状先天性 CMV 感染给予治疗。

1. 更昔洛韦(丙氧鸟苷,ganciclovir) 可抑制 CMV 播散,改善听力损害的疗效达 70%~80%。

(1)用法:每次 6mg/kg,每 12 小时 1 次,每剂加适量 5% GS、10% GS 或生理盐水稀释(浓度 ≤ 10mg/ml),静脉滴注时间 >1 小时,疗程 4~6 周,恢复期可用口服制剂缬更昔洛韦,每次 16mg/kg,每 12 小时 1 次,疗程 6 周 ~6 个月。

(2)副作用:用药期间,每周监测血常规和肝肾功能。如黄疸加重和肝功能恶化,血小板 $\leqslant 25 \times 10^9/L$,中性粒细胞 $<0.5 \times 10^9/L$ 应停药。若仅中性粒细胞 $<0.5 \times 10^9/L$,可用粒细胞集落刺激因子(rhG-CSF),用法为 5~10μg/kg,SC 或 IV(与 5% 葡萄糖溶液或生理盐水混合后注射 15~20 分钟),每天 1 次,目标维持中性粒细胞在 $(1.0~1.5) \times 10^9/L$。

(3)疗效评估:治疗有效时病毒载量下降 2 个数量级,若 3 周无效,应考虑原发或继发耐药。

2. **免疫球蛋白** 400mg/(kg·d)静脉点滴,3~5 天为一个疗程,与更昔洛韦联合应用,可提高疗效。

六、随访

CMV 感染的后遗症包括智力发育迟缓、学习困难和感觉神经性耳聋。因此,需按时进行随访:

1. 每 3~6 个月进行听力评估,3 周岁后每年 1 次直至 6 周岁。

2. 6 个月和 1 岁时进行神经发育评估。

3. 眼底检查异常者,每年 1 次眼科检查直至 5 周岁。

七、转诊

1. 疑似 CMV 感染不能进行相应检查,特别是不能进行 CMV-DNA 检查,IgM 不作为诊断依据。

2. 诊断明确,但不具备药物治疗者,或治疗效果不理想者。

3. 存在中枢神经系统损伤和听力损伤者。

(尹兆青)

第八节 单纯疱疹病毒感染

单纯疱疹病毒(herpes simplex virus,HSV)可经胎盘或产道感染胎儿或新生儿,常见者为单纯疱疹病毒 Ⅱ 型经产道所致的感染,是引起病毒性脑炎最常见的病毒,90%的新生儿疱疹性病毒感染与母亲生殖道疱疹病毒感染有关。

一、感染途径

新生儿感染 HSV 的途径有 3 种:宫内、产时或产后。大多数感染(80%)发生在分娩过程中,由羊膜早破后上行感染(羊膜早破后 4~6 小时是发生感染的关键时期),或在通过受感染的宫颈或阴道时发生。病毒一般从皮肤、眼、口腔和呼吸道进入新生儿体内,并通过接触和血行播散到其他部位。HSV 感染的潜伏期为 2~20 天。

二、临床表现

1. **局限型感染**　约 40% HSV 感染婴儿病灶局限于皮肤、眼睛或黏膜,疱疹在婴儿出生后 6~9 天出现。经常会在直接接触病毒部位有一簇疱疹。90% 的患儿疱疹局限于黏膜皮肤感染,约 10% 的患儿有明显口腔症状。眼部损害包括角膜炎和脉络膜视网膜炎。局限性感染中高达 30% 的患儿出现神经系统损伤。故对所有存在黏膜皮肤 HSV 感染的患儿进行眼睛及神经系统随访很重要。

2. **全身型感染**　是新生儿 HSV 感染最严重的形式,类似败血症表现。感染可累及肝脏、肾上腺和身体其他任何器官。其症状通常在生后一周内出现。约 2/3 患儿会出现脑炎。临床表现包括惊厥、休克、呼吸抑制、DIC、肺炎等。

3. **疱疹性脑炎**　感染累及 CNS 时可伴有或无 SEM 型病损。通常在生后 10~14 天出现临床症状,包括惊厥、嗜睡、震颤、喂养困难、囟门隆起和锥体束症状。40% 的存活者有神经发育异常。远期后遗症包括小头、脑积水、空洞脑囊肿、强直、失明、脉络膜视网膜炎、听力异常。

三、实验室检查

1. **病毒学检查**　从疱疹液、脑脊液、咽拭子或病理组织标本做病毒分离,阳性者可确诊;使用酶联免疫吸附试验(ELISA)法或聚合酶链反应(PCR)技术进行 HSV-DNA 检测;用荧光抗体染色进行 HSV 抗原检测。

2. **病理学检查** 疱疹液、皮损处涂片或组织切片染色后可发现典型的多核巨细胞与核内嗜酸性包涵体,可有助于诊断。

3. **血清中 HSV 抗体检测** IgG 通过胎盘进入胎儿体内,故诊断价值不大,恢复期血清中 IgG 抗体效价高于急性期 4 倍以上有诊断价值。IgM 抗体可反映新生儿 HSV 感染情况。

4. **脑脊液检查** 典型疱疹性脑炎为淋巴细胞增多、蛋白水平增高和葡萄糖稍低,但开始可在正常范围内,连续 CSF 检测非常重要。

5. **脑电图** 疱疹性脑炎时,可显示特征性颞顶部高幅低频活动。

6. **头颅 MR** 疱疹性脑炎时,可发现颞叶特征性坏死和出血。

7. **脑干听觉、视觉诱发电位检查** 疱疹性脑炎时,可导致视觉及听力损伤。

四、诊断

新生儿期出现 HSV 感染的全身症状,同时具有典型疱疹性皮疹,诊断并不困难。如双亲具有生殖器疱疹的历史有助于诊断。但当侵犯中枢神经系统及其他内脏器官,而又不具典型皮肤损害则诊断困难。为明确诊断,应做相应的 HSV 感染的实验室检查。

五、治疗

1. **一般治疗** 加强护理,保持皮肤损害部位清洁,防止继发细菌感染。如结膜炎、角膜炎时局部可用 1% 磺苷滴眼液(1 滴,q.3h.,直到角膜再上皮化,多为 2~7 天,改为 1 滴,q.4h.×7 天,不超过 21 天)或阿糖腺苷点眼。

2. **抗病毒治疗** 阿昔洛韦为合成核苷类药物,具有选择性抗病毒作用,对局部 HSV 感染有良好疗效。每次 20mg/kg,每 8 小时 1 次,用 5% GS、10% GS 或生理盐水稀释成 5mg/ml,静脉滴注时间 >1 小时。皮肤、黏膜、口腔损害疗程 14 天,全身播散及中枢神经系统损害疗程 21 天。所有中枢神经系统累及的患儿都应在静脉阿昔洛韦疗程结束时复查腰椎穿刺,如果 PCR 法测定脑脊液 HSV-DNA 仍然阳性,应继续静脉阿昔洛韦治疗直至 PCR 检测达到阴性。治疗期间,应一周 2 次随访中性粒细胞绝对数,若 <0.5×10^{12}/L 时可减量或应用 GCSF。目前推荐,在结束静脉给药疗程后,给予口服阿昔洛韦抑制病毒治疗,40mg/(kg·d),一天 3 次,直到生后 6 个月,密切监测有无中性粒细胞减少及贫血。

六、随访

1. **治疗期间** ①随访血常规、肝肾功能;②眼科检查:包括角膜荧光染色检查;③出院前脑电图及头颅 CT。

2. **远期随访** 神经发育、眼科和听力检查。

七、转诊

以下情况建议转诊:①播散性全身性单纯疱疹感染者;②单纯疱疹病毒性脑炎者;③疑似单纯疱疹病毒感染但不具备诊断条件者。

（尹兆青）

第九节 肠道病毒感染

人肠道病毒感染(enterovirus)是种类最多的病毒,属于小 RNA 病毒科。分为四大组:柯萨奇病毒 A、柯萨奇病毒 B、埃可病毒、脊髓灰质炎病毒。

一、流行病学

新生儿感染最常见的病毒为柯萨奇病毒 B 和埃可病毒。主要通过胎盘、羊水和产道感染,也可因交叉感染(粪 - 口传播、呼吸道途径)在新生儿室流行。多发病于夏秋季节。

二、临床表现

1. **一般表现** 多数有发热,热型不规则,一般体温为 38℃左右,精神差、拒奶等败血症样表现,类似败血症。如果患儿存在败血症样症状和体征,但炎症指标不高者应特别注意肠道病毒感染可能,严重者可导致 DIC、心功能障碍、肝功障碍以及血小板减少等。

2. 神经系统表现 病情可轻可重,轻者可表现为无菌性脑膜炎,严重时出现脑实质炎症的表现。

3. 心肌炎 是柯萨奇病毒感染最常见和最严重的表现。主要表现如下:①与体温不成比例的心动过速,常可达 200 次/min 以上,可有奔马律、心尖区第一心音低钝、收缩期杂音等;②各种心律失常,如期前收缩,阵发性室上性、室性心动过速,各种传导阻滞等;③危重患儿可迅速发生心源性休克、心力衰竭,可在 1~2 天内甚至数小时内死亡。

4. 消化系统表现 主要为呕吐、腹泻、腹胀。肝脏损害临床表现与新生儿肝炎相同,可有黄疸、肝大、肝功能损害。严重时出现肝细胞坏死。

5. 呼吸系统表现 以上呼吸道症状为主,可有鼻塞、喷嚏、咳嗽,部分可有呼吸增快,而肺部体征不明显。

柯萨奇病毒 B 感染以心血管系统和神经系统症状为多见;埃可病毒感染以神经系统、消化道和呼吸道症状多见,70% 的严重病例由埃可病毒 11 型导致。致死病因为休克、肝细胞坏死和 DIC。

三、辅助检查

1. 病原学检查 ① PCR 法检测血、便、尿和脑脊液中病毒 RNA 为最敏感和快速的诊断方法;② ELISA 法检测血清特异性 IgM 抗体阳性或双份血清 IgG 抗体滴度 4 倍以上有助于诊断;③病毒分离至少需要 1 周时间。

2. 其他 ①心肌炎:心肌酶谱升高,心电图有 ST 段和 T 波异常改变。②脑膜脑炎:脑脊液白细胞计数增高、早期以多核细胞为主,蛋白增高、糖降低。③肺炎者:X 线可见片状阴影。④肝细胞坏死:谷丙转氨酶 >3 倍参考值;血小板计数 <100×10^9/L;PT 延长超过正常对照组 2 倍;病检证实肝细胞坏死及多脏器出血。

四、诊断

以下情况警惕肠道病毒感染：①不明原因发热和／或皮疹；②多脏器损害；③细菌学检查阴性；④母亲产前 10 天或产后 5 天内有不明原因低热、胃肠道症状史；⑤病房有肠道病毒感染流行史。

五、治疗

1. 隔离患儿，防止院内感染。

2. 当不能排除细菌性感染时，常规使用抗生素。

3. 对严重病例，大剂量 IVIG 能缩短发热等病程，一般不用激素。

六、转诊

多数肠道病毒感染临床症状轻微。出现以下情况应转诊：①多器官功能障碍，且诊断不明者；②以心脏损伤为主要表现者；③肾衰竭需要透析者。

（尹兆青）

参考文献

1. 武荣,封志纯,刘石.新生儿诊疗技术进展.北京:人民卫生出版社,2016:16-18.

2. 中华医学会儿科学分会新生儿学组,中国医师协会新生儿科医师分会感染专业委员会.新生儿败血症诊断及治疗专家共识(2019 年版).中华儿科杂志,2019,57(4):252-257.

3. 赵翠,程国强.新生儿脑脊液检查研究现状及结果解读.中国循证儿科杂志,2016,11(4):303-308.

4. 曹云,程国强,侯新林,等.新生儿细菌性脑膜炎病因、诊断与治疗.中华围产医学杂志,2016,(12):881-883.

5. 刘淑华,刘翠青.新生儿急性骨髓炎临床特点及预后.中国新生儿科杂志,2014,29(2):19-21.

6. 郑侠,董世霄,齐宇洁,等.重症新生儿百日咳五例临床分析.中华新生儿科杂志,2017,32(6):452-454.

7. 曹云.新生儿重症监护病房真菌感染防治进展.中国新生儿科杂志, 2012,27(6):365-368.

8. 杨荣平,黄延风.先天性梅毒的研究进展.儿科药学杂志,2012,18(5): 57-59.

9. 中华医学会儿科学分会感染消化组.巨细胞病毒感染诊断方案.中国 实用儿科杂志,2000,15(2):121.

10. 叶颖子,叶丽静,董姐妞,等.先天性巨细胞病毒感染抗病毒治疗的效 果和安全性观察.中国循证儿科杂志,2018,13(2):97-101.

11. 中国疾病预防控制中心性病控制中心,中华医学会皮肤性病学分会性 病学组,中国医师协会皮肤科医师分会性病亚专业委员会.梅毒、淋 病、生殖器疱疹、生殖道沙眼衣原体感染诊疗指南(2014).中华皮肤科 杂志,2014,47(5):371-372.

12. 冯慧,蒲向阳,钟琴,等.新生儿肺炎支原体肺炎和沙眼衣原体肺炎临 床对照研究.临床儿科杂志,2018,36(6):447-451.

13. Jack S.Remington.胎儿和新生儿感染性疾病.7版.封志纯,主译.北 京:人民卫生出版社,2016:494-502.

第八章 呼吸系统疾病

第一节 新生儿呼吸窘迫综合征

新生儿呼吸窘迫综合征(neonatal respiratory distress syndrome, NRDS)是指由于各种原因引起肺表面活性物质(pulmonary surfactant, PS)原发或继发性缺乏,导致广泛肺泡萎陷和肺顺应性降低的临床综合征。以生后不久出现呼吸窘迫并呈进行性加重为主要临床表现。病理上出现肺透明膜,又称肺透明膜病(hyaline membrane disease, HMD)。

一、病因

导致 PS 缺乏的因素主要有以下几方面:

1. **早产儿** PS 在胎龄 18~20 周开始产生,之后缓慢上升,胎龄 35~36 周迅速增加。因此,胎龄 <35 周的早产儿易发生 NRDS,尤其是胎龄 <28 周的超未成熟儿。

2. **选择性剖宫产儿** 孕 39 周前选择性剖宫产,胎儿因未经正常宫缩,儿茶酚胺和肾上腺皮质激素的应激反应较弱,PS 合成分泌减少。

3. **糖尿病母亲所生新生儿** 母亲患糖尿病时,胎儿血糖增高,胰岛素分泌相应增加,高水平胰岛素能拮抗肾上腺皮质激素对 PS 合成的促进作用,因此,糖尿病母亲的新生儿即使为足月儿或巨大儿,仍可发生 NRDS。

4. **围产期窒息** 缺氧、酸中毒、低灌注可导致急性肺损伤,抑制肺泡Ⅱ型上皮细胞产生 PS。

5. 肺表面活性物质蛋白 B(PS-B)基因缺陷　因 *PS-B* 基因突变,不能表达 PS-B,PS 磷脂不能发挥作用,可导致严重 NRDS 样表现,常见于足月儿,如不进行肺移植一般有生命危险。

二、临床表现

主要见于早产儿,生后不久出现呼吸急促,吸气性三凹征,呼气性呻吟,病情呈进行性加重,至生后 6 小时症状已十分明显。继而出现呼吸不规则、呼吸暂停、青紫、呼吸衰竭。体检呼吸音减弱,肺泡有渗出时可闻及细湿啰音。

随着病情的逐渐好转,由于肺顺应性的改善,肺血管阻力下降,有 30%~50% 的患儿于 RDS 恢复期出现动脉导管开放,分流量较大时可发生心力衰竭、肺水肿,病情可突然恶化。

在无并发症的情况下,症状于 24~48 小时达高峰,72 小时后随着肺泡表面活性物质生成增加,症状逐渐缓解,自然过程 3~5 天。出生 12 小时后才出现呼吸窘迫,一般不考虑 NRDS。

三、实验室检查

1. X 线检查　是目前确诊 NRDS 的最佳辅助手段。胸片表现为两肺野普遍透亮度降低、弥漫性网状颗粒阴影,并有支气管充气征,可基本确诊。根据病变过程分为Ⅳ期:Ⅰ期两肺野普遍透亮度降低(通气减少),可见均匀散在的细小颗粒影(肺泡萎陷);Ⅱ期两肺野透亮度进一步降低,肺充气不佳,可见支气管充气征(支气管过度充气),延伸至肺野中外带;Ⅲ期病变加重,肺野透亮度更加降低,心缘、膈缘模糊;Ⅳ期双肺野呈白色,肺肝界及肺心界均消失,即白肺。

2. 动脉血气分析　根据病情严重程度可表现为低氧血症,呼吸和/或代谢性酸中毒。

3. 心脏彩超　有助于动脉导管是否开放的确定。

4. 血培养　因为早期的败血症单凭临床表现无法和 NRDS 区分。

四、并发症

1. **气漏**　当 NRDS 病情恶化,临床表现为呼吸困难加重、低血压、呼吸暂停、心动过缓、持续性酸中毒时应怀疑气漏。

2. **肺部感染**　因气管插管、机械通气,易发生肺部感染,使病情加重。

3. **颅内出血**　严重 NRDS 并发颅内出血的危险性升高,应进行头颅超声检查。

4. **动脉导管未闭(PDA)**　PDA 经常在 NRDS 中出现。在 NRDS早期,由于肺血管阻力较高,易出现右向左分流;在恢复期,肺血管阻力下降,出现左向右分流,分流的体循环症状包括平均动脉压低、代谢性酸中毒、尿量减少、器官灌注不良等。

5. **肺出血**　严重病例易发生肺出血,主要与早产、缺氧有关,常发生在病程第 2~4 天。

五、鉴别诊断

1. **B 组溶血性链球菌(GBS)感染**　该病母亲妊娠后期多有感染、羊膜早破或羊水有异味,肺部 X 线改变有不同程度的融合趋势,患儿病程经过与 NRDS 不同,抗生素治疗有效。

2. **湿肺**　多见于足月儿,病程短,呈自限性,X 线以肺泡、间质及叶间胸膜积液为主,预后良好。

3. **ARDS**　主要继发于窒息和感染,常在原发病后 1~3 天出现呼吸困难、青紫、呼吸循环衰竭,胸片以肺气肿、浸润性改变为主,严重者融合成大片状影,肺泡萎陷不明显。

六、治疗

(一) 支持治疗

1. 置于中性温度环境,维持体温在 36.5~37.4℃。

2. **维持液体平衡**　绝大多数置于恒定湿度保温箱的患儿生后第 1 天给予 60~80ml/(kg·d)的静脉补液,以后根据患儿耐受情况,每天增加 10~20ml/kg。早产儿早期液体平衡的最佳指标是体重增长达宫内生长速率 15~20g/(kg·d);尿量 2~3ml/(kg·h),比重 1.008~1.012。体重下降过多意味着脱水和/或热卡供给不够,然而体重增加过快提示摄入液体可能太多。在患儿肺功能改善时,会发生多尿,注意加强液体平衡的管理。

3. 尽早给予营养　生后第 1 天即应开始肠道外营养及微量肠道内喂养,避免生长受限,并在可耐受的情况下快速增加至氨基酸 3.5g/(kg·d)和脂肪乳剂 3.0g/(kg·d)。

4. 减少操作的刺激,保持患儿安静　如果低氧状态下婴儿被打扰并进行操作,婴儿呼吸可以非常不规则或完全停止,心脏右向左分流增加,PaO_2 迅速下降。

（二）PS 的应用

1. 使用第一剂 PS 的指征

(1)2019 欧洲 RDS 防治共识指南推荐:①PS 早期治疗应成为标准化的使用方法,但对生后需要气管插管时可在产房使用 PS;②RDS 患儿应尽早使用 PS 治疗。推荐方案:在 PEEP 最优化的前提下,胎龄 ≤ 26 周且 FiO_2>0.30,胎龄 >26 周且 FiO_2>0.40 应给予 PS 治疗。

(2)美国儿科学会(AAP)胎儿和早产儿委员会认为,对于 RDS 高风险早产儿,出生后即刻予 CPAP 和随后选择性予以 PS 可作为常规插管和预防性或早期 PS 给药的替代治疗。

2. PS 重复给药指征　如存在 NRDS 病情进展证据,如临床症状加重或机械通气参数升高,在首剂给药后 6~12 小时,给第 2 剂 PS,甚至第 3 剂 PS 治疗。

3. PS 给药剂量及方法

(1)剂量:①预防 NRDS:猪肺磷脂 100mg/kg 或牛肺磷脂 70mg/kg;②治疗 NRDS:首剂猪肺磷脂 200mg/kg 或牛肺磷脂 100~140mg/kg;③PS 重复给药剂量:猪肺磷脂 100mg/kg 或牛肺磷脂 70mg/kg。

(2)方法:2013 版 NRDS 防治指南推荐使用 Insure 技术,即早产儿予气管插管使用 PS 后,尽早拔管,改为无创正压通气呼吸支持。为了减少气管插管相关的损伤,对有自主呼吸的新生儿,在使用 CPAP 的同时可用一个细而软的导管（胃管，借助 Magill 钳插入）置入气管内代替传统的气管内插管给予 PS，即低侵入性肺表面活性物质治疗（less invasive surfactant administration，LISA）；或在直接喉镜直视下（可短暂停用 CPAP）用有一定硬度细的血管导管插入气管内给药（16G 静脉留置套管），即微创肺表面活性物质治疗（minimally invasive surfactant treatment，MIST）。

> 附：PS 干粉剂用前加生理盐水上下转动药瓶摇匀（不可振摇，以免产生泡沫），在 37℃ 水温中预热，易使 PS 颗粒分散，在 10~15 秒快速滴入，人工通气 1 分钟，有利于更好地分布，用药后 6 小时内一般不宜吸痰。有效者 1 小时后呼吸困难减轻，血气改善，胸片好转，可降低呼吸机参数（FiO_2、PIP），缩短机械通气时间。

注：气管导管内吸出血性物并不是 PS 使用的禁忌证。

（三）呼吸支持

1. CPAP 的应用

（1）指征：①所有存在 NRDS 风险的患儿，如胎龄 <30 周、无需插管者都应使用 CPAP；②用于轻型 RDS 患儿，$FiO_2 < 0.4$ 可维持 PaO_2 50~80mmHg。

（2）方法：鼻塞 CPAP，压力 6~8cmH_2O，流量 8~10L/min。

（3）CPAP 撤机：若患儿病情改善，可减少 FiO_2，FiO_2 每次降幅为 0.05。通常 CPAP 压力 <4cmH_2O，$FiO_2 < 0.3$，患儿临床、胸片及血气分析条件允许时可撤 CPAP，试低流量鼻导管吸氧。

2. 机械通气策略

（1）指征：①自主呼吸弱；②在 $FiO_2 > 0.4$ 时 $PaO_2 < 50mmHg$，$SaO_2 < 90\%$ 或 $PaCO_2 > 60mmHg$。

（2）通气方式：①常频机械通气：使用目标潮气量通气以缩短机械通气时间；②高频振荡通气：RDS（Ⅳ级）、常频通气治疗无效（$FiO_2 > 60\%$，MAP>15cmH_2O，PIP>25cmH_2O，PEEP>5cmH_2O，患儿 PaO_2

仍 <50mmHg 达 4 小时以上),出现气漏、肺动脉高压等并发症。

(3)如果患儿病情好转,呼吸机参数下降、自主呼吸好、血气分析结果正常可撤机。

(4)早产儿呼吸暂停和准备撤离呼吸机时应使用咖啡因;咖啡因也可用于有机械通气高危因素患儿,如体重 <1 250g,且需要无创呼吸支持者。

(5)机械通气超过 1~2 周的患儿,小剂量、短疗程的地塞米松有助于成功拔管。

(四) 加强感染的防治

1. 对合并其他危险因素的 NRDS 患儿进行感染筛查,如母亲绒毛膜羊膜炎或有早期败血症表现,在等待结果的同时开始经验性抗生素治疗,若 36~48 小时血培养阴性或多次 C 反应蛋白阴性或正常可以停药。低危的 NRDS 早产儿,如选择性剖宫产,没有必要常规使用抗生素。应尽量使用窄谱抗生素并尽量短疗程。

2. 在侵袭性真菌感染高发的 NICU,对出生体重 <1 000g 或胎龄 ≤ 27 周的早产儿,在行 PICC 后推荐预防性应用氟康唑:生后第 1 天开始用药,每次 3mg/kg,每周 2 次,连用 6 周。

(五) 维持血压和组织灌注

1. **维持足够的血容量**　有低血容量表现时,可予 0.9% 氯化钠溶液 10ml/kg 扩容。延迟脐带结扎可减少低血容量的发生。

2. **药物治疗低血压**　多巴胺 2~10μg/(kg·min)。如果低血压是心功能不全或低心排血量所致,首选多巴酚丁胺 5~10μg/(kg·min) 作为一线用药,肾上腺素 0.1~1.0μg/(kg·min) 作为二线用药。

3. **常规方法无效的顽固性低血压可以使用三线药物**　氢化可的松 1mg/kg,q.8h.。

4. **血红蛋白水平应维持在正常范围**

(1)患危重疾病的早产儿(尤其是生后一周内的超低出生体重儿)很难耐受 Hb<130g/L、HCT<40%,这是因为当血液携氧能力下降时,需要增加心排血量以满足组织的氧需要。

(2)推荐需呼吸支持治疗患儿的血红蛋白阈值:生后第 1 周 115g/L

（血细胞比容 0.35)，第 2 周 100g/L(血细胞比容 0.30)，第 2 周以后 85g/L
（血细胞比容 0.25)。

（六）动脉导管开放的治疗

出现动脉导管未闭的早期表现如低血压(特别是舒张压降低)、脉
压增大、心前区听到收缩期或连续性杂音,考虑动脉导管开放,进行超
声心电图检查。确认 PDA 开放可用:①吲哚美辛:首选静脉制剂,首
剂 0.2mg/kg,第 2、3 剂量为 0.1mg/kg,间隔 12~24 小时,共用 3 剂。肾
脏和胃肠道反应较大,不推荐口服用药。②布洛芬:首剂 10mg/kg,第
2、3 剂量为 5mg/kg,间隔 24 小时。与吲哚美辛疗效无差异,且副作
用要小。口服制剂疗效同静脉制剂,对肾功影响较小。更大剂量(首
剂 20mg/kg,第 2、3 剂量为 10mg/kg,间隔 24 小时),疗效可能更好,且
不增加并发症发生率。③对乙酰氨基酚:剂量 15mg/kg,q.6h.,连用
2~7 天。应用前景渐受关注。不良反应包括肝毒性及对血流动力学的
影响。

七、预防

（一）产前糖皮质激素促胎肺成熟

1. 孕妇存在以下任一情况,且在 7 天内有早产分娩可能,建议根
据临床实际情况,在产前给予 1 个疗程的糖皮质激素以促胎肺成熟:
①孕周 <35 周;②妊娠期血糖控制未达到理想水平的糖尿病患者;
③孕 35~36 周 [+6] 择期剖宫产。

2. 对已完成 1 个疗程糖皮质激素治疗 7 天后的孕妇,如在孕
34 周前仍有发生早产的风险,可考虑再次使用糖皮质激素治疗 1 个
疗程。

3. 对于孕周 <35 周的孕妇,如无法完成 1 个疗程,应尽可能给予
糖皮质激素 ≥ 1 次。

4. **用法**　地塞米松 5mg,肌内注射,每 12 小时 1 次,共 4 次,为 1 个
疗程;倍他米松 12mg,肌内注射,每 24 小时 1 次,共 2 次,为 1 个疗程。

5. 对先兆早产、胎膜早破的产妇使用抗生素,以降低发生早产的
危险性。

6. 临床医师应考虑短期使用宫缩抑制剂,以使孕妇可以完成一个疗程的产前激素治疗和 / 或分娩前转运至围产中心。

注:建议保胎时间 24~48 小时,因激素使用 24 小时后已起效,保胎时间过长,可能因感染,炎症因子作用,导致早产儿脑白质损伤发生率增加。

（二）经鼻持续气道正压通气（nCPAP）

根据临床情况,当早产儿存在以下指征时,应出生后即刻给予 nCPAP 治疗。

1. 出生胎龄 ≤ 30 周,有较强自主呼吸。

2. 出生胎龄 >30 周,有自主呼吸且具备下列其中 2 项以上者:①产前未进行糖皮质激素促胎肺成熟或剂量、疗程不足;②出生体质量 <1 250g;③糖尿病患者孕期血糖未达到理想水平;④择期或急诊剖宫产;⑤多胎;⑥男胎;⑦母亲产前有发热、胎膜早破或白细胞计数 >15 × 10⁹/L。

3. 出现呼吸困难、呻吟、吐沫等 RDS 早期症状。

八、转诊

NRDS 患儿早期管理非常重要,早期管理存在问题可导致 BPD、IVH 等早产儿发病率增加。存在以下情况建议早期转诊:①对超低出生体重儿（胎龄 <28 周或出生体重 <1 000g）,如果不具备条件或没有很好的治疗经验建议早期转诊,这些患儿需要在 Ⅲ 级 NICU 治疗;②存在显著并发症如 PDA 需要手术关闭,但不具备条件的患儿;③在充分应用表面活性物质基础上,有创呼吸支持不能维持氧饱和度的患儿;④心功能不稳定的患儿。

（潘翩翩　周　伟）

第二节　新生儿急性呼吸窘迫综合征

新生儿急性呼吸窘迫综合征（acute respiratory distress syndrome, ARDS）是一种严重威胁新生儿生命的呼吸危重症,其主要临床表现为不同程度的低氧血症,双肺弥漫性透光度下降,炎性渗出伴肺顺应性下降。

一、病因

1. **直接损伤因素**　严重肺部感染,严重肺液转运障碍,肺出血,不适当的呼吸支持,低氧血症,氧中毒,胎粪、胃内容物、血性羊水吸入,呛奶,溺水,有毒气体吸入和肺部挫伤等。

2. **间接损伤因素**　败血症,坏死性小肠结肠炎,窒息,寒冷损伤,脑损伤,低血压,输血、换血,体外循环,弥散性血管内凝血,频繁呼吸暂停,创伤和心脏手术等。

在上述损伤因素中脓毒血症仍然是 ARDS 最重要的病因,其次是吸入相关肺损伤(以胎粪吸入最多)、新生儿肺炎。

二、诊断标准

1. **ARDS 蒙特勒诊断标准**　①急性起病;②氧合障碍伴随残气量下降,需要正压通气以利于肺复张;③肺水肿引起的呼吸衰竭不能完全由心力衰竭来解释;④胸 X 线片提示双肺弥漫性透光度下降。

2. **ARDS 严重程度量化评估**　在 ARDS 蒙特勒标准中,氧指数(OI)阈值:轻度 ARDS 氧指数为 4.0~7.9;中度 ARDS 氧指数为 8.0~15.9;重度 ARDS 氧指数为 16.0 以上。

三、鉴别诊断

1. **新生儿呼吸窘迫综合征(NRDS)**　诊断 NRDS 必须满足生后 24 小时内出现的呼吸窘迫,对表面活性剂(胸部 X 线证实比使用表面活性剂之前有好转,或者临床上未拍胸 X 线片的情况下,能够有效地降低呼吸机参数)和肺复张治疗反应良好。而新生儿 ARDS 常在出生 24 小时后开始出现或者反复加重的呼吸窘迫。

2. **心源性肺水肿**　心功能衰竭使肺循环静脉压增高,致血管内液体外漏形成压力性肺水肿。起病急剧、进展快,咳粉红色泡沫痰,肺部听诊可闻及大量湿啰音,胸片示心影扩大、双肺蝶翼样影,心脏彩超示心功能异常。

四、治疗

(一) 呼吸支持

1. **肺保护性通气策略**(protective lung ventilating strategy, PLVS) ARDS患儿的肺脏以炎症、充血、部分肺泡不张及相对正常的肺泡同时存在为特征。因此,建议控制通气潮气量,将潮气量设置在等于或低于生理潮气量范围内,对于呼吸系统顺应性较好的患儿潮气量设置为5~8ml/kg,呼吸系统顺应性差的患儿为3~6ml/kg。吸气时平台压限制为28cmH$_2$O,对于胸壁弹性增加(即胸壁顺应性降低)的患儿,平台压可提高到29~32cmH$_2$O。

2. **"超"保护性肺通气策略**(ultra protective lung ventilation strategy, UPLVS)　相对于PLVS,UPLVS主要有超小潮气量通气(4ml/kg)、平台压≤20~25cmH$_2$O及高PEEP维持肺复张等,一般以潮气量6ml/kg通气仍有高呼吸道平台压时,应考虑应用UPLVS。

3. **经鼻间歇正压通气**(nasal intermittent positive pressure ventilation, NIPPV)　目前多数学者认为对于ARDS患儿应尽早进行机械通气,轻度ARDS患儿可试用NIPPV。

4. **高频震荡通气**(high frequency oscillatory ventilation, HFOV) HFOV的特点为高通气频率、低潮气量、相对恒定的呼吸道压及不影响心排出量,是目前最先进的高频通气技术。在严重ARDS及传统机械通气氧合进行性恶化时HFOV可显著改善血氧不足并促进CO$_2$清除。

5. **俯卧位通气**　俯卧位通气是指通气时取俯卧位体位,主要工作原理是通过增加功能残气量,减少心脏对肺部的压迫,改善患儿氧合,同时减少肺损伤及氧中毒等不良反应。俯卧位通气一般适用于中度及其以上的ARDS患儿,主要用于氧合未改善的机械通气早期,且至少需持续10小时。

(二) PS替代疗法

多种诱因导致的新生儿ARDS均有PS的原发性或继发性的

缺乏,所以外源性 PS 的补充具有一定治疗效果。建议大剂量、多次使用。

（三）营养支持治疗

早期少量肠内营养联合大部分肠外营养既有利于肠道健康,又能满足患儿生理代谢需要。

（四）液体治疗

高通透性肺水肿是 ARDS 的基本病理生理特征,肺水肿的程度与 ARDS 的预后密切相关。重症 ARDS 患儿液体管理的目标是既能够提供末梢器官灌注,又不增加肺水肿的风险。临床上针对液体超负荷管理策略主要包括 2 大类:侵入性及非侵入性,侵入性策略主要是指持续肾脏替代疗法（CRRT）、腹膜透析等;非侵入性则包括呋塞米及液体限制等药物治疗。

（五）ECMO

ECMO 可实现重度 ARDS 超保护性机械通气,可支持重症 ARDS 患者早期自主呼吸,还能够降低肺通气需求,达到肺休息的目的,等待肺功能的恢复。目前建议重度 ARDS 患儿在高水平机械通气 <7 天内应尽早进行 EMCO 治疗。

五、转诊

1. 需要有创呼吸支持但本单位不能提供机械通气治疗措施。

2. 有创呼吸支持不能维持氧饱和度在 90% 以上者。

3. 评估后需要进行 ECMO 治疗者。

4. 原发病诊断不明或不具备相应治疗条件者。

5. 多器官功能障碍者。

（潘翩翩　周　伟）

第三节　胎粪吸入综合征

胎粪吸入综合征（meconium aspiration syndrome,MAS）是指因急慢性缺氧和 / 或感染导致胎儿宫内排泄胎粪,胎儿在宫内或分娩过程中喘息就会吸入被胎粪污染的羊水,发生机械性气道阻塞及化学性炎症为主要病例特征,生后出现呼吸窘迫为主要表现的临床综合征。多见于足月儿和过期产儿。

一、发生率

分娩中羊水胎粪污染的发生率约 8%~15%。胎粪吸入主要发生在足月儿和过期产儿。胎龄 34 周以下的窒息患儿胎粪排出很少见,如果出现应考虑下述情况:①继发于肠道梗阻的胆汁反流;②李斯特菌或假单胞杆菌感染。

二、临床表现

1. **胎粪污染羊水** 是诊断 MAS 的前提。

2. **呼吸系统表现** 症状差异较大,吸入少者无症状,吸入量大时,生后开始出现呼吸窘迫,表现为呼吸急促、青紫、鼻翼扇动和吸气性三凹征等,少数出现呼气性呻吟。查体可见前胸隆起,听诊可及双肺啰音等。

3. **新生儿持续性肺动脉高压表现** 以严重发绀为主要表现,其特点是吸入高浓度氧(>60%),发绀不能缓解,并于哭闹、躁动时加重;发绀的程度与肺部体征不平行。

4. **其他表现** 严重 MAS 可并发红细胞增多症、低血糖、低钙血症、缺氧缺血性脑病、多器官功能障碍及肺出血等。

三、并发症

1. **气漏** 15%~30% 发生气胸或纵隔气肿。

2. **肺后遗症** 约 5% 存活者在 1 个月时仍需吸氧,确有肺功能异常,包括功能残气量增加,气道反应性升高,肺炎发生率较高。

四、辅助检查

1. **胸部 X 线检查** 最具诊断价值的影像学表现:不对称的肺不张、肺含气不全或过度充气,沿肺门周围条索样高密度影。

2. **心脏超声**　严重发绀者行心脏超声检查可协助排除先天性心脏病及测定肺动脉压力,明确是否存在右向左分流。

3. **实验室检查**

(1)动脉血气分析:pH 下降、PaO_2 降低、$PaCO_2$ 升高,表现为低氧血症和高碳酸血症,可有严重混合性酸中毒。

(2)其他:行血常规、血培养、血糖、血生化检查等。

五、治疗

（一）促进气管内胎粪排出

1. **在胎头娩出而肩未娩出时**　应立即用较粗的吸管吸净口咽及上气道内的胎粪和羊水。

2. **胎儿娩出后**　我国 2016 年版新生儿复苏指南建议根据新生儿有无活力来决定是否要插管吸引,有活力者可先观察,无活力者需要插管,2015 年新生儿复苏国际指南中对羊水胎粪污染无活力的新生儿除气道有阻塞外,不再常规推荐气管插管吸引胎粪,旨在生后有效通气的快速建立。

3. **肺泡灌洗**　对于重症患儿,可考虑肺泡灌洗。根据胎龄或体重大小,每次给予气管内滴入生理盐水或表面活性物质 1.5~3.0ml。正在接受呼吸机治疗的患儿:在注入灌洗液前适当上调呼吸机参数,即在原呼吸机参数基础上,将 PIP 上调 3~5cmH_2O、PEEP 上调 2~3cmH_2O、Ti 延长至 0.55~0.60 秒,RR 上调 10~15 次 /min,FiO_2 酌情上调,每次注入灌洗液后通气 3~5 分钟,然后在负压下进行气管插管内吸引将痰液吸出,上述吸引可根据肺不张的程度重复 2~3 次。现已不主张对 MAS 进行肺泡灌洗治疗。

（二）氧疗与机械通气

1. **氧疗**　轻症患儿生后 1~2 天有青紫、呼吸困难,可用鼻导管吸氧。

2. **CPAP**　若一般吸氧,青紫、呼吸困难不见好转,血气有低氧血症,$PaCO_2$ 在 50~60mmHg 之间,可用 CPAP 治疗。但 CPAP 治疗效果多不理想,且易发生气漏综合征。

3. **常频机械通气** CPAP 后发绀不见减轻,或 $PaCO_2$ 进行性升高,临床呼吸困难逐渐加重,血气分析示 $PaO_2<50mmHg$、$PaCO_2>60mmHg$ 应改用常频机械通气治疗。呼吸机参数设置如下:①应尽量使 PaO_2 维持在 $80\sim90mmHg$;②需要较高吸气压和较快呼吸频率;③已有气体滞留的患儿的吸气时间应相对短,保证足够的呼气时间。

4. **高频振荡通气** 存在以下之一情况时选用:①合并气胸;②并发新生儿持续性肺动脉高压;③常频机械通气 OI(oxygenation index 氧合指数) $\geqslant 15\sim20$。

(三) 药物治疗

1. **抗生素的应用** MAS 不少是由于孕母宫颈上行感染炎症引起,且胎粪是细菌生长的良好培养基,因此应早期用抗生素治疗。

2. **PS 的应用** 由于肺表面活性蛋白被胎粪灭活,使 PS 合成分泌障碍。在 OI $\geqslant 15\sim20$ 时,补充 PS 可取得一定疗效,特别是 PS 联合高频通气、NO 吸入效果更佳。最好在生后 6 小时内给予,每次 $100\sim200mg/kg$,每 $8\sim12$ 小时 1 次,$2\sim3$ 次。

(四) 维持内环境稳定

1. 注意保暖,体温维持在 $36\sim37℃$ 之间。

2. **维持血压和各脏器灌注** 如有循环障碍或休克表现,应给予扩容,同时可给多巴胺 $5\sim10\mu g/(kg\cdot min)$、多巴酚丁胺 $5\sim10\mu g/(kg\cdot min)$ 或肾上腺素,持续静脉输入。

3. **维持营养及水电解质平衡** 早期(生后 1 周之内)应控制液体量[$60\sim80ml(kg\cdot d)$],纠正低血糖、低血钙等。有代谢性酸中毒者可给碱性液纠正,缺氧严重暂不能经口喂养或经口喂养不足时,应加部分或完全胃肠外营养。

六、并发症及处理

1. **脑缺氧、脑水肿** 患儿烦躁不安或惊厥,应用镇静剂、脱水剂。

2. **气胸** 无机械通气时,如果气胸是非张力性的、单侧的、肺压缩 <50%,可严密观察,保持患儿安静。一般 $1\sim2$ 天可自行吸收。如在

机械通气时发生气胸,因有正压通气,故气胸均是张力性的,必须做胸腔闭式引流,也可改用 HFOV。

3. **新生儿持续性肺动脉高压**　经上述治疗患儿仍持续严重低氧血症应考虑并发 PPHN(治疗详见本章第四节)。

七、转诊

1. 需要有创呼吸支持但本单位不能提供机械通气治疗者。
2. 肺动脉高压治疗效果不理想者。
3. 评估后需要 ECMO 治疗者。
4. 存在多器官功能障碍者。

（潘翩翩　周　伟）

第四节　新生儿持续肺动脉高压

新生儿持续肺动脉高压(persistent pulmonary hypertension of the newborn,PPHN)是指新生儿生后肺血管阻力持续性增高,肺动脉压超过体循环动脉压,使由胎儿型循环过渡至正常"成人"型循环发生障碍而引起的心房和 / 或动脉导管水平血液的右向左分流,可出现严重低氧血症,造成多器官系统由于缺氧和酸中毒引起的功能障碍,重者死亡。

一、PPHN 发生的相关因素

1. **宫内或围产期窒息**　是最常见的相关因素。长时间胎儿宫内窘迫可导致肺小动脉重建及异常肌化。出生窒息后体液释放血管收缩介质和抑制血管扩张剂,可能促进肺血管痉挛。

2. **肺实质性疾病**　胎粪吸入综合征、NRDS、肺炎等,可引起缺氧,导致肺血管痉挛。

3. **肺发育异常**　包括肺毛细血管、淋巴管发育不良、先天性膈疝及其他各种肺实质发育不良。

4. **心功能不全**　宫内动脉导管关闭引起血流动力学改变,生后出现肺动脉高压和右心衰竭；左心功能不全引起肺静脉高压，可继发肺动脉高压。

5. **败血症**　病毒或细菌感染引起心脏收缩功能抑制；血栓素及白三烯介导肺血管收缩。

二、临床表现

一般多见于足月儿或过期产儿，较小胎龄的早产儿肺小动脉中层肌层不太发达，一般不易引起较强力的收缩。

主要表现为持续低氧血症（在烦躁不安或受刺激时发绀加重）、呼吸窘迫、严重酸中毒。严重病例可因低氧性呼吸衰竭及代谢紊乱而死亡。

三、鉴别诊断

生后不久出现严重发绀者在怀疑持续肺动脉高压时必须排除青紫型先天性心脏病，并以系列无损伤性检查证实卵圆孔及/或动脉导管水平的右向左分流，一般采取以下诊断步骤：

（一）鉴别诊断试验方法

1. **高氧试验**　目的是将 PPHN 或青紫型先天性心脏病与肺部疾病所致的发绀进行鉴别。指头罩或面罩吸入 100% 氧气 5~10 分钟，再次检测导管后动脉血气，$PaO_2>150mmHg$ 提示通过高氧试验（发绀通常源于肺部），可排除大多数青紫型先天性心脏病。如缺氧无改善或测定导管后动脉氧分压 $PaO_2<50mmHg$ 时，提示存在 PPHN 或发绀型先天性心脏病导致的右向左分流。

2. **高氧高通气试验**　PPHN 或发绀型先天性心脏病由于均存在右向左分流，在一般吸氧后血氧分压常无明显改善。在 PPHN 中如能使肺血管阻力暂时性下降则右向左分流可显著减少，血氧改善；而在发绀型先天性心脏病，血氧分压不会改善。

高氧高通气试验具体方法是：对高氧试验后仍发绀者在气管插管或面罩下行气囊通气，频率为 60~80 次 /min，持续 5~10 分钟，使二氧化碳分压下降至"临界点"（30mmHg），如为 PPHN，$PaO_2>100mmHg$，而青紫型先天性心脏病患儿血氧分压增加不明显。

（二）辅助检查

1. **动脉导管水平的右向左分流检测** 同时检查动脉导管开口前的（常取右桡动脉）及导管开口后的动脉（左桡动脉、下肢动脉或脐动脉）血氧分压，当两者差值 >10~20mmHg 或两处的经皮氧饱和度差 >10%，提示存在动脉导管水平的右向左分流。当只存在心房水平的右向左分流时，上述试验的血氧差别可不出现，但此时也不能排除 PPHN 可能。动脉导管前血液（右桡动脉）PaO_2>95%，可保证脑足够氧合；导管后血液（下肢动脉）的 PaO_2>85%，可保证微循环足够氧合。

2. **心脏超声检查** 为本病最重要的诊断方法之一，可除外其他心脏病，还可评估肺动脉压力。

（1）如果有三尖瓣反流：测定三尖瓣反流血流速度（流速一般较高 >2m/s），计算肺动脉压力：肺动脉压（mmHg）=$4 \times V^2$+5（V：反流速度，单位为 m/s），若肺动脉压 >35mmHg 或 >2/3 体循环收缩压即可诊断为 PPHN。

（2）没有三尖瓣反流：若右心房、右心室有增大，室间隔变平或突向左侧，亦提示肺动脉高压。

（3）存在心房或动脉导管水平的右向左分流。

（4）心功能评估：正确的心排血量评估对临床是否需要应用正性肌力药物、吸入一氧化氮（iNO）和其他对心排血量有影响的药物有较大的指导价值。① PPHN 时左心排血量常降低，严重时心排血量可由正常的 150~300ml/（kg·min）降为 <100ml/（kg·min）。当存在左心功能不全时，出现肺静脉高压，后者在肺血管扩张药应用后氧合可进一步恶化。②当左心房、左心室充盈不足时，应注意是否有完全性肺静脉异位引流（TAPVD）；当有心房水平的左向右分流时，基本可排除 TAPVD。

3. **动脉血气分析** 显示严重低氧，动脉血二氧化碳分压相对正常。

4. **脑钠肽（brain natriuretic peptide，BNP）** 脑钠肽主要由心室肌合成和分泌，当心室容量和压力负荷增加时，心肌受到牵张，心肌细胞内暂存的脑钠肽前体(proBNP)即释放出来,并很快分解为由 32 个氨基酸组成的活性环状多肽,即 BNP,同时还释放等摩尔的由 76 个氨基酸组成的非活性片段,即 NT-proBNP。PPHN 急性期血浆脑钠肽水平显著增高(>1000ng/L)。其与氧合指数(OI)有较好的相关性。

5. 胸部 X 线 心影正常或稍大,肺血不多,但注意还有肺部原发病的表现。如果胸片与临床持续性低氧状况严重不符,应考虑存在先天性肺毛细血管发育不良。

6. 心电图 多属正常新生儿范围,有时可见右心室占优势,也可出现心肌缺血表现。

四、PPHN 的病情估计及疗效评价常用指标

1. 典型的 PPHN 起病很少超过生后 1 周,经 2 周常规治疗或 ECMO 应用无效时,应考虑肺泡毛细血管发育不良、肺表面活性物质蛋白缺乏、*ABCA3* 基因缺陷等并发的 PPHN。可行肺部 CT 检查、肺组织活检和相关基因如 *FOX* 转录因子基因检测等辅助诊断。

2. **氧合指数**(OI) OI=(FiO$_2$×MAP×100)÷导管后 PaO$_2$。OI ≥ 25,患儿需要接受支持治疗、高频振荡通气、iNO 或 ECMO;3 次血气的 OI>40,病死率 >80%。

五、治疗

治疗目的是降低肺血管阻力、维持体循环血压、纠正右向左分流和改善氧合。

(一)支持治疗

1. **坚持"最少的操作"原则是很重要的** 轻微的影响,如翻身、测量体温及吸痰,可能导致严重的低氧血症。

2. **镇静** 常用芬太尼 1~5μg/(kg·h)静脉滴注维持。必要时应用肌松剂,如泮库溴铵,每次 0.1mg/kg,维持量为 0.04~0.1mg/kg,每 1~4 小时 1 次。

3. **纠正酸中毒** 酸中毒(pH<7.25)时肺血管收缩、阻力增加,通过提高血 pH 以降低肺血管阻力是仅次于氧合的重要治疗方法。急性

期应保持 pH>7.25,最好在 7.35~7.45。

(二) 循环支持

PPHN 的右向左分流程度取决于体循环与肺循环压力差,提高体循环压力有利于减少右向左分流。足月新生儿的收缩压维持在 60~70mmHg、平均动脉压维持在 45~55mmHg。

1. **扩容** 对有血容量丢失(如出血、水肿、毛细血管渗漏)、体循环阻力(systemic vascular resistance,SVR)下降(如感染性休克)或体循环低血压(平均动脉压 <35mmHg)者,用生理盐水或胶体液扩容是重要辅助治疗。

2. **血管活性药物**

(1) 多巴胺:中等剂量[5~10μg/(kg·min)]时刺激 β_1 受体为主,使心肌收缩力增强,心排血量增加,升高收缩压为主;>10μg/(kg·min)时可使肺血管收缩,阻力增加,不宜单用。

(2) 多巴酚丁胺:选择性刺激 β_1 受体,剂量 5~10μg/(kg·min)时能增加心排血量。

(3) 肾上腺素:剂量≤ 0.3μg/(kg·min)时,主要刺激 β_1 受体,心肌收缩力增强,心排血量增加,使收缩压升高为主。>0.3μg/(kg·min)时可使肺血管收缩,阻力增加,慎用。

(4) 米力农:为磷酸二酯酶 -3(PDE-3)抑制剂,通过抑制 PDE-3 活性,增加血管平滑肌 cAMP 水平,使前列腺素途径的血管扩张作用持续;同时有正性肌力作用。对于 PPHN 伴左心功能不全时,表现为左心房压力增高,心房水平的左向右分流而在动脉导管水平的右向左分流,此时 iNO 可加重肺水肿,使呼吸和氧合状态恶化,属于禁忌证,可选用米力农。①负荷剂量:50μg/kg,静脉滴注 60 分钟(一般新生儿不用负荷量)。②维持剂量:每分钟 0.25~0.75μg/kg 持续输注,根据疗效调整剂量,一般使用不超过 72 小时。③副作用:剂量大时具有降低体循环压力作用,如血压下降过多(≥ 10%)应减慢输注速度,使用多巴胺和扩容来升高;如血小板下降过多应停药;肝功能不全患儿慎用。

3. **优化组织氧气输送** 输注红细胞悬液维持血红蛋白水平高于 130g/L 或 HCT>40%,以尽量多地将氧传送至组织。

(三) 机械通气

缺氧可促肺血管有力收缩,为保证足够的氧合,PPHN 患儿经常需要机械通气。

1. 无明显肺实质疾病时,高胸膜腔压会阻碍心脏输出,升高肺血管阻力。推荐使用快频率(50~70 次 /min)、低压(PIP 15~25mmH$_2$O,PEEP 3~4mmH$_2$O)、短吸气时间(0.3~0.4 秒)的通气方式,以减少机械通气对肺静脉回流及心排血量影响。

2. 当有肺实质疾病时,通气参数应针对原发病。一般采用较低的呼吸频率、较长的吸气时间、PEEP 4~6mmH$_2$O。对于严重肺实质疾病相关 PPHN,高频震荡通气已成为首选机械通气模式。

呼吸机参数根据血气结果调整,监测导管后动脉血气,维持充分氧合(足月儿 PaO$_2$ 为 80~100mmHg、TcSO$_2$>95%),合适通气(PaCO$_2$ 为 35~45mmHg),pH 7.35~7.45,当患儿在 48 小时趋于稳定后,维持 TcSO$_2$>90% 即可,为尽量减少肺气压伤,此时可允许二氧化碳分压稍升高(PaCO$_2$ 为 45~50mmHg)。

(四) 肺表面活性物质

对于有肺实质性疾病,如 RDS、MAS、肺炎等存在原发或继发性表面活性物质失活,其并发的 PPHN 在使用肺表面活性物质(每次 100~200mg/kg,每 8~12 小时 1 次,2~3 次)后可募集和复张更多的肺泡、改善氧合。对相对轻症的 PPHN(OI=15~25)效果较好。

(五) 药物降低肺动脉压力

在采取了充分的肺泡募集和复张措施,包括常频、高频辅助通气,表面活性物质应用后,要依据氧合状态、体循环血压、超声测定的心脏功能等,选择进一步的扩血管治疗方案。在多数情况下,OI>25 是血管扩张剂的适应证。但应注意在左心功能不全时,多数降低 PVR 的药物会增加肺血流、导致肺静脉和左心房压力增高,使病情恶化。

1. **前列腺素** 具有选择性扩张肺血管的作用,可使肺血管阻力下降,而全身血压保持正常。常用前列腺素 E$_1$:10~40ng/(kg·min)+5% GS 持续静脉滴注,当血氧分压升至正常后,用最低维持量。也可吸入伊洛前列素溶液,推荐剂量每次 1~2μg/kg,吸入 10 分钟,每 2~4 小时

1 次。

2. **西地那非**　系磷酸二酯酶 -5（PDE-5）抑制剂，可抑制分布在肺泡动脉血管平滑肌中的 cGMP 降解，增加 cGMP 浓度，导致肺血管扩张，增加 NO 活性，不影响其他部位的血管。在无 NO 的医疗中心可使用，每次 0.5~2mg/kg，每 6 小时 1 次口服。急性期主要不良反应是体循环低血压。

3. **内皮素受体拮抗剂**　内皮素为强烈的血管收缩剂，在 PPHN 患儿存在血浆内皮素（ET-1）水平增高。内皮素受体拮抗剂波生坦可通过抑制内皮素受体扩张肺血管，使用剂量为每次 1~2mg/kg，每天 2 次口服。急性期主要不良反应是肝功能损害。

（六）一氧化氮吸入（iNO）

1. **原理**　当吸入给药时，一氧化氮选择性扩张肺血管并降低肺血管阻力，而进入血液使 NO 很快被灭活，因此体循环血管不受影响。

2. **适应对象**　对于胎龄 ≥ 34 周、出生体重 >1500g 的患儿在常规治疗后低氧血症仍明显，如 OI>25，或需很高的呼吸机参数才能维持时，可采用 iNO 治疗。

3. **iNO 的剂量调整**　初始剂量为 20ppm（早产儿 5ppm，注意出血倾向），约 20% 患儿在 15~20 分钟内低氧血症改善，先将 FiO_2 降至 60%，此时 PaO_2 ≥ 60mmHg，持续 60 分钟后每 4 小时降低 5ppm，当降至 5ppm 时，每 2~4 小时降低 1ppm，总疗程一般 1~5 天。对于 NO 有依赖者，可用较低浓度如 1~2ppm 维持，一般不超过 2 周。

在撤离时如氧饱和度下降超过 10% 或其值低于 85%，可提高吸入氧浓度 10%~20%，NO 应再增加 5ppm，在 30 分钟后可考虑再次撤离。

4. **监测高铁血红蛋白（MetHb）**　在 iNO 后 2 小时、8 小时监测，之后每天监测 1 次，使 MetHb<3%。

（七）体外膜氧合

用于严重患儿的治疗，提高了持续肺动脉高压患儿的抢救成功率。应用指征为 OI 值 ≥ 40，A-aDO_2>600，病情急剧恶化，pH ≤ 7.15，PaO_2<40mmHg。

六、转诊

1. 需要有创呼吸支持不能提供相应治疗者。

2. 肺动脉高压治疗效果不理想者。

3. 评估后需要 ECMO 治疗者。

4. 存在多器官功能障碍者。

（潘翩翩　周　伟）

第五节　新生儿湿肺

新生儿湿肺（wet lung of newborn）也称新生儿暂时性呼吸急促（transient tachypnea of the newborn，TTN），是因肺液转运机制不够完善，导致肺液潴留而出现的呼吸窘迫，该病常发生于选择性剖宫产、急产、宫内窘迫婴儿，预后良好。

一、危险因素

1. **早产**　胎龄 <35 周的早产儿，肺泡上皮细胞 Cl^- 离子通道仍处于开放状态，仍有大量肺液分泌，而 Na^+ 离子通道仍未开放，肺液重吸收还未建立，因此容易发生 TTN。

2. **剖宫产**　特别是选择性剖宫产，不仅缺乏分娩时的胸部挤压，更缺乏应激反应，儿茶酚胺浓度低下，肺泡上皮细胞 Na^+ 离子通道活性较弱，肺液重吸收减少，增加发生 TTN 风险。

3. **围产期窒息**　窒息可导致羊水吸入，增加肺内液体；由于缺氧酸中毒，血管通透性增强，血浆外渗，使间质液增加。

4. **脐带结扎延迟或挤压脐带**　促进胎盘 - 胎儿输血，导致中心静脉压升高，影响胸导管或肺淋巴管清除肺液，这可能也与 TTN 相关，但目前研究并没有发现延迟脐带结扎导致患儿呼吸问题发生风险增加。

5. **麻醉镇静剂使用**　大剂量麻醉镇静剂可影响肺泡扩张，使肺毛细血管内的静水压持续处于高水平，从而影响肺液转运。

二、临床表现

1. **轻症** 主要表现为生后 6 小时内出现呼吸急促（>60 次 /min，可达到 100~120 次 /min）、呻吟，发绀表现不明显。一般持续 12~24 小时缓解。

2. **重症** 表现为难以纠正的严重低氧血症，如果 12 小时内未缓解，常并发 RDS、持续性肺动脉高压等，甚至发展至呼吸衰竭。

早产儿湿肺则发病早，症状重，呼吸困难和青紫明显，可发生呼吸衰竭。

三、辅助检查

1. **血常规、CRP** 排除感染。

2. **血气分析** 轻症在正常范围内，重症可出现呼吸性酸中毒和 /或代谢性酸中毒。

3. **X 线表现**

（1）肺轻度膨胀。

（2）由于液体潴留于血管周围而使肺门血管影增多，纹理增粗，自肺门部呈放射状向外排列。

（3）以肺泡积液、间质积液、叶间积液或胸膜腔积液（多在右肺上、中叶间）为特征。

（4）横膈降低（偏平）。

4. **肺脏超声** 刘敬等研究发现 TTN 的主要超声影像学表现为肺水肿，双肺点是湿肺的特异性超声征象。其中重度主要表现为致密 B-线 / 弥漫性 "白肺"；轻度主要表现为肺泡 - 间质综合征 / 双肺点；轻或重度均有胸膜线异常、A- 线消失或胸腔积液。

四、鉴别诊断

1. **新生儿呼吸窘迫综合征** 以早产儿多见。生后 6~12 小时出现呼吸困难，进行性加重并伴呼气性呻吟，吸气性三凹征，严重时出现呼吸暂停。体格检查双肺呼吸音减弱。胸片示细小颗粒影，磨玻璃样,重者呈"白肺"。

2. 新生儿吸入性肺炎　见于自然分娩儿,尤其是围产期窒息患儿。可出现呼吸促、青紫、肺部啰音等,胸片多见两下肺片状影,尤以内带明显。

五、治疗

1. 轻者无需特殊处理,大多数症状在 1~2 天内消失。

2. 对呼吸急促和发绀者应间歇给氧,少数病例需要 NCPAP,甚至机械通气治疗。

3. 液体应适当控制 60~80mg/(kg·d),肺内湿啰音多时可给予呋塞米每次 0.5mg/kg,每天 1~2 次,以促进肺内液体的吸收。

六、转诊

多不需要转诊,如果存在下列情况可转诊:

1. 需要有创呼吸支持,不具备治疗条件者。

2. 48 小时后好转不明显,需要进一步明确诊断者。

(潘翩翩　周　伟)

第六节　新生儿肺炎

新生儿肺炎(neonatal pneumonia)是发生在宫内、产时或产后,由细菌、病毒或其他病原体引起的肺部感染性疾病。

一、病因和发病机制

1. 宫内感染　常有孕母妊娠晚期感染史、羊水早破 24 小时以上或羊膜绒毛膜炎病史。感染途径:①吸入污染的羊水;②血行播散至肺。

2. 产时感染　有产程中吸入被病原菌污染的产道分泌物或断脐不洁史。病原微生物与宫内吸入污染羊水所致肺炎相似,细菌感染以杆菌较多见,此外有 B 组链球菌、沙眼衣原体、解脲支原体(常定植于孕妇的阴道壁上,与绒毛膜羊膜炎、自然流产、早产及早产感染有关,已被认为与支气管肺发育不良有关)、巨细胞病毒、风疹病毒、单纯疱疹病毒及弓形虫等。

3. 生后感染 多因密切接触者有呼吸道感染,或有新生儿败血症、脐炎、皮肤感染史以及反复接受侵入性操作史。

二、临床表现

1. 宫内感染多于生后 3 天内出现症状;产时及生后感染多于出生 3 天后出现症状。

2. 常先出现体温不升或发热、反应低下、拒奶等一般感染症状。随后出现气促、咳嗽、口吐泡沫、呛奶等症状。患儿可出现口唇青紫、呼吸浅促、鼻翼颤动、吸气三凹征(胸骨上、下,锁骨上窝及肋间隙软组织凹陷),两肺可闻及细湿啰音。病情严重者可出现呼吸暂停,甚至呼吸衰竭等。

三、实验室检查

1. 血常规、CRP 检查 白细胞计数、中性粒细胞绝对值及 CRP 若异常升高,提示细菌感染。若无细菌感染征象,需结合病史及孕母病史考虑病毒感染及其他病原体感染。

> 附:CRP 在正常范围内的细菌性肺炎,感染病原以流感嗜血杆菌居多。因新生儿的单核细胞经刺激后产生趋化因子能力较差,故肝细胞在 IL-6、IL-2、TNF 刺激下合成 CRP 少。

2. X 线检查 沿着肺纹理分布的点片状模糊影,多呈弥漫性分布。

3. 血清 IgM 血清 IgM>0.3g/L 或特异性 IgM 升高提示宫内感染。

4. 肺炎支原体(MP)血清学检测 是目前临床诊断 MP 感染的主要手段。主要检测 MP-IgM、MP-IgG。单次 MP-IgM 抗体滴

度 ≥ 160 对 MP 近期感染或急性感染有诊断价值,恢复期和急性期 MP-IgM 或 IgG 抗体滴度呈 4 倍或 4 倍以上增高或减低时,同样可确诊为 MP 感染。血清学检查结果受病程的影响,即使早期产生的 IgM 也需要在感染 1 周后才能被检测到。婴幼儿由于免疫功能尚未发育完善、产生抗体的能力较低,可能出现假阴性或低滴度的抗体。

5. 气管内分泌物和血培养 有助于病原学诊断。

6. 血气分析 呼吸困难者可有酸碱平衡紊乱。

7. 早发性肺炎多为全身败血症的一部分,对存在呼吸系统问题的患儿应进行血培养检查。

四、鉴别诊断

肺炎型流感:起病似典型流感,1~2 天病情迅速加重,高热持续不退,剧咳,烦躁不安,呼吸困难和发绀,可伴有心力衰竭和脑病。两肺密布湿啰音和哮鸣音。X 线检查示双肺散在絮状或结节状阴影。多于 5~10 天因呼吸与循环衰竭而死亡。

高度怀疑流感时,应在发病 48 小时内给予奥司他韦治疗,胎龄 <38 周,1.0mg/(kg·次);38~40 周,1.5mg/(kg·次);>40 周,3.0mg/(kg·次),均为每天 2 次,疗程 5 天。

五、治疗

1. 保暖 室温 25~27 ℃,湿度 50%。新生儿皮肤温度应达 36.5~37.4℃。

2. 供氧 若患儿有缺氧表现,及时供氧,维持 PaO_2 在 50~80mmHg。

3. 稀释炎症分泌物 氨溴索,每次 1.0~1.5mg/kg,用 5% 葡萄糖液静脉滴注,每天 2 次。

4. 抗感染治疗

(1)早发性细菌性肺炎初始首选抗生素是氨苄西林;如果李斯特菌、肠球菌可能性很小,可选用第三代头孢菌素。若是上呼吸道感染继发肺炎时可选用阿莫西林,每天 30~50mg/kg,分 3~4 次。

(2)单纯疱疹病毒性肺炎可用阿昔洛韦;巨细胞病毒性肺炎可用更昔洛韦。

(3)沙眼衣原体、解脲支原体感染可用红霉素(每天 25~40mg/kg,分 3 次,口服或静脉滴注)、阿奇霉素(每天 10mg/kg,口服)。

5. 喘息治疗 每次雾化吸入万托林 0.02ml/kg+ 普米克令舒 0.25mg/kg,每天 2~3 次。

六、转诊

1. 需要有创呼吸支持但本单位不能提供机械通气治疗者。

2. 治疗 2 周效果不理想者。

3. 评估后需要 ECMO 治疗者。

4. 存在多器官功能障碍者。

(潘翩翩　周 伟)

第七节　新生儿肺出血

新生儿肺出血(neonatal pulmonary hemorrhage)是指肺的大量出血,至少影响 2 个肺叶,常发生在一些严重疾病的晚期。

一、病因

本病的发生有两个高峰期,第一个高峰期发生在生后第 1 天,约占 50%;第二高峰在生后 6~7 天,约占 25%。主要原因为:

1. 缺氧因素 是第一高峰的主要原因,原发疾病以窒息、RDS、MAS、肺发育不良、颅内出血等严重缺氧性疾病为主。

2. 感染因素 是第二高峰的主要原因,原发病主要为败血症、感染性肺炎、坏死性小肠结肠炎等。细菌毒素进入机体后,TNF-α、IL-1、IL-8 等过度释放,诱导白细胞迁移,氧自由基释放,导致毛细血管渗漏,肺组织结构破坏,红细胞渗出,进而发生肺出血。

3. 寒冷损伤 多见于早产儿硬肿症的终末期。

4. 充血性心力衰竭 常见于 PDA 导致的肺水肿,输血过多引起血容量增加。

5. 全身性出血凝血异常性疾病　凝血功能障碍、弥散性血管内出血。

二、临床表现

1. **全身状态差**　反应差、面色苍白、发绀、四肢冷、呈休克状态。
2. **呼吸障碍**　呼吸困难突然加重，出现三凹征、呻吟、呼吸暂停。
3. **肺部体征**　可闻及湿性啰音。
4. **出血表现**　口鼻腔涌出血性液体，或气管导管见血性液体。

三、辅助检查

1. **胸部 X 线检查**　典型的 X 线表现为：①两肺透亮度突发性降低，出现广泛性、斑片状、均匀无结构的密度增高影，这是肺出血演变过程中极为重要的 X 线征象；②肺血管淤血影：两肺门血管影增多，呈较粗网状影；③心影轻中度增大，以左心室增大为主，严重者心胸比例 >0.6；④大量肺出血时，两肺透亮度严重降低，呈"白肺"。

2. **血常规**　肺炎或其他感染时，结果可能异常，也可见血小板减少。检查血细胞比容可以确定是否存在血液丢失过多。

3. **凝血功能检查**　可以发现是否存在凝血功能异常性疾病。

4. **动脉血气分析**　存在氧合障碍，出现代谢性酸中毒或混合性酸中毒。

四、治疗

(一) 一般治疗

1. **注意保暖，保持呼吸道通畅**　主张采用安全有效且可减少感染的密闭式吸痰管吸引血液及血性分泌物，负压吸痰机系统及吸痰压力，早产儿不低于 –13.3kPa(100mmHg)，足月儿不低于 –20.0kPa (150mmHg)，在急性期尽量减少吸痰次数，以防吸痰再次加重出血。

2. **限制输液量，维持适当的有效循环血量**　既保证心、脑、肾等重要脏器的供血,又不增加心肺负担。静脉滴注量控制为 60~80ml/(kg·d),滴速为 3~4ml/(kg·h)。

3. 纠正酸中毒 酸中毒可引发肺动脉高压及细胞损害,应早期应用碳酸氢钠静脉注射,使血 pH ≥ 7.25。

（二）机械通气

正压通气和呼吸末正压是治疗肺出血的关键,一旦发生肺出血,应立即予气管插管正压机械通气。

1. 常频机械通气（CMV 模式）

(1) 初调参数:① FiO_2 0.4;② PEEP 6~8cmH_2O,可压毛细血管,有助于减少间质液体渗入肺泡,如果出血不能够控制和改善可以增加 PEEP,提高呼气末正压有助于止血;③ PIP25~30cmH_2O;④频率:30~40 次 /min,频率太快不利于减少肺的水分;⑤适当延长吸气时间,吸呼比为 1:1~1.5。

(2) 疗效评估:① 在肺出血治疗期间,当 PIP<20cmH_2O,MAP<7cmH_2O,仍能维持正常血气时,常表示肺顺应性趋于正常,肺出血基本停止;②若 PIP>35cmH_2O 时仍有发绀,说明肺出血严重,病死率高。

(3) 撤机:当 PaO_2 稳定在 50mmHg 以上时,可逐渐降低呼吸机参数,待气管内分泌物消失、肺部啰音消失、胸部 X 线好转后可考虑撤离呼吸机。拔除气管插管后可继续使用 nCPAP 巩固治疗。

2. 高频振荡通气

(1) 使用指征:可直接或首先选用,也可在 CMV 不能有效维持正常 PO_2、PCO_2 时使用。CMV PEEP ≥ 8cmH_2O,a/APO_2<0.2,或伴有呼吸性酸中毒($PaCO_2$ ≥ 60mmHg,pH<7.25)可选用高频振荡通气。

(2) 初调参数:① MAP 在常频通气基础上增加 10%,一般 9~18cmH_2O;②振幅 20~30cmH_2O;③频率 10~15Hz;④ FiO_2 0.4。之后根据血气分析结果进行调整。

(3) 撤机指征:①临床症状改善;② MAP<8cmH_2O、FiO_2<30%;③胸片提示肺部浸润消失;④血气维持在目标值水平。

（三）应用止血药

1. 巴曲酶 于气道吸引分泌物后,气管内滴入巴曲酶 0.2U 加生理盐水 1ml,注入后用复苏囊加压供氧 30 秒,促使药物在肺泡内弥散,以促使出血部位血小板凝集。同时用巴曲酶 0.5U 加生理盐水 2ml 静脉注射。用药后 10 分钟出血即可减少,间隔 20 分钟可用药 2~3 次。

2. 1:10 000 **肾上腺素** 0.1~0.3ml/kg(可以导致毛细血管收缩)气管内滴入,每 4~6 小时 1 次,可重复 2~3 次。注意监测心率。

在机械通气过程中,若初期气管内吸出较多血性分泌物时,可先减少吸痰,气管内滴入止血药后,用复苏气囊加压给氧 30 秒,否则越抽吸可能出血越多。以后每次吸痰时,如有新鲜出血,还可行气管内滴入肾上腺素,没有新鲜出血后应加强拍背吸痰,避免血痂阻塞气道。国外学者研究通过气管插管给予止血药,可缩短肺出血的疗程。但由于缺乏高质量的多中心研究,目前不推荐常规应用。

(四) 其他治疗

1. **抗感染治疗** 感染引起肺出血者,病情非常严重,应加强抗生素治疗,同时可辅以免疫治疗,输注丙种球蛋白。

2. **改善微循环** 保持正常心功能,可用多巴胺 5~10μg/(kg·min)以维持收缩压在 50~60mmHg 以上。如发生心功能不全,可联用多巴酚丁胺或米力农控制心力衰竭。补充血容量:对肺出血致贫血的患儿可输红细胞悬液,每次 15~20ml/kg,维持血细胞比容在 0.45 以上。

3. **纠正凝血机制障碍** DIC 的特征性表现常常存在。一般不需输注血小板,输注血浆能够快速纠正凝血因子缺乏。如仅为血小板 $<80 \times 10^9$/L,为预防 DIC,可用超微量肝素 1U/(kg·h)持续静脉滴注或 6U/kg 静脉注射,每 6 小时 1 次,以防止微血栓形成。

4. **利尿** 用于左心衰竭和肺水肿的患儿。应用呋塞米(1mg/kg),治疗液体超负荷。

5. **肺表面活性物质** 肺出血时,气道和肺泡内的血性液体可使肺表面活性物质灭活。肺出血停止后,使用外源性 PS 有助于改善氧合指数及肺的顺应性。

五、转诊

1. 原发病诊断未明者。

2. 原发病治疗效果不理想者。

3. 发生 DIC 者。

4. 持续存在肺出血者。

（潘翩翩 周 伟）

第八节 新生儿气漏综合征

新生儿气漏综合征（air leak syndrome）是由于肺泡囊或终末呼吸道的过度膨胀引起呼吸道完整性破坏，导致气体向肺外周围间隙或肺间质弥散的病症，包括间质性肺气肿、气胸、纵隔气肿、心包积气、皮下气肿、气腹及腹膜后气肿等。

一、病因

1. **跨肺压异常升高** 新生儿第一次呼吸时胸腔负压可达 100cmH$_2$O。当肺不张、PS 缺乏、肺出血、肺水潴留等病理情况，跨肺压异常升高，可导致肺泡过度扩张、破裂。

2. **肺实质性疾病** 由于吸入羊水、血液或胎粪时会引起气道部分阻塞，肺泡通气不均匀，可引起肺泡过度膨胀。

3. **存在肺疾患时，正压通气会增加气漏危险性** 在肺顺应性下降时患儿需要高气道压力以达到充分氧合通气时（如 RDS、炎症、肺水肿等）更增加此风险；肺顺应性改善时未及时下调呼吸机参数者；人机对抗使气道压力明显增高也增加气漏的风险。

4. **气道直接损伤** 喉镜、气管插管、吸痰管等损伤气道表层可导致气胸和纵隔气肿。

二、气漏类型

(一) 间质性肺气肿

间质性肺气肿（pulmonary interstitial emphysema，PIE）是指气体从过度膨胀的肺泡或小气道弥散入肺部血管周围组织。

1. **病因** PIE 主要发生于 NRDS 患儿，与肺顺应性不均、正压通气、高的 PIP 以及气管插管移位有关。

2. 临床表现　发生 PIE 的患儿可能出现病情突然恶化。然而,更常见的是缓慢进展的动脉血气恶化以及明显需要或增加通气支持。

每个患儿都有气体弥散受阻,间质的气体把肺泡膜与毛细血管床分离。由于动脉血气的恶化相应提高通气参数可能加重 PIE 会导致临床情况的突然恶化。

3. 胸部 X 线　表现为过度膨胀的肺组织中多处出现的小气囊而形成网状。

4. 治疗

(1)降低肺损伤:常频机械通气时先增加呼吸频率与氧气浓度,以降低吸气压力与呼气末正压、缩短吸气时间;采用高频振荡通气优于常频机械通气,通过提高呼吸频率、吸氧浓度、偏置气流,以降低平均气道压、振幅。保持在最小的血气可接受范围(PaO_2>45mmHg,pH>7.25)。

(2)保持患儿安静,使用镇静剂或肌松剂,可使减少发生气漏的风险。

(二)纵隔气肿

纵隔气肿(pneumomediastinum)是指肺泡破裂后,漏出的气体沿着血管周围间隙进入纵隔而形成。

1. 病理生理　几乎每例纵隔气肿都发生间质性肺气肿,肺泡破裂后,气体穿越筋膜而逸入纵隔。

2. 临床表现　除非伴有气胸,>90% 的纵隔气肿在临床上毫无症状。体格检查时,心音难以听到。

3. 胸部 X 线　可表现为以下几种形式:①胸腺被周围气体抬起与心包分离,其边缘清晰可见,形成典型的"帆状征";②在后前位胸片上可见心脏周围环绕晕轮,或完全没有纵隔气肿异常表现。

4. 治疗

(1)无明显临床表现时,无需特殊处理。

(2)临床表现明显时,可用 100% 氧气吸入加快间质中氮气排除,从而加速气肿吸收。纵隔引流没有好处。

(三) 气胸

胸膜腔是不含气体的潜在密闭体腔,气体进入胸膜腔造成积气状态,即为气胸(pneumothorax)。

1. **发病机制**　气胸是新生儿肺气漏的最常见形式。任何原因引起肺泡充气不均都可造成肺泡破裂,使气体进入肺间质形成间质气肿,间质气肿可直接破入胸腔形成气胸。

气体进入胸膜腔后,随着胸腔内压升高,肺体积缩小,纵隔摆动,压迫大的入胸静脉,增加肺血管阻力,静脉回心血流受阻,从而产生不同程度的肺心功能障碍。

2. **病因**

(1)医源性气胸:多发生于重度窒息、胎粪吸入综合征并呼吸衰竭的患儿,在气囊加压给氧,气管插管复苏或机械通气的过程中发生。

(2)病理性气胸:常由于肺部本身的疾病所致,多见于足月儿,常有宫内窘迫或生后窒息史。

(3)自发性气胸:在无外伤或人为因素的情况下肺组织及胸膜发生破裂,引起的气胸。

3. **分类**

(1)闭合性(单纯性)气胸:破损的脏层胸膜自行封闭,在吸气和呼气过程中,再无空气进入胸膜腔。

(2)开放性(交通性)气胸:破口较大或两层胸膜之间有粘连或牵拉,破口持续开放。

(3)张力性(高压性)气胸:破口呈单向活瓣,吸气时空气进入,呼气时活瓣关闭。

4. **临床表现**

(1)经窒息复苏后持续呼吸困难,给氧不能缓解,或原发病稳定后突然出现的呼吸困难、呻吟、烦躁不安。

(2)部分患儿无明显症状或仅表现为呼吸急促,查体可有不同程度的呼吸困难、发绀。

(3)患侧胸廓隆起,肋间隙饱满,听诊呼吸音减弱或消失。

(4)极少部分患儿无任何呼吸道症状,仅在胸片检查时发现。

5. 辅助检查

(1) 胸部 X 线 (图 8-8-1): 诊断气胸最可靠的方法。特征如下: ①胸膜腔气体的存在分离了脏层与壁层胸膜,该部位显示过度透亮而无肺影; ②同侧肺叶压缩; ③对侧出现纵隔影; ④横膈向下移位。

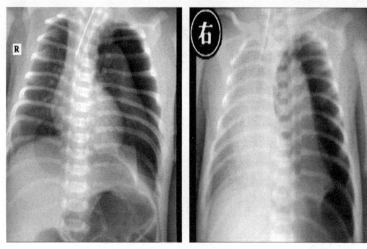

图 8-8-1　气胸 X 线改变

(2) 超声诊断主要依据以下四种征象: ①存在肺点; ②肺滑消失; ③ B 线消失; ④肺搏动消失。M 型超声显示无气体处呈沙滩征而气体部位的肺野呈现水平混响伪像,两种征象的分界点即为肺点。

6. 治疗

气胸的治疗原则是根据气胸的不同类型选择不同方式排气,以解除胸腔积气造成的呼吸和循环障碍。症状轻、无明显呼吸困难、气胸量 <30% 的闭合性气胸仅需密切观察,保持安静,监护生命体征,肺外气体常于 24~48 小时吸收,某些患儿需稍增加吸入氧浓度。

(1) 高氧吸入:100% 的纯氧吸入有利于间质氮气的排出,从而促进气体的吸收和肺复张(这种策略不应用于有 ROP 风险的早产儿)。其机制为:提高血中氧分压,使氮气分压下降,从而增加胸膜腔与血液间的氮气分压差,促进胸膜腔内氮气向血液转运,而氧气则可为组织利用而吸收,从而促进肺复张。

（2）通气管理：气胸患儿合并呼吸衰竭，应积极机械通气，可允许有较低的 PaO_2（低至 50mmHg）和较高的 $PaCO_2$（60mmHg）。常频机械通气的原则以低压力、低潮气量、较高的氧浓度和较快频率进行通气。目前倾向首选高频振荡通气治疗，尽量低的 MAP、低的振幅、较低频率 10Hz、高吸入氧浓度、高偏置气流。

（3）减压排气：

1）留置针穿刺排气：在患儿临床急剧恶化或血流动力学受影响时，胸腔穿刺抽气常能挽救其生命。使用留置针穿刺抽气，连接 20ml 注射器，在锁骨中线第 2~3 肋间，沿肋骨上缘（第三肋间隙的上缘）垂直进针，在穿刺同时进行抽吸，进入胸腔后可见气体排出，用止血钳紧贴皮肤固定针头，抽至无气体排出为止。拔针后摄胸片了解肺复张情况。

2）留置针穿刺闭式引流：适用于 X 线证实为气胸，有持续肺气漏者；张力性气胸伴不明显间质气肿和／或纵隔积气；有严重肺部原发病行机械通气合并气胸者。套管留置针于锁骨中线第 2 肋间或腋前线第 4~5 肋间穿刺（与平面成 45°角），进入胸膜腔后拔出针芯，然后再向胸腔推进 2~3cm（引流管伸入胸腔深度不宜超过 4~5cm），接引流管连水封瓶，以 5~10cmH_2O 的压力做持续引流。一般引流 48~72 小时后，临床观察无气体溢出，X 线示气胸已复张，夹闭引流管 24 小时后再次复查胸片，若 X 线胸片示肺膨胀良好无漏气，患儿无呼吸困难表现，即可拔管。

（4）手术治疗：经持续引流 5~7 天气漏无好转，肺未能扩张者，或肺有先天畸形如大叶气肿者应外科手术治疗。

（四）心包积气

心包积气（pneumopericardium）是指气体聚积于心包腔内。往往是气体沿着血管鞘进入心包腔，通常是机械通气支持的并发症。

1. **病理生理** 通常认为心包积气发生于纵隔气肿后。其机制可能是由于气体沿着血管鞘通入心包而引起。气体从纵隔，沿着颈部皮下组织的筋膜、胸壁、腹前壁进入心包腔，引起心包积气。

2. 小量心包积气通常是无症状的，但发展至心脏压塞时，开始可能有心动过速、脉压下降,随之迅速出现低血压、心率下降、严重青紫。听诊心音低钝或遥远。

3. X线检查 表现为一个宽而完全透亮带环绕心脏。

4. 治疗

(1)保守治疗:无症状、未使用正压通气者可采用保守治疗。

(2)针吸:对于伴有心排血量降低或心功能受损的患儿,需立即心包穿刺抽气,具体操作如下:①消毒剑突下皮肤。②用20/22号带针芯的静脉插管,连小段静脉延长管,再接上三腔阀及20ml针管。③在剑突下以30°~45°向左肩方向插入针管。④边进针边由助手抽气,一旦抽出气体停止进针。⑤经针头将塑料引流管置入心包。⑥拔出针头,将静脉管固定在塑料管上,抽出剩余气体后拔管。如果气漏持续存在,准备心包引流管。⑦如抽出血液,立即回撤插管以避免损伤心室壁。

(3)持续心包引流:由于心脏压塞容易复发,可能需放置心包持续引流管,心包引流管类似胸腔引流管,不过吸引时所需负压较低($5 \sim 10cmH_2O$)。

(五) 空气栓塞

为罕见、死亡率极高的病症。由过高的呼吸器压力引起,故常伴有其他气漏的现象。临床表现为病情急速恶化而出现苍白、发绀、低血压与心率减慢,常于短时间内死亡。无特效治疗,主要是对症、支持治疗。

三、转诊

1. 需要进行持续胸腔引流不能提供相应治疗措施者。

2. 需要有创呼吸支持不能提供相应治疗者。

3. 存在肺动脉高压治疗效果不理想者。

4. 原发病诊断和治疗不理想者。

5. 存在多器官功能障碍者。

(潘翩翩 周 伟)

第九节　新生儿乳糜胸

新生儿乳糜胸（neonatal chylothorax）是由于胸导管或胸腔内大淋巴管破裂导致淋巴液（即乳糜）在胸腔的异常积聚，并引起严重的呼吸、营养以及免疫障碍的一种疾病。常为单侧发病，多见于右侧，也可为双侧。

一、病因

引起乳糜胸的常见原因有自发性、先天性和获得性之分，其中以自发性乳糜胸最为常见。

1. **自发性乳糜胸**　原因不明，其中部分病例伴有其他先天性疾病，如先天性心脏病、21 三体综合征、先天性甲状腺功能减退等。

2. **先天性乳糜胸**　系淋巴系统先天性结构发育异常，多见于胸导管缺如或连接部分狭窄梗阻、先天性淋巴管畸形等导致淋巴管广泛扩张和破裂，乳糜液从淋巴管溢出而致乳糜胸。

3. **获得性乳糜胸**　指出生后由于其他疾病导致胸导管或大淋巴管损伤并发乳糜胸。获得性乳糜胸主要为医源性。

（1）创伤性乳糜胸：主要由于产伤如臀位牵引或复苏操作等造成颈腰脊柱过度伸展，中心静脉压过高，导致胸导管过度牵拉、破裂或撕裂。

（2）手术后乳糜胸：在胸导管附近的手术操作可能损伤胸导管主干及分支，如行胸部或心脏手术，常在术后 3~14 天发生。

（3）栓塞性乳糜胸：中心静脉置管或 PICC 置管可致静脉局部压力升高，淋巴回流受阻；中心静脉营养、静脉血栓、手术结扎上腔静脉也会导致淋巴回流障碍，多发生在极低出生体重儿。

二、临床表现

自发性乳糜胸常见于足月儿。出生早期有窒息与呼吸窘迫史，也可能在出生后 1 周内逐渐出现呼吸困难。患侧胸部叩诊浊音，听诊呼吸音减弱,心脏和纵隔向健侧推移。

三、辅助检查

1. **超声检查**　宫内胎儿超声检查可示单侧或双侧胸腔积液。出生后超声检查也有助于胸腔穿刺术前定位。

2. **X线检查**　患侧密度增高,肋膈角消失,纵隔向对侧移位。

3. **胸腔积液检查**　胸腔穿刺见乳糜液可确诊本病。乳糜液开始是黄色清亮的,患儿经口喂养乳品之后变为牛奶样,乳糜液比重 1.012~1.025,所含蛋白质和电解质与血浆相似,甘油三酯水平高 >1.24mmol/L(开奶后),白细胞数(6.0~8.0)>1.0×10^9/L,其中淋巴细胞占 80%。高比例的淋巴细胞(主要是 T 细胞)在确定诊断上具有重要意义。乳糜胸继发感染后则胸腔积液检查呈炎性改变。

四、治疗

1. **胸腔积液引流治疗**　胸腔穿刺引流胸腔积液是有效的治疗手段,多数能治愈,预后较好。闭式胸腔引流适用于经多次胸腔穿刺放液但乳糜仍增长迅速者。

2. **营养支持**　轻症病例采用脱脂与低脂饮食或含中链甘油三酯的配方乳,重症病例需严格禁食(一般不超过 1 周),采用全胃肠外营养。

3. **化学胸膜固定术**　是指采用化学制剂注入胸腔使胸膜发生化学炎症而粘连,从而促使胸导管损伤部位闭合而阻止乳糜漏出的一种方法。用红霉素 30mg/kg 加 5% 葡萄糖 10ml 缓慢注入胸腔后试夹管,每天 1 次,视乳糜减少情况用 1~3 天,观察 2~7 天后乳糜液分泌停止并成功拔管,耐受良好,仅在向胸膜腔注射药物时,因药物对胸膜有强烈的刺激而产生疼痛,故注射药物前需用镇静止痛剂。

4. **奥曲肽(人工合成生长抑素)**　其机制可能是生长抑素能通过减少胃液、小肠液和胰液的分泌,或通过降低门脉压力、减少内脏血流而减少淋巴循环。奥曲肽应用指征目前尚无统一标准,不少文献指出多在胸腔积液治疗 7 天后仍反复增加时开始使用,建议从小剂量开始,即 1μg/(kg·h),采用持续静脉输注,每天增加 1μg/(kg·h),直至 10μg/(kg·h),乳糜液的产生应在 24 小时内显著减少,一般应用至喂养足量时胸腔积液无反复即可停药(1~3 周),用药期间需密切监测血糖。如治疗 3~4 周仍有胸腔积液反复和 / 或合并严重的药物不良反应应尽快停药。

5. **手术治疗** 严重的乳糜胸,保守治疗 4 周后可考虑外科干预,但目前不倾向于手术治疗,因为目前多数医院不能开展淋巴管造影检查,不能确切知道淋巴管道损伤部位,盲目手术结扎可能造成更大范围的损伤。如果是因为局部占位压迫导致的乳糜胸,可手术切除占位。

五、转诊

1. 需要有创呼吸支持不能提供相应治疗者。

2. 胸腔积液诊断未明者。

3. 乳糜胸治疗效果不理想者。

(潘翩翩 周 伟)

参考文献

1. 袁琳, 陈超. 欧洲新生儿呼吸窘迫综合征防治共识指南 : 2016 版. 中华儿科杂志, 2017, 55 (3): 169-176.

2. 中国医师协会新生儿科医师分会. 早产儿呼吸窘迫综合征早期防治专家共识. 中华实用儿科临床杂志, 2018, 33 (6): 438-439.

3. 郭静雨, 陈龙, 史源. 2017 年新生儿呼吸窘迫综合征蒙特勒诊断标准指南. 中华儿科杂志, 2018, 56 (8): 571-574.

4. 周晓光, 洪慧. 新生儿急性呼吸窘迫综合征的治疗进展. 中华实用儿科临床杂志, 2017, 32 (2): 81-83.

5. 中国新生儿复苏项目专家组. 中国新生儿复苏指南 : 2016 版. 中华围产医学杂志, 2016, 19 (7): 481-486.

6. 中华医学会儿科学分会新生儿学组,《中华儿科杂志》编辑委员会. 新生儿肺动脉高压诊治专家共识. 中华儿科杂志, 2017, 55 (3): 163-167.

7. 刘敬, 曹海英, 程秀永. 新生儿肺脏疾病超声诊断学. 郑州市 : 河南科学技术出版社, 2017: 55-58.

8. 余鸿进, 陈超. 新生儿湿肺研究进展. 中华实用儿科临床杂志, 2014, 29 (9): 713-715.

9. 黄为民. 新生儿呼吸衰竭治疗中的矛盾与对策. 实用儿科临床杂志, 2012, 27 (2): 79-81.

10. HUA QW, LIN ZY, HU XT, et al. Treatment of persistent congenital chylothorax with intrapleural injection of sapylin in infant. Pak J Med Sci, 2016, 32 (5): 1305-1308.

11. 许志飞. 先天性中枢性低通气综合征的诊断与治疗进展. 中华实用儿科临床杂志, 2018, 33 (4): 273-276.

第九章 消化系统疾病

第一节　新生儿坏死性小肠结肠炎

新生儿坏死性小肠结肠炎（neonatal necrotizing enterocolitis, NEC）是由多种致病因素导致的以腹胀、呕吐、便血为主要表现, 腹部 X 线平片以肠壁囊样积气为特征, 病理以回肠远端和结肠近端坏死为特点的肠道炎症综合征。

一、危险因素

1. **遗传易感性**　NEC 发生可能有一定的遗传易感性。研究发现 NEC 患儿存在 *NFKB1* 基因变异。

2. **早产**　该病的危险性与胎龄呈负相关。早产为 NEC 发生的独立最大危险因素, 危险性与胎龄呈负相关。

3. **感染**　感染和肠壁炎症是 NEC 的最主要病因。败血症或严重肠道感染时, 病原微生物及其毒素可导致肠黏膜损伤, 此外, 因肠道内细菌过度繁殖而造成的肠管胀气也可导致肠道黏膜损伤。常见的致病菌有大肠埃希菌、肺炎克雷伯菌、肠球菌和凝血酶阴性的葡萄球菌等。病毒（如轮状病毒、肠道病毒、冠状病毒）和真菌（如白色念珠菌）也可引起本病。

4. **肠黏膜缺氧缺血**　出生时低 Apgar 评分、脐血管置管、红细胞增多症和主动脉血流减少的患儿 NEC 发病率增加, 说明肠壁缺氧缺血和再灌注损伤可能是 NEC 发病的高危因素。缺氧时, 肠壁血流可减少到正常的 35%~50%, 末端回肠、升结肠可减少到正常的

10%~30%,因而导致肠黏膜缺血损伤。

5. 肠道菌群异常　早产或患病新生儿由于开奶延迟、长时间暴露于广谱抗生素等原因,肠道内正常菌群不能建立,病原菌在肠道内定植或优势菌种形成并大量繁殖,侵袭肠道,引起肠黏膜损伤。

6. 药物　输红细胞悬液、丙种球蛋白、非甾体类药物等。

综上所述,目前认为 NEC 的发病机制为在肠黏膜的屏障功能不良或被破坏和肠腔内存在食物残渣情况下,细菌在肠腔和肠壁繁殖并产生大量炎症介质,最终引起肠壁损伤甚至坏死、穿孔和 SIRS 甚至休克、多器官衰竭。

二、临床表现及分期

(一) 临床表现

1. 发病时间　足月儿一般在生后 1 周内发病,在大多数早产儿中,开始进行肠道喂养后,NEC 常发生在第 2~3 周,<28 周早产儿由于开奶迟,多在生后 3~4 周发病,最迟可至生后 2 个月。

2. 早期症状可能与新生儿败血症相同。刚开始出现有喂养不耐受,然后出现典型的三联症:腹胀、血性黏液性大便、胆汁性呕吐或吸出物。

3. 腹部紫红色提示疾病进展,腹壁变得坚硬发红,提示存在腹膜炎的体征。

(二) 临床分期

1. Ⅰ期 – 可疑 NEC

(1)全身体征:呼吸暂停、心动过缓、体温不稳定。

(2)胃肠道表现:腹胀,突然出现喂养不耐受,大便隐血试验阳性。

(3)腹部 X 线平片:肠道胀气,肠黏膜增厚、模糊,胃泡扩张。有意义的征象是肠道气体失去了对称均匀的分布。

2. Ⅱ期 – 确诊 NEC

(1)全身体征:与Ⅰ期相似。有的患儿有代谢性酸中毒和血小板减少。

(2)胃肠道表现:同上,腹胀更明显,肠鸣音消失,腹壁发红,肉眼血便。

(3)腹部 X 线平片:典型 X 线表现是肠壁积气(是由致病菌的含氢产物引起的)、门静脉积气,肠管中重度扩张,肠腔内多个气液平面等肠梗阻征象。

3. Ⅲ期 – 重型 NEC

(1)全身情况进行性恶化,生命体征不稳定,毛细血管渗出和多器官功能不全,病情突然恶化常提示肠穿孔,若出现高度腹胀、腹壁红肿或极度腹壁压痛,常提示腹膜炎。

(2)腹部 X 线平片:肠穿孔时出现气腹,扩张的肠袢固定不变提示肠壁坏死。

三、辅助检查

(一) 实验室检查

1. 血常规　白细胞计数升高或降低,核左移;血小板多降低,约半数患儿血小板计数低于 $50 \times 10^9/L$。

2. C 反应蛋白(CRP)　有助于监测疾病的进展,CRP 进行性升高和血小板进行性下降是病情恶化的主要指标。

3. 粪常规及粪培养　镜检可见红细胞、白细胞、潜血试验阳性。

4. 血培养　1/3 患儿血培养阳性。

5. 病毒检测　轮状病毒和肠道病毒检测。

6. 血气分析　代谢性酸中毒通常提示微循环灌注不良。由于呼吸暂停或者呼吸困难而发生二氧化碳潴留或者缺氧。

(二) 腹部 X 线检查

1. 支持 NEC　早期 X 线表现不典型,主要以动力性肠梗阻表现为主,小肠充气扩张且分布不均匀、肠间隙增宽。

2. 确诊 NEC　①肠壁积气;②门静脉积气、胆道积气。

3. 严重 NEC　①肠袢持续固定超过 24 小时,提示有节段性肠坏死;②肠穿孔:常在肠道积气或门静脉积气后 48~72 小时内发生,因此出现肠壁积气或门静脉积气时,应每 6~8 小时拍摄腹部平片和左侧卧位或侧位片以检查气腹的进展情况及有无肠穿孔,一般连续拍摄 48

小时。

(三) 超声检查

1. NEC 是腹部超声可见肠壁增厚、肠壁积气、门静脉积气、腹水和胆囊周围积气。

2. 彩色多普勒超声检测和定量肠壁血流,是评价肠道血液循环状况的手段。

四、治疗

已确诊的 NEC 的主要原则是按照急腹症或即将发生的脓毒性腹膜炎来治疗,目的是阻止疾病进展、肠穿孔及休克。

1. **禁食、胃肠减压** 怀疑本病时即开始禁食,Ⅰ期 3 天,Ⅱ期 7~10 天,Ⅲ期至少 14 天。恢复胃肠道喂养指征为一般情况好转,腹胀消失,肠鸣音恢复,大便潜血阴性,X 线片异常征象消失。禁食期间需常规胃肠减压。

2. **抗感染** 一般需 7~10 天,重症至少 14 天。

(1) 覆盖革兰氏阴性菌的抗生素有三代头孢菌素(如头孢他啶)。覆盖革兰氏阳性菌的抗生素有氨苄西林,肠球菌选用万古霉素。严重感染时常选用美罗培南 + 万古霉素。

(2) Ⅱ期、Ⅲ期推荐加用甲硝唑,以覆盖厌氧菌。用法:<2 000g,15mg/(kg·d), 每 12 小时 1 次;>2 000g 和 0~7 天,15mg/(kg·d), 每 12 小时 1 次;>2 000g 和 >7 天,30mg/(kg·d), 每 12 小时 1 次。加适量 5% GS 或 NS 稀释成浓度 <8mg/ml,滴注时间 >1 小时。

3. **通气支持** 适当水平的机械通气可纠正低氧血症、呼吸性及代谢性酸中毒,维持正常的动脉血气。

4. **支持疗法**

(1) 维持水电解质、酸碱平衡:每天供给液体量 120~150ml/kg,根据胃肠道丢失再做增减。

(2) 胃肠道外营养支持:由于禁食时间较长,应该给予胃肠外支持,保证每天 90~110kcal/(kg·d) 的能量供给,病初 24~48 小时减少氨基酸入量,停止使用脂肪乳。

5. 改善循环状况 由于感染重、肠壁水肿、腹腔渗出,监测血压、尿量和外周循环。积极扩容(生理盐水和胶体液),血压下降时可应用多巴胺,必要时加用多巴酚丁胺。

6. 镇痛治疗 患儿常遭受严重疼痛,建议使用镇痛剂(芬太尼,每小时 3~5μg/kg)。

7. 外科治疗 气腹、固定的肠袢或腹膜炎是外科治疗的指征。最常见的坏死肠管是在回盲部,大约 1/3 的病例局限在结肠,也可发生在肠道的任何部位。

(1)若有肠穿孔征象则有必要剖腹探查。手术包括切除病变肠管、肠造瘘术。

(2)腹腔引流:在患儿一侧或双侧下腹部放置引流管,并进行保守支持治疗。如果在 24~48 小时内仍没有好转迹象,则应剖腹探查。

(3)体重 <1 500g 或临床不稳定,不能耐受手术,可腹腔引流,稳定后手术处理。

五、预防

NEC 并不能完全预防,尽可能选用母乳喂养,早期开始微量喂养,高危早产儿增加速率 <20ml/(kg·d),当出现胃潴留(胃残留量超过 50% 喂奶量和 / 或 "非乳汁性" 吸出物)或腹胀等早期症状时及时禁食评估。

六、随访

告知家长患儿可出现胃酸分泌过多、短肠综合征、肠管狭窄等后遗症,出院后注意喂养,防止反流、误吸和营养不良等。

七、转诊

1. 出现多器官功能障碍的 NEC 患儿,转诊前需要维持循环功能稳定和正常的通气功能。

2. 出现腹膜炎的 NEC(腹壁红肿、触疼明显,穿刺抽出血性腹水)。

3. 肠袢固定。

4. 气腹患儿。

（黄循斌）

第二节　胃食管反流

胃食管反流（gastroesophageal reflux，GER）是指因全身或局部原因引起食管下端括约肌功能不全、胃动力紊乱、排空延迟而致胃或十二指肠内容物反流到食管。如果没有临床表现称为胃食管反流，如果出现临床表现如呼吸暂停、氧合波动、生长发育迟缓、心率下降等则称为胃食管反流病（gastroesophageal reflux disease，GERD）。

一、病因和发病机制

1. **其发病与下列因素有关**　①防止反流屏障失常；②食管蠕动功能障碍；③食管及胃解剖异常；④激素的影响。

2. **胃食管反流时**由于胃液（酸性或碱性，酸性常见）反流，食管长期处于酸性环境中，可发生食管炎、食管溃疡、食管狭窄、反流物吸入气管可引起反复发作的支气管肺炎、肺不张，也可引起窒息、猝死综合征。

二、临床表现

新生儿特别是早产儿，胃食管反流较为常见，只出现于喂乳后短时间内，大多数没有临床表现。如反流频发或持续时间长，则伴有一系列症状。

1. **呕吐**　是最常见的症状，可见于 90% 以上的患儿。生后 1 周内即出现呕吐症状，常在每次哺乳即将结束时，轻者仅表现为溢乳，反流较剧也可表现为喷射性呕吐。

2. **体重不增**　80% 的患儿出现体重不增，以致营养不良。

3. **食管炎**　频繁的胃酸反流可致食管炎。

4. **肺部并发症**　呕吐物被吸入，可致肺部并发症。

5. **常与其他先天性疾病伴发** 如先天性食管闭锁、食管裂孔疝、食管气管瘘、先天性肥厚性幽门狭窄等。

三、诊断

凡临床发现不明原因反复呕吐、咽下困难、反复发作的呼吸道感染、生长发育迟缓、营养不良、贫血、反复出现窒息、呼吸暂停等症状时应考虑 GERD 存在的可能性。

四、辅助检查

1. 食管钡餐造影:从食管注入钡剂后,连续观察 5 分钟。若钡剂从胃反流食管 3 次以上可明确诊断。

2. 食管 pH 动态监测:金标准。将微电极放置于食管括约肌的上方,24 小时连续监测食管下端 pH,若 pH<4.0 并持续 15 秒以上提示胃酸胃食管反流。

3. 食管内镜检查及黏膜活检:明确是否存在食管炎。

4. 胃食管放射性核素扫描:可以定量分析胃排空,确定非酸性反流;可证实是否存在吸入性肺炎。一次或一次以上食管下端有异常放射性核素浓聚,即为 GER 显像阳性,检出率为 59%~90%。30 分钟内返流 1~2 次为 1 级、3~4 次为 2 级,5 次以上为 3 级。若 90 分钟时胃内还检出示踪物 50%~70% 或以上,说明有胃排空延迟,是幽门成形术的一个重要指征。

五、治疗

1. **一般治疗**

(1)体位:是简单有效的治疗方法,以抬高床头 30° 为宜,俯卧位或左侧卧位,通过食物重力作用使反流物的量减少,而且反流物容易被清除。

(2)喂养:少食多餐、喂稠厚食物可减少胃内容物,减少反流机会。

2. **抑酸剂**

(1)质子泵抑制剂:奥美拉唑 0.5~1.5mg/(kg·d),每天 1 次。

(2)H₂受体阻滞剂：①西咪替丁：每次 5mg/kg，每天 2 次。②雷尼替丁：因副作用少，常被推荐。足月儿每次 1.5mg/kg，每 8 小时 1 次缓慢静脉推注；早产儿每次 0.5mg/kg，每 12 小时 1 次缓慢静脉推注。

3. 胃肠动力药(没有足够的证据证实有效)

(1)多潘立酮：每次 0.3mg/kg，每天 3 次，奶前 30 分钟服，连续7~10 天。

(2)小剂量红霉素：有类似胃动素效应，建议剂量 3~5mg/(kg·d)，分 3 次口服或静脉给药，疗程 7 天。

4. 黏膜保护剂(没有足够的证据证实有效)　能增加黏膜对酸的抵抗力及促进黏膜上皮修复，常用蒙脱石散，每次 1/3 袋，每天 3 次。磷酸铝 10~15mg/(kg·d)，分 3 次服用。

5. 手术治疗　保守治疗 6 周无效，有严重并发症(消化道出血、营养不良、生长迟缓)、严重食管炎或缩窄形成，有反复呼吸道并发症等为手术指征。

六、转诊

1. 导致生长发育迟缓者。

2. 反复呼吸暂停者。

3. 需要手术治疗的患儿需要转诊上级医院进一步评估。

(黄循斌)

第三节　新生儿腹泻病

新生儿腹泻病(neonatal diarrhea)是一组由多病原、多因素引起的以大便次数增多和大便性状改变为特点的消化道综合征。新生儿体液量占体重的比例较成人高，体液不够稳定，肾脏维持水电解质平衡功能较差，发生腹泻时易致水电解质及酸碱紊乱。

一、病因分类

1. 感染性腹泻　感染性腹泻又分为肠道内感染和肠道外感染，重症腹泻一般由肠道内感染所致。新生儿腹泻常见的致病菌为致病性大肠埃希氏菌和轮状病毒。

2. 非感染性腹泻

(1)喂养不当：最常见的非感染性腹泻原因。

(2)乳糖不耐受性腹泻：大便为泡沫样发酵酸臭的水样便，大便pH通常<5.0，当给予不含乳糖的奶粉时，症状可以缓解。

(3)牛乳蛋白过敏性腹泻：对一般情况良好的新生儿突发黏液稀便、便中带血，除考虑感染因素外，应常规考虑牛奶蛋白过敏。主要累及小肠和/或结肠，大便为黏液血性，隐血阳性、镜检可有白细胞、大便pH通常<5.0，可进一步完善血清特异性IgE、IgG，过敏原检测。无检测条件的医院可行诊断性治疗，停止牛乳48~72小时内症状缓解，再次喂给牛乳，症状可重新发作。

(4)脂肪吸收不良所致腹泻。

(5)先天性腹泻病：肠道微绒毛发育异常、肠道钠、氯吸收异常等导致。炎症性肠病也可表现为新生儿期发病的严重腹泻。

3. 抗生素相关性腹泻　抗生素相关性腹泻是指由于应用抗生素导致肠道菌群失调，而继发的腹泻。多发生于应用抗生素药物后5~10天，症状多为水样、糊状、轻重不等。

二、临床表现

1. 轻型的病例主要表现为腹泻，大便为黄色或绿色水样便，有时带有黏液，大便在10次/d以下，可有轻度脱水及酸中毒，伴吃奶少、呕吐、腹胀、体重下降。

2. 重型的病例消化道症状明显，大便在10次/d以上，全身症状较重，体温升高或不升，伴有重度脱水及严重的酸中毒。

三、治疗

(一) 调整饮食

1. 腹泻急性期伴有呕吐可先禁食4~6小时。

2. 一般腹泻只需继续母乳喂养，轮状病毒感染患儿或乳糖不耐受患儿应使用无乳糖婴儿配方奶粉。

3. 牛奶蛋白过敏性腹泻

(1)纯母乳喂养母亲避免摄入牛奶蛋白,人工喂养儿选用深度水解蛋白或游离氨基酸配方奶粉喂养。

(2)可使用双歧杆菌调节免疫,改善食物过敏症状。

(二)液体疗法

1. 预防脱水　口服补液盐(ORS):每包含氯化钠 0.35g+碳酸氢钠 0.25g+氯化钾 0.15g+葡萄糖粉 2g,服用时加水 100ml 稀释,为 2/3 张液作为脱水用,如用于预防脱水时需再加水稀释,一般将以上成分加凉开水至 150ml 为宜。每天约需服 100ml/kg,少量频服。如频繁呕吐或出现脱水症状,均应静脉补液。新生儿期所有腹泻尽可能收住院治疗,因为水电解质调节功能较差,不建议进行口服补液。

2. 第 1 天补液

(1)补液总量:包括累积损失量、生理需要量和异常继续丢失量。①轻度脱水:120~150ml/kg;②中度脱水:150~200ml/kg;③重度脱水:200~250ml/kg。

(2)液体配置和输液速度:

1)液体配置:①等渗性脱水:2:3:1 含钠液(1/2 张);②低渗性脱水:4:3:2 含钠液(2/3 张);③高渗性脱水:1/3~1/5 张。

2)输液速度:匀速输注,前 8 小时内输入总液量的 1/2(每小时 8~10ml/kg),后 16 小时输入剩余量(每小时 5~6ml/kg)。对严重脱水伴周围循环衰竭者宜先用生理盐水或 2:1 等张液体 20ml/kg,30~60 分钟内静脉快速滴入,以扩充容量,必要时可重复,并从总液量中扣除。

(3)纠正酸中毒:轻度酸中毒不需补碱,中重度酸中毒可酌情以 1.4% 碳酸氢钠替代 2:1 等渗液 20ml/kg 进行扩容,兼有扩容和加快纠正酸中毒的作用。

(4)钾的补充:随着脱水和酸中毒的纠正,可能出现低钾血症,根据检测的血清钾结果进行补钾。

(5) 钙的补充: 酸中毒纠正后可能离子钙降低,易出现抽搐。根据检测离子钙水平进行补钙,可予 10% 葡萄糖酸钙 2ml/kg 加等量 5% 或 10% 葡萄糖静脉滴注(不少于 10 分钟),每天 1 次,连续 2 天。

3. 第 2 天及以后的补液 脱水已基本纠正,只需补充继续损失和生理需要量,1/4~1/3 张含钠盐,100~120ml/(kg·d)(包含口服入量)。

(三) 控制感染

1. 细菌感染性腹泻 应用抗生素,症状轻的可选用口服给药,如氨苄西林、阿莫西林(每次 15mg/kg,每 12 小时 1 次)等。症状重者可选用第三代头孢菌素(头孢他啶、头孢噻肟、头孢哌酮钠等)静脉滴注。

2. 病毒性肠炎 不用抗生素。

3. 真菌性肠炎 应停用抗生素,给予制霉菌素,每次 12.5 万~25 万 U,每天 2~3 次,口服。

4. 对于抗生素相关性腹泻 应停用抗生素,如病情不允许也应换用抗生素,选用对梭状芽胞杆菌敏感的药物,如甲硝唑、万古霉素。

(四) 微生态疗法

可调节重建肠道菌生态平衡,起到生物屏障作用,并产生有机酸降低肠道 pH 及氧化还原电位,抑制致病菌,常用含双歧杆菌的药物,每次半粒,每天 2 次,若同时使用抗生素,应在抗生素峰浓度后 2~4 小时使用。

(五) 肠黏膜保护剂

对病毒、细菌及其毒素有吸附作用,可加强肠黏膜屏障作用,常用药为蒙脱石,每次 1mg,每天 3 次,服用后至少 30 分钟禁止喂奶和水。

四、预后

重度高渗性脱水易合并神经系统并发症,可引起脑细胞脱水、脑血管扩张、脑出血或脑血栓形成。

五、转诊

新生儿腹泻病多数病程短,经过对症处理好转。由于部分先天性消化酶缺乏、肠绒毛发育异常以及肠道钠或氯吸收障碍,可导致顽固性腹泻,因此对于腹泻超过 1 周,特别是水样便,电解质平衡难于维持的患儿应转诊进一步明确诊断。

(黄循斌)

第四节　新生儿乳糖不耐受

新生儿乳糖不耐受(neonatal lactose intolerance)是由于乳糖酶缺乏,不能完全消化分解母乳或牛乳中的乳糖所引起的一系列消化系统症状。

一、病因及分类

当小肠中乳糖的量超过了乳糖酶的消化能力时就可以出现乳糖不耐受。主要原因包括以下几种:

1. **先天性乳糖酶缺乏**　出生时乳糖酶活性低下或缺乏,多为常染色体隐性遗传,此种原因较少见。新生儿期即可发病,患儿多在吃奶后发病,常不能适应母乳喂养,摄食后出现明显的呕吐、水样腹泻,粪便酸性增加,伴有腹胀、肠鸣音亢进等症状,停止母乳喂养后,上述症状很快消失,若不改用免乳糖配方乳,患儿有生命危险。

2. **原发性乳糖酶缺乏**　是乳糖不耐受的最常见原因,此型患儿出生时大多数乳糖酶表达正常,随年龄增长,乳糖酶活性逐渐下降,此可能与乳糖酶基因表达降低有关。此型可在新生儿期发病,乳糖酶在所有双糖酶中成熟最晚,含量最低,新生儿特别是早产儿肠黏膜发育不成熟,乳糖酶活性偏低,对乳糖的消化吸收能力较差,因此新生儿尤其是早产儿可以发生原发性乳糖酶缺乏。但并非所有原发性乳糖酶缺乏都会出现临床症状,因其发病与乳糖摄入量有关。

3. **继发性乳糖酶缺乏**　在新生儿比较常见,是由于感染性腹泻、营养不良、肠黏膜慢性炎症、全身感染、缺氧、胃肠手术、分泌乳糖酶的上皮细胞减少和丢失,以及乳糖酶分泌减少造成。轮状病毒感染常损伤肠黏膜绒毛上皮细胞,使小肠双糖酶尤其是乳糖酶活性降低,引起继发性乳糖不耐受,出现渗透性腹泻。疾病恢复时随着肠黏膜上皮细胞损伤的恢复,乳糖酶活性也可得到改善。

二、临床表现

其特点是在摄入乳糖后出现消化道症状,症状的严重程度与摄入乳糖的量相关。

1. 乳糖酶活性减低或缺乏时,大量乳糖稽留于肠腔内,因渗透作用使细胞内水及小分子物质进入肠腔,从而液体量增加,导致水样便。

2. 当未被消化的乳糖随肠道蠕动进入结肠时,可被肠道菌群分解代谢产生乳酸、乙酸和氢气,产生的气体可导致腹胀、腹痛、排气增加,进一步加重症状。同时分解产生的乳酸、短链脂肪酸使得肠内 pH 变化,粪便呈酸性。重症者可出现黏液血便及小肠坏死。

三、辅助检查

1. **大便还原糖及 pH 测定** 肠道未分解的乳糖随粪便排出,大便因含有酸性代谢产物呈酸性,通过大便还原糖和 pH 测定可判断乳糖分解情况。常用于大便还原糖测定的方法有醋酸铅加氢氧化铵法和改良班氏试剂法,还原糖(++)为阳性。大便 pH 检测可用广泛试纸法,pH<5.5 提示乳糖酶缺乏(人工喂养婴儿的大便呈弱酸性,pH 在 6~7.5)。注意留取标本时粪液不能渗到尿布,且需要新鲜便标本。

2. **乳糖耐量试验** 先测空腹血糖,然后服用一定量乳糖(1~1.5g/kg)作为负荷量,30 分钟后测定葡萄糖浓度,如果血糖上升低于 20mg/dl,并出现临床症状提示有乳糖吸收不良。

3. **尿半乳糖测定** 原理是在服用负荷量乳糖后进行尿半乳糖测定。

四、治疗

1. **预防** 小肠乳糖酶的发育受到喂养方式和喂养成分的影响,研究发现早期肠道喂养的早产儿比晚喂养早产儿生后 10~28 天乳糖酶活性大大增加。生后 10 天母乳喂养早产儿比配方乳喂养儿乳糖酶活性高。因此早期喂养能促进早产儿乳糖酶活性增加,而乳糖酶活性增加是肠道成熟的标志。

2. 饮食治疗　饮食回避既是乳糖不耐受的诊断手段,也是乳糖不耐受的主要治疗方法。可以根据临床症状轻重选择去乳糖配方或低乳糖配方奶粉,去乳糖配方奶粉常用麦芽糊精或玉米粉替代乳糖,保留原有的营养成分,但应用疗程一般不宜超过 2 周,因其热量偏低。原发性乳糖不耐受患儿的临床症状与进食乳糖的量密切相关,对重症乳糖不耐受新生儿应首选去乳糖配方,症状多在 1~2 天后缓解。之后选低乳糖配方,可以少量多次地摄入乳制品以增强肠道对乳糖的耐受性,对乳糖耐受性增强后再逐渐恢复成母乳或普通配方乳。

3. 益生菌　乳糖不耐受患儿能较好耐受酸奶或其他发酵乳制品,通过摄入活的酸奶培养物能改善乳糖酶缺乏者对乳糖的消化,由于酸奶中活菌的 β- 半乳糖苷酶的作用,牛奶中 25%~50% 的乳糖在发酵过程中被乳酸菌分解,使酸奶的乳糖含量降低,乳糖量低的酸奶容易被乳糖不耐受者消化吸收。双歧杆菌、乳酸杆菌能酵解乳糖,在酵解乳糖时只产酸不产气,不增加渗透压,同时增加肠道短链脂肪酸的吸收,有利于减轻乳糖不耐受症状。

4. 补充乳糖酶　乳糖不耐受症最重要的病理改变是乳糖酶缺乏或活性低下,理论上补充乳糖酶是最佳选择。把乳糖酶加入牛奶中可使 70%~80% 的乳糖水解。

五、转诊

大多不需要转诊,如果换用无乳糖奶粉仍存在腹泻等消化道症状和体征,应怀疑其他原因,可能需要转诊到上级医院进一步明确诊断。

(黄循斌)

第五节　新生儿胆汁淤积症

新生儿胆汁淤积症(neonatal cholestasis)是指由各种原因引起肝细胞胆汁形成、毛细胆管胆汁分泌功能障碍,和 / 或胆管病变导致胆汁排泄异常,在肝细胞和胆管内形成胆汁淤积,实验室检测表现为血清结合胆红素、血清胆汁酸、γ-谷氨酰胺转移酶、5'-核苷酸酶水平增高。

一、按病因谱分类

因胆汁淤积发生的部位不同,分为:①肝细胞性胆汁淤积;②胆管性胆汁淤积和混合性胆汁淤积。胆管性胆汁淤积又可再分成肝内胆管性胆汁淤积和肝外胆管性胆汁淤积。

(一) 肝外胆管疾病

1. 胆管闭锁(biliary atresia,BA) 是导致新生儿胆汁淤积最常见病因,多数是由于宫内病毒感染导致的生后进行性胆管炎、胆管纤维化和胆管闭锁;若管壁薄弱则形成胆总管囊肿。多在生后 2 周始显黄疸并呈进行性加重,大便颜色由浅黄色转为白色,尿色加深。肝进行性增大,质地硬而光滑。肝功能以结合胆红素增高为主。3 个月逐渐发展至肝硬化。

2. 胆总管囊肿 是由肝外胆管分支扩张形成,呈间歇性黄疸,腹部肿块,因腹部疼痛有哭闹不安症状,50% 伴呕吐,35% 粪便呈灰白色,20% 可并发胰腺炎。腹部超声或 CT 检查可确诊。

3. 其他肝外胆管疾病 如胆管狭窄、自发性胆管穿孔、胆石症及肿瘤等,这些疾病在新生儿中不常见。

(二) 肝内胆管疾病

1. 肝内胆管发育不良 其特点是持续黄疸,可出现无胆汁粪便,血中胆酸、胆固醇明显增高,后者可高达 14.3~26.0mmol/L,ALT 轻度升高,碱性磷酸酶增高十分显著。可分为有症状型和无症状型两类。有症状型亦称为肝动脉发育不良(Alagille 综合征),特征性表现有胆汁淤积、心血管系统改变(肺动脉狭窄)、蝶状椎骨、眼部改变(后发性角膜青年环)以及特殊面容,肝脏活检示肝小叶间胆管稀少。无症状型,无上述表现,预后差,进行性发展为肝硬化。诊断主要依靠肝活检。

2. Caroli 病(先天性肝内胆管囊性扩张症) 为少见的先天性肝内胆道发育异常,为常染色体隐性遗传,其特点是仅在肝内的胆管呈节段性囊状或柱状扩张。多见于儿童及青年,男童多见,发病率低,常局限在肝脏左叶,很少在婴儿期发病。当胆管扩张范围较广,且伴有先天性门静脉周围纤维化时称 Caroli 综合征(Caroli syndrome,CS)。临床表现为肝大、多囊肾或高血压,黄疸和肝功异常不常见,可发展至胆汁性肝硬化。Caroli 综合征超声检查可见肝内扩张的胆管低回声区,CT 检查注射造影剂后加强扫描可发现囊状扩张的胆管中央点状影,称为"中央斑点征",经静脉胆胆造影可以确诊该病。

3. **新生儿硬化性胆管炎**(neonatal sclerosing cholangitis,NSC) 新生儿硬化性胆管炎是儿童硬化性胆管炎之一,发病机制不明,极有可能是一种少见的常染色体隐性遗传性疾病,特点为在新生儿期即可出现肝内胆汁淤积,临床表现类似胆道闭锁,几乎均有黄疸及无胆汁的粪便,唯一的鉴别先天性胆道闭锁和新生儿硬化性胆管炎的方法是胆道造影检查。该病治疗主要为内科治疗,外科手术效果不理想,目前认为熊去氧胆酸能够减轻临床症状,但是不能减轻肝组织病理改变、阻止其进展至肝功能衰竭,当疾病发展为肝硬化时,晚期需行肝脏移植治疗。

4. **胆汁黏稠综合征** 中重度溶血性疾病的新生儿体内胆红素负荷过重,胆管被黏稠的黏液或胆汁所阻塞。临床上表现为肝脾大,肝酶正常或轻度升高。胆汁淤积可持续 4 周,若 4 周后仍未消失,则应考虑其他因素。

(三)肝细胞性疾病

1. **进行性家族性肝内胆汁淤积症**(progressive familial intrahepatic cholestasis,PFIC) 本病为常染色体隐性遗传。此类疾病主要是因为各种基因突变而造成肝细胞和胆管上皮细胞上各功能蛋白的生成、修饰,调控缺陷导致肝细胞性胆汁淤积。这种疾病通常发生在新生儿期或 1 岁内,在儿童期或青春期可因肝衰竭致死。根据血中 GGT 的高低,PFIC 可分为低 GGT 型和高 GGT 型,根据特异性基因缺陷低 GGT 型 PFIC 被分为 2 个亚型:PFIC1 型(即原来的 Byler 病)和 PFIC2 型,我国大约 2/3 的低 GGT 慢性胆汁淤积病的病因是 *ATP8BI* 或 *ABCB11* 缺陷引起。PFIC1 型最初典型临床表现为反复出现的黄疸,黄疸可持续不退,胆汁酸增高,血清甲胎蛋白水平正常,无显著升高的转氨酶;PFIC2 型患儿最初表现和进展更为严重,出生最初几个月即有持续性黄疸,1 年内就可能进展至肝衰,胆汁酸增高,有更高的转氨酶和甲胎蛋白水平。而 PFIC3 型患儿有一部分通常 1 年内即有严重的胆汁淤积,并在生命的最初几年很快发展成肝衰竭。

2. 良性复发性胆汁淤积(benign recurrent intrahepatic cholestasis, BRIC) 良性复发性肝内胆汁淤积是一种胆盐分泌调节缺陷病,与 PFIC 同为 *ATP8B1* 基因突变引起的。临床表现为反复重度胆汁淤积、瘙痒、黄疸、脂肪泻及体质量下降,发作期间肝功能正常。

3. 先天性胆汁酸合成缺陷 指一类从胆固醇合成胆汁酸过程中的酶缺陷所致的遗传性疾病,多属于常染色体隐性遗传。虽然疾病的确诊靠胆汁酸谱精细分析和基因诊断,但在临床上当发现明显胆汁淤积的患儿,血清总胆汁酸不升高,和 / 或 GGT 不升高的情况下,要高度怀疑先天性胆汁酸合成缺陷。大多数的先天性胆汁酸合成缺陷可通过早期补充初级胆汁酸(胆酸、熊去氧胆酸)得到很好的治疗。

(四) 混合性胆汁淤积

1. 糖代谢障碍

(1)半乳糖血症:属常染色体隐性遗传,以半乳 1- 磷酸尿苷酰转移酶缺乏型最为常见,且病情严重,典型患儿常在喂给乳类后数天即出现呕吐、拒食、体重不增和嗜睡等症状,继而呈现黄疸、肝大、低血糖抽搐,若不能及时诊断而继续喂给乳类,将导致病情进一步恶化,在 2~5 周内发生腹水、肝功能衰竭、出血等终末期症状。大肠埃希氏菌败血症是患儿在新生儿期最致命的并发症。早期诊断可依赖新生儿筛查 Beufler 试验或 Paigen 试验,酶学诊断外周血红细胞、白细胞、皮肤成纤维细胞或肝活检组织等均可用来测定酶活性,其中以红细胞最为方便。一般认为,早期诊断后应在饮食中摒除半乳糖,应终生坚持,并限制甚至立刻停用乳类,改用豆浆、米粉等并辅以维生素、脂肪等营养必需物质。

(2)遗传性果糖不耐受症:遗传性果糖不耐受症是由于果糖二磷酸醛缩酶缺陷所致,属于常染色体隐性遗传病。该病临床上主要表现为在进食含果糖食物后出现低血糖和呕吐,若不及时终止这类食物,患儿则迅速出现食欲缺乏、腹泻、体重不增、肝大、胆汁淤积性黄疸、水肿和腹泻等症状,少数患儿可能因未及时诊断治疗而死于进行性肝功能衰竭。停止食用含果糖的食物后症状消失、果糖糖耐量试验阳性及活检肝肠黏膜中酶的测定显示酶活性显著减低等均有助于此病的诊断。此病一旦确诊,应立即终止一切含果糖和蔗糖食物。

(3)糖原累积病Ⅳ型:淀粉-(1,4→1,6)-转葡萄糖苷酶缺陷,糖原不能分解成葡萄糖而累积于组织中,导致进行性快速肝硬化。重症在新生儿期即可出现严重低血糖、酸中毒、呼吸困难和肝大等症状;无脾大。轻症病例常在婴幼儿期生长迟缓,肝脏持续增大,腹部膨隆、低血糖发作和腹泻。实验室检查:空腹血糖降低(<3.3mmol/L),乳酸升高,重症低血糖常伴低磷血症,血清丙酮酸、甘油三酯、磷脂、胆固醇和尿酸等均升高。多数患儿肝功能正常。

2. 氨基酸代谢障碍——遗传性酪氨酸血症Ⅰ型 遗传性酪氨酸血症Ⅰ型为常染色体隐性遗传病,在血及尿中酪氨酸及其代谢产物明显升高,肝脏有脂肪浸润、肝细胞坏死、进行性肝硬化、结节性再生。临床表现为易激惹、呕吐、腹泻、发热、低血糖、肝大、黄疸、出血倾向等,有臭黄油味。实验室检查:总胆红素、转氨酶、血酪氨酸、蛋氨酸增高,出现全氨基酸尿。

3. 脂质代谢障碍

(1)Wolman病:因溶酶体酸性脂酶缺乏,甘油三酯和胆固醇酯累积于肝、脾、肾上腺等处,临床表现有黄疸、肝脾大、脂肪泻、肾上腺钙化等。

(2)尼曼-匹克病(Niemann-Pick病):是由于神经鞘磷脂酶缺陷,引起神经鞘磷脂贮积于单核-吞噬细胞系统内,导致肝脾大、中枢神经系统退行性变得常染色体隐性遗传病。可有贫血、白细胞减少或全血细胞减少。血浆胆固醇、甘油三酯可升高。

(3)戈谢病(Gaucher病):是由于溶酶体中β-葡糖脑苷脂酶缺乏引起葡糖脑苷脂的贮积而导致的常染色体隐性遗传的溶酶体贮积病。临床表现为肝脾进行性增大,尤以脾大更明显,继发脾功能亢进、肝功能异常。可有淋巴结肿大、贫血、出血、血小板减少或全血细胞减少。

4. 过氧化酶体病——脑-肝-肾综合征(Zellweger综合征) Zellweger

综合征是由于过氧化酶体功能缺陷所致。特征是过氧化酶体缺陷和线粒体排列异常,是一种染色体显性遗传病。临床上以颅面畸形为主的多发畸形,肝大和黄疸,婴儿期明显的精神运动发育迟缓。实验室检查:①血清总胆红素和结合胆红素升高,肝功能异常,AST 和 ALT 均可增高,凝血酶原降低;②血清胆汁酸减少;③血清中中长链脂肪酸水平异常。脑电图、脑干听觉诱发电位、视觉诱发电位、头颅 CT 和 MRI 检查均可见异常。肾脏 B 超可发现囊肿。X 线检查 50%~75% 的患儿髌骨和其他部位骨骺点状钙化。肝脏活检可见细胞内缺乏过氧化物酶。

5. 其他代谢性疾病

(1)α_1- 抗胰蛋白酶缺乏症:是引起胆汁淤积的最常见的遗传原因。此病为常染色体隐性遗传,由于 α_1- 抗胰蛋白酶在肝细胞内聚集,导致继发肝细胞坏死。临床新生儿有胆汁淤积性黄疸、肝脾大、肝硬化,肝病不伴胆管闭锁,而 γ-GT 明显升高,应疑本病。目前对该病缺少有效的治疗方法,对患儿应尽量母乳喂养,患儿预后不同,约 25% 患儿完全恢复,5% 最后行肝移植。

(2)囊性纤维变:主要表现为胆汁淤积,大多数还同时伴有胎粪性肠梗阻。肝脏活检可见胆囊黏液分泌过多,胆汁黏稠,轻度炎症反应及纤维化。若新生儿期黄疸消退,发生肝脏病变的危险性较小。

(3)Citrin 缺陷引起的新生儿肝内胆汁淤积症(neonatal intrahepatic cholestasis caused by citrin deficiency,NICCD):是由于 *SLC25A13* 基因突变(851del4)引起的。NICCD 表现为婴儿期肝内胆汁淤积、弥漫性肝脂肪变,可伴有低出生体重、低蛋白血症、凝血障碍、肝大或肝功能异常,通过无乳糖、强化中链脂肪酸的饮食干预,补充脂溶性维生素及对症治疗,多数在 1 岁前症状消失,进入大体正常的适应期。实验室检查有胆汁淤积指标,胆汁酸升高,同时有低蛋白血症、低血糖、血氨升高、凝血机制障碍应考虑为 NICCD。血液和尿质谱可提供进一步的依据,但确诊需要基因诊断。

6. 内分泌疾病

(1)甲状腺功能减退。

(2)特发性垂体功能减退：表现为结合或非结合胆红素增高、低血糖、小阴茎。

7. 感染

(1)TORCH综合征：宫内起病，表现为肝炎。CMV是引起婴儿胆汁淤积主要的病原。

(2)梅毒：生后24小时内可发生胆汁淤积。

(3)病毒性肝炎：

1)乙型肝炎(HBV)及HBsAg携带者可通过产时、宫内及产后发生母婴传播。以产时感染为主要途径，母HBeAg阳性者，感染率更高，但被感染婴儿多在生后3个月起，HBsAg陆续开始阳转，其中少数伴ALT轻度增高；宫内感染一般均表现为HBsAg持续或一过性阳性，罕见引起胆汁淤积症状；HBV产后感染，发病多在3个月以后，因此，3个月以内发病的胆汁淤积，由HBV引起者，比较罕见。

2)丙肝病毒可通过母婴传播，婴儿多在生后3~12周发病。

(4)柯萨奇病毒/埃可病毒：生后1周内发病，表现为肝炎。

(5)败血症：未能控制的败血症可致肝脏的直接细菌感染。尿路感染时，尤其是在大肠埃希氏菌所致的感染中，可出现中毒性淤积症，但无病原微生物直接侵害肝细胞。

二、临床表现

1. 典型特征 ①黄疸发生在新生儿期或婴儿期；②肝大和/或肝脏质地改变；③粪便颜色改变(淡黄、白色)；④尿液深黄。

2. 胆汁淤积的后果 ①脂溶性维生素吸收障碍；②营养不良；③感染；④胆汁性肝硬化；⑤门脉高压、腹水、出血；⑥肝功能衰竭。

三、辅助检查

(一)肝功能检查

1. 肝细胞受损、坏死

(1)丙氨酸转移酶(ALT)、天冬氨酸转移酶(AST)：在肝细胞受损时，肝细胞膜通透性增加，胞质内的ALT与AST释放入血浆，致使血清

ALT 与 AST 的酶活性升高,在中等度肝细胞损伤时,ALT 漏出率远大于 AST,以 ALT 升高为主(ALT>40U/L);但在严重肝细胞损伤时,线粒体膜亦损伤,可导致线粒体内 AST 的释放,血清中 AST/ALT 比值升高。

(2)甲胎蛋白(AFP):肝细胞坏死时,AFP 明显升高。

(3)血氨测定:肝脏是唯一能解除氨毒性的器官,大部分氨在肝脏内通过鸟氨酸循环形成尿素,经肾脏排出体外,一部分氨在肝脏中转变为谷氨酸。如果 80% 以上肝脏组织破坏,氨就不能被肝脏解毒,氨在中枢神经系统积聚,氨的增多使脑内的神经递质失衡,兴奋性递质减少,而抑制性递质增多,导致中枢神经系统功能紊乱。正常新生儿血氨 <100μmol/L。

2. 肝脏合成功能障碍

(1)90% 以上的血清总蛋白和全部的白蛋白是由肝脏合成,因此血清总蛋白和白蛋白检测是反映肝脏功能的重要指标。

(2)血浆凝血因子测定:正常肝脏几乎合成除凝血因子Ⅷ以外的所有凝血因子。凝血因子半衰期比白蛋白短得多,尤其是维生素 K 依赖因子(Ⅱ、Ⅶ、Ⅸ、Ⅹ),因此在肝功能受损的早期,白蛋白检测完全正常,而维生素 K 依赖的因子却有显著降低。在胆汁淤积患儿中,由于肠道胆盐缺乏,影响肠腔对脂溶性维生素 K 的吸收,维生素 K 依赖因子在维生素 K 缺乏时,不能被激活,引起凝血障碍,临床检测凝血酶原时间(PT)延长。严重肝脏疾病时,凝血因子 V 和纤维蛋白原也减少。

(二)胆汁淤积的有关检查

1. 胆红素代谢障碍　2004 年北美儿科胃肠、肝病、营养学会对新生儿胆汁淤积的定义如下:如果总胆红素 <5.0mg/dl,直接胆红素 >1.0mg/dl 为异常(中国采用直接胆红素 >1.5mg/dl);如果总胆红素 >5.0mg/dl,直接胆红素 / 总胆红素的比值 >20% 为异常。

2. 血清胆汁酸(TBA)　胆汁酸在肝脏中由胆固醇合成,随胆汁分泌入肠道,经肠道细菌分解后由小肠吸收,经门静脉入肝,被肝细胞摄取,少量进入血液循环,因此胆汁酸测定能反映肝细胞合成、摄取及分泌功能,并与胆道排泄功能有关。是诊断胆汁淤积的敏感指标,早期即可升高(TBA>10μmol/L)。

3. **γ- 谷氨酰胺转移酶(GGT)**　GGT 在肝脏中广泛分布于肝细胞的毛细胆管一侧和整个胆管系统,是反映胆管系统受累的非常敏感的指标,累及胆管的病变,尤其是有肝外的胆道系统受累时,如胆道闭锁、胆总管囊肿、硬化性胆管炎等,可使 GGT 明显升高(GGT>131U/L),尤其是胆道闭锁的病例升高明显(GGT>300U/L 时诊断 BA 敏感度为70.0%,特异度提高为 88.1%;GGT>603.5U/L 时特异度高达 97.0%)。因此持续的低 GGT 可除外目前所知的所有累及肝外和肝内胆管系统的病变。

4. **碱性磷酸酶(ALP)**　肝脏合成的 ALP 释放到血液中,从胆汁中排出。各种肝内、外胆管阻塞性疾病,其排泄受阻,致使血清中明显ALP 升高;肝实质细胞的肝胆疾病,ALP 仅轻度升高。

5. **阻塞性脂蛋白 -X(LP-X)测定**　当胆道阻塞胆汁淤积时,由于胆汁排泄受阻,胆汁内的磷脂逆流入血,血中出现颗粒脂蛋白,称为 LP-X,它是一种异常的低密度脂蛋白。LP-X 的定量与胆汁淤积程度有关,肝外阻塞比肝内阻塞引起胆汁淤积程度严重,一般认为其定量 >2 000mg/L,提示肝外胆道阻塞。倘若生后 1.5 个月以上 LP-X 仍呈阴性,可排除胆道闭锁的可能。

6. **胆固醇**　胆汁淤积时,由于胆汁排出受阻而反流入血,血中出现阻塞性脂蛋白 X,同时肝合成胆固醇能力增加,血中总胆固醇增加。肝内胆管发育不良时胆固醇明显增高(可高达 14.3~26.0mmol/L)。

(三)感染性病因检查

1. **特异性抗体检测**　包括特异性 IgM 和 IgG 的抗体检测,前者常为急性感染的标志;后者评价时应注意考虑胎传抗体的存在。如血TORCH 抗体五项、血 EBV IgG、IgM 抗体二项、血甲乙丙丁戊肝炎病毒五项抗体等。

2. **病原标志检测**　如肝炎病毒、血 CMV-PP65。

3. **培养**　细菌或真菌培养、病毒分离。

(四)代谢性肝病筛查

1. **初筛试验**　空腹血糖、血气分析、阴离子间隙、血乳酸、血氨等测定。

2. 空腹低血糖+代谢性酸中毒 应考虑糖代谢异常性肝病,可进一步做尿半乳糖测定,果糖耐量试验,胰高血糖素试验,白细胞或组织内相应酶活性测定,肝活检糖原染色等明确缺陷病因。

3. 代谢性酸中毒+阴离子间隙增宽 应考虑氨基酸和脂肪代谢异常,进一步做血、尿有机酸和氨基酸分析。

(五)影像学检查

1. 肝胆脾 B 超、肝脏 CT 常用于探测肝实质病变及诊断胆道系统扩张。大约有 1/2 的肝外阻塞的新生儿有近端小管的扩张。尚可发现胆总管囊肿,胆囊结石,胆泥形成,胆囊壁增厚、纤维化等。胆囊偏小或缺如提示胆道闭锁,但胆囊存在并不能排除胆道闭锁。

2. 肝胆核素扫描 利用肝细胞具有排泄功能,静脉注射 ^{99m}Tc 标记乙酰基替苯胺亚氨二醋酸(IDA)类化合物,与肝细胞膜上的阴离子结合膜载体结合,进入肝细胞内,再与细胞内的受体蛋白结合,分泌入毛细胆管,最后经胆道系统进入肠道。正常情况下,注射化合物 10 分钟后,肝外胆管和肠道相继显影。

胆管闭锁患儿 24 小时也不见肠道显影。肝胆核素扫描诊断胆管闭锁特异性高,但有时会将新生儿肝炎误诊为胆管闭锁,其主要原因为胆红素水平过高,胆汁黏稠、肝细胞受损、水肿以及胆道的炎症与水肿,使胆道梗死,也会表现为肠道 24 小时仍不显影,此时可误诊为胆管闭锁。为减少误诊,应于进行检查前口服苯巴比妥钠 5mg/(kg·d),用药 5 天以上,增加胆汁排出。

3. 内镜逆行胰胆管造影(endoscopic retrograde cholangiopan-creatography,ERCP) 是在十二指肠镜直视下通过十二指肠乳头将导管插入胆管和/或胰管内进行造影。ERCP 检查中新生儿肝炎胆总管直径大于胰管;胆管不显影或仅部分显影则考虑胆管闭锁。ERCP 可诱发急性胰腺炎和胆管炎,操作有难度。建议在 ERCP 前先进行肝活检。

4. 肝胆系统磁共振显像(MRCP) MRCP 诊断胆管闭锁准确率达 98%,是一种可靠、无创性的诊断方法。肝炎患儿可见胆囊、胆囊管、胆总管、肝总管、左右肝管及肝内二级肝管的胆道,而胆管闭锁仅能显示胆囊,同时胆管闭锁患儿可见门静脉周围纤维增厚。

5. 肝活检组织学检查 可提示病变性质及程度。

(六) 其他

1. 甲状腺功能减退 行甲状腺功能检测。

2. 酪氨酸血症 患儿血酪氨酸及蛋氨酸均升高,尿有机酸分析显示尿中检出中量或大量 4- 羟基苯乳酸、4- 羟基苯乳酸和 4- 羟基苯丙酮酸,琥珀酰丙酮有诊断意义。

3. 半乳糖血症 尿中可见到中 - 大量半乳糖、半乳糖醇、半乳糖酸。确诊需测定红细胞 1- 磷酸半乳糖尿苷转移酶活性,若酶活性降低,1- 磷酸半乳糖增高可确诊,还可做基因分析。

4. α_1- 抗胰蛋白酶缺乏症 蛋白酶抑制剂分型和血清 α_1- 抗胰蛋白酶水平。

5. 囊性纤维化 汗液氯化物检查。

6. 新生儿血红蛋白沉着症 血清铁、总铁蛋白和血清转铁蛋白。

(七) 血清 GGT 值和胆汁成分联合鉴别诊断

血生化符合胆汁淤积诊断标准时应结合其他检验指标进行分析。

1. 有胆汁淤积指标,但胆汁酸值正常或降低,血 GGT 正常应考虑原发性胆汁酸合成酶缺陷。

2. 有胆汁淤积指标,血胆汁酸浓度增加而血 GGT 正常或降低则为进行性家族性肝内胆汁淤积症(PFIC)1 型或 2 型。

3. 胆汁淤积指标合并胆汁酸、GGT 升高,十二指肠引流胆汁中磷脂缺乏或降低,考虑为 PFIC3 型。

4. 有胆汁淤积指标,胆汁酸升高,同时有低蛋白血症、低血糖、血氨升高、凝血机制障碍应考虑为新生儿肝内胆汁淤积症(NICCD)。

5. 有胆汁淤积指标,胆汁酸升高,而 GGT 升高见于许多原因引起的胆汁淤积性肝病,如胆道闭锁、Alagille 综合征、PFIC-3 型或感染中毒性疾病引起的肝内胆汁淤积症。

四、治疗

(一) 治疗原发病

1. CMV 感染 可试用更昔洛韦,每次 6mg/kg,每 12 小时 1 次,每剂加适量 5% GS(浓度 ≤ 10mg/ml),静脉滴注时间 >1 小时,疗程 6 周。

2. 单纯疱疹病毒感染　可用阿昔洛韦,每次 20mg/kg,每 8 小时 1 次,用 5% GS 稀释成 5mg/ml,静脉滴注时间 >1 小时,疗程 14 天。

3. 弓形虫感染　可试用乙酰螺旋霉素,每天 100mg/kg,分 2~4 次口服 3 周,间隔 1 周再重复一疗程。

4. 细菌感染　根据细菌培养和药敏结果给予敏感抗生素治疗。

5. PNAC 患儿　应尽早给予胃肠内营养,必要时可给予鼻胃管和鼻空肠管喂养,逐步减少胃肠外营养量,直至停用。中链三酰甘油(MCT)或以鱼油为基质的脂肪乳剂可减少 PNAC 的发生。

6. 遗传性代谢缺陷病的治疗　如半乳糖血症应停用一切奶类和奶类制品,改用豆浆及蔗糖喂养。酪氨酸血症给予低苯丙氨酸、低酪氨酸饮食,这 2 种氨基酸的每天摄入量均需 <25mg/kg。

(二) 营养不良与脂溶性维生素补充

新生婴儿胆汁淤积症导致营养不良甚为多见,一则是腹泻丢失,另之消化吸收异常,故对此处理要提高热卡,应用中链脂肪酸。脂溶性维生素缺乏程度可以通过临床表现及测定相应维生素的生化检测。

1. 强化中链甘油三酯(MCT)的配方乳喂养　胆汁淤积的新生儿肠道缺乏胆盐,常需要通过食物补充不需要胆盐即可吸收的 MCT。

2. 补充脂溶性维生素　脂肪吸收不良可导致脂溶性维生素缺乏,因此需要补充维生素 A、D、E 及维生素 K_1。建议每周使用 1 次肌内注射维生素 K_1 1mg 或 2.5mg,每周 2 次口服;维生素 E 25U/(kg·d);维生素 A 1 000U/d;维生素 D 800U/d。

(三) 利胆药

利胆药能促进肝细胞分泌和排泄胆汁,增加胆汁在肠道中的排泄,消除临床症状并改善肝功能。

1. 熊去氧胆酸　该药口服后迅速吸收,从门静脉进入肝内,与甘氨酸或牛磺酸结合,随胆汁排至胆系。因其为无毒性的亲水性胆汁酸,可置换胆汁中有毒性的胆汁酸盐,以缓解胆汁淤积的致病作用。用法为每次 10~15mg/kg,每 12 小时 1 次。治疗 2 周后若血清结合胆红素持续降低,但血清氨基转移酶活性仍较高,尚可继续使用。

2. **苯巴比妥** 能诱导肝细胞微粒体葡萄糖醛酸转移酶和 Na^+-K^+-ATP 酶活性,促进胆汁的排泄。每天 5~10mg/(kg·d),分 3 次口服,连用 2~3 周。

3. **考来烯胺树脂** 其在小肠释放氯离子,吸收胆汁酸,形成一个不可吸收的复合物,避免胆盐的肠肝再循环。每次 1~2g,每天 2~3 次,连服 1 个月。

4. **丁二磺酸腺苷蛋氨酸针** 参与转甲基作用,促进磷脂的生物合成,促进胆汁排泄,从而治疗肝内胆汁淤积,60mg/(kg·d)加入 5% GS 中静脉滴注,每天 1 次,共 2 周。

5. **中药茵栀黄** 可能有利黄疸消退和使肝脾缩小作用,每次 5ml 口服,每天 3 次。但目前没有充足的证据证实有效

(四)保肝治疗

1. **复方甘草酸苷** 可改善肝功能异常。用法为每次 2ml/kg(4mg/kg),每天 1 次。

2. **还原型谷胱甘肽** 可改善肝功能,保护肝细胞膜,增强肝脏酶活性,促进肝脏解毒作用。用法为每次 0.1g/kg(最大剂量每次 0.3g),每天 1 次。

3. **葡醛内酯** 每次 10mg/kg,每天 2 次口服;每次 10mg/kg,加入 10% GS 5ml,静脉滴注,每天 1 次。

(五)促进蛋白质合成药物

在肝功能障碍时,可有苏氨酸、色氨酸、甲硫氨酸和胱氨酸水平升高,加上婴儿本来对芳香族氨基酸代谢功能不全,苯丙氨酸和酪氨酸水平亦可增高。因此在重症肝炎或胆道闭锁时,应给予支链氨基酸(缬氨酸、亮氨酸、异亮氨酸),其是唯一主要在肝外组织代谢的氨基酸,也是合成蛋白质的必需氨基酸原料。

1. **人血清蛋白** 可维持血容量及血浆胶体渗透压,防治低蛋白血症,每次 1g/kg,每天 1 次,连用 2 天。

2. **凝血酶原复合物** 含因子 Ⅱ、Ⅶ、Ⅸ、Ⅹ,用于补充相应因子的缺乏及肝病性凝血因子障碍出血。一般按 10~40U/kg,用 5% GS 3~5ml/kg

溶解后,用输注泵 60 分钟静脉输入。

3. **支链氨基酸** 该类氨基酸可在肝外组织进行代谢,促进蛋白合成,如静脉滴注,可不经门脉而在体循环内发挥作用。每次 50~100ml 静脉滴注加入等量葡萄糖溶液中。每天 1 次,疗程 10~14 天。

（六）肝衰竭治疗

1. **促肝细胞生长素（多肽类活性物质）** 可刺激正常肝细胞 DNA 合成,促进肝细胞再生。每次 15μg,加入 5% GS 中静脉滴注,每天 1 次,疗程 4 周。

2. **盐酸精氨酸针** 能参与体内鸟氨酸循环,促进尿素生成而降低血氨,对外科烧伤、肝功能不全所致的高氨血症及肝性脑病患儿有效。用法每次 0.2g/kg,以 5% GS 稀释后 4 小时内静脉滴注,每天 1 次。

（七）胆汁分流术

如疑为胆道闭锁,则应尽早行剖腹探查或腹腔镜胆道造影,必要时行 Kasai 手术;肝硬化失代偿,则待条件允许时行肝移植术。

五、转诊

胆汁淤积为一类异质性疾病,病因较多,诊断困难。下列情况下应尽可能转诊:①大便颜色逐渐变淡,伴肝脾大,直接胆红素进行性增高;②明确诊断的胆道闭锁、胆总管囊肿等需要外科干预的疾病,如果不具备手术条件应转诊;③直接胆红素进行性增加,肝脾大不明显,多为先天性遗传代谢病,不具备诊断条件的应转诊。

（黄循斌）

参考文献

1. 王千,富建华.新生儿坏死性小肠结肠炎的研究进展.中国小儿急救医学,2017,24 (8): 610-613.

2. 丁国芳.新生儿感染与新生儿坏死性小肠结肠炎.中国小儿急救医学,2017,24 (5): 330-333.

3. 倪鑫,陈永卫,齐宇洁,等.新生儿诊疗常规.2 版.北京:人民卫生出版社,2016: 69-70.

4. 邵肖梅, 叶鸿瑁, 丘小汕, 等. 实用新生儿学. 5 版. 北京: 人民卫生出版社, 2019.

5. 桂永浩, 申昆玲, 毛萌, 等. 新生儿疾病诊疗规范. 北京: 人民卫生出版社, 2016: 212-214.

6. 王宗升, 宗自库, 韩全乡, 等. 新生儿抗生素相关性腹泻临床研究. 实用儿科临床杂志, 2003, 18: 613-616.

7. 姜毅. 新生儿乳糖不耐受. 中国新生儿科杂志, 2014, 29 (6): 414-417.

8. 杨欢欢, 李菁. 早产儿乳糖不耐受的诊疗进展. 中国新生儿科杂志, 2013, 28 (3): 209-211.

9. 冯琪. 新生儿胆汁淤积症. 中国新生儿科杂志, 2013, 28 (2): 73-75.

10. 方玲娟, 王建设. 先天性胆酸合成障碍及胆汁淤积性肝病. 临床肝胆病杂志, 2010, 26 (6): 585-588.

11. GONZALES E, GERHARDT MF, FABRE M, et al. Oral cholic acid for hereditary defects of primary bile acid synthesis: a safe and effective long-term therapy. Gastroenterology, 2009, 137 (4): 1310-1320.

12. 郭静, 许玲芬, 孙梅. 小儿胆道闭锁与肝内胆汁淤积症的鉴别诊断. 临床肝胆病杂志, 2015, 31 (8): 1252-1256.

13. Liu LY, Wang XH, Wang ZL, et al. Characterization of ATP8BI gene mutations and a hot-linked mutation found in Chinese with progressive intrahepatic cholestasis and Low GGT. J Pediatr Gastroenterol Nutr, 2010, 50: 179-183.

14. 黄志华, 董琛. 婴儿胆汁淤积性肝病鉴别诊断思路. 中国实用儿科杂志, 2013, 28 (4): 250-252.

第十章 心血管系统疾病

第一节 新生儿休克

新生儿休克(neonatal shock)是多病因、多发病环节、有多种体液因子参与,以机体循环系统,尤其是微循环功能紊乱、组织细胞灌注不足为主要特征,并可能导致多器官功能障碍甚至衰竭等严重后果的复杂的全身调节紊乱性病理过程。

一、病因分类

1. **低血容量性休克** 由于液体不足或丢失所致。血容量丢失使前负荷减少及每搏量降低,引起代偿性心动过速。早期代偿性机制通过释放儿茶酚胺类物质使心率加快、心肌收缩力增强及全身性血管阻力增加,并在神经内分泌系统调节下促进水钠潴留,休克表现不明显。若病情进一步恶化,机体失代偿,患儿不能通过自身调节纠正丢失的液体量及保证血液携氧能力,将会加重器官功能不全,循环衰竭。

2. **血管源性休克** 包含3种类型,即感染性休克、过敏性休克、神经源性休克,这3种休克血管张力和完整性异常。血管源性休克有别于其他3种类型(低血容量性、心源性及阻塞性休克),它的显著特征是体内血液再分布,表现为高心排血量和低全身血管阻力。

3. **心源性休克** 心源性休克是在血容量充足和左心室充盈压正常条件下,因心脏本身功能不全引起持续性低血压和组织灌注不足。心功能不全可能与心肌收缩力下降(产时窒息、心肌炎、心肌病、脓毒症、心肌损伤)、结构异常(先天性心脏病)或节律紊乱(心律失常)

有关。

4. 阻塞性休克 包含心脏压塞、张力性气胸、动脉导管依赖型先天性心脏病及大量肺栓塞。阻塞性休克发生时心排血量因血流的物理性阻塞而下降，也会启动代偿机制如心动过速和全身血管阻力增加。

二、临床表现

1. 休克早期即代偿期 机体存在灌注不足，初期通过代偿机制使收缩压维持在正常范围内。

(1) 主要表现为心动过速：足月儿心率 >160 次 /min，早产儿心率 >180 次 /min。

(2) 收缩压可在正常范围，但外周脉搏减弱及脉压缩小（舒张压升高）。

(3) 全身血管阻力增加：表现为皮肤苍白，肢端湿冷，毛细血管再充盈时间延长（CRT）>3 秒，评估 CRT 的最好部位在前额或胸部；内脏血管阻力增加的表现为少尿、动力性肠梗阻等（注：感染性休克，因为炎症介质的释放可引起血管扩张、毛细血管通透性增强，此时低血压及脉压增大是休克的早期信号）。

2. 休克失代偿期 机体无法通过生理反应维持正常的收缩压。

(1) 主要表现为低血压：足月儿收缩压 <50mmHg，或平均动脉压 <30mmHg；早产儿收缩压 <40mmHg，或平均动脉压小于胎龄数值，或舒张压 <20mmHg，脉压变小。

(2) 由于组织灌注不足，逐渐可引起心、脑、肺、肾、肝等多脏器功能不全或衰竭的表现。

总结：当患儿出现不明原因的心动过速及面色苍白，必须考虑休克可能。明显低血压是休克失代偿期的症状，预示着可能发生心搏骤停。

三、辅助检查

1. 血常规 白细胞计数大多增高、中性粒细胞增多伴核左移；血红蛋白和血细胞比容增高为血液浓缩的标志,血细胞比容低于40%常需输红细胞悬液;血小板计数进行性降低提示DIC。

2. **CRP**　机体发生急性炎症时,CRP在6~8小时即升高,在感染后2~3天达到高峰。由于CRP的半衰期只有19小时,当刺激因素有效消除后迅速下降,故可用来评价抗生素的疗效和疗程。

3. **血清降钙素原(PCT)**　PCT能区别感染和炎症(CRP不能)以及细菌或病毒感染。细菌感染后PCT出现较CRP早,感染开始后3小时即可测得,6~12小时后达高峰值,一般PCT>2.0ng/L为临界值,有效抗生素治疗后PCT水平迅速降低,因此具有更高的特异性和敏感性。

4. **血培养**　尽量在应用抗生素前,严格消毒下采血作血培养,疑为肠源性感染者应同时作厌氧菌培养,有较长时间用青霉素类和头孢类抗生素者应送L型细菌培养。大部分血培养在机体感染潜伏期24~36小时内出现阳性结果。48小时后血培养无细菌生长,败血症可能性不大。(注意:血培养阴性不排除败血症)。

5. **电解质检查**　常表现为低钠、低钙、高钾。

6. **血气分析**　用来评估低氧和酸中毒。由于血流及氧供应不足会出现脏器功能不良,细胞代谢以无氧代谢为主,产生乳酸(AG>16mmol/L可作为乳酸性酸中毒的替代指标),因此代谢性酸中毒常提示灌注不足。难以纠正的酸中毒是休克微循环障碍的重要证据,pH<7.0提示严重休克,pH<6.8提示预后不良,BE<-20可引起严重神经系统损伤;如出现$PaCO_2$升高或突然升高,排除通气不足后,应考虑发生肺损伤。

7. **动脉血乳酸(Lac)**　乳酸的蓄积提示机体处于无氧代谢状态,多发生在缺氧或组织灌注不良时。如果乳酸不升高,代谢性酸中毒不太可能由低灌注导致。Lac正常值0.5~2.2mmol/L,>3mmol/L提示微循环灌注严重障碍。

8. **凝血异常实验室检查**　PT、APTT、TT延长伴血小板和纤维蛋白原的降低。

9. **肝、肾、心功能检查**　血清丙氨酸氨基转移酶(ALT)、尿素氮、血肌酐、CK-MB 的测定可反映组织脏器的损害情况。

10. 超声心动图 用于检查有无器质性心脏病及心功能情况。

(1)心排血量(CO):正常值 150~300ml/(kg·min),CO<100ml/(kg·min)提示左心排血量明显减少。

(2)射血分数(EF):为心脏每搏量与左心室舒张末期容量之比,是反映左心室泵血功能的敏感指标。正常值 56%~78%,EF<55% 说明心肌收缩力减低。

(3)短轴缩短率(FS):为心室收缩时内径缩短数值与舒张末期内径之比。意义同 EF,反映左心室收缩功能,正常值为 28%~38%,低于25% 提示心功能不全。

(4)心指数(CI):为每平方米体表面积的心排血量,正常值2.5~3.5L/(min·m^2),心力衰竭时,CI<2.5L/(min·m^2)。

(5)上腔静脉血流量(SVC):可反映心室充盈状况。正常值SVC>40ml/(kg·min)。

(6)脉冲多普勒超声心动图:通过测定二尖瓣、三尖瓣 E 峰(E 波的峰值流速)和 A 峰(A 波的峰值流速)这两个流速指标,反映心室舒张功能。左心室舒张功能异常者,E 峰减低,A 峰增高,即 E/A<1。

11. 脉氧仪监测灌注指数(PI) 可用于反映小动脉的血流变化,当小动脉收缩,搏动减弱时,PI 值减少(<0.7)提示外周灌注不良,PI<0.3 提示重度休克。相反 PI 值越大,反映灌注状况越好。

12. 胸片 可以明确有无肺部疾病,也可判断心脏是否扩大,是否合并肺水肿。晚期休克可并发 ARDS。因为其方便、直观,是必不可少的检查。

四、治疗

(一) 病因治疗

1. 迅速评估休克的原因 基本确定新生儿是否需要补充血容量或使用正性肌力药物。有四个参数对做此决策是有帮助的。

(1)病史:根据病史排除出生窒息、失血(产前或产后)、使用麻醉药物和产时创伤(肾上腺出血或肝脏损伤)。

(2)体格检查:细致的体格检查通常能查出受累的器官组织。

(3)胸部 X 线:心影小常见于血容量的丢失,心影大则见于心脏疾病。

(4)中心静脉压(CVP):CVP<5mmHg,提示新生儿有血容量的丢失;CVP>8mmHg,提示新生儿可能存在心源性休克。

2. 不能确定病因的,开始根据经验给予生理盐水扩容:在 30 分钟内静脉应用 10ml/kg。

(1)有效:继续扩容。

(2)无效:血管活性药物(如多巴胺)。

(二) 呼吸支持治疗

1. 任何休克的患儿应给予足够的氧气,前提是排除依赖动脉导管开放的复杂型先天性心脏病。

2. 对于窒息缺氧引起的休克,给氧和呼吸机辅助通气治疗是首选。

3. 新生儿休克常伴肺损伤,可在短时间内发生呼吸衰竭或肺出血而死亡。一旦出现呼吸困难,或呼吸节律改变,呼吸暂停,应尽快使用机械通气,不必等到 $TcSO_2$<0.85 或 $PaCO_2$>60mmHg。

(三) 扩容治疗

1. **快速输液阶段**　治疗开始 1 小时,常用生理盐水。

(1)低血容量休克:早期休克首剂 10~20ml/kg,1 小时内静脉滴注;中、晚期休克首剂 20ml/kg,30 分钟内静脉滴注。然后评估循环与组织灌注情况,若循环无明显改善,CVP<5mmHg,可继续扩容(可再次输注生理盐水或酌情给予胶体液,如血浆 10ml/kg,1~2 小时内输入),但扩容总量不宜超过 60ml/kg,维持 CVP 在 5~8mmHg,可提高心排血量;如果 CVP>8mmHg,加用正性肌力或血管活性药物。

(2)感染性休克:因全身炎症反应引起的持续毛细血管渗漏,可导致持续的血流量分布不均及严重的肺水肿,除输注生理盐水外,建议输注血浆或 5% 的白蛋白溶液。

(3)急性失血性休克:在生理盐水积极扩容后,如血细胞比容 <0.4 可予输血(应该给予浓缩红细胞,5~10ml/kg,30~40 分钟内入)。

注：在等待输血过程中先以本品 5% 白蛋白(与血浆等渗)10ml/kg (0.5g/kg)快速静脉输注(≥ 10 分钟)，如血压、中心静脉压仍低，继之按 1ml/(kg·min)输注，至少使收缩压升至 40mmHg(若使用 25% 浓度的制剂需用生理盐水稀释成 5% 的浓度使用，1g 白蛋白可增加循环血容量 18ml)，然后按需要输红细胞悬液。

(4)窒息缺氧引起的休克或心源性休克，扩容速度不宜过快，过早或过量给予扩容常常使缺氧性心肌功能衰竭加重，应以改善心功能为主。心功能极差者应控制在 5ml/(kg·h)左右。

注：第 1 小时输液既要重视液量不足；又要注意液体负荷有无过多(表现为肺部出现啰音、呼吸做功增加、肝大、奔马律等)，可行利尿处理。

> 附：成功恢复组织灌注的指标：①外周脉搏有力，和中心脉搏一致；②皮肤温暖，毛细血管再充盈时间 <3 秒；③血压回升：收缩压 >60mmHg，平均动脉压 >45mmHg；④尿量每小时 >1ml/kg；⑤乳酸 <4mmol/L；⑥上腔静脉氧饱和度 (ScvO$_2$)≥ 70%。

2. **继续输液阶段**　由于血液重新分配及毛细血管渗漏等，感染性休克的液体丢失和持续低血容量可能持续数天，因此要继续补液和维持补液。继续补液需持续 4~6 小时，可用 1/2~2/3 张液体，可根据血电解质测定结果调整，输液速度 5~10ml/(kg·h)。

3. **维持输液阶段**　休克基本纠正后 24 小时内输液，一般给予正常生理需要量液体的 70%，1/4~1/3 张含钠液匀速静脉滴注。

注：通常休克纠正后 4 小时应排尿(每小时 >1ml/kg)。如无尿或少尿可给予呋塞米 1mg/kg。液体超负荷 <10%。

(四)纠正导致心脏收缩功能障碍的因素

1. **纠正酸中毒**　改善通气、充分补液后，pH>7.25 不必再补碱，若 pH<7.25，可补 5% 碳酸氢钠，用葡萄糖稀释成等张液，在 30~60 分钟内输入，如代谢性酸中毒不严重或患儿体重小可给计算量的 1/2，输注

速度更慢些,量大、速度过快可致高钠血症、高渗透压、心力衰竭或脑室内出血等。休克时乳酸酸中毒最常见,反映组织缺氧程度重或持续时间长,内环境紊乱严重,组织细胞损伤严重,可导致重要器官不可逆性损害,此时单纯补碱效果欠佳,必须在纠正缺氧、补充血容量、改善微循环的基础上补碱,高乳酸血症才得以改善。根据以下公式计算补碱量:

(1) 根据血气 BE 值进行纠酸:5% 碳酸氢钠(ml) = 体重(kg) × BE 值 × 0.5,先给 1/2。

(2) 无血气分析情况下:按 5% 碳酸氢钠 2ml/kg 给予是比较安全的。

2. 纠正低钙血症 循环衰竭的婴儿会出现低钙血症,尤其是在输入大量液体复苏时,必须纠正低血钙。在这种情况下,补钙经常会出现正性肌力作用。可用 10% 葡萄糖酸钙 1ml/kg,或在测量离子钙水平以后使用。

(五) 正性肌力药

1. 拟交感类药物 可快速开始治疗,能控制剂量,超短半衰期。

(1) 多巴胺:是治疗各类型新生儿休克的首选药物。常用剂量为 $5\sim15\mu g/(kg \cdot min)$ 持续静脉微量泵滴注,为剂量依赖性,维持至休克纠正后 24 小时。①小剂量 $[2\sim4\mu g/(kg \cdot min)]$:刺激多巴胺受体,使肾和肠系膜血管扩张,增加其血流量,对心排血量影响很小。②中等剂量 $[5\sim9\mu g/(kg \cdot min)]$:刺激 β_1 受体为主,使心肌收缩力增强,心排血量增加,升高收缩压为主。③高剂量 $[10\sim20\mu g/(kg \cdot min)]$:除刺激 β_1 受体外,主要刺激 α 受体,主要表现为血管收缩,引起外周阻力增加,使收缩压、舒张压均升高。联合多巴酚丁胺可降低大剂量多巴胺介导的周围血管收缩。不良反应:①剂量过大可出现心动过速、心律失常和肾血管收缩引起肾功能下降等。新生儿不推荐采用 >20μg/(kg · min) 的剂量。②静脉输注渗漏部位缺血坏死。可用酚妥拉明 $1\sim2mg$ 加生理盐水 $1\sim2ml$ 浸湿棉球敷静脉渗漏处,或在受伤部位注射酚妥拉明 $0.1\sim0.2mg/kg$,用生理盐水稀释到 1ml,可预防坏死。

(2) 多巴酚丁胺:选择性刺激 β_1 受体,剂量 $5\sim7.5\mu g/(kg \cdot min)$ 时

能增加心排血量(作用比多巴胺明显)而无心率、血压改变,常用于窒息缺氧引起的心排血量减少。多巴酚丁胺[>10μg/(kg·min)]可降低外周血管阻力,常与多巴胺联合使用,以改善心肌功能不全时的心排血量。

注:高剂量多巴酚丁胺[≥20μg/(kg·min)]可增加心肌氧耗,且使心率增快,降低剂量可缓解。禁用于特发性的主动脉下狭窄和心房颤动。

(3)肾上腺素:是α和β肾上腺素能受体的强力刺激剂,可提高心肌收缩力及周围血管阻力。常用剂量为0.1~1μg/(kg·min),为剂量依赖性。①剂量≤0.3μg/(kg·min)时,主要刺激β_1受体,心肌收缩力增强,心排血量增加,使收缩压升高为主。②剂量>0.3μg/(kg·min),除刺激β_1受体外,尚可激动α受体,外周血管阻力增加,使收缩压和舒张压均升高。注:应用肾上腺素时心肌耗氧量增加、肾和内脏血流减少,避免长时间应用。若与其他药物(如多巴胺)合用升血压,当血压稳定后,先将肾上腺素逐渐减量直至停用。

(4)去甲肾上腺素:在使用常规治疗(液体复苏、多巴胺或多巴酚丁胺)后的难治性休克(尤其是低血压暖休克)患儿,使用去甲肾上腺素可升高血压、降低乳酸水平。常用剂量为0.1~1μg/(kg·min)。常与多巴酚丁胺合用治疗感染性休克。①小剂量:刺激β_1受体为主,使心肌收缩力增强,心排血量增加,升高收缩压为主;②大剂量:主要刺激α受体,主要表现为血管收缩,引起外周阻力增加,使收缩压、舒张压均升高;③副作用:大剂量或长期使用,可使肾血管激烈收缩,肾血流量急剧减少,可能引起急性肾衰竭。

(5)米力农:是一种磷酸二酯酶抑制剂,可以增加心肌细胞内环磷腺苷(cAMP)的含量,进而增强心肌收缩力。它比多巴酚丁胺改善心肌的收缩和舒张功能更稳定,且不增加氧的消耗。尚可通过增加血管平滑肌内cAMP含量,进而降低肺血管阻力及外周血管阻力,但这种作用通常需联合液体及多巴胺的使用。可用于败血症性休克引起的急性心搏出量减少。①负荷剂量:50μg/kg,静脉滴注60分钟(一般新生儿不用负荷量)。②维持剂量:0.25~0.75μg/(kg·min)持续静脉微泵输注,根据疗效调整剂量,一般使用不超过 72 小时。③副作用:剂量大时具有较低体循环压力作用,如血压下降过多(≥ 10%)应减慢输注速度,使用多巴胺和扩容来升高;如血小板下降过多应停药;肝功能不全患儿慎用。

> 附:①多巴酚丁胺增加心搏出量比多巴胺明显,但升压作用小于多巴胺;②肾上腺素既可增加心搏出量,又可升压,但大剂量时会影响组织器官灌注;③米力农比多巴酚丁胺改善心肌的收缩和舒张功能更稳定,且不耗氧,剂量大时具有降低体循环压力作用,往往要通过使用多巴胺和扩容来升高。

2. 其他药物

(1)糖皮质激素:在休克早期,血氢化可的松水平明显升高,但在极早产儿,因肾上腺皮质功能尚未成熟,容易发生相对肾上腺皮质功能不全[肾上腺皮质功能不全的定义指给予 ACTH 后,皮质醇峰值 $<18\mu g/dl$,或基础值 $<4\mu g/dl$,或者需要血管活性药物支持下 $<18\mu g/dl$($1\mu g/dl=27.6nmol/L$)],导致血流动力学不稳定及低血压。在临床上,氢化可的松常用于液体复苏和应用血管活性药难以纠正的低血压的患儿,为第三线药物,除具有抗炎作用外,氢化可的松可增加机体对内源性或外源性儿茶酚胺的敏感性,提高心肌收缩力、每搏输出量、有效循环血容量、体循环阻力,增加尿量。在新生儿,其可升高血压、降低心率,减少血管活性药物使用。给予氢化可的松 1mg/kg,每 6~8 小时 1 次,疗程一般 2 天,一般在用药后 2 小时,血压可明显上升。

(2)血管升压素(AVP):不作为新生儿休克的常规用药,但对于持续性低血压和儿茶酚胺类药物抵抗患儿,AVP 作为替代选择,不仅可以升高血压,稳定血流动力学,还可以降低儿茶酚胺类药物用量。开始剂量 0.002U/(kg·min),根据临床情况逐渐增加剂量,最大剂量 0.008U/(kg·min),注意体液潴留。

(六) 保护心功能

由于原发病对心肌的直接损害,酸中毒降低心肌兴奋性,高浓度儿茶酚胺使心肌能量耗竭等因素,休克早期多已存在心功能损害。须早期使用减轻心脏前、后负荷,增强心肌收缩力的药物。除了使用血管活性药,尚可用以下药物:

1. **磷酸肌酸钠**　在肌肉收缩的能量代谢中发挥重要作用,对心肌具有保护作用。每天 0.1g/kg,加入 5% GS(0.1g 配 1ml)中 30~45 分钟内静脉滴注,5~7 天为一个疗程。

2. **1,6- 二磷酸果糖**　每天 150mg/kg 静脉滴注,每天 1 次,30 分钟内静脉滴注,7~14 天为一个疗程。

(七) 其他支持治疗

1. **肝素**　除可调整微血管舒缩功能,改善微循环灌注,保护微循环外,尚可防止微血栓形成。

(1)肝素:趋向于超小剂量,每次 10U/kg,每隔 6 小时 1 次,或 1U/(kg·h)持续静脉泵入。

(2)低分子量肝素:剂量为每次 40U/kg,皮下注射,每天 2 次。

2. **输血**

(1)维持凝血酶原时间(PT)<17 秒:用新鲜冰冻血浆,每次 15ml/kg,速度 10ml/(kg·h),严重出血可适当加快,必要时,每 12 小时 1 次。一般每次输注时间 ≤ 4 小时。

(2)维持纤维蛋白原(FIB)<1.5g/L:用冷沉淀,每次 5~10ml/kg,一般每次输注时间 ≤ 2 小时。

(3)维持 PLT>50×10^9/L:用浓缩血小板,每次 10~20ml/kg,一般每次输注时间 30 分钟 ~1 小时。连续使用 2 天,可提高患儿血小板数 $[(10~20) \times 10^9$/L)]。

(4)维持血细胞比容(Hct)>35% 有助于携氧:用红细胞悬液,每次 10~20ml/kg,速度 5ml/(kg·h),一般输注时间 2~4 小时。

3. **保护肾功能**　循环血容量补足后,如尿量仍少,血尿素氮、肌酐升高,可用呋塞米 1mg/kg 静脉注射,每 60 分钟 1 次,直至尿量达 1ml/(kg·h)。

4. **免疫支持**　静脉注射人免疫球蛋白(IVIG)具有抗病毒抗原和抗细菌抗原双重作用,能明显增强体液及细胞免疫功能,改善疾病严重度。早产儿使用单一剂量 IVIG 750mg/kg,足月儿 1g/kg 对所有重症败血症婴儿的辅助治疗是合理的。

5. **营养支持** 器官衰竭时,能量及氧消耗增大,蛋白分解产物增高,应给予胃肠外营养以补充能源,减少蛋白消耗,但勿过多补充非蛋白热卡。休克基本纠正后 24 小时内,输液 50~80ml/(kg·d),初期可只用葡萄糖 4mg/(kg·min)、氨基酸 1g/(kg·d) 及电解质,之后逐渐添加脂肪乳,早期脂肪乳用量 ≤ 2g/(kg·d)。

五、特殊情况下的新生儿休克及其治疗

(一) 极低出生体重儿

1. **生理学特征** 交感缩血管紧张功能弱,心肌不成熟对后负荷变化更敏感,以及 NO 产生的异常调节。

2. **治疗** 建议使用多巴胺治疗,考虑存在低血容量时,适当扩容,但不主张大量扩容。

(二) 围产期窒息新生儿

1. **生理学特征** 主要与窒息后缺氧缺血性心肌损害和无氧代谢致酸性代谢产物堆积、外周血管通透性增加、有效血容量减少等有关。

2. **治疗** 推荐治疗是多巴胺,合用或不合用多巴酚丁胺,剂量可达 10μg/(kg·min)。若表现为心功能不全为主,首选米力农,既可增加心肌收缩力,又不会因为过量儿茶酚胺的释放而造成心肌远期损害。

(三) 早产儿伴有 PDA

1. **生理学特征** 导管左向右分流增加,减少重要器官的灌注,增加了肺出血风险。

2. **药物治疗** 推荐使用多巴酚丁胺或米力农可以增加心肌收缩力。避免大剂量的多巴胺 [>10μg/(kg·min)],因为大剂量的多巴胺会刺激 α_1 和 α_2 肾上腺素受体及 5- 羟色胺受体,使血管收缩、增加外周血管阻力,增加左向右分流,反而会减少重要器官的灌注。

3. **通气治疗** 目的是通过增加 PEEP 来增加肺血管阻力,维持允许高碳酸血症。

（四）早产儿伴有"升压药抵抗"性低血压

1. 生理学特征　皮质醇缺乏、肾上腺功能不全和下调肾上腺素受体。

2. 治疗　若需要大剂量的升压药（通常是多巴胺）才能维持血压时，若血清皮质醇含量（<138nmol/L），考虑使用氢化可的松，用量为每次 1mg/kg，如果有效，可每隔 6~8 小时重复 1 次，共 2~3 天。

六、治疗期间监测指标

（一）一般状况监测

1. 精神状态　是脑组织血流灌流和全身状况的反映。

2. 皮肤温度、色泽、毛细血管再充盈时间　是体表灌注情况的标志。

3. 血压　虽不是最敏感的指标，但一般认为足月儿收缩压 <50mmHg，早产儿 <40mmHg，脉压 <20mmHg 是休克的表现。

4. 脉率变化　多出现在血压变化之前。当脉率恢复正常且肢体温暖者，常表示休克趋向好转。

5. 尿液变化　间隔 3~6 小时统计一次尿量，新生儿正常尿量一般为 1~2ml/（kg·h）。尿量可反映微循环灌注的情况，如尿量 <1ml/（kg·h），应考虑肾灌注不足。

（二）实验室监测指标

1. 中心静脉压　反映全身血容量与右心功能之间的关系。测量 CVP 有助于鉴别心功能不全或血容量不足引起的休克，可通过 PICC（其管端应放置在右心房入口处）进行中心静脉压的测量判断（若患儿正在行机械通气时，应将 PEEP 调至零后再测定 CVP）。在输液过程中应将 CVP 维持在 5~8cmH$_2$O 可提高心排血量。

2. 肺毛细血管楔压　反映肺静脉、左心房和左心室的功能状态，平均值为 6~12mmHg。肺毛细血管楔压 <15mmHg，一般无肺淤血；15~25mmHg，肺淤血明显；25~35mmHg 为间质性肺水肿，胸部 X 线片可见 Kerley B 线；>35mmHg 会呈现出急性肺水肿。

3. 心脏指数　为每平方米体表面积的心排血量，正常值

$2.5\sim3.5L/(min\cdot m^2)$,心力衰竭时,CI<2.5。计算心排血量,是影响预后的重要因素。

4. 血乳酸、动脉血气分析　乳酸的蓄积提示机体处于无氧代谢状态,多发生在缺氧或组织灌注不良时。如果乳酸不升高,代谢性酸中毒不太可能由低灌注导致。Lac 正常值 $0.5\sim2.2mmol/L$,>3mmol/L 提示微循环灌注严重障碍;>4mmol/L 时病死率达 80%。

七、治疗期间注意事项

1. 对于早产儿,避免容量快速增加导致的高血压(平均动脉压 >45mmHg)或在 30 分钟内平均动脉压增加超过 15mmHg,降低脑室内出血的风险。

2. 如果给予血管活性药物后,血管过度收缩(如毛细血管再充盈时间增加过快,尿量减少,肾或肠系膜血流减少),应给予减轻后负荷的药物(如硝酸甘油或米力农)。

八、转诊

新生儿休克病因复杂、临床症状不典型,死亡率较高,遇到下列情况,在生命体征稳定、开放静脉通路的情况下尽可能转诊。

1. 休克病因明确,但原发病治疗不理想或不具备救治条件者。

2. 经过积极扩容和给予血管活性药物,休克难于纠正者。

3. 休克病因不明确,需要进一步查找病因者。

4. 合并多器官功能障碍者。

5. 要有创呼吸支持的患儿,本院不能提供者。

6. 存在急性呼吸窘迫综合征,呼吸支持不能维持氧合状态者。

(黄循斌)

第二节　新生儿急性心力衰竭

新生儿急性心力衰竭(acute heart failure of newborn)是指在某些病因作用下,心脏的收缩、舒张功能发生障碍,使心排出量绝对或相对减少,以致不能满足组织代谢需求的一系列病理状态。

一、病因

1. 心脏血管疾病

(1)前负荷增加:多见于左向右分流性先天性心脏病如房间隔缺损、室间隔缺损、动脉导管未闭等;二尖瓣、三尖瓣反流;医源性输血、输液过多。

(2)后负荷增加:多见于先天性心脏病主动脉瓣狭窄、主动脉缩窄、肺动脉狭窄及肺动脉高压等。

(3)心肌收缩力减弱:心肌本身的收缩力减弱。

(4)严重心律失常:心律失常,心率过快、过慢都可影响心室充盈,影响心排血量。

2. 非心脏血管疾病

(1)低氧血症:各种呼吸系统疾病引起的低氧血症、窒息引起的心肌损害等。

(2)感染性疾病:严重感染或感染性休克时引起的心肌缺氧、缺血、中毒引起心肌结构破坏。

(3)严重贫血。

二、临床诊断标准

1. **疑似**　下列任意 3 项:①心脏增大:心胸比例 >0.6 ;②心动过速:安静时心率持续 >160 次 /min;③呼吸急促:安静时呼吸频率 >60 次 /min;④肺部啰音。

2. **诊断**　疑似 + 下列任意一项:①肝大:肋下 >3cm;②奔马律;③肺水肿。

3. **重症**　循环衰竭、心动过缓、呼吸减慢、呼吸暂停。

> 附:呼吸和心率可以不增快,应引起注意。当合并心源性休克时肝大和心脏增大是心力衰竭的唯一线索。

三、实验室检查

(一) 常规生化检查

1. **动脉血气分析、乳酸**　肺淤血和组织灌注不足可导致呼吸性酸中毒和代谢性酸中毒,组织严重缺氧出现高乳酸血症。

2. **电解质检查**　水潴留出现继发性低钠、低氯血症;如果游离钙低下,会增加患儿的治疗难度。

3. **肾功能检查**　肾脏灌注不足和肾功能损害时,血尿素氮及肌酐水平升高。

4. **血常规检查**　因为严重的贫血会导致心排血量增加而加重心力衰竭,要检查血红蛋白和血细胞比容。

5. **脑钠肽**(brain natriuretic peptide,BNP)　脑钠肽主要由心室肌合成和分泌,当心室容量和压力负荷增加时,心肌受到牵张,心肌细胞内暂存的脑钠肽前体(proBNP)即释放出来,并很快分解为由 32 个氨基酸组成的活性环状多肽,即 BNP,同时还释放等摩尔的由 76 个氨基酸组成的非活性片段,即 NT-proBNP。除心脏壁张力增加外,其他因素如缺氧、缺血、神经激素(如血管紧张素 Ⅱ)和生理因素(年龄、性别、肾功能)也调控其合成和分泌。

NT-proBNP 具有无生物活性、清除慢、半衰期长、分子量大,血浆浓度及体外稳定性均高于 BNP,在患儿体内昼夜无明显变化等特点。因此,目前临床更倾向于将 NT-proBNP 作为检测心功能的指标。当 NT-BNP>3200pg/ml 提示患儿存在心力衰竭。有研究认为,联合应用 NT-proBNP 及 cTnT 对早期诊断心力衰竭患儿具有协同作用。

6. **肌钙蛋白 T 和肌钙蛋白 I**　是心肌细胞损伤的指标,可用于判断心力衰竭的基础病因。严重心力衰竭患儿肌钙蛋白水平可能会升高,是由于心肌供氧和需氧之间的不平衡。

(二) 辅助检查

1. **胸部 X 线**　心影增大,心脏搏动减弱,肺纹理增加,肺门阴影增宽,肺透过度减低,有时可见叶间积液。

2. **心电图** 多有窦性心动过速,心室、心房肥厚,ST-T 改变或心律失常等。

3. **超声心动图** 可进行病因判断及对心功能评估,心室内径增大,腔静脉增宽,室间隔和室壁运动幅度减弱,心脏每搏量、心排血量、射血分数及心指数减低。

(1) 心排血量(CO): 正常值 150~300ml/(kg·min),CO<100ml/(kg·min)提示左心排血量明显减少。

(2)射血分数(EF): 为心脏每搏量与左心室舒张末期容量之比,是反映左心室泵血功能的敏感指标。正常值 56%~78%,EF<55% 说明心肌收缩力减低。

(3)短轴缩短率(FS): 为心室收缩时内径缩短数值与舒张末期内径之比。意义同 EF,反映左心室收缩功能,正常值为 28%~38%,低于 25% 提示心功能不全。

(4)心指数(CI): 为每平方米体表面积心排血量,正常值 3.3~6.0L/(min·m^2),心力衰竭时,CI<2.5L/(min·m^2)。

(5) 上腔静脉血流量(SVC): 可反映心室充盈状况。正常值 SVC>40ml/(kg·min)。

(6)脉冲多普勒超声心动图: 通过测定二尖瓣、三尖瓣 E 峰(E 波的峰值流速)和 A 峰(A 波的峰值流速)这两个流速指标,反映心室舒张功能。左心室舒张功能异常者,E 峰减低,A 峰增高,即 E/A<1。

(三) 有创性血流动力学监测

1. **中心静脉压** 反映全身血容量与右心功能之间的关系。测量 CVP 有助于鉴别心功能不全或血容量不足引起的休克,可通过 PICC (其管端应放置在右心房入口处)进行中心静脉压的测量判断(若患儿正在行机械通气时,应将 PEEP 调至零后再测定 CVP)。在输液过程中应将 CVP 维持在 5~8cmH$_2$O 可提高心排血量。

2. **肺毛细血管楔压** 反映肺静脉、左心房和左心室的功能状态,平均值为 6~12mmHg。肺毛细血管楔压 <15mmHg,一般无肺淤血;15~25mmHg,肺淤血明显;25~35mmHg 为间质性肺水肿,胸部 X 线片可见 Kerley B 线;>35mmHg 会呈现出急性肺水肿。

四、治疗

1. 原发病及诱因的治疗 原发病及诱因的治疗是解除心力衰竭的重要措施。

2. 一般治疗

(1)监护生命体征,保持体温,保持适当体位(一般将床头抬高15°~30°)

(2)供氧:一般心力衰竭均需供氧,但对依赖动脉导管开放生存之先天性心脏病患儿供氧应慎重。因血氧增高可促使动脉导管关闭。

(3)镇静:可减轻心脏负荷,降低氧耗,可给苯巴比妥、地西泮等。

(4)纠正代谢紊乱:酸中毒、低血糖、电解质紊乱应及时处理。

(5)限制液体量:液体量限制到约为维持量的 2/3,一般按 80~100ml/(kg·d),液体应均匀输入。心脏扩大及水肿明显时可将液量减为 60~80ml/(kg·d)。

3. 利尿剂 利尿剂可以降低心脏前负荷,减轻右心负担,改善患儿的症状。

(1)呋塞米:每次 1mg/kg 静脉注射,每 8~12 小时 1 次。

(2)氢氯噻嗪:每天 2~3mg/kg,每天 2 次。

(3)螺内酯:保钾利尿剂,可与呋塞米或氢氯噻嗪联用,每天 1~3mg/kg,每天 2 次。

4. 强心药物治疗

(1)儿茶酚胺正性肌力药:由于新生儿心肌储备力不足,以增加心肌收缩力为目的的洋地黄类药物对新生儿作用不大,主张心力衰竭时应用儿茶酚胺类正性肌力药物(肥厚型心肌病时禁用)。常用药物及用法:

1)多巴胺:小剂量 <5μg/(kg·min)可扩张肾、脑、肺血管;中剂量 5~10μg/(kg·min)主要作用于 β 受体,在心脏呈正性肌力作用,升高血压。治疗新生儿心力衰竭选用中、小剂量:开始 3~5μg/(kg·min),根据心血管效应调整剂量,不宜 >10μg/(kg·min),大剂量多巴胺主要作用于 α 受体,使收缩血管,心率增快,不利于心力衰竭纠正。

2）多巴酚丁胺：心脏正性肌力作用较强，对周围血管作用较弱。用法：5~10μg/(kg·min)，静脉持续滴注。

3）肾上腺素：用于急性低心排血量型心力衰竭或心搏骤停。用法：0.05~1μg/(kg·min)，持续静脉滴注。心搏骤停时给予 1:10 000 肾上腺素每次 0.1~0.3ml/kg，静脉注射。

（2）洋地黄类正性肌力药：其作用机制是抑制心肌细胞膜上的 Na^+-K^+-ATP 酶活性，使细胞内 Na^+ 增多，通过 Na^+-Ca^{2+} 交换，导致细胞内 Ca^{2+} 增多，作用于心肌的收缩蛋白，增加心肌收缩力及心排血量，间接增加迷走神经活性，从而减缓窦房结激动和房室结传导。一般推荐地高辛，若同时存在左心室流出道动力性梗阻时，地高辛不能使用；急性患儿亦可选用毛花苷丙：①负荷量：15μg/kg，缓慢静脉推注（用药过程 > 15 分钟），然后在 6 小时后 7.5μg/kg，缓慢静脉推注；再过 6 小时后重复给药。②维持量用法：末次全效量后 12 小时给维持量，每次 4μg/kg，静脉注射，每 12 小时 1 次（若地高辛口服维持，每次 5μg/kg，每 12 小时 1 次）。

（3）磷酸二酯酶抑制剂：用于儿茶酚胺或洋地黄治疗效果不好者。可增加心肌收缩力，亦可扩张周围血管，减轻心脏前、后负荷，尤其适用于肺动脉高压引起的右心衰竭患儿，出现灌注不足时可加用小剂量去甲肾上腺素对抗磷酸二酯酶制剂的体循环血管舒张作用。一般推荐米力农：①负荷剂量：每分钟 0.75μg/kg，静脉输注 3 小时（一般新生儿不用负荷量）。②维持剂量：每分钟 0.25~0.75μg/kg 持续输注，根据疗效调整剂量，一般使用不超过 72 小时。③副作用：如血压下降过多应减慢输注速度；如血小板下降过多应停药；肝功能不全患儿慎用。

5. **血管扩张剂**　对左心室充盈压增高者，血管扩张药可使心排血量增加；反之，对左心室充盈压降低或正常者，则可使心排血量减少。故应用血管扩张药时，应预先了解患儿的左心室充盈压情况（常以肺动脉楔压为指标），并在治疗中进行必要的监测。对于二尖瓣狭窄、主动脉瓣狭窄及左心室流出道梗阻的患儿不宜应用强效血管扩张剂。

（1）硝普钠：能释放一氧化氮，使环鸟苷酸升高而使松弛血管平滑肌。直接扩张小动脉、静脉的血管平滑肌。对急性左心衰竭(尤其是合并肺水肿),伴有外周血管阻力明显增加者效果显著。开始量宜小,递增到有效剂量,范围为 $0.5\sim5\mu g/(kg\cdot min)$,持续静脉点滴。

(2)硝酸甘油:有较强的直接扩张静脉血管平滑肌的作用。对心室充盈压增高及肺水肿者效果好。开始量宜小,递增到有效剂量,范围为 $0.25\sim3\mu g/(kg\cdot min)$,持续静脉点滴。

6. 血管紧张素转换酶抑制剂(ACEI)　通过抑制血管紧张素 I 转换酶活性,使小动脉扩张,体循环阻力下降;还可缓解水钠潴留,减轻心脏前、后负荷,对严重心力衰竭疗效显著(肥厚型心肌病时禁用)。

(1)卡托普利:口服剂量 $0.1\sim0.4mg/(kg\cdot d)$,每天 3 次。对肾动脉狭窄,左心室流出道梗阻禁忌。

(2)依那普利:口服剂量 $0.1mg/(kg\cdot d)$,可逐渐加量,最大剂量 $0.5mg/(kg\cdot d)$,每天 $1\sim2$ 次。对肾动脉狭窄、左心室流出道梗阻禁忌。

7. 改善心室舒张功能　心室舒缓性与顺应性降低,导致舒张性心力衰竭,如肥厚型心肌病、限制型心肌病等。

(1)普萘洛尔:每天 $1\sim2mg/kg$,每天 3 次。

(2)硝苯地平:每天 $1\sim2mg/kg$,每天 3 次。

8. 右心衰竭治疗注意事项

(1)多巴胺、多巴酚丁胺:是治疗重度右心衰竭的首选药物。

(2)硝酸酯类和硝普钠:能够通过扩张静脉和动脉减轻心脏的前后负荷,适用于左心功能不全致右心衰竭;不适用于肺动脉高压致右心衰竭。

(3)左西孟旦:是一种钙离子增敏剂,是通过增加收缩时心肌肌丝对钙离子的敏感性而不影响舒张,因此在增强心肌收缩力同时不增加心肌的耗氧量,减少心律失常,同时可降低包括肺血管在内的全身血管阻力,降低右心压力,增加右心室做功效率,改善低输出量心力衰竭。适用于肺动脉高压致右心衰竭。

(4)洋地黄类:地高辛已属于常规用药。此类药物能增强右心的收缩力,减慢心室率。右心衰竭合并窦性心动过速或心房颤动伴快速心室率是应用指征。

（5）肺动脉高压所致的右心衰竭，不适宜应用血管紧张素转换酶抑制剂（ACEI）、血管紧张素受体拮抗剂（ARB）和β受体阻滞剂，此类药物虽能降低肺动脉压力，改善右心功能，但此类药物尚能导致体循环压力下降及负性肌力作用，使右心衰竭加重。

五、转诊

新生儿心力衰竭病因复杂，病情危重，死亡率高，早期诊断较为困难，下列情况应尽可能转诊。

1. 心力衰竭病因不明需要进一步明确诊断者。

2. 心力衰竭诊断明确治疗效果不理想者。

3. 心力衰竭诊断明确，原发病治疗不理想者或不具备治疗条件者。

（黄循斌）

第三节　新生儿高血压

新生儿高血压（neonatal hypertension）是指在 3 个不同时间点测得血压的平均值持续高于同日龄新生儿收缩压或舒张压的第 95 百分位（表 10-3-1）。

表 10-3-1　出生 2 周以上新生儿不同胎龄第 95 和 99 百分位血压值

	孕龄（孕周＋日龄）*									
第 95 百分位（收缩压/舒张压）	26 周	28 周	30 周	32 周	34 周	36 周	38 周	40 周	42 周	44 周
	72/50	75/50	80/55	83/55	85/55	87/65	92/65	95/65	98/65	105/68
第 99 百分位（收缩压/舒张压）	77/56	80/54	85/60	88/60	90/60	92/70	97/70	100/70	102/70	110/73

*Dionne JM, Abitbol CL, Flynn JT. Hypertension in infancy:diagnosis, management and outcome.PediatrNephrol.20122；27（1）：17-32.

高血压亦可由单一界点值确定：足月儿血压 >90/60mmHg，早产儿血压 >80/50mmHg，或平均动脉压高于 70mmHg。

一、病因

(一) 肾性高血压

肾性高血压是新生儿高血压常见的原因，分为肾实质性和肾血管性。

1. 肾血管性高血压

(1) 肾动脉狭窄：占 20%，生后即有高血压，先天性风疹病毒感染可致动脉钙化和肾动脉狭窄。

(2) 肾动脉栓塞：多与脐动脉置管相关，可能与置管时损伤脐动脉血管内皮细胞导致血栓形成有关，引起肾梗死和血清肾素水平升高。

(3) 肾动脉受压：由于肾盂积水、肾上腺出血和尿性囊肿压迫肾动脉所致。

(4) 肾静脉血栓：多见于低血容量休克、窒息、糖尿病母亲婴儿、凝血功能障碍患儿，可表现为高血压、肉眼血尿、血小板减少。

2. 肾实质性高血压

(1) 先天性肾脏疾病：多囊肾、后尿道瓣膜、肾盂输尿管连接处狭窄。

(2) 肾肿瘤：包括肾母细胞瘤、中胚层肾瘤、神经母细胞瘤，是因为肿瘤压迫肾血管或输尿管，或是因为肿瘤产生肾素或儿茶酚胺等血管活性物所致。

(3) 急性肾衰竭：窒息和败血症可引起急性肾小管坏死。

(二) 其他原因

1. 心血管性疾病 如先天性主动脉狭窄、主动脉关闭不全。

2. 内分泌疾病 包括嗜铬细胞瘤、库欣综合征、原发性醛固酮增多症、甲状腺功能亢进、先天性肾上腺皮质增生症等。

3. 神经源性因素 包括 HIE、颅内出血、脑水肿、脑积水、惊厥等。

4. 遗传性疾病

(1) Liddle 综合征：可引起肾小管上皮细胞钠重吸收过强和钾排泄增多。

(2) 糖皮质激素可矫正的醛固酮增多症（GRA）。

(3) Gordon 综合征：特征为高血压、高钾和代谢性酸中毒。

5. 药物　新生儿应用地塞米松、交感神经兴奋药、茶碱、咖啡因、维生素 D 中毒等；母亲应用可待因、海洛因等都可诱导新生儿高血压。

二、辅助检查

（一）实验室检查

1. 血清肌酐和血尿素氮（BUN）水平　升高可提示肾功能不全。

2. 尿液分析　有红细胞提示梗阻、感染或肾静脉血栓形成。

3. 尿培养　除外肾盂肾炎。

4. 血清电解质　血清钾低可见原发性醛固酮增多症。

5. 内分泌疾病相关激素　测定皮质醇、甲状腺素、醛固酮，以除外内分泌病。

6. 测定血浆肾素水平　肾血管疾病的患儿血浆肾素水平可能升高。原发性醛固酮增多症的患儿血浆肾素水平是低的。

（二）影像学检查

1. 肾脏彩超　可以直接发现高血压的病因（如肾静脉栓塞）；也可以发现主动脉弓缩窄、肾动脉栓塞、肾脏先天性的解剖异常或肾实质病变等。

2. 心脏彩超　可发现主动脉缩窄及评估高血压引起的终末器官受损情况（如左心室肥厚或收缩功能下降）。

3. 腹部血管造影　明确有无肾动静脉狭窄。

4. 核素扫描　明确有无血栓栓塞导致的肾灌注异常。

5. 排泄性膀胱尿道造影术　明确有无输尿管反流。

6. 肾脏、肾上腺、肾血管及腹部大血管影像学　增强 CT、MRI 检查。

三、治疗

对于收缩压持续介于第 95 和 99 百分位之间而没有器官受累的无症状新生儿高血压,先不急于治疗。若持续高于第 99 百分位或出现器官受累,则应当治疗。当收缩压 >130mmHg 应当立即进行治疗。

(一) 病因治疗

以治疗原发病为主。对于明确病因的肿瘤、后尿道瓣膜等疾病采用手术治疗,对于血管栓塞或狭窄者采用介入治疗,对于脐动脉置管相关性高血压需拔出导管。

(二) 药物治疗

主要根据高血压的严重程度进行选择,原则是从小剂量开始、缓慢增加剂量至达到理想血压,以免造成重要器官低灌注。静脉降压药可应用于高血压危象;高血压患儿如果没有终末器官损害的表现,治疗开始时考虑使用口服降压药。

1. 硝普钠 通过扩张动静脉的侧支循环,并增加毛细血管床来降低血压,它起效快,故常用于高血压危象;但由于半衰期短,故需要静脉滴注维持,在停药后数分钟之内,血压会恢复到原来水平。它的起始剂量为 0.5μg/(kg·min),最大剂量是 8μg/(kg·min)。用药时间不应超过 48 小时。硝普钠的副作用是可引起严重的低血压和心动过速。

2. α或β受体阻滞药

(1) 拉贝洛尔:它是 α 和 β 受体阻滞剂,通过舒张外周血管平滑肌来降低血压,半衰期较硝普钠长,为 3~5 小时。它的起始剂量为 0.25mg/(kg·h),最大剂量是 1mg/(kg·h)。禁用于心力衰竭、心源性休克、严重心动过缓的患儿。

(2) 艾司洛尔:是一种强力的心脏选择性的 β 受体阻滞剂,半衰期短(2.8~4.5 分钟),作用时间短(10~15 分钟)。它的起始剂量为 50μg/(kg·min),最大剂量是 300μg/(kg·min)。

3. 钙通道阻滞药 常用药是尼卡地平,能显著地降低全身血管的阻力,与其他钙通道阻滞剂不同,它对心肌的影响有限。用量为 $0.5~2\mu g/(kg \cdot min)$,持续静脉滴注。颅内高压时要小心。

4. ACEI 这一类药物的作用机制为抑制血管紧张素转化酶(ACE),从而抑制肾素向血管紧张素转换。因此抑制 ACE 的结果是血管舒张,致血压下降。

(1)依那普利:①静脉推注:每次 $5~10\mu g/kg$,15~60 分钟起效;②口服:每次 0.1mg/kg,每天 1 次,需要时在 2 周缓慢增加剂量,至最大量 0.5mg/kg。禁忌证为双侧肾动脉狭窄。肾功能不全时减量使用,用药期间监测血钾和肌酐。

(2)卡托普利:初始量,每次口服 0.05~0.1mg/kg,每 8~12 小时 1次。最大量每次 0.5mg/kg,每 8~12 小时 1 次。喂哺前 1 小时给药,因食物可降低药物吸收 50%。禁忌证为双侧肾动脉狭窄、肾衰竭、高血钾。

> 附:依那普利对多种原因导致的新生儿高血压均有效,是首选的口服抗高血压药物。对单用依那普利不能控制的高血压,加用利尿剂(常用氢氯噻嗪)。

5. **利尿药** 此类药物通过减少血管内外的容量起到降压的作用。最常用的利尿药是袢利尿药、噻嗪类和保钾利尿药。

(1)呋塞米:①静脉推注:每次 1mg/kg,每 8 小时 1 次;②口服:每次 1~2mg/kg,每 8~12 小时 1 次。

(2)氢氯噻嗪:每次 1~2mg/kg,口服,每 12 小时 1 次。

(3)螺内酯:每次 1~2mg/kg,口服,每 12 小时 1 次。

四、转诊

新生儿高血压症状较为不典型,病因复杂,发病率较低,给诊断和治疗带来较大的挑战,一旦发现患儿存在高血压,经反复测量后血压仍较高,建议转上级医院诊断和治疗。

(黄循斌)

第四节 新生儿心律失常

正常新生儿的心率是 120~160 次 /min。心率异常持续 >15 秒的发作常需要全面的心电图评估。新生儿心律失常(neonatal arrhythmia)是由于冲动形成或冲动传导异常导致心房和心室节律的紊乱。可发生于宫内或生后,各种心律失常都可发生,室上性较室性心律失常多见,且多为功能性或暂时性,一般预后较好。

一、概述

(一) 病因

新生儿心脏传导系统发育未成熟是导致心律失常的病理生理学基础,部分是胎儿心律失常的延续。

1. **各种器质性心脏病** 如先天性心脏病、心肌炎、心肌病等。

2. **各种新生儿感染性疾病** 如新生儿肺炎、败血症等。

3. **新生儿窒息缺氧** 是引起心律失常的常见原因,如宫内窘迫。

4. **水、电解质平衡紊乱** 如低血钾、高血钾、低血钙、酸中毒等。

5. **健康新生儿心律失常** 原因可能与其传导系统发育不成熟有关。

(二) 类型

1. **窦性心律失常** 窦性心动过速、窦性心动过缓、窦性心律不齐、窦性停搏、病态窦房结综合征。

2. **异位搏动及异位心律** 期前收缩(房性、房室交界性、室性)、室上性心动过速、心房颤动、心房扑动、室性心动过速、心室扑动、心室颤动。

3. **传导异常** 窦房传导阻滞、房室传导阻滞、束支传导阻滞、预激综合征。

(三) 发病特点

1. 功能性及暂时性心律失常多见。

2. 传导系统紊乱发生率高。

3. 常可自行消失,预后较年长儿及成年人好。

4. 预后取决于引起心律失常的原发病。

(四)临床表现

临床表现缺乏特异性,常见呕吐、气促、发绀、面色苍白、烦躁、惊厥等。严重者可出现并发症,如心力衰竭、休克、晕厥及脑栓塞、猝死等。

(五)正常新生儿心电图

1. **心电图导联**　心电图机导联线分为红、黄、绿、黑、白五色,白色又分为 C_1、C_2、C_3、C_4、C_5、C_6 计 10 条。红色接右上肢,黄色接左上肢,绿色接左下肢,黑色接右下肢,白色导联线的各导联均接胸前的相应导联(V_1:胸骨右缘第 4 肋间隙;V_2:胸骨左缘第 4 肋间隙;V_3:在 V_2 与 V_4 连线的中点;V_4:左第 5 肋间锁骨中线处;V_5:左侧腋前线与 V_4 同一水平面;V_6:左侧腋中线与 V_4、V_5 同一水平面)。

为了便于分析心律失常,新生儿心电图(electrocardiogram,ECG)应当包括 6 个肢体导联(Ⅰ、Ⅱ、Ⅲ、aVR、aVL、aVF)和 6 个胸导联(V_1~V_6)。肢体导联包括标准双极导联(Ⅰ、Ⅱ 和Ⅲ)和加压导联(aVR、aVL 和 aVF)。

2. **心电图测量**　心电图纪录纸由纵线和横线划分成各为 $1mm^2$ 的小方格。当走纸速度为 25mm/s 时,每两条纵线间(1mm)表示 0.04 秒,当标准电压 1mV=10mm 时,两条横线间(1mm)表示 0.1mV。

3. **各波、段的正常范围及生理意义**

(1)P 波:P 波代表右心房和左心房的除极,P 波形态在Ⅱ导联最明显。窦房结位于右心房,右心房首先开始除极,因此 P 波的起始部分是右心房除极所致,后面部分是由左心房除极所致。振幅一般为 0.21~0.25mV。时限较短,最长为 0.07 秒。

P 波异常的临床意义如下:①右心房扩大:右心房除极所需时间延长,因此 P 波变高(Ⅱ导联 P 波高尖,高度 >2.5mm);②左心房扩大:左心房除极时间稍长于右心房,因此看到有切迹及宽的 P 波[Ⅱ导联 P 波宽度 >0.12 秒并有切迹(M 型),两峰之间的距离大于或等于 0.04 秒];③P 波倒置:常见于起搏或原始冲动起源于房室结或以下,因此,心房除极波逆向传播而引起 P 波倒置。

(2)P-R 段：代表心房复极过程及房室结、希氏束、左束支、右束支的电活动，P 波与 P-R 段合计为 P-R 间期。

(3)P-R 间期：从 P 波的起点到 QRS 波群开始之间距离的时间，代表激动从窦房结发出经心房、房室交界区、希氏束到达心室的传导时间。PR 间期多在 Ⅱ 导联测得，是对心脏的节律性最好的评价，并随儿童年龄增长而延长，随心率增加而变短。正常值 0.08~0.12 秒。

P-R 间期异常的临床意义：① P-R 间期短→过速；② P-R 间期长→Ⅰ度、Ⅱ度房室传导阻滞；③ P-R 间期无规律→Ⅲ度房室传导阻滞。

(4)QRS 波群：是幅度最大的波群，代表心室除极的全过程。QRS 波群时间在新生儿和婴儿均较窄(正常值 0.04~0.07 秒)并随年龄增长而增加。左胸导联常无 Q 波(右心室占优势)，V_1 以 R 波为主，呈 Rs 型，V_5 以 S 波为主，呈 rS 或 RS 型，V_5 R/S ≤ 1。QRS 波正常→窦性、室上性；QRS 波畸形→室性。

(5)ST 段：为 QRS 波群终点开始到 T 波开始的一段，反映心室缓慢复极的过程。

(6)T 波：反映心室快速复极过程。T 波较低，呈平坦或低平，在 Ⅱ、aVF、V_5 导联 T 波电压多 <0.1mV。

(7)Q-T 间期：从 QRS 波开始到 T 波终点的时间，反映心室开始除极至心室复极完毕全过程的时间。平均为 0.4 秒。

(8)U 波：有时在 T 波之后可出现一个波即为 U 波，一般认为是浦氏纤维复极波。在胸导联较易见到，尤其是 V_3 导联较为明显。U 波明显增高常见于血钾过低。

二、窦性心律失常

窦性心律的特征：① P 波形态正常，在 Ⅰ、Ⅱ、aVF 导联中正立，aVR 导联中倒置；②每一个 P 波后都跟随着 QRS 波；③ PR 间期正常且固定；④ R-R 间期应相等，如果不等则称为不规则心律。

(一) 窦性心动过速

1. **心率**　符合窦性心律特点，足月儿 >190 次 /min，早产儿 >195

次 /min,但不会超过 230 次 /min(当心率过快时可能难以见到 P 波,可采用更快的走纸速度 50mm/s)。

2. 发病机制　多为交感神经兴奋性增高,体内肾上腺活性增强的结果。

3. 治疗　新生儿窦性心动过速多见于健康儿,一般不需治疗,如为某些疾病引起者应积极治疗原发病。

(二) 窦性心动过缓

1. 心率　符合窦性心律特点,足月儿 <90 次 /min,早产儿略低于足月儿。

2. 发病机制　多为副交感神经兴奋性增高所致,也可由窦房结异常引起。

3. 治疗　主要针对治疗原发病。持续窦性心动过缓,HR<80 次 /min,可致脑缺血,可给予静脉滴注多巴酚丁胺短期治疗心脏抑制。HR<70 次 /min,可给阿托品,每次 0.01~0.03mg/kg,静脉注射,可每 15 分钟重复 1 次,可用 2~3 次;异丙肾上腺素,0.05~2μg/(kg·min),静脉滴注,缓慢增加剂量至有效量,提高心率。

(三) 窦性心律不齐

1. 诊断　符合窦性心律特点,同一导联 P-P 间期不等,长短 P-P 间期之差 >0.12 秒。

2. 发病机制　主要由于副交感神经张力增高所致。窦性心律不齐的发生多与呼吸有关,吸气末,心率加快,呼气末减慢,但也有与呼吸无关者。

3. 治疗　不需治疗。

(四) 窦性停搏和窦房传导阻滞

窦房结是最快和最主导的起搏位点。正常情况下,它可以抑制任一细胞发放冲动。但窦性停搏发生后,低位起搏点可以暂时逃脱窦房结的去极化冲动,在窦房结功能恢复以前发放冲动。因此,窦性停搏之后的搏动来源于较低部位的起搏点之一,这种现象被称为逸搏,提示该起搏位点脱离了窦房结的抑制。

1. 窦性停搏　心电图上见规则的 P-P 间距中突然出现 P 波

脱落,形成长 P-P 间距,且长 P-P 间距与正常 P-P 间距不成倍数关系。如患儿房室交界区功能正常,可出现逸搏及逸搏心律,否则将出现心源性脑缺血,甚至死亡。窦性停搏应与二度Ⅱ型窦房传导阻滞鉴别。

2. 窦房传导阻滞　窦房结产生的激动在向心房传导的过程中发生阻滞称为窦房传导阻滞。窦房传导阻滞分为三度:一度为传导延迟;二度为部分不能下传,类似房室传导阻滞,分为Ⅰ型和Ⅱ型;三度为完全不能下传,心搏停止。

3. 发病机制　窦性停搏和窦房传导阻滞均为新生儿严重心律失常,常为窦房结功能不良的表现之一,也可见于药物如洋地黄中毒及电解质紊乱如高钾血症。

4. 治疗

窦房传导阻滞、窦性停搏时可给阿托品、异丙肾上腺素等提高心率。

(1)阿托品:每次 0.01~0.03mg/kg,静脉输注 1 分钟以上或肌注,可每 10~15 分钟重复应用以达到所需的效果,最大总剂量为 0.04mg/kg。

(2)异丙肾上腺素:每分钟 0.05~0.5μg/kg,持续静脉输注,最大剂量为每分钟 2μg/kg,根据心室率调整剂量。

(五)窦房结功能不良

窦房结功能不良(sinus node dysfunction,SND)系指窦房结因某些病理的原因或由于自主神经系统功能紊乱不能发出冲动或冲动传出受阻而发生的一系列临床表现如窦性心动过缓、窦性停搏、窦房传导阻滞、心动过缓 - 过速综合征、晕厥、呼吸暂停和心搏骤停等。

1. 分类及病因

(1)症状性 SND:由于新生儿,尤其是早产儿、低出生体重儿窦房结暂时发育不完善;某些疾病如新生儿窒息、呼吸暂停、肺透明膜病、肺炎、血液黏滞易使其缺血、缺氧而出现一系列症状。多为一过性,预后好。

(2)非症状性 SND:由于窦房结先天性发育异常(如窦房结先天缺如);器质性心脏病如先天性心脏畸形致窦房结结构异常、病毒性心肌炎等心肌炎症致窦房结变性、坏死以及心外科手术损伤窦房结等。多为持久、进行性损害,预后差。

2. 临床表现 主要症状为发绀、呼吸急促,心律改变(以心率缓慢为主),可有漏搏,也可有慢-快心率交替,严重者有惊厥、昏迷、心搏骤停等。

3. 心电图特点

(1)反复出现窦性心动过缓。

(2)窦房传导阻滞或窦性停搏。

(3)在显著的窦性心动过缓基础上,常出现室上性快速心律失常(房性心动过速、心房扑动、心房颤动等),又称为慢-快综合征。

4. 诊断 目前 SND 尚无统一标准,以下要点可参考:

(1)生后出现心律改变,尤其反复出现缓慢心率时应怀疑本病。

(2)心电图反复出现窦性心动过缓、P 波形态异常、窦房传导阻滞、窦性停搏、快-慢综合征等,具备其中 2 项者可确诊。

(3)临床症状可有可无,以青紫、心律改变、气促多见。

5. 治疗

(1)症状性 SND 预后较好,在引起 SND 的病因去除后多能完全恢复;非症状性 SND,如窦房结发生不可逆的损伤,临床疗效及预后均不理想。

(2)有效的氧疗。

(3)心肌营养治疗:如维生素 C、1,6-二磷酸果糖、辅酶 Q10、三磷酸腺苷等。

(4)对过缓的心率、窦房传导阻滞、窦性停搏等可给阿托品、异丙肾上腺素等提高心率。

(5)严重者应给起搏器治疗。

三、期前收缩

期前收缩(premature contraction)是指激动起源于窦房结以外的部位,并且发生于下一个窦性激动之前,它可以来源于心房、房室结、心室。是新生儿心律失常中最常见的一种,以房性最多见。

（一）病因

期前收缩可发生于健康儿,早产儿更多见。病因主要是心脏的传导系统发育不成熟,多在1个月内消失。

（二）心电图诊断

1. **房性期前收缩** ①P波:房性P波(P'波)提前,与窦性P波形态不同;②P'-R间期:>0.10秒;③QRS波:与窦性QRS波相同(因冲动到达心室是通过正常的传导路径);④不完全性代偿间歇,即期前收缩前后两个窦性P波的间距小于正常P-P间距的2倍。

2. **交界性期前收缩** ①QRS提前出现,形态与正常相同;②QRS前后无P'波或有逆传P波;③完全性代偿间歇,即期前收缩前后两个窦性P波的间距等于正常P-P间距的2倍。

3. **室性期前收缩** ①提前出现的QRS波前无P波;②QRS波宽大畸形,时限>0.10秒,T波与主波方向相反(因冲动来源于希氏束以下部位或心室,并且这些冲动并不在同一时间达到心室);③完全性代偿间歇。

（三）治疗

1. 无症状者及偶发期前收缩(<6次/min),一般不需要治疗,常在1个月内消失。

2. 如发作频繁,有发展为心动过速倾向者,应给抗心律失常药物治疗,常用药为普罗帕酮,每次5mg/kg,每天3~4次口服。

3. 多源性房性心动过速发病时药物反应差,常难以转为窦性心律,因此需要注意控制心室率,目前推荐药物为地高辛+IC类药物(如普罗帕酮),无效时也可选用胺碘酮。

四、阵发性室上性心动过速

阵发性室上性心动过速(paroxysmal supraventricular tachycardia,PSVT)是指异位激动在希氏束以上的心动过速。主要由折返机制造成。预激综合征(WPW综合征)是小儿PSVT中最常见的类型,约占PSVT的60%。

（一）病因

1. 多见于无器质性心脏病的新生儿,系由于心脏传导系统发育不成熟所致,待发育成熟,心动过速即不再发作。

2. 发生于器质性心脏病者多见于三尖瓣下移畸形、完全性大动脉转位、心肌炎、甲亢等。室上性心动过速可在宫内或分娩过程中发生,在宫内发生时常被误认为胎儿宫内窘迫。

（二）临床表现

1. 发作时常有拒乳、多汗、面色苍白、气促和激惹等低心排状态。在 PSVT 发作 24 小时内有较好的耐受性,然而在 36 小时后有 20% 发生心力衰竭,48 小时后有 50% 发生心力衰竭。

2. **查体** 心率快,无心力衰竭时心音一般有力,心力衰竭时心音低钝、脉搏微弱。

（三）心电图特点

1. 心率异常增快,通常为 240~260 次 /min,节律规则。

2. R-R 间期绝对规则,P 波消失,QRS 波形态和间期多数正常。

3. 若伴有差异性传导时,QRS 波也可能增宽变形,发作持续时间长时,可有暂时性 ST 段和 T 波改变,终止后可恢复。终止发作后部分患儿心电图可显示预激综合征,个别在发作期间也能辨认。

（四）治疗

1. 对于血流动力学不稳定的 PSVT,在气管插管和建立静脉通路前即刻给予同步直流电复律［将电极放于心尖点（左下胸腋前线第 5 肋间）和心底部（右锁骨下中点处）］,能量为 1J/kg,如不成功可按 2 倍增加,最多 3 次,复律后使用普萘洛尔维持治疗。

2. 如果新生儿情况平稳,可试用迷走神经刺激法（可使用冰毛巾敷盖于患儿整个面部 10~15 秒,一次无效,间隔 3~5 分钟可再试一次）。

3. 若迷走神经过敏疗法无效,静脉应用腺苷,用法：0.1mg/kg,1~2 秒内从中心静脉快推,每次注射完用 NS 5ml 冲洗,若无效隔 2 分钟双倍剂量 0.2mg/kg,最大剂量为 0.3mg/kg,直至恢复窦性心律,一般用 3 次。在Ⅱ度或Ⅲ度房室传导阻滞中禁用。

4. 若腺苷无效,且患儿无心力衰竭,可选用 β 受体阻滞剂或普罗帕酮。

(1)艾司洛尔：是一种强力的心脏选择性的β受体阻滞剂，半衰期短(2.8~4.5分钟)，作用时间短(10~15分钟)。每分钟100μg/kg，静脉持续输注。每5分钟增加50~100μg/kg，一直到心室率被控制。剂量大于每分钟300μg/kg可能引起低血压。

(2)普萘洛尔：更适用于PSVT伴有预激综合征或QRS波增宽者，每次0.1mg/kg，加入5%葡萄糖20ml中缓慢注射(5~10分钟)，必要时每6小时重复1次，总量<3mg。复律后改口服维持，0.5~2mg/(kg·d)，每6~8小时1次，如耐受可加量至每次1mg/kg，每6小时1次。

(3)普罗帕酮(普罗帕酮)：是广谱高效抗心律失常药，每次1mg/kg，加入5%葡萄糖10~20ml中缓慢注射；如无效20分钟后可再重复一次，总次数≤3次。复律后静脉滴注维持4~7μg/(kg·min)或口服维持每次2~3mg/kg，每8小时1次。

注：普萘洛尔和普罗帕酮静脉注射时必须同时行心电监护，一旦心率突然下降转为窦性心律，则应停止静脉推药，以防发生心搏骤停。

5. 若β受体阻滞剂仍无效，选用胺碘酮。它的电生理活动是通过延长动作电位的时间和增加有效的不应期来完成。短期毒性为心动过缓和低血压(可能与快速输注有关)；长期毒性为甲状腺功能异常和肝炎。用法：①静脉负荷剂量：5mg/kg静脉输注30~60分钟，最好用中心静脉输注。②静脉维持剂量：每分钟7~15μg/kg，从小剂量开始，视临床反应和心电图调节速度，输液浓度≤2mg/ml。24~48小时内改口服治疗。③口服：每次5~10mg/kg，每12小时1次，1周后改为5mg/kg，每24小时1次。

6. 若合并心力衰竭，地高辛或毛花苷丙为首选药物。负荷量：15μg/kg，缓慢静脉推注(用药过程>15分钟)，然后在6小时后改为7.5μg/kg，缓慢静脉推注；再过6小时后重复给药。

维持量用法：末次全效量后12小时给维持量，每次4μg/kg，静脉注射，每12小时1次(若地高辛口服维持，每次5μg/kg，每12小时1次)。禁忌证：不得用于治疗典型预激综合征(又称WPW综合征，任何导联都可看到典型的QRS波起始部位含糊的偏斜)导致的PSVT，因其具有潜在加速房室结旁路折返的作用。WPW 综合征患儿应使用如索他洛尔和普萘洛尔等作用于旁路的药物。部分患儿发作时各类药物治疗无效或出现血流动力学不稳定时，可使用同步电复律，剂量 0.5~1.0J/kg，最大至 2J/kg。

7. **顽固病例**

（1）联合使用 β 受体阻滞剂 + 地高辛；或联合使用胺碘酮和 1 类抗心律失常药物（氟卡尼）治疗。

（2）氟卡尼：用于治疗常规治疗无效的室上性心律失常，有心脏结构异常的患儿禁用。开始剂量为口服每次 2mg/kg，每 12 小时 1 次，根据反应调整，最大剂量为每次 4mg/kg。

8. 心律失常缓解后，随访 12 导联心电图，寻找是否存在预激，若存在预激（WPW 综合征：任何导联都可看到典型的 ORS 波起始部位含糊的偏斜），应给予 β 受体阻滞剂维持，如普萘洛尔。

9. **总结**

（1）药物治疗前先行胸片、心脏彩超等检查以及根据临床表现评估患儿是否有心功能障碍，若有心功能障碍首选胺碘酮，若无心功能障碍可选抗心律失常药物普萘洛尔。

（2）顽固病例用胺碘酮对伴预激综合征者，有较好疗效。

（3）若病情危重（严重的心力衰竭或不稳定的血流动力学状态）或药物治疗无效的患儿，选用同步直流电复律，β- 受体阻滞剂维持治疗。

（4）除进行消融术或外科治疗外，一般室上性心动过速复律后仍需药物维持治疗 0.5~1 年，常用 β- 受体阻滞剂（普萘洛尔）维持。

五、心房扑动和颤动

心房扑动和颤动在新生儿期较少见，临床表现除心脏听诊可有心律不齐外，大致同室上性心动过速。

（一）心房扑动

1. 心房扑动心电图表现为 P 波消失，代之以快速、规则、呈锯齿状扑动波（即 F 波），以 II、III、AVF、V_1 导联明显，频率为 350~500 次 /min。

2. 心室率较心房率慢，房室传导阻滞常为 2：1 或 3：1 传导。

（二）心房颤动

1. 心房颤动心电图表现为 P 波消失，代之以纤细、零乱、快速而形态不同的颤动波（即 f 波），以 V_1、V_2 导联明显，频率为 400~750 次 /min。

2. 心室律完全不规则，R-R 绝对不整，心室率取决于房室传导阻滞的程度。

（三）治疗

1. 心房扑动和心房颤动应及时抗心律失常治疗，终止发作，药物和电学治疗同室上性心动过速。

2. 心房扑动合并快速心室率者，可考虑电复律，也可应用地高辛转律并维持治疗。

六、室性心动过速

室性心动过速（ventricular tachycardia）是指起源于希氏束分叉处以下的 3~5 个宽大畸形 QRS 波组成的心动过速。

（一）病因

1. 多见于严重的器质性心脏病，如心脏肿瘤、心肌炎、心肌病、先天性心脏病。

2. 药物中毒、严重的电解质紊乱或代谢紊乱以及心导管检查或起搏时均可以引起室性心动过速。

（二）临床表现

1. 心室率过快导致心排血量减少，患儿出现面色苍白、呼吸急促、血压下降、末梢循环不良，甚至出现心力衰竭或心源性休克等表现。

2. **查体** 心率增快、节律规则，但心音低钝。

（三）心电图特征

1. 心室率在 150~250 次 /min，一般在 200 次 /min 以下。

2. QRS 波宽大畸形。

3. T 波方向与主波方向相反。

4. 心室率较心房率快。

5. 发作中出现心室夺获或室性融合波。

（四）治疗

1. 病因治疗。

2. 对血流动力学稳定的患儿选用药物治疗

（1）对不伴 Q-T 间期延长的、单源或多源的室性心动过速：应用利多卡因，首次 1mg/kg，加入 5% 葡萄糖 20ml 中缓慢推注，必要时 10 分钟重复 1 次，总量不超过 5mg/kg，转为窦性心律后再用多卡因 10~50μg/(kg·min) 静脉滴注以维持疗效，应用 2~3 天后逐步减量至停用，时间共 4~5 天。

（2）对扭转型室性心动过速特别是 Q-T 间期延长的室性心动过速：应用异丙肾上腺素治疗，按 0.05~0.2μg/(kg·min) 静脉滴注 1~2 天，转为窦性心律后维持 1~2 天可停用。

（3）对于特发性室性心动过速：可选用 β- 受体阻滞剂或胺碘酮治疗。

（4）对洋地黄中毒致室性心动过速：选用苯妥英钠每次 2~4mg/kg 溶于生理盐水 20ml 中缓慢推注，如无效 10 分钟后可重复 1 次。

3. 对血流动力学不稳定的患儿：选用直流电复律（开始 1~2J/kg），使用前应纠正酸中毒（使 pH>7.20）。

七、房室传导阻滞

由房室交界区不应期延长引起心房与心室之间的传导延迟或阻断，称为房室传导阻滞。

（一）一度房室传导阻滞

心电图上表现为 P-R 间期延长，新生儿期 >0.12 秒，房室比例仍保持 1:1。其发病原因有先天性心脏病、心肌炎等，但临床上最常见的原因是洋地黄作用，此非停药指征，宜密切随访。一般仅给予病因治疗。

（二）二度房室传导阻滞

二度房室传导阻滞系窦房结的冲动不能全部传达至心室，因而造成不同程度的漏搏。心电图改变有两者类型：

1. Ⅰ型 P-R 间期逐步延长，终于 P 波后不出现 QRS 波；在漏搏的第一次搏动中,P-R 间期有重新缩短,以后又重复上述的表现。多见于地高辛中毒。

2. **Ⅱ型** P-R 间期固定不变(正常或延长),部分 P 波后无 QRS 波群。

治疗针对原发病,但Ⅱ型有可能发展为三度房室传导阻滞。

(三) 三度房室传导阻滞

Ⅲ度房室传导阻滞又称完全性房室传导阻滞,其特点是心房与心室各自独立活动,彼此无关,心室率比心房率慢。阻滞可发生在房室结与房室束,阻滞位置越低,则心室率越慢,QRS 波越宽。完全性房室传导阻滞在新生儿中较少见。

1. 病因

(1)先天性病因:系由于胚胎发育异常及孕妇患自身免疫性疾病(如系统性红斑狼疮),免疫抗体损伤胎儿传导系统所致。

(2)后天性病因:多由于器质性心脏病所致如心肌炎、心肌病、先天性心脏病;缺氧、药物中毒、电解质紊乱、心脏手术等。

2. 临床表现

(1)心室率慢导致心排血量减少,患儿可有呼吸困难、气促、面色苍白、四肢凉、血压下降、心源性脑缺血致惊厥昏迷(阿 - 斯综合征)。

(2)第一心音强弱不等,系因为完全性房室分离,房室收缩不协调,致每搏输出量不等所致。

(3)胸骨左缘可闻及Ⅱ、Ⅲ级收缩期喷射性杂音。

3. 心电图特征

(1)P 波与 QRS 波互不相关(P-P 间期与 R-R 间期各有固定的规律,P-R 间期无固定关系)。

(2)心房率快于心室率,心室率慢而规则,40~60 次 /min。

(3)如心室异位起搏点在房室束分支以上,QRS 波型与正常窦性相同;如起搏点在分支点以下,则 QRS 波宽大畸形(预后差)。

4. 治疗 如果心率 ≥ 80 次 /min,一般没有太大问题。心率在 50~80 次 /min 是个危险的范围,应立即判断是否有血流动力学改变,是否有微循环障碍,是否有乳酸增加,若有,应积极治疗。如果心室

率 <50 次 /min,患儿通常需要起搏器治疗。

(1)病因治疗:如手术后或心肌炎所致的,可加用激素以减轻传导系统的水肿改善传导。出现心力衰竭时则应加用洋地黄及利尿药物治疗。

(2)药物治疗:如无症状,则不需治疗。如有症状可试用阿托品或异丙肾上腺素增加心率。①阿托品:每次 0.01~0.03mg/kg,静脉输注 1 分钟以上或肌内注射,可每 10~15 分钟重复应用以达到所需的效果,最大总剂量为 0.04mg/kg;②异丙肾上腺素:每分钟 0.05~0.5μg/kg,持续静脉输注,最大剂量为每分钟 2μg/kg,根据心室率调整剂量。

(3)如出现下列情况,应植入起搏器治疗:①充血性心力衰竭伴 QRS 时限延长。②新生儿心率 <50 次 /min,尤其是出现心源性脑缺氧综合征者;③频发或多源性室性期前收缩,限制型心肌病。

八、长 Q-T 间期综合征(LQTS)

1. **病因**　LQTS 属心脏离子通道病之一,是由编码心室肌细胞复极化钠与钾离子通道的三种基因突变,导致相应离子通道功能异常所致。LQTS 分为遗传性(先天性、肾上腺素依赖性)和继发性两种。新生儿期遗传性 LQTS 少见,预后不良。继发性 LQTS 多见,多继发于窒息、颅内出血、心肌炎、心肌缺血、心动过速、电解质紊乱或某些药物(抗生素、抗组胺药、抗心律失常药如胺碘酮)。

2. **临床表现**　继发性者无特殊症状,常因心肌复极化延长,细胞兴奋性增加,产生折返,易致室性心律失常,临床出现晕厥发作,甚至猝死。

3. **诊断**　心电图可见校正 Q-T 间期(Q-Tc)>0.44 秒。若 Q-Tc<0.50 秒,预后良好;若 Q-Tc>0.6 秒,常合并严重心律失常。·

4. **治疗**　遗传性 LQTS 主要预防晕厥发作,可用 β- 受体阻滞剂、钠通道阻滞剂及钾通道阻滞剂治疗,甚至需安装心脏起搏器。继发性 LQTS 主要治疗原发病,用异丙肾上腺素或阿托品消灭长间歇,提高基础心率,持续发作者可用直流电击复律。

九、转诊

新生儿心律失常多为暂时性的,与传导系统发育不完善有关。大多无临床表现,不需要治疗。出现下列情况需要转诊:

1. 继发性心律失常如继发于先天性心脏病、严重感染等,原发病治疗不理想或不具备治疗条件者。

2. 原发性心律失常导致血流动力学不稳定,经过抗心律失常药物治疗仍不能控制者。

(黄循斌)

第五节　青紫型先天性心脏病概述

先天性心脏病(congenital heart disease,CHD)是由于胚胎时期心脏及大血管发育异常所致的先天性畸形。

一、生理学

1. 胎儿循环

(1)氧合血自胎盘经脐静脉回流至胎儿,大约有 50% 的脐静脉血绕过肝脏,经静脉导管直接流入下腔静脉,来自下腔静脉的大部分血液,不经过右心室和肺循环,从右心房直接经卵圆孔进入左心房,左心房内氧合程度高的血液与来自肺静脉的血液相混合,进入左心室和升主动脉,灌注脑循环。

(2)体循环回流的低氧血则排入上腔静脉,进入右心房、右心室和肺动脉,由于在胎儿期肺血管阻力较高,这部分血大多数绕过肺循环,经动脉导管进入降主动脉,2/3 降主动脉血流量会流入胎盘,1/3 灌注胎儿下半身。

2. 新生儿循环

(1)在出生后第 1 个小时,新生儿肺小动脉扩张,肺血管阻力开始下降,导致肺血流量增加。

(2)低阻力的胎盘循环被阻断,体循环阻力升高,流经动脉导管的血流量因此减少。血氧分压升高致使动脉导管平滑肌收缩,足月儿约80%在生后24小时内动脉导管形成功能性关闭,约80%的婴儿生后3个月、95%的婴儿于生后1年内形成解剖性关闭。早产儿约90%生后第4天动脉导管形成功能性关闭,但在7~10天内可因缺氧等原因而重新开放,80%在生后3个月解剖性关闭,若此时仍未关闭的患儿,以后自然闭合的可能性很小。

(3)当左心房压力超过右心房时,卵圆孔瓣膜先在功能上闭合,到出生后5~7个月,解剖上大多闭合。

二、病因和发病机制

1. 胎儿发育环境的因素 以子宫内病毒感染最为重要,其中又以风疹病毒感染最为突出,其次为柯萨奇病毒感染。

2. 早产 早产儿合并心室间隔缺损和动脉导管未闭者较多,前者与室间隔在出生前无足够时间完成发育有关,后者与早产儿的血管收缩反应在出生后还不够强有关。

3. 高原环境。

4. 遗传因素 遗传学研究认为,多数的先天性心脏病是多个基因与环境因素相互作用所形成。

5. 其他因素 高龄母亲(35岁以上)产患法洛四联症婴儿的危险性较大。

三、类型

(一)依赖动脉导管供应肺循环的先天性心脏病

1. 肺动脉闭锁 指肺动脉与右心室间无直接交通,肺循环血流由动脉导管供应。

(1)室间隔完整的肺动脉闭锁:由于右心室到肺动脉的前向血流完全梗阻,而室间隔完整,故在心脏收缩期右心室的血流只能通过三尖瓣反流入右心房,因此,心房水平交通成为右心唯一出口,使体循环回流的静脉血自右心房通过未闭的卵圆孔或房间隔缺损进入左心系统,引起发绀。肺循环血流多由动脉导管供应。

（2）室间隔缺损的肺动脉闭锁：由于右心室到肺动脉的前向血流完全梗阻，而室间隔存在，故体循环回流的静脉血自右心房进入右心室后通过室间隔缺损或/和骑跨的主动脉进入左心系统，引起发绀。肺动脉可发育正常并由动脉导管供血；也可发育欠佳并由细小的动脉导管供血。

2. 危重型肺动脉瓣狭窄　严重的肺动脉瓣狭窄，右心室收缩期负荷显著增加，在胎儿期右心室即逐渐发生肥厚，室壁僵硬，适应性下降，右心室舒张压增高，腔静脉血回流右心房后，大多通过卵圆孔进入左心房，可导致右心室发育不良。出生后，右心房的血不能充分进入右心室而在心房水平出现大量右向左分流，临床上表现持续中央青紫，呈严重低氧血症。肺循环血流依赖动脉导管供血。

3. 三尖瓣闭锁　由于右心房与右心室间无直接交通，患儿存活有赖于卵圆孔未闭或房间隔缺损。右心房血经心房间交通进入左心房、左心室，若房间隔缺损太小，血流受阻，可出现体循环淤血和右心衰竭表现。由于左心室接收动静脉混合血，故外周动脉血氧饱和度降低，临床出现发绀。肺血流量取决于室间隔缺损大小和有无肺动脉狭窄。如果伴大型室间隔而无肺动脉狭窄，肺血流量增多发绀可不明显。不伴室间隔缺损者，此时血流到达肺部的唯一通道是动脉导管或支气管动脉。

4. 三尖瓣下移畸形（Ebstein）　指三尖瓣异常，隔瓣和后瓣下移（向心尖方向）进入右心室。病例生理改变与瓣膜畸形程度有关。轻者瓣膜功能基本正常；重者三尖瓣瓣环缩小，功能右心室腔狭小，右心室泵血入肺动脉的血流量减少，同时由于瓣叶粘连、腱索缩短和乳头肌发育异常可产生三尖瓣关闭不全和反流，使右心房压进一步增大，房化右心室和右心房明显扩大，心房水平出现右向左分流，临床出现发绀。极重者可造成右心室收缩期无血流射入肺动脉，导致"功能性肺动脉闭锁"现象，这时肺循环完全依赖动脉导管或侧支循环供血。

（二）依赖动脉导管灌注体循环的先天性心脏病

1. 左心发育不良综合征　是指左心 - 主动脉复合体的发育不良，包括主动脉瓣狭窄或闭锁、二尖瓣狭窄或闭锁、左心室及主动脉发育不良。主要的血流动力学紊乱为体循环供血不足。

2. 主动脉弓离断　是指主动脉弓与降主动脉之间不连接、无血流通过的一种少见的先天性主动脉弓畸形。主动脉弓离断的降主动脉血流是由右心室通过未闭的动脉导管供给的,出生后随着动脉导管的关闭,下半身血供减少,出现下肢发绀、肾功能下降和代谢性酸中毒,右心室血大部分进入肺循坏,导致心力衰竭,不经治疗,患儿早期夭折。

3. 危重型主动脉瓣狭窄　其基本的血流动力学改变是左心室射血受阻,体循环的灌注依赖动脉导管。

（三）其他在新生儿期出现症状的青紫型先天性心脏病

1. 完全型大动脉转位(transposition of great arteries,TGA)　是新生儿在生后第 1 周内即有发绀表现的最常见的青紫型心脏病。血流特点为并行循环:上下腔静脉→右心房→右心室→主动脉;肺静脉→左心房→左心室→肺动脉。因此出生后必须伴有两个大循环间的分流交通,才能维持生命。交通的部位可在心房、心室或大动脉,即合并卵圆孔未闭、房间隔缺损、室间隔缺损或动脉导管未闭等。TGA 伴肺动脉高压或主动脉狭窄时,下肢血氧饱和度比上肢高。X 线上心脏呈"蛋形心"。

2. 法洛四联症(tetralogy of Fallot,TOF)　包括肺动脉狭窄、室间隔缺损、主动脉骑跨、右心室肥厚。由于肺动脉口狭窄,血液进入肺循环受阻,引起右心室代偿性肥厚,右心室压力增高,肺动脉狭窄严重者右心室压力与左心室相仿,血流经过室间隔缺损发生双向分流,右心室血液大部分进入主动脉。若肺动脉闭锁,则右心室全部血液均进入主动脉,肺的血供依靠动脉导管。由于主动脉骑跨于左、右心室之上,同时接受左、右心室血液,导致青紫。X 线上心脏呈"靴形心"。

3. 完全性肺静脉异位引流(total abnormalities of pulmonary venous drainage,TAPVD)　是指四支肺静脉均不流入左心房,直接或间接通过异常连接回流入右心房。临床症状取决于左、右循环血液混合的程度,发绀可从轻微到中度,杂音通常很轻,但第二心音广泛分裂。胸片上"雪人样"改变。虽然前列腺素 E_1(PGE_1)可维持 DA 开放,但这些患儿肺血流受限并不是由于肺动脉循环受限,而是由于肺静脉流出路径阻塞,故 PGE_1 治疗无效。

4. 永存动脉干(persistent truncus arteriosus,PTA) 是指左、右心室均向一根共同的动脉干射血,动脉干的半月瓣骑跨于高位室间隔缺损之上,解剖上仅见总干,未见闭锁的主肺动脉的遗迹,体循环、肺循环和冠循环血供均直接来自动脉干。

四、临床表现

(一)症状

新生儿先天性心脏病的临床表现大都不典型,常因青紫、呼吸急促、喂养困难、难治性肺炎、反复心力衰竭、缺氧发作或发现心脏杂音来就诊。

(二)体征

1. 青紫 新生儿出现与肺部体征不相符合的发绀时应考虑有先天性心脏病。

(1)特点:中央性青紫,可表现为全身性持续性青紫,吸氧不能缓解,也可表现为差异性青紫。

(2)青紫出现时间:先天性心脏病表现青紫常常是出生时无明显青紫,以后逐渐出现。不同类型的先天性心脏病青紫出现时间不同。

2. 心力衰竭 其特点是发生时间早、治疗困难、不易控制。

3. 杂音 心脏杂音是常见体征,间隔缺损的杂音常在 1 周以后出现,但与先天性心脏病的严重程度不成比例,且某些严重致死性的先天性心脏病可以始终没有杂音。

4. 其他体征 测定四肢血压,观察上下肢血压有无差异,脉压大小,脉压增宽常见于动脉导管未闭、主动脉瓣关闭不全等。

总结:新生儿心脏疾病有发绀的患儿往往存在肺血流量不足,或者血液到达肺循环及体循环受阻。也有部分新生儿心脏疾病是肺血流量增加,常存在左向右分流,即血液从周围循环不断向肺循环转移,这些患儿会表现出充血性心力衰竭的症状,反而从某种程度上能改善缺氧征象。

五、辅助检查

1. **四肢血压**　正常时双侧上肢血压略低于双下肢。若上肢血压高于下肢 10mmHg,提示主动脉缩窄、主动脉弓发育不良或主动脉弓受压。

2. **经皮血氧饱和度监测**　任何一肢体经皮血氧饱和度低于 90%,且右上肢高于任一下肢 5%,提示动脉导管开放,可能存在肺动脉高压,可排除大动脉转位;若导管后经皮血氧饱和度高于导管前,可能存在大动脉转位,可排除肺动脉高压。

3. **胸部 X 线检查**　可显示肺血的多少,心脏外形及内脏的关系,有助于先天性心脏病的诊断。

(1)肺血减少:一般是右心方面的问题:①三尖瓣水平:三尖瓣狭窄或闭锁;②右心室:右心室发育不良、法洛四联症;③肺动脉瓣:肺动脉瓣狭窄或闭锁;④肺动脉:肺动脉上狭窄、肺动脉分支狭窄。

(2)肺血增多:常见于:①室间隔缺损;②肺动脉导管未闭;③心内膜垫缺损;④房间隔缺损。

(3)心脏外形:TGA 心脏呈"蛋形心";TOF 心脏呈"靴形心"; Ebstein 畸形心脏呈"球形心"。

4. **心电图**　对先天性心脏病的诊断起一定的辅助作用。大部分青紫型先天性心脏病呈电轴右偏,而电轴左偏者常提示三尖瓣闭锁、肺动脉闭锁、右心室发育不良,共同心房、单心室、大动脉换位伴主动脉缩窄等。

5. **超声心动图**　可直接显示心内结构,是先天性心脏病诊断最重要的无创诊断方法。

6. **心导管检查**　确定病变部位及程度,对先天性心脏病术前诊断、选择手术方式有重要意义。根据检查部位不同分为右心导管、左心导管检查两种。右心导管检查系经皮穿刺股静脉,插入不透 X 线的导管,经下腔静脉、右心房、右心室至肺动脉;左心导管检查时,导管经股动脉、降主动脉逆行至左心房。

六、鉴别诊断

鉴别继发于先天性心脏病的低氧血症、持续肺动脉高压及严重肺部疾病。

1. **高氧试验**　目的是将 PPHN 或发绀型先天性心脏病与肺部疾病所致的发绀进行鉴别。指头罩或面罩吸入 100% 氧气 5~10 分钟，再次检测动脉血气，PaO_2>150mmHg 提示通过高氧试验（发绀通常源于肺部），可排除大多数发绀型先天性心脏病；但 PaO_2<70mmHg，上升 <30mmHg 或 SaO_2 无变化，心源性疾病可能性大。完全性肺静脉异位引流对高氧试验有反应。高氧试验的持续时间不宜过长，因很多发绀型先天性心脏病在高氧吸入后肺血管阻力降低，属禁忌。

2. **高氧高通气试验**　对高氧试验后仍发绀者在气管插管或面罩下行气囊通气，频率为 60~80 次 /min，持续 5~10 分钟，使二氧化碳分压下降至"临界点"（30mmHg），此时 PaO_2 较通气前升高 >30mmHg（或 PaO_2>100mmHg）或 SaO_2 升高 >8%，提示存在 PPHN。而发绀型先天性心脏病患儿血氧分压增加不明显（通常不超过 45mmHg）。

3. **动脉导管水平的右向左分流检测**　同时检查动脉导管开口前的（常取右桡动脉）及导管开口后的动脉（左桡动脉、下肢动脉或脐动脉）血氧分压，当两者差值 >15~20mmHg 或两处的经皮血氧饱和度差 >10%，提示存在动脉导管水平的右向左分流。导管后动脉氧分压或氧饱和度较导管前高，提示存在大血管转位可能。

七、治疗

（一）青紫型先天性心脏病的治疗原则

1. 严密监护和生命支持。

2. 改善心排血量及组织灌注。

3. 对发绀型先天性心脏病，尚未确定是导管依赖型时，尽量避免持续吸入高流量氧气。

4. 对导管依赖型先天性心脏病，在维持动脉导管开放的前提下，必要时可予一般流量的氧气吸入，除非呼吸衰竭的患儿方可给予气管插管和人工呼吸支持,氧浓度不宜超过 40%。

（二）对动脉导管依赖型先天性心脏病维持动脉导管开放的治疗

如临床症状、心电图和放射学检查怀疑有左心或右心室流出道梗阻或大动脉转位可能时,即可开始使用前列腺素 E_1（PGE_1）治疗,可延长生命,为手术矫治创造条件。必要时可予一般流量的氧气吸入（尽量避免持续吸入高流量氧气）,除非呼吸衰竭的患儿方可给予气管插管和人工呼吸支持。

1. **适应证**　用于促使依赖动脉导管分流来进行氧合和灌注的先天性心脏病患儿的动脉导管的扩张,如:①右心梗阻:肺动脉瓣闭锁、肺动脉瓣极度狭窄、三尖瓣闭锁及三尖瓣下移畸形;②左心梗阻:如左心发育不良综合征、主动脉弓离断及危重型主动脉瓣狭窄;③血混合不良:完全性大动脉转位等。

注:完全性肺静脉异位引流禁止使用前列腺素 E_1。

2. **作用**　扩张所有的小动脉,抑制血小板聚集。动脉导管平滑肌对它的作用尤其敏感而明显扩张;注射 96 小时后其反应性降低,PaO_2 在青紫患儿常用药 30 分钟内明显改善最明显,而非青紫患儿在 1.5~3 小时改善最明显。

3. **用法**

（1）怀疑动脉导管依赖型心脏病并发心源性休克或心力衰竭:PGE_1 起始剂量为 50ng/（kg·min）+5% GS 中持续静脉滴注（稀释浓度为 $10\mu g/ml$）。

（2）怀疑动脉导管依赖型心脏病,但无血流动力学改变:PGE_1 起始剂量为 20ng/（kg·min）。

（3）已诊断为动脉导管依赖型心脏病:PGE_1 起始剂量为 10ng/（kg·min）。

4. **剂量调整**

（1）有效表现:用药 15~30 分钟动脉血氧饱和度上升 15%~20%,患儿脸色转红,缺氧症状改善,酸中毒得到纠正,此时动脉导管杂音往往增强。有效后逐渐减为最小有效剂量 10ng/（kg·min）,维持 SPO_2 85% 左右。

(2)无效处理:以 15~30 分钟的时间间隔来增加剂量,最大剂量为 100ng/(kg·min),若仍无效,则提示:①诊断有误;②动脉导管已关闭;③肺静脉回流梗阻:完全性肺静脉异位引流梗阻型;④体肺循环不足(左心发育不良综合征合并房间隔完整)。

5. PGE₁ 的副作用 较高的剂量可出现副作用,如呼吸暂停(最常见)、低血压、发热、白细胞增多、皮肤潮红、心动过缓等。减量或停药症状可减轻或消失。如有必要,仍可在严密监测生命体征情况下,再从更低剂量时开始使用 PGE₁。

(1)较频繁的呼吸暂停,伴有左向右分流而增加肺血流量,应进行呼吸支持,可给予氨茶碱、适量碱性液体。

(2)出现低血压,可合并使用血管活性药物如多巴胺等提高血压。

6. 患儿(如主动脉缩窄)对 PGE₁ 不敏感的治疗 需要多巴胺、多巴酚丁胺增强心肌收缩力的药物,但由于新生儿心肌拟交感神经药物受体少,因此这两种药物的反应较差,基于这个原因,米力农可能是新生儿治疗充血性心力衰竭的更佳选择,地高辛对充血性心力衰竭的效果亦好,但起效慢。

(三) 法洛四联症缺氧发作的治疗

1. 立即侧卧、屈膝。

2. 高流量、高浓度氧气吸入。

3. 静脉注射碳酸氢钠 1mmol/L 以纠正酸中毒。

4. 静脉注射普萘洛尔 0.1mg/(kg·次),或静脉注射地西泮 0.3mg/kg。缓解右心室流出道痉挛,但应注意呼吸抑制。

5. 间羟胺 0.2mg/(kg·次)皮下或静脉注射,可升高体循环压力,减少右向左分流。

(四) 介入性导管治疗

1. 球囊房间隔造口术 人为造成心房水平左向右分流以改善缺氧,适用于完全性大动脉转位,肺动脉瓣闭锁伴完整室间隔等先天性心脏病。

2. 球囊瓣膜及血管成形术 扩张瓣膜或血管,缓解心力衰竭、发绀等,适用于重症肺动脉瓣狭窄、主动脉缩窄、主动脉狭窄等。

（五）外科治疗的时机选择

1. 新生儿期进行手术干预治疗的先天性心脏病 完全性大动脉转位（最佳时间为生后 2 周、最迟不超过 1 个月）、严重主动脉缩窄、主动脉弓离断、肺动脉闭锁（右心室发育不良）伴室间隔完整、完全性肺静脉异位引流伴梗阻（一旦诊断，应立即手术）、左心室发育不良综合征、内脏心房异位、Ⅰ型永存动脉干（1 周内是手术的最佳时机）。

2. 婴儿期进行手术治疗的先天性心脏病 室间隔缺损合并肺动脉高压、完全性心内膜垫缺损、法洛四联症有缺氧发作、肺动脉闭锁伴室间隔缺损和粗大侧支循环、动脉导管未闭合并肺动脉高压、三尖瓣闭锁、右心室双出口、主 - 肺动脉间隔缺损以及左冠状动脉异常起源于肺动脉。

注：出生 5~10 天新生儿突然出现休克表现时，务必排除导管依赖型先天性心脏病，此时及时应用前列腺素可挽救生命。

八、转诊

青紫型先天性心脏病多为复杂畸形，部分患儿需要紧急手术干预，下列情况应尽快转诊：

1. 产前已经明确或怀疑复杂先天性心脏病。
2. 出生后筛查疑似先天性心脏病，需要进一步明确诊断。
3. 吸氧不能缓解的青紫患儿。
4. 无法解释的休克、酸中毒、乳酸增高。
5. 四肢血压差别较大或存在差异性青紫。

（闫宪刚）

第六节 青紫型先天性心脏病

一、危重型肺动脉瓣狭窄

危重型肺动脉瓣狭窄（critical pulmonary stenosis）是指患儿必须依赖动脉导管供应肺血才能维持足够氧合的情况，常在新生儿期即出现严重低氧血症和心力衰竭。

(一) 病理特点

肺动脉瓣狭窄的可能发生机制为胚胎期原始心球远端发育异常或胎儿期发生心内膜炎导致肺动脉瓣粘连融合。

(二) 病理生理

严重肺动脉瓣狭窄,右心室收缩期负荷显著增加,在胎儿期右心室即逐渐发生肥厚,室壁僵硬,顺应性下降,优势舒张压增高,腔静脉血回流右心房后,大多通过卵圆孔进入左心房,可导致右心室发育不良。

出生后,右心房的血不能充分进入右心室而在心房水平出现大量右向左分流,临床上表现持续性中央青紫,呈严重低氧血症。另一方面,由于右心室射血明显受阻,故心力衰竭发生较早。当右心室功能失代偿后,通过肺动脉口的血流显著减少,肺循环血流依赖动脉导管。

(三) 辅助检查

1. 心电图检查　右心房和右心室肥大,电轴右偏。

2. 胸片　双侧肺野清晰,肺血减少,重度狭窄不伴心力衰竭时,心影仅轻度增大,有心力衰竭时心影可呈中 - 重度扩大,主要为右心房、右心室扩大。

3. 心脏超声　右心室、右心房增大;可了解肺动脉瓣狭窄的性质、部位及程度。正常安静时,收缩期肺动脉跨瓣压差为 10~20mmHg,而严重肺动脉狭窄时,跨瓣压差常 >100mmHg。

(四) 治疗

1. PGE_1 保持导管开放。

2. 一旦发生心力衰竭或超声心动图探测收缩期肺动脉跨瓣压差 >50mmHg,对大多数患儿首选方法是经导管肺动脉瓣球囊成形术(成功率高),术后停止 PGE_1;如果停用 PGE_1 后,氧饱和度下降,重新给予 PGE_1,2~3 周后考虑停药;如果第 2 次停用 PGE_1 失败,应行肺 - 体分流术(B-T 分流术)。

(五) 预后

肺动脉瓣发育良好者,预后良好(超声多普勒测压差 <36mmHg,

85% 不需要进一步干预)。

二、Ebstein 畸形

Ebstein 畸形(三尖瓣下移畸形)是指三尖瓣异常,隔瓣和后瓣下移(向心尖方向)进入右心室。引起右心室的右心房化,功能右心室的减少;右心房收缩不协调,血液淤积于右心房,加重三尖瓣反流。

(一)病理特点

Ebstein 畸形是由于胚胎发育过程中三尖瓣瓣叶未能正常剥脱游离至房室瓣环所致。右心室功能减退程度取决于瓣叶的下移程度和右心室流入道的房化范围。

(二)病理生理

重者三尖瓣瓣环缩小,功能右心室腔狭小,右心室泵血入肺动脉的血流量减少,同时由于瓣叶粘连、腱索缩短和和乳头肌发育异常可产生三尖瓣关闭不全和反流,使右心房压进一步增大,房化右心室和右心房明显扩大,心房水平出现右向左分流,临床出现发绀。极重者可造成右心室收缩期无血流射入肺动脉,这时肺循环完全依赖动脉导管或侧支循环。

(三)临床表现

1. 婴儿期临床表现 不同程度的青紫(卵圆孔未闭、房间隔缺损水平的右向左分流或右心室流出道血流减少)。

2. 心功能衰竭。

3. 心脏杂音 胸骨左缘下段全收缩期杂音(三尖瓣反流),响度与三尖瓣反流程度有关,有些可闻及舒张中期隆隆样杂音。

4. 心律失常 20%~30% 患儿发生阵发性心动过速,由于存在异常的传导旁路,表现为预激综合征。

(四)辅助检查

1. 如果严重青紫,检查动脉血气。

2. 动脉血乳酸评估心排量是否足够。

3. 胸片 中 - 重度异常时右心房扩大导致心影增大(球形心的青紫新生儿应考虑三尖瓣下移畸形),肺纹理减少。

4. **心电图**　右心房扩大,右束支传导阻滞、预激综合征、室上性心动过速。

5. **超声心电图**

(1)右心房(右心室)扩大。

(2)不同程度的三尖瓣反流。

(3)三尖瓣的隔瓣和后瓣向心尖下移。

(4)右心室房化,部分合并右心室发育不良。

(5)可合并肺动脉狭窄、闭锁或功能性肺动脉闭锁。

(6)可合并房间隔缺损。

(五) 治疗

1. **轻度病例**　密切随访,监测是否出现青紫加重、心力衰竭和室上性心动过速。

2. **中度以上病例**　新生儿期显著青紫。

(1)区别功能性和解剖性肺动脉闭锁:①解剖性肺动脉闭锁:PGE_1 维持导管开放,保证肺血流供应。②功能性肺动脉闭锁:吸入 NO 减少肺血管阻力;肺血管阻力下降后,停止 NO 吸入。未吸入 NO 的情况下至少维持氧饱和度在 70% 以上,数周后氧饱和度多改善。

(2)如果心房水平分流受限,可给予球囊房间隔造口术,维持左心室前负荷。

3. **心力衰竭的治疗**　以右心衰竭为主,首选米力农,通过抑制磷酸二酯酶Ⅱ和增加环磷腺苷(cAMP)浓度,使细胞内钙离子浓度增加,从而加强心肌收缩力,同时亦作用于周围血管,引起血管扩张,减轻心脏前后负荷。常用维持量 $0.5\mu g/(kg\cdot min)$,应监测血压、心率。

4. **抗心律失常治疗**　根据心律失常类型选择合适的治疗方式。

5. **外科治疗**

(1)解剖学上肺血流受限:需行体 - 肺分流的姑息性手术。

(2)新生儿严重三尖瓣反流,首选三尖瓣修补和房化右心室折叠。

(3)手术后 80% 的患儿 15 年后不需要再次手术。

三、左心发育不良综合征

左心发育不良综合征（hypoplastic left heart syndrome，HLHS）是左心-主动脉复合体的发育不良，病变包括主动脉瓣狭窄或闭锁、二尖瓣狭窄或闭锁、左心室及降主动脉近端的主动脉极度发育不良（60%~70% 病例有主动脉缩窄），发病率占先天性心脏病的 1.5%，是出生后 1 个月内因心脏病死亡最常见的原因，其主要矛盾是左心室发育差，无法维持体循环。

（一）病理特点

左心室、升主动脉和主动脉弓、主动脉瓣、二尖瓣均发育不良，右心系统代偿性增大。根据主动脉和二尖瓣的形态，可分为四型：Ⅰ型：主动脉狭窄、二尖瓣狭窄；Ⅱ型：主动脉狭窄、二尖瓣闭锁；Ⅲ型：主动脉闭锁、二尖瓣狭窄；Ⅳ型：主动脉闭锁、二尖瓣闭锁。

通常存在粗大的动脉导管，心房水平亦有交通。

（二）病理生理

主要的血流动力学紊乱为体循环供血不足，患儿四肢的脉搏微弱或触摸不到，肾、肠道、肝脏、冠状动脉和中枢神经系统的灌注均受限，可导致急性肾小管坏死、新生儿坏死性小肠结肠炎、脑梗死或出血等。逆向灌注入升主动脉的血流不足，冠状动脉的血流进一步减少，加剧了心肌功能的障碍，从而形成恶性循环。

1. 因心房水平的交通血流量不同可出现肺静脉高压（限制型卵圆孔）或肺血流过多（中、大型房间隔缺损）。

（1）如果合并二尖瓣闭锁，严重的限制性房间隔使肺静脉回流受限，从而导致明显的左心房出口梗阻、肺静脉高压，所有此型 HLHS 患儿的肺血管床均异常。此类型患儿预后差。

（2）如无限制性房间隔缺损，HLHS 患儿存在体循环灌注的减少和肺血流的明显增加，当体循环血流量明显减少时，肺-体循环的比率明显大，从而导致一种矛盾的临床表现：一方面患儿存在严重的酸中毒，另一方面患儿又表现为相对较高的 PO_2（70~100mmHg）。

2. 若出现动脉导管关闭（通常在生后 5~10 天），体循环供血急剧下降、肺血流量明显增加,病情会突然恶化,快速出现心力衰竭、休克而死亡。

（三）临床表现

患儿出生后数小时即出现症状。由于体循环供血不足,患儿面色苍白、气促,并迅速发展为心力衰竭、肺水肿。脉搏微弱甚至消失,心界扩大,心率快有奔马律,第二心音单一并降低,通常无杂音。

通常在生后 5~10 天,因动脉导管关闭,病情迅速恶化,出现严重的循环衰竭和多器官衰竭而死亡。

（四）辅助检查

1. **心电图**　电轴右偏,右心房、右心室增大,左心室低电压,常有心肌缺血性 T 波改变。

2. **X 线检查**　心影中、重度增大,右心增大,肺静脉淤血或肺水肿。

3. **超声心动图**　可确定 HLHS 的类型,明确主动脉升部和弓部形态、降部有无狭窄,明确房间隔缺损大小及有无分流受限。二维超声心动图显示左心室小,或呈狭长形,伴主动脉发育不良有确诊价值。大多数患儿存在不同程度的动脉导管未闭。

4. **血气分析**　可能为血流动力学稳定性的最佳单一指标。pH 正常、SaO_2 在 75%~80%,提示为可接受的体循环平衡,周围灌注充分;而 $SaO_2>90\%$,但是存在酸中毒,提示肺血流明显增加,体循环血流明显下降,可能有心肌功能不良及对其他器官的继发影响。

（五）治疗

治疗原则是维持体肺循环的平衡,纠正低心排和休克。

1. **镇静、止痛**　使机体的耗氧量最小化。

2. **通气管理**　机械通气时通过调高 PEEP 增加肺阻力。注意过度通气和 / 或过高给氧可能有害,原因是:肺血管过度扩张,导致肺循环血流增加,体循环血流减少。

3. **纠正酸中毒**　维持内环境稳定。

4. **治疗低血压**　这类患儿低血压更多是肺血流增加(损害体循环)而非心肌本身功能不良。优先选择降低体循环阻力药物,酌情应用洋地黄和利尿剂,但尽可能避免使用大剂量正性肌力药物,以免增加体循环阻力。

（1）米力农：每分钟 0.25~0.75μg/kg 持续输注，根据疗效调整剂量，一般使用不超过 72 小时。

（2）硝普钠：对急性左心衰竭（尤其是合并肺水肿），伴有外周血管阻力明显增加者效果显著。开始量宜小，递增到有效剂量，范围为 0.5~5μg/（kg·min），持续静脉点滴。

（3）洋地黄制剂：负荷量：15μg/kg，缓慢静脉推注（用药过程 >15 分钟），然后在 6 小时后改为 7.5μg/kg，缓慢静脉推注；再过 6 小时后重复给药。维持量用法：末次全效量后 12 小时给维持量，每次 4μg/kg，静脉注射，每 12 小时 1 次（若地高辛口服维持，每次 5μg/kg，每 12 小时 1 次）。

（4）利尿剂：可降低心脏前负荷。

（5）多巴酚丁胺：选择性刺激 β_1 受体，剂量 5~7.5μg/（kg·min）时能增加心排血量。

（6）多巴胺：以 3~5μg/（kg·min）的剂量静脉维持有助于提高整体的心排血量。

5. **维持动脉导管开放**　在明确诊断后即可应用前列腺素 E（PGE_1），为使患儿受益于 PGE_1，必须至少有一小卵圆孔允许有效体循环血流（肺静脉回流）通过房间隔并最终经动脉导管进入体循环血管床。若患儿的卵圆孔严重受限或无开放，常伴严重发绀（$SaO_2<65\%$），PGE_1 治疗无效，这类患儿必须行紧急球囊扩张房间隔。

6. 在内科支持治疗下，待缺血器官损伤恢复后，需手术纠正左心阻塞。

四、危重型主动脉瓣狭窄

主动脉瓣狭窄的患儿不管主动脉瓣两端的跨瓣压差为多少，只要体循环的灌注依赖动脉导管的开放，即为危重型主动脉瓣狭窄（critical aortic stenosis）。

（一）病理特点

危重型主动脉瓣狭窄可为二叶式或为单瓣畸形，瓣膜显著变形或发育不良,开放明显受限,有时瓣膜发育不良。

(二)病理生理

主动脉瓣狭窄的基本血流动力学改变是左心室射血受阻,其病理改变程度取决于狭窄程度。中度以上的主动脉瓣狭窄(跨瓣压差在30~60mmHg)患儿即可出现明显的血流动力学改变,其主要改变是左心室后负荷增加,左心室腔内压升高,继发左心室肥厚,并导致心内膜下供血不足,心内膜呈弹力纤维增生,心肌发生纤维化改变,导致左心室顺应性降低,重者左心室收缩功能降低。严重的主动脉瓣狭窄(跨瓣压差超过60mmHg)左心室排血量减少,左心室腔压力增加使冠状动脉灌注压升高,左心室后负荷增加心肌代谢和耗氧量增加,这些因素均可导致冠状动脉供血不足,可导致猝死。

(三)临床表现

严重主动脉瓣狭窄在新生儿期即表现为心力衰竭,随着动脉导管的关闭,心肌功能不全、充血性心力衰竭及休克越来越明显。

(四)辅助检查

1. **胸部 X 线** 中度和重度狭窄左心室增大,严重狭窄左心房亦增大。

2. **超声心动图检查** 可很好地显示主动脉瓣的瓣叶数目、瓣膜形态、活动情况和估测狭窄程度。

(五)治疗

1. 危重性主动脉狭窄的患儿,只有存在卵圆孔未闭,使有效循环(肺静脉回流血)能够通过房间隔,最终通过动脉导管到达体循环血管床时,静脉应用前列腺素才能使患儿受益。

2. 如果房间交通明显受限或房间隔完整,肺静脉回流血就无法到达体循环组织,从而导致代谢性酸中毒的发生,即使应用前列腺素保证动脉导管的开放也不足以维持患儿的稳定。这种情况下,需要进行急诊主动脉瓣球囊扩张术和适当的房间隔球囊撕裂术。

五、完全性大动脉转位

完全性大动脉转位(complete transposition of great arteries,TGA)

是新生儿在生后第一周内即有发绀表现的最常见的青紫型心脏病。主要畸形为主动脉出自解剖右心室,肺动脉出自解剖左心室,主动脉与二尖瓣间的纤维连续中断。其发生率占先天性心脏病的 5%。出生后两个循环之间必有交通方能生存,2/3 病例有动脉导管未闭,1/2 伴有室间隔缺损,其他合并畸形包括肺动脉瓣狭窄、右心室流出道狭窄、冠状动脉起源及走行异常等。若不及时治疗,30% 死于出生后 1 周,90% 死于 1 岁以内。

(一) 病理生理

完全性大动脉转位若不伴其他畸形,则形成两个并行循环。上、下腔静脉回流的静脉血通过右心射入主动脉供应全身,而肺静脉回流的氧合血则通过左心射入肺动脉到达肺部。患儿必须依靠心内交通(卵圆孔未闭、房间隔缺损、室间隔缺损)或心外交通(动脉导管未闭、侧支血管)进行血流混合。本病血流动力学改变取决于是否伴同其他畸形,左右心血液沟通混合程度及肺动脉是否狭窄。根据是否合并室间隔缺损及肺动脉狭窄可将完全性大动脉转位分为三大类:

1. 完全性大动脉转位并室间隔完整　右心室负荷增加而扩大肥厚,随正常的肺血管阻力下降,左心室压力降低,室间隔常偏向左心室。两者仅靠未闭的卵圆孔及动脉导管沟通混合,故青紫、缺氧严重。

2. 完全性大动脉转位合并室间隔缺损　完全性大动脉转位伴室间隔缺损可使左右心血液沟通混合较多,使青紫减轻,但肺血流量增加可导致心力衰竭。

3. 完全性大动脉转位合并室间隔缺损及肺动脉狭窄　血流动力学改变类似法洛四联症。

(二) 临床表现

1. 青紫　出现早,半数出生时即存在,绝大多数始于 1 个月内。青紫为全身性,若同时合并动脉导管未闭,则出现差异性发绀,上肢青紫较下肢重。

2. 充血性心力衰竭　生后 3~4 周婴儿出现喂养困难、多汗、气促、肝大和肺部细湿啰音等进行性充血性心力衰竭等症状。

注:TGA 伴肺动脉高压或主动脉狭窄时,下肢血氧饱和度比上肢高。

（三）辅助检查

1. **X 线检查** 主要表现为：①由于主、肺动脉干常呈前后位排列，因此正位片见大动脉阴影狭小，肺动脉略凹陷，心底小而心影呈"蛋形"；②心影进行性增大；③大多数患儿肺纹理增多，若合并肺动脉狭窄者肺纹理减少。

2. **超声心动图** 是诊断完全性大动脉转位的常用方法。若二维超声显示房室连接正常，心室大动脉连接不一致，则可建立诊断。主动脉常位于右前，发自右心室；肺动脉位于左后，发自左心室。彩色及频谱多普勒超声检查有助于心内分流方向、大小的判定及合并畸形的检出。

3. **心导管检查** 导管可从右心室直接插入主动脉，右心室压力与主动脉相等。也有可能通过卵圆孔或房间隔缺损到左心腔再入肺动脉，肺动脉血氧饱和度高于主动脉。

4. **心血管造影** 选择性右心室造影时可见主动脉发自右心室，左心室造影可见肺动脉发自左心室。选择性升主动脉造影可显示大动脉的位置关系，判断是否合并冠状动脉畸形。

（四）治疗

诊断后首先纠正低氧血症和代谢性酸中毒等。室间隔完整的大动脉转位应立即给予前列腺素 E_1，以维持动脉导管的开放。如仍持续严重低氧血症和代谢性酸中毒，球囊导管房间隔撕裂术可改善病情。出生 2 周内可行解剖性根治术。

六、完全性肺静脉异位引流

完全性肺静脉异位引流（total abnormalities of pulmonary venous drainage，TAPVD）是指四支肺静脉均不流入左心房，直接或间接通过异常连接回流入右心房。部分肺静脉异位引流（PAPVD）是指 1~2 支肺静脉连接到体循环系统，如上腔静脉，其生理学类似于房间隔缺损，一般不需要呼吸支持。

（一）病理解剖分型

1. **心上型** 肺静脉汇合后引流到向上走行的垂直静脉，汇合到无名静脉。此型最多见。垂直静脉行走于左支气管和左肺动脉之间,在肺动脉压力增高时,左肺动脉增粗压迫垂直静脉,使垂直静脉受压引起肺静脉回流梗阻。

2. 心内型 肺静脉与冠状静脉窦连接或者与右心房连接。一般无肺静脉回流梗阻。

3. 心下型 肺静脉连接到下行的静脉,然后与膈下不同结构的静脉连通(门静脉、静脉导管、肝静脉)。此型最少见。肺静脉回流梗阻最常见。

心下型因肺静脉通道的长度和肝窦状隙(肝小叶内血液通过的管道,即扩大的毛细血管或血窦)导致下腔阻力高而发生不同程度的肺静脉回流梗阻。

4. 混合型 肺静脉有2个或多个连接点与上述部位相连,如分别进入上腔静脉和右心房等。

(二) 病理生理

体循环和肺循环血流都到右心房会合,自右心房分两路:一路入右心室;一路通过ASD、卵圆孔入左心房、左心室。约有20%的患儿房间隔缺损处血流畅通无阻,体静脉血和肺静脉血在右心房会合,流向左心房或右心室的血流量取决于两室的顺应性和体肺循环的阻力,而肺循环的阻力取决于回右心房的路途上有无梗阻。根据此,Gersony将本病分为三类:①严重梗阻:通过量少,肺循环严重淤血,肺动脉压力很高;②中度梗阻:肺循环通过量增多,肺动脉压增高;③无梗阻:肺循环通过量很多,肺动脉压力不高。

(三) 临床表现

根据肺静脉回流有无梗阻、ASD是否足够大,临床表现不同。

1. ASD 分流大小不同

(1) 当心房内分流量较小时(ASD过小):混合的静脉血通过房缺到左心房较少,体循环的血流量也较少,因此青紫不明显,但右心房至右心室肺血流量明显增多,早期即出现肺动脉高压,肝大、下肢水肿、颈静脉怒张等右心衰竭症状。

(2) 当心房内分流较大时(ASD足够大):混合静脉血进入左心房

较多,早期出现青紫,但右心室血液相对较少,临床上肺动脉高压和右心衰竭的症状出现相对较迟。

2. 肺静脉回流有无梗阻

(1)肺静脉回流无梗阻:出生无症状,一个月后逐渐出现呼吸急促,喂养困难,体重不增,反复呼吸道感染。半岁时心功能衰竭加重,青紫却不严重。

(2)肺静脉回流有梗阻:出生时即有明显气急和青紫,并迅速发展为呼吸困难和肺水肿。杂音可有可无,肺动脉瓣听诊区可有Ⅱ级收缩期杂音,胸骨左缘下部及剑突附近可有三尖瓣反流的舒张期杂音。肝脏增大有时可见颈静脉怒张和周围水肿。

(四)辅助检查

1. 心脏彩超

(1)心尖四腔及胸骨上窝未见明显肺静脉引流入左心房,在左心房后方可见肺静脉总汇腔。

(2)胸骨上窝、心尖四腔或剑下切面见异常血管直接或间接引流入右心房。

(3)房间隔可见缺损或卵圆孔未闭,呈右向左分流。

(4)可有右心增大、左心缩小。

2. 胸片

(1)肺静脉回流无梗阻:心脏多不大,肺野有弥漫的斑点网状阴影,由肺门向四周放射,肺野上部的静脉影增粗,下部外围可见淋巴管扩张(Kerley 线)。

(2)肺静脉回流有梗阻:肺血增多,右心房右心室增大,肺动脉干突出,左心房左心室不大。梗阻型者显示严重肺水肿,心脏大小可正常。

3. CT 和 MRI 显示和诊断肺静脉异位连接,造影增强磁共振血管成像序列(CE-MRA)诊断效果更好。

(五)治疗

1. 内科治疗 如出生数天内有严重青紫,严重窘迫及心血管功能不全时,应考虑肺静脉回流有梗阻,内科的紧急治疗为纠酸,降低肺循环阻力(NO),适当强心利尿以缓解充血性心力衰竭。内科治疗对缓解肺静脉回流梗阻的作用有限。

2. 外科手术 如有严重的梗阻,外科手术宜早不宜迟;对梗阻不重,可先用球囊导管行房间隔缺损扩大的操作,或择期手术(一般3月龄内)。手术的目的:将肺静脉回路直接归入左心房。

注:虽然 PGE_1 可维持 DA 开放,但这些患儿肺血流受限并不是由于肺动脉循环受限,而是由于肺静脉回流受阻,故 PGE_1 治疗无效。

(六) 预后

1. 出生后数天后即有严重青紫及气促,如不治疗,多于1个月内死亡。

2. ASD 过小,预后不佳。

3. 手术成功,症状消失快,肺动脉和右心室压力降低接近正常,术后可能发生肺静脉或吻合口狭窄和房性心律失常。

七、极重型法洛四联症

法洛四联症(tetralogy of Fallot,TOF)是最常见的发绀型先天性心脏病,占先天性心脏病的10%左右。是由于胎儿期心室漏斗部间隔发育旋转不良形成,主要有四种病理解剖改变:右心室流出道狭窄、主动脉骑跨、室间隔缺损、右心室肥厚(继发于右心室流出道狭窄)。

(一) 病理生理

右心室流出道狭窄是决定患儿的病理生理、病情严重程度及预后的主要因素。

1. 轻度肺动脉狭窄 可有左向右分流,此时患儿可无明显青紫。

2. 重度肺动脉狭窄 出现明显的右向左分流,出现明显的青紫;右心室流出道梗阻使右心室后负荷加重,引起右心室肥厚,严重时出现右心衰竭。

3. 主动脉骑跨 主动脉除接受左心室的血液外,还直接接受一部分来自右心室的静脉血,因而出现青紫。骑跨范围在15%~95%。

(二) 临床表现

主要表现为发绀,发绀程度及出现早晚与肺动脉狭窄梗阻程度有关。

1. 轻度右心室流出道梗阻的患儿,生后由于心室水平为左向右分流,常无发绀;随右心室漏斗部肥厚加重,患儿多在 3~6 个月发生发绀。

2. 严重右心室流出道梗阻者,新生儿期即可出现发绀。严重者缺氧发作可引起突然昏厥、抽搐,常发生在吃奶或激烈哭闹后。其原因是由于在肺动脉漏斗部狭窄的基础上突然发生该处肌部痉挛,引起一时性右心室流出道梗阻,右向左分流增加,使脑缺氧加重。

3. 胸骨左缘第 2~4 肋间可听到粗糙的喷射性收缩期杂音,肺动脉瓣第 2 心音减弱。

(三) 辅助检查

1. **X 线检查**　肥厚的右心室造成心尖上翘,肺动脉段凹陷,形成"靴型心";由于肺血流减少,肺血管影显著减少,肺野相对清晰。

2. **心电图检查**　电轴右偏,右心室肥厚,右心房肥大。

3. **超声心动图**　左心室长轴切面可见到主动脉内径增宽,骑跨于室间隔之上,室间隔中断;大动脉短轴切面可见到右心室流出道及肺动脉狭窄。彩色多普勒血流显像可见右心室直接将血液注入骑跨的主动脉内。

(四) 治疗

1. **治疗取决于右心室流出道梗阻程度**　对发绀严重、缺氧发作频繁的病例在新生儿期就需要内、外科治疗,包括纠正代谢性酸中毒,用前列腺素维持导管开放(增加肺血流量从而改善缺氧),尽早施行手术。

2. **急性缺氧发作**　①将患儿置于胸膝位,减少右向左分流及静脉回流,减轻缺氧;②立即吸氧,碳酸氢钠纠正代谢性酸中毒;③严重者皮下或静脉注射吗啡 0.1mg/kg 或普萘洛尔 0.1mg/kg 缓慢静脉内注射,可缓解或解除缺氧发作。

3. **经常缺氧发作**　可用普萘洛尔 1~2mg/(kg·d),分 3 次口服,缓解右心室流出道痉挛,预防缺氧发作。

4. **手术治疗**　年龄过小且肺动脉严重狭窄的婴幼儿可先行姑息分流手术,对重症患儿也宜先行姑息手术,年长后一般情况改善,肺血管发育好转后,再做根治术。

八、永存动脉干

永存动脉干(persistent truncus arteriosus,PTA)是指左、右心室均向一根共同的动脉干射血,动脉干的半月瓣骑跨于高位室间隔缺损之上,解剖上仅见总干,未见闭锁的主肺动脉的遗迹,体循环、肺循环和冠循环血供均直接来自动脉干。永存动脉干是极为罕见的复杂先天性心血管畸形。

(一) 病理特点

本病是由于原始的动脉干间隔发育障碍,未能分隔发育成主动脉和肺动脉,而代之以一个连接于心室之上的总动脉干。在胚胎时期动脉干内的间隔也参与膜部室间隔的形成,因此 PTA 绝大多数合并室间隔缺损,约 1/4 病例为单心室。

(二) 病理生理

血流动力学改变取决于肺血流量及动脉干瓣膜有无关闭不全。较多血液由总动脉干分流入肺动脉,临床上不出现发绀或仅有轻度发绀。但大量肺静脉血回流入左心房、左心室,使其容量负荷加重;右心室压力也必须高于体循环压力,才能将体静脉回流血射入总动脉干,致使右心室负荷加重。永存动脉干的瓣膜常有不同程度的关闭不全,造成舒张期血液反流入心室。这些因素均使心室负荷加重,导致心力衰竭。

(三) 临床表现

大多数患儿症状出现早,甚至出现在生后一周。婴儿出生后数周内由于肺血管床阻力高,肺血流量少,青紫严重,因缺氧而出现气急、心动过速等症状。随着肺血管床阻力降低,肺血流量增多,青紫不明显,但早期较易出现心力衰竭和肺部感染症状。

患儿大多数有不同程度发绀,由于脉压增宽,脉搏增强、有力,甚至呈"跳跃式"。在肺动脉瓣区闻及单一的第 2 心音,胸骨左缘第 3、4 肋间有响亮、粗糙的收缩期杂音和震颤。伴有瓣膜关闭不全者,心尖区有舒张早期或中期杂音,动脉干瓣膜关闭不全常可触及水冲脉。

(四) 辅助检查

1. **X 线胸片**　生后 1~2 天后即有心影扩大表现,随着肺阻力下降,肺血流量逐渐增加,心脏逐渐增大,多呈中度以上增大。肺血流增多者,左、右心室均增大;肺血流减少或有肺血管阻力增高时,以右心室增大为主。升主动脉明显增宽,透视下搏动增强,右位主动脉弓伴有肺充血即高度提示永存动脉干的存在。

2. **心电图**　在生后数天心电图可正常,之后多见左、右心室肥大,肺血显著增多的病例左心室占优势;当肺血管阻力增加时,则变为右心室肥厚。

3. **超声心动图**　超声检查显示动脉干骑跨在高位的室间隔缺损之上,常见左心房、左心室大,动脉干瓣膜可增厚,只见"主动脉瓣"而不见"肺动脉瓣"的回声。

4. **磁共振 CT 显像**　结果可以显示扩大的动脉干骑跨在室间隔之上。

5. **心导管检查**　左、右心室压力相等,心导管从右心室能直接插入总动脉干。确诊需靠右或左心室造影,显示单一的动脉干居两心室之上,并见膜部室间隔缺损,肺动脉和冠状动脉均由总动脉干发出。

(五)治疗

不干预者大多数病例在 1 岁内死亡。多数患儿在诊断后即可进行手术。

九、转诊

所有疑似或已经明确的青紫型先天性心脏病均应尽快转诊到有治疗条件的医院。

(闫宪刚)

第七节　非青紫型先天性心脏病

一、房间隔缺损

房间隔缺损(atrioventricular septal defect,ASD)是由于胎儿周围环境因素(如病毒感染、接触放射线、药物影响、孕母患有代谢性疾病等)和遗传因素(如染色体突变)相互作用,引起房间隔某部位缺损的一种先天性心脏病。卵圆孔未闭不引起两心房间的分流,一般在生后5~7个月解剖上关闭,不属于先天性心脏病。

(一) 分类

1. **原发孔型**　占 20%~30%,缺损位于心内膜垫与房间隔交界处。常合并二尖瓣或三尖瓣缺损。

2. **继发孔型**　占 60%~70%,缺损位于房间隔中心卵圆窝部位。

3. **静脉窦发育缺损型**　占 10%,上腔静脉窦型缺损位于上腔静脉入口处,下腔静脉型缺损位于下腔静脉入口处比较容易合并右侧肺静脉异位引流。

(二) 临床表现

1. **症状**　在新生儿期,由于肺循环阻力相对较高,患儿可表现为轻度发绀。

2. **体征**　胸骨左缘第 2~3 肋间可闻及 2/6 级左右喷射性柔和的收缩期杂音。分流量大时,可闻及肺动脉瓣第二音固定分裂。

(三) 辅助检查

超声心动图:右心房、右心室、右心室流出道扩大,系右心室舒张期容量负荷过重所致。二维超声心动图可直接探测到房间隔连续中断、缺损的部位及大小。

(四) 治疗

1. 小型继发孔型房间隔缺损在 4 岁内有 15% 的自然闭合率(其中 <3mm 的多在 3 个月内自然闭合);若 <5mm 继发孔型房间隔缺损未自然闭合,在未出现肺动脉高压、右心衰竭等严重临床表现时也无需手术治疗。

2. **介入治疗指征**　①继发孔型,左向右分流;②年龄一般应 >2岁,体重 >10kg;③缺损边缘至冠状静脉窦、上下腔静脉及右上静脉之间的距离 ≥ 4mm,与房室瓣距离 ≥ 7mm;④ 5mm ≤ ASD 最大伸展径 ≤ 40mm。

3. >8mm 的继发孔型房间隔缺损一般不会自然闭合。静脉窦型和原发孔型 ASD 不会发生自然闭合。最佳手术年龄在 2 岁左右。

（1）症状比较明显的病例，在诊断明确后应立即接受闭合房间隔缺损的治疗，可不受年龄限制，尤其对反复患肺炎及心力衰竭且经内科治疗不奏效的小婴儿，应考虑为其施行急诊手术治疗。

（2）阻力型肺动脉高压已伴有心房水平右向左分流的病例，闭合房间隔缺损常伴有较高死亡率并且不能改善症状。

二、室间隔缺损

室间隔缺损（ventricular septal defect，VSD）是由于胎儿周围环境和遗传因素相互作用，引起室间隔某部位缺损的一种先天性心脏病。VSD 是小儿最常见先天性心脏病，占先天性心脏病 25%。

（一）分型

1. 膜周部缺损　占 60%~70%，位于主动脉下，由膜部向与之接触的 3 个区域延伸而成。

2. 肌部缺损　占 15%~25%。

3. 漏斗部缺损。

附：小型室间隔缺损（Roger 病）是指缺损直径 <5mm 或缺损面积 <0.5cm^2/m^2 体表面积；中型室间隔缺损是指缺损直径 5~10mm 或缺损面积 0.5~1.0cm^2/m^2 体表面积；大型室间隔缺损是指缺损直径 >10mm 或缺损面积 >1.0cm^2/m^2 体表面积。

（二）临床表现

取决于缺损大小、分流量多少和肺血管阻力的高低。

1. 对于中型以上的 VSD，随着肺循环阻力的下降和肺血流量的增加，通过缺损的左向右分流逐渐增加，这种血流动力学在生后 4~6 周最明显。患儿出现体重不增、气促、多汗、易患呼吸道感染，有时因扩张的肺动脉压迫喉返神经，引起声音嘶哑。听诊在胸骨左缘 2~4 肋间常可闻及响亮粗糙的全收缩期杂音。

2. 大型 VSD 在生后 2~3 周内即可因急性左心衰竭、肺水肿而死亡。

（三）辅助检查

二维超声显像可直接看到室间隔回声中断,叠加彩色血流显像后显示红色(左向右分流)或蓝色(右向左分流)血流讯号穿过缺损处。

（四）治疗

1. 小型室间隔缺损(膜部或肌部)于生后第 1 年可能逐渐变小或自然愈合,20%~40% 室间隔缺损可能在 3~4 岁自行关闭。漏斗部室间隔缺损无自然闭合可能。

2. **介入治疗指征**　①膜周部 ASD:年龄通常 ≥ 3 岁;对心脏有血流动力学影响的单纯性 VSD;VSD 上缘距主动脉右冠瓣 ≥ 2mm,无主动脉右冠瓣脱入 VSD 及主动脉瓣反流。②肌部缺损:缺损通常 ≥ 5mm。③外科手术后残余分流。

3. 对于大型室间隔缺损、药物难以控制心力衰竭及顽固性反复性肺炎难以控制的小婴儿室间隔缺损,应考虑急诊手术。

4. 对部分经呼吸机辅助通气后仍难以控制肺部感染的小婴儿,可考虑急诊手术治疗。

5. 随着肺循环血流量持续增加,形成阻力性肺动脉高压,临床上出现发绀,发展成为艾森门格综合征则无手术指征。

三、主动脉缩窄

主动脉缩窄(coarctation of the aorta)是由于动脉导管关闭时,主动脉背壁的导管纤维组织收缩牵拉而造成主动脉缩窄的无发绀型先天性心脏病。最常见的缩窄部位在动脉导管连接于主动脉的区域(即峡部)。本病常合并其他心脏畸形,如二叶式主动脉瓣(80%)和室间隔缺损(40%)。

（一）分型

根据缩窄占据主动脉和降主动脉之间的部位分为导管前型、导管后型和正对导管型。导管前型狭窄位于主动脉峡部,常合并其他心脏畸形,多在早期死亡。导管后型狭窄范围较局限,动脉导管多已关闭,有广泛侧支循环,常能活到成年。

(二) 临床表现

1. **症状** 导管前型患儿常在生后 6 周内出现症状,新生儿常有心功能不全和 / 或低心排血量状态,造成病情的急剧恶化。

2. **体征** 主动脉缩窄的特征是上、下肢血压的异常,上肢收缩压超过下肢收缩压 20mmHg 考虑主动脉弓缩窄。若双上肢血压均升高表明缩窄位于左锁骨下动脉开口之后;仅有右上肢血压升高提示缩窄段起自左锁骨下动脉之前或累及其开口处。因此分别测量四肢血压有助于判断缩窄部位。

(三) 实验室检查

1. **X 线检查** 心脏中 - 重度增大,搏动减弱,肺野充血。

2. **心电图检查** 导管前型伴 PDA 或 VSD 者早期表现为右心室肥厚,待动脉导管关闭后逐渐发展为双室肥厚。导管后型有左心室肥大表现。

3. **超声心电图** 可显示主动脉缩窄段的部位、范围及形态。

4. **动脉血气和乳酸** 可监控心排血量和狭窄后灌注情况。

(四) 治疗

1. **内科治疗**

(1)镇静、止痛:使体循环的耗氧量最小化。

(2)通气管理:机械通气时通过调高 PEEP 有助于克服左心房高压继发肺水肿。

(3)纠正酸中毒:维持内环境稳定。

(4)正性肌力药物:增加心排血量,治疗休克。

(5)维持动脉导管开放:危重性主动脉狭窄的患儿,只有存在有卵圆孔未闭使有效循环(肺静脉回流血)能够通过房间隔然后最终通过动脉导管到达体循环血管床时,静脉应用前列腺素才能使患儿受益。

2. **外科治疗** 有症状的主动脉缩窄患儿,内科治疗使病情稳定后即应进行外科手术治疗。对无症状者多主张手术年龄为4~8 岁。

四、转诊

多数非青紫型先天性心脏病为房缺、室缺或未闭，一般不需要转诊治疗。下列情况需要转诊：

1. 心力衰竭或心功能不全治疗效果不好者。
2. 反复肺部感染、生长发育欠佳者。
3. 肺动脉压力逐渐增高者。
4. 需要进一步明确是否存在复杂心脏疾病。
5. 疑似或明确诊断的主动脉瓣狭窄、主动脉弓狭窄、主动脉弓离断。

（闫宪刚）

参考文献

1. 吴本清，苏锦珍. 新生儿休克的早期识别与治疗. 中华实用儿科临床杂志，2017, 32 (2): 88-90.
2. 郑军，李月琴，王晓鹏. 新生儿诊疗手册. 天津：天津科技翻译出版公司，2011: 165-168..
3. Gary R. Strange, MD. 儿科急诊医学. 3 版. 陈其，主译. 北京：人民军医出版社，2012.
4. 洪昆峣，林新祝. 毛细血管渗漏综合征诊治进展. 中国新生儿科杂志，2016, 31 (4): 313-315.
5. 花少栋，封志纯. 新生儿毛细血管渗漏综合征的治疗与监测. 中华围产医学杂志，2015, 18 (7): 551-554.
6. 中华医学会儿科学分会心血管学组. 小儿心力衰竭诊断与治疗建议. 中华儿科杂志，2006, 44 (10): 753-757.
7. 王丽琼，陈涵强，杨长仪. N 端脑钠肽前体与早产儿动脉导管未闭的研究进展. 中华围产医学杂志，2017, 20 (2): 150-151.
8. Dionne JM, Abitbol CL, Flynn JT. Hypertension in infancy: diagnosis, management and outcome. Pediatr Nephorl, 2012, 27 (1): 17-32.
9. 王成，薛小红. 胎儿和新生儿心律失常的诊断与治疗进展. 实用儿科临床杂志，2008, 23 (2): 81-83.
10. Brugada J, Blom N, Sarquella-Brngada G, et al. Pharmacological and

non-pharmacological therapy for arrhythmias in the pediatric population: EHRA and AEPC-Arrhythmia Working Group joint consensus statement. Europace, 2013, 15 (9): 1337-1382.

11. 孙建华. 新生儿严重心律失常的再认识. 中华实用儿科临床杂志, 2016, 31 (14): 1049-1051.

12. 沈捷. 新生儿先天性心脏病内科治疗的矛盾与对策. 实用儿科临床杂志, 2012, 27 (2): 77-79.

13. 邵肖梅, 叶鸿瑁, 丘小汕. 实用新生儿学. 5 版. 北京: 人民卫生出版社, 2019: 694-711.

第十一章 血液系统疾病

第一节 新生儿贫血

新生儿贫血(neonate anemia)是指单位体积周围血液中红细胞、血红蛋白和血细胞比容低于正常值,或其中一项明显低于正常。

一、正常生理值

足月儿出生时血红蛋白为 170g/L(140~200g/L)。生后 1 周内静脉血血红蛋白 <140g/L 定义为新生儿贫血。健康足月新生儿在生后第 3 周开始出现血红蛋白下降,在生后 2~3 个月降至 100g/L,即通常所说的"生理性贫血"。早产儿血红蛋白下降更显著,在生后 1~2 个月最低可下降至 70~90g/L。

二、发病机制和病因

新生儿贫血由以下三方面原因所致:①红细胞丢失或失血性贫血:最常见原因;②红细胞破坏增加或溶血性贫血;③红细胞生成减少或称生成不良性贫血。

(一)失血性贫血

1. 产前失血

(1)双胎输血:发生在单卵多胎者(单个胎盘、双胎同性别、胎儿间有很薄的隔膜)。其病理生理基础是胎盘有共同的胎儿血管床,在胎盘循环中存在着血管吻合。两个胎儿体重可相差 20% 以上,Hb 相差在 50g/L 以上,双胎中的供体苍白、瘦小,甚至出现贫血性心力衰竭,治疗上供血胎儿常需要扩容、红细胞输注；受体红润、发育良好，可有红细胞增多的表现，受血胎儿常需用新鲜冰冻血浆进行部分换血。

（2）胎-母输血：主要由于妊娠后期胎盘绒毛的细胞滋养层消失，胎盘表面扩张变厚或胎盘屏障破坏，脐动脉与绒毛间隙存在压力，导致胎儿血液进入母体循环。贫血程度不一，临床表现取决于失血的量和速度。

1）若急性失血量＞血容量的 20% 可引起宫内死亡、循环性休克或水肿，出生时出现严重贫血；若失血量＜血容量的 20%，分娩时血红蛋白可正常，但发生血液稀释时血红蛋白迅速下降。最有价值的诊断性检查：72 小时内采母血行红细胞酸洗脱试验（Kleihauer-Betke 试验，可定量母亲血液循环中含 HbF 的胎儿红细胞，正常值 ≤ 3%）或者行甲胎蛋白检查（孕母一般在 200μg/L 左右，一般不会超过 400μg/L），血涂片可见正色素/正细胞性贫血伴大量有核红细胞。

2）慢性失血的患儿通常状况良好，但可存在心力衰竭，此时血涂片可见低色素/小细胞性贫血，有核红细胞不显著，Kleihauer-Betke 试验难以解释。

在许多病例中，慢性胎母出血可并发急性胎母出血，此时严重的贫血（Hb<50g/L）提示预后较差，因为大多数存活患儿留有脑损伤。

（3）胎儿-胎盘输血：多发生在胎儿娩出尚未断脐时，所处位置高于胎盘，使血液通过脐动脉持续注入胎盘，由于动静脉压差阻止静脉血回流到胎儿。脐带打结或扭转也可发生胎-胎盘失血，由于脐静脉较脐动脉壁薄，更容易受压，导致通过脐静脉到胎儿血流减少，但通过脐动脉回流到胎盘的血正常，而导致胎儿-胎盘失血。

2. **产时失血** 分娩时因胎盘、脐带的畸形，产科意外，如前置胎盘、胎盘早剥或剖宫产时损伤胎盘，脐带堵闭（如脐带绕颈、打结或脐带脱垂）时新生儿出血量可达 25~30ml，此多为急性失血，量较大，常有休克表现。

3. **产后失血** 多为内出血，包括消化道出血、颅内出血及巨大头颅血肿、肝脾破裂、腹膜后出血、肾上腺出血等。广泛的皮肤瘀斑也可导致贫血。

(二)溶血性贫血

提示溶血性贫血的主要线索有:网织红细胞增多和/或有核红细胞增多、非结合性高胆红素血症、Coombs 试验阳性(若为免疫性溶血)及血涂片见到典型的红细胞形态的改变(如遗传性球形红细胞增多症)。

1. 免疫性贫血

(1)同种免疫性溶血性贫血:最常见的是 ABO 血型不合,其次是 Rh 血型不合所致。

(2)自身免疫性溶血性贫血(AIHA):是由于机体免疫功能紊乱而产生针对自身红细胞抗原的免疫抗体,与红细胞表面抗原结合和/或激活补体导致红细胞破坏、寿命缩短而产生的一种溶血性疾病。常见有:①感染:占多数,特别是病毒和支原体感染;②新生儿狼疮综合征:主要是患 SLE 的母亲体内抗 SS-A 或抗 SS-B 抗体等经胎盘进入胎儿体内所致,新生儿及其母亲血清中均存在此抗体;③维生素 E 缺乏;④代谢紊乱。

2. 非免疫性贫血

(1)红细胞膜疾病引起的溶血性贫血:主要诊断线索是家族史,另外是无法解释的溶血和血涂片异常。红细胞膜病变几乎都可通过血涂片上典型的细胞形态加以识别。常为常染色体显性遗传,如遗传性球形[新生儿期出现急性溶血性贫血和高胆红素血症,外周血涂片可见明显的小球形红细胞增多(>10%),红细胞渗透脆性增加]、椭圆形、口形红细胞增多症。正常新生儿血液中也可见到少量的异常红细胞,结果解读应谨慎。

(2)红细胞酶缺陷引起的溶血性贫血:主要疾病是 G-6-PD 缺乏症和丙酮酸激酶(PK)缺乏症。通常两者表现为非结合性高胆红素血症。

1)G-6-PD 缺乏症:通常在生后数天内出现严重黄疸,贫血极为罕见,血涂片完全正常,通过测定 G-6-PD 酶活性确诊。

2)丙酮酸激酶(PK)缺乏症:为常染色体隐性遗传,临床有异质性,重者出现导致胎儿水肿的严重贫血,轻者仅见轻微的非结合性高胆红素血症。外周涂片红细胞无特征性改变,网织红细胞增多,白细胞数和血小板数正常,骨髓红细胞系呈代偿性增生改变。输血前检测红细胞 PK 活性可确诊。

(3)血红蛋白病引起的溶血性贫血:

1)重型 α- 地中海贫血:是最常见的血红蛋白病引起的溶血性贫血。任何妊娠中期发生严重胎儿贫血和胎儿水肿病例都需怀疑重型α- 地中海贫血。通过血红蛋白电泳和HPLC(仅显示 Hb Bart 或同时有少量 HbH,无 HbA、HbA_2 和 HbF)可确诊。外周血象呈小细胞低色素性贫血,出现异形、靶形、碎片红细胞等,有核红细胞和网织红细胞明显增高。

2)重型 β- 地中海贫血:患儿出生时正常,常在生后 2~3 个月时出现溶血性贫血。实验室检查示红细胞渗透脆性明显减低,HbF 含量明显增高(新生儿期 Hb F ≥ 88%)是诊断重型 β- 地中海贫血的重要依据。

(三)红细胞生成减少导致的新生儿贫血

红细胞生成减少主要的诊断线索是网织红细胞降低($<20 \times 10^9$/L),和 Coombs 试验阴性,其他有效的诊断点是疾病是否局限于红细胞系(即贫血,但白细胞和血小板计数正常),或是否血细胞计数提示白细胞和 / 或血小板也有受累。若血细胞生成衰竭局限于红细胞系,如先天性再生障碍性贫血(Diamond-Blackfan 综合征)和微小病毒 B19 感染,这种贫血是由红细胞再生障碍引起。

1. 若血细胞生成衰竭局限于红细胞系,如先天性再生障碍性贫血(Diamond-Blackfan 综合征)和微小病毒 B19 感染,这种贫血是由红细胞再生障碍引起。

2. 若血细胞生成衰竭伴有粒细胞和 / 或血小板生成减少,可见于巨细胞病毒(CMV)导致的先天感染、先天性白血病及先天性骨髓衰竭综合征,如 Pearson 综合征。

三、临床表现

新生儿贫血的临床表现与贫血严重程度和相关疾病有关。急性

和慢性失血的区别见表 11-1-1。新生儿贫血多数为无症状,严重贫血可能出现:

1. 液量和热卡足够的情况下体重增长不满意、经口喂养困难、喂养不耐受。

2. **呼吸循环表现** 心动过速、呼吸急促、呼吸暂停、吸入氧浓度增加、脉压增加、低血压、心脏杂音。

3. **一般情况** 活动少、反应差、嗜睡。

4. 面色或皮肤颜色苍白。

5. 肝脾大、黄疸。

6. 代谢性酸中毒。

表 11-1-1 新生儿急性和慢性失血的特征

特征	急性失血	慢性失血
临床	急性窘迫:苍白、呼吸急促、表浅,常不规则,心动过速、脉微弱或消失,血压低或无,肝、脾不大	苍白与窘迫不成比例,偶有充血性心力衰竭,包括肝脾大
静脉压	低	正常或增加
实验室检查		
血红蛋白浓度	出生正常,24 小时内迅速下降	出生时低
红细胞形态	正色素、大细胞性	低色素小细胞,红细胞大小不均、异形红细胞
血清铁	出生时正常	出生时低
转归	及时治疗贫血、休克以预防死亡	一般良好
治疗	静脉注射液体和全血,以后补铁	铁剂治疗,偶尔输血

四、诊断

(一) 新生儿贫血诊断原则

对无法解释的新生儿贫血最有效的筛查试验是网织红细胞计数、Coombs 试验和平均红细胞容积(MCV)。贫血病因诊断见流程图 11-1-1。

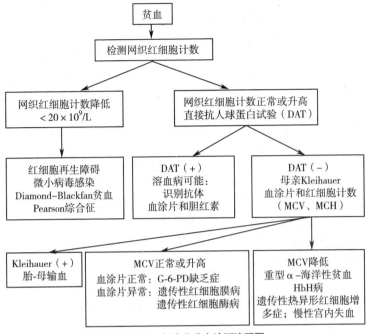

图 11-1-1 新生儿贫血诊断流程图

1. 网织红细胞计数

(1)网织红细胞计数降低($<20\times10^9/L$),提示红细胞再生障碍,最常见的病因是微小病毒感染和 Diamond-Blackfan 贫血(DBA);伴有粒细胞和/或血小板减少,可见于巨细胞病毒感染、先天性白细胞及先天性骨髓衰竭综合征,如 Pearson 综合征。

(2)网织红细胞计数升高,检查 Coombs 试验。

2. Coombs 试验

(1)网织红细胞计数升高、Coombs 试验阳性:可能诊断 HDN,确定抗体,检查血涂片和胆红素。

(2)网织红细胞计数升高、Coombs 试验阴性:排除 HDN,检查母亲血 Kleihauer-Betke 试验。

3. Kleihauer-Betke 试验

(1)阳性:提示胎母输血。

(2)阴性：检查 MCV。

4. MCV 检查

(1)MCV 正常或升高：血涂片正常，提示 G-6-PD 缺乏症；血涂片异常，提示遗传性红细胞膜疾病、遗传性红细胞酶疾病。

(2)MCV 降低：重型 α- 海洋性贫血或 HbH 病；遗传性热异形红细胞增多症；慢性宫内失血（双胎）。

（二）临床表现

临床表现与病因、失血量及贫血速度有关。

1. 急性失血　患儿心率增快、脉搏细数、血压下降、休克。

2. 慢性失血　患儿面色苍白、可有轻度呼吸窘迫或易激惹。

3. 溶血性贫血　面色苍白、黄疸和肝脾大。

（三）病史

1. 出生时贫血

(1)失血性贫血：有妊娠后期阴道出血或羊膜腔穿刺病史，失血性贫血与多胎、母亲产后寒战、发热和非选择性剖宫产有关。

(2)溶血性贫血：与胎儿生长受限和 Rh 阴性母亲有关。注意家族史询问，新生儿和母亲用药史。

2. 生后 24 小时后贫血　常与产伤、急产、家中分娩、围产期胎儿窘迫和低 Apgar 评分有关。

3. 黄疸伴贫血　提示溶血性贫血。

（四）辅助检查

1. 必须检查的项目

(1)血红蛋白：一般认为日龄 2 周内新生儿末梢血红蛋白≤ 145g/L、静脉血红蛋白 <140g/L；2 周后末梢血红蛋白：足月儿 <110g/L，早产儿 <100g/L 可诊断贫血。

分度：轻度，120g/L ≤ Hb<144g/L；中度，90g/L ≤ Hb<120g/L；重度，60g/L ≤ Hb<90g/L；极重度，Hb<60g/L。

注：急性失血时血容量自身代偿性增加尚需要数小时时间，在此之前 Hb 浓度既不是判断是否出血的指标，也不是估计出血量的指标。

(2)红细胞指数：①小细胞低色素贫血：提示胎 - 母输血或双胎输

血或 α- 地中海贫血;②正细胞正色素贫血:急性出血、全身疾病、红细胞自身缺陷或生成不良性贫血。

(3) 网织红细胞计数:网织红细胞是刚从骨髓释放入循环的红细胞,网织红细胞数初生 3 天内为 0.04~0.06,4~7 天迅速降至 0.005~0.015,4~6 周回升至 0.02~0.08。网织红细胞计数增多提示骨髓造血功能活跃,可见于溶血或出血性贫血;减少提示造血功能低下,可见于感染、生成不良性贫血。

(4) 血涂片:①球形红细胞:与 ABO 溶血病和遗传性球形红细胞增多症有关;②椭圆形红细胞:见于遗传性椭圆形红细胞增多症;③固缩红细胞:可见于 G-6-PD 缺陷;④裂隙红细胞和盔型红细胞:见于凝血消耗性疾病。

(5) 直接 Coombs 试验:阳性提示自身免疫性或同种免疫性溶血病。

2. 其他可选择的实验室检查

(1) 同种免疫性溶血:行 ABO 和 Rh 血型检测。

(2) 胎 - 母输血:72 小时内采母血行:① Kleihauer-Betke 试验(是基于胎儿 HbF 在酸性缓冲液中有抗酸作用而保留在红细胞内,母亲的 Hb 则被酸洗去成为空影细胞)。②甲胎蛋白检查(孕母一般在 200μg/L 左右,一般不会超过 400μg/L)。目前孕期及产后甲胎蛋白变化趋势不清楚,结果解读应慎重。③母血胎儿血红蛋白定量分析:正常成人 HbF 含量 <3%,妊娠期母血 HbF 含量生理性增加,可高达 5.7%,但红细胞酸洗脱后呈淡红色,而胎儿的红细胞酸洗脱后则呈鲜红色。

(3) 先天性生成不良和再生障碍性贫血:行骨髓涂片检查(骨髓穿刺常选髂后上棘穿刺:髂后上棘与第 5 腰椎间可及圆钝或三角形骨突起)、细小病毒抗原检测。

(4) TORCH 感染:行 TORCH 检查、测定 IgM 水平。

(5) 消耗性凝血性疾病:行凝血功能及血小板检查。

(6) 红细胞自身缺陷:行红细胞酶检查、血红蛋白电泳分析、红细胞膜研究。

(7) 内脏器官出血:头颅或腹部超声有助于确定出血部位。

(8)足月新生儿血红蛋白电泳常参考值为：无异常 Hb 区带；Hb A 约为 30%；Hb F 占 70%；Hb A$_2$ 为 0.1%~1%。α- 地中海贫血：有异常 Hb Bart 区带、Hb CS 区带；β- 地中海贫血：Hb A ≤ 12%，Hb F ≥ 88%，同时参考父母双方是否至少一方为 β- 地中海贫血信息。

五、治疗

根据个体情况，结合单纯输血、换血、营养物质补充和原发病治疗等方面。

(一) 出生时贫血

1. 伴血流动力学不稳定的病因未明的严重贫血 应立即给予生理盐水或 5% 白蛋白(用生理盐水稀释)，随之输注浓缩红细胞(可使用未交叉配型 O 型血)15~20ml/kg，输注时间 5~10 分钟，可重复输血，目标是达到正常血压、正常 pH，血红蛋白 >120g/L。

2. 如果患儿血红蛋白在 8~10g/L，但临床稳定，无低血压、气促、酸中毒或呼吸窘迫，尤其是未发现急性失血原因，提示可能为孕后期慢性或亚急性出血。此时可能发生血红蛋白稀释，血流动力学稳定。如果贫血严重可能会引起胎儿心力衰竭，甚至胎儿水肿，此时使用浓缩红细胞单次容量(80ml/kg)交换输血是最安全的升高血红蛋白而不加重心力衰竭。

3. 如果患儿血红蛋白在 10~12g/L 且无贫血症状，可在 2 小时输浓缩红细胞 20~30ml/kg，同时给予呋塞米。

(二) 晚发新生儿贫血(2~28 日龄)

1. 红细胞输注指征见表 11-1-2。

表 11-1-2　红细胞输注阈值

Hct/Hb/g·L^{-1}	指征	输血量及用法
Hct ≤ 0.40 或 Hb ≤ 120	生后 24h 急性出血；先天性发绀型心脏病	15ml/kg，2~4h
Hct ≤ 0.35 或 Hb ≤ 110	机械通气(MAP>8cmH$_2$O，FiO$_2$>40%)	15ml/kg，2~4h

续表

Hct/Hb/g·L^{-1}	指征	输血量及用法
Hct ≤ 0.30 或 Hb ≤ 100	机械通气或 CPAP（FiO$_2$<40%）	15ml/kg，2~4h
Hct ≤ 0.25 或 Hb ≤ 80	婴儿需要氧，但不需要其他呼吸支持者	20ml/kg，2~4h
Hct ≤ 0.20 或 Hb ≤ 70	婴儿无症状，Ret<0.1 × 10^{12}/L	20ml/kg，2~4h

2. **输血量计算**　严重贫血应输浓缩红细胞，单次输血量不应超过 20ml/kg，应在 4 小时内输完。输注红细胞悬液 4ml/kg，可提高 Hb10g/L。

（三）营养替代

1. **铁剂治疗**　大量失血患儿，无论急性还是慢性均要补充铁剂，以补充储存铁量。元素铁剂量为 2~3mg/（kg·d），补充时间至少 3 个月，为保证婴儿生长需要，甚至要持续 1 年。

2. **叶酸**　尤其在血清水平 <0.5ng/ml，补充叶酸 50mg/（kg·d）。常用于以下贫血：①胎龄 <34 周或出生体重 <1 500g；②慢性溶血性贫血；③接受苯妥英钠治疗的患儿。

3. **维生素 E**　胎龄 <34 周的早产儿，在矫正胎龄 38~40 周给予维生素 E，每天 25U，口服，疗程 2 周，可降低早产儿贫血的发生。

（四）转诊

多不需要转诊，下列情况可考虑转诊：①如果出血进行性增多或者需要外科干预的出血应尽快转诊，转诊前一定要扩容，有条件应输注浓缩红细胞；②贫血加重且诊断不明确者；③除贫血外存在血小板减少或白细胞异常或怀疑血液系统疾病者。

（黄循斌）

第二节　双胎输血综合征

双胎输血综合征（twin to twin transfusion syndrome，TTTS）是单绒毛膜双羊膜囊双胎（monochorionic-diamniotic，MCDA）的严重并发症，

在 MCDA 中的发生率为 10%~20%。TTTS 常导致双胎发育不一致、羊水量异常、一胎贫血或一胎红细胞增多等并发症。

一、病理生理

病理生理基础是胎盘有共同的胎儿血管床,在胎盘循环中存在着血管吻合。

1. TTTS 的供血胎儿由于不断向受血胎儿输送血液而逐渐发生低血容量,导致肾脏灌注减少而出现少尿及羊水过少,同时肾素 - 血管紧张素系统被激活,加重上述血流动力学改变。TTTS 晚期,供血胎儿还会出现贫血、心脏小、胎儿生长受限、弥漫性肾小管萎缩和肾脏发育不良。

2. TTTS 的受血胎儿心房压力增加引起心房钠肽合成增多,导致肾小球滤过率增加和肾小管回吸收减少而出现多尿和羊水过多。由于受血胎儿的血容量过多导致心脏负荷增加,所有受血儿均表现有不同程度的红细胞增多症、心室肥厚和扩张、高血压、三尖瓣反流、先天性心脏病、心功能降低,甚至出现胎儿水肿。

二、临床表现

双胎输血综合征临床表现差异较大,主要受发病时间、分流程度、是否宫内治疗等多种因素影响。部分患儿表现为供血胎儿和受血胎儿之间症状差异明显,其中供血胎儿出现低血容量、少尿、体重减轻、贫血、脱水、羊水少,甚至因营养缺乏而死亡;受血胎儿出现血容量增多、心肌肥厚、多尿、肝肾增大、体重增长快,可发生充血性心力衰竭、胎儿水肿、羊水过多等严重并发症。

三、诊断标准

1. **胎盘检查** 胎盘检查可见供血胎儿的胎盘苍白、萎缩,而受血胎儿的胎盘肥大。还可通过胎盘灌注检查胎盘,以明确是否存在胎盘血管吻合。

2. 新生儿体重相差 ≥ 20%,血红蛋白水平相差 ≥ 50g/L,以及受血胎儿和供血胎儿生长差异、贫血和多血质的临床表现。出生后这些指标不是诊断双胎输血的必要指标。

四、并发症

1. **TTTS 脑损伤** 供血胎儿脑损伤的主要原因是脑血流低灌注造成缺氧缺血,而受血胎儿脑损伤和脑卒中的重要原因是高黏滞血症、真性红细胞增多症引起血管内血流淤滞。

2. **TTTS 心血管系统损伤** 受血胎儿由于高血容量状态造成心脏重构。血容量过多增加心脏前负荷导致右心收缩和舒张功能下降,最终导致心脏肥大。受血胎儿持续性右心室功能不全导致右心室流出道梗阻,甚至出现肺动脉狭窄。与受血胎儿不同,大多数供血胎儿在超声心动图中没有显示心脏功能有明显异常。

3. **TTTS 肾损伤** 肾损伤大多数发生在供血儿,可发生肾皮质坏死和纤维化等病理改变,临床出现血尿、急性肾衰竭或永久性肾小管发育不全。肾小管发育不全主要为近曲小管损伤,可能是缺血缺氧导致产前慢性的低灌注肾损伤。

4. **TTTS 血液系统损伤** 受血胎儿与供血胎儿血红蛋白水平相差 ≥ 50g/L;受血儿血小板计数明显低于供血儿。原因可能与受血胎儿的红细胞增多及血液黏稠度增加造成血小板消耗增多有关。

5. **TTTS 所致其他系统损伤** 腹腔脏器损伤在 TTTS 存活儿中多有报道,如肝脏梗死、血栓栓塞、肝钙化、回肠和空肠闭锁、坏死性小肠结肠炎以及远端回肠穿孔等。

五、治疗

1. 供血胎儿因重度贫血常需要扩容、红细胞输注。

2. 受血胎儿因红细胞增多症常需用新鲜冰冻血浆进行部分换血。

3. TTTS 最佳治疗时机仍不能明确,正规产检时诊断 TTTS 重要的手段,如果产前发现存在血管交通且分流量大,应早期进行宫内干预。

六、转诊

有多器官功能障碍的 TTTS 建议转诊治疗,因为多数患儿病情会逐渐加重,需要更多的支持治疗如心功能和呼吸功能维护、肾脏替代治疗等。

(谢晓彬)

第三节　新生儿红细胞增多症

新生儿红细胞增多症(neonate polycythemia)是指胎儿缺氧等致宫内红细胞生成增加或红细胞经胎盘灌注过多致继发性红细胞输注,导致新生儿在出生 2 周内血液中红细胞、血红蛋白及血细胞比容异常增加所引起的疾病。

新生儿红细胞增多症和高黏滞度不是同义名称,但常伴随存在。血细胞比容、红细胞变形性及血浆黏滞度这几个因素决定全血黏度,但最重要的是血细胞比容。

一、病因

(一)真性红细胞增多

1. **胎盘输血**　发生在脐带延迟结扎、双胎输血、母胎输血或者围产期窒息。

2. **宫内缺氧**　胎盘功能不全可以导致宫内缺氧,多见于过期产儿、小于胎龄儿、先兆子痫 / 子痫、糖尿病母亲婴儿以及孕妇应用普萘洛尔。孕妇吸烟或患儿严重的心脏病。

3. **医源性红细胞增多症**　输血过多。

4. **其他原因**

(1)染色体异常:如 21 三体、13 三体和 18 三体。

(2)Beckwith-Wiedemann 综合征。

(3)新生儿甲状腺功能亢进。

(4)先天性肾上腺皮质增生症。

（二）脱水

如果体重下降超过出生体重的 8%~10%，应怀疑脱水导致的继发性血液浓缩，通常发生于生后 2~3 天。

二、临床表现

多与高黏滞血症的相关症状。

1. **皮肤**　发红，活动后更为明显，呈多血质貌。

2. **血液系统**　高胆红素血症、血栓形成、血小板减少。

3. **消化系统**　坏死性小肠结肠炎、肠梗阻。

4. **泌尿系统**　肾静脉栓塞、肾衰竭。

5. **循环系统**　充血性心力衰竭。

6. **神经系统**　嗜睡、激惹，严重者可发生惊厥、脑静脉栓塞。

7. **呼吸系统**　气促、需要氧疗，严重者可发生呼吸窘迫、呼吸暂停。

8. **代谢方面**　低血糖症、低钙血症。

三、辅助检查

1. **血常规**　生后 1 周内静脉血 Hct ≥ 65% 或两次周围毛细血管血 Hct ≥ 70%。Hct 测定最好以生后 12 小时为准，因生后数小时内血液浓缩，12 小时恢复常态。尚可有血小板减少，白细胞数一般正常或偏高。

> 附：毛细血管的血红蛋白及 Hct 可显著高于同期采集的静脉血的值，尤其是早产儿差异更显著，如将足跟先温暖改善周围循环后再采血，两者的差距将减少。

2. **凝血功能检查**　可因血小板减少而发生出血时间延长和凝血功能异常。

3. **血糖**　红细胞增多症通常伴有低血糖。

4. **血胆红素**　由于红细胞破坏增多，常伴有高胆红素血症。

5. **血钙**　可见低钙血症。

6. **血气分析**　除外缺氧。

7. **血钠和尿素氮** 脱水状态下通常增加。

8. **尿比重** 脱水时常伴有尿比重的增加(>1.015)。

四、治疗

(一)脱水导致的血液浓缩

婴儿若存在脱水但没红细胞增多症的症状和体征,可以在 6~8 小时内纠正脱水。根据日龄和血清电解质的情况决定补液的性质,一般给予 130~150ml/(kg·d)。每 6 小时测定 1 次 Hct,Hct 一般在脱水纠正后降低。

(二)真性红细胞增多症

1. 原则

(1)如果无症状,周围静脉 Hct 在 65%~70%,仅需注意观察。大多数患儿对增加液体量反应良好,可给予白蛋白、生理盐水 10~20ml/kg 扩充血容量,降低血液黏滞度,每天可增加液体量 20~40ml/(kg·d),每 6 小时重新测定 1 次 Hct。

(2)周围静脉 Hct 在 70%~75%,是否换血仍有争议。

(3)当周围静脉 Hct>75% 时常有高黏滞度血症,大多数学者认为即使无症状,也应部分换血,将 Hct 降至 55%。

2. 部分换血方法

(1)任何静脉血管都可作为输入通道,周围小动脉可作为输出通道。

(2)优先使用生理盐水或 5% 白蛋白,而不推荐使用血浆或新鲜冰冻血浆。

(3)总换血量:一般为 25~30ml/kg。换血量依赖于 Hct 测量值。

$$换血量 = 血容量 \times (实际 Hct - 预期 Hct) \div 实际 Hct$$
$$血容量 = 体重(kg) \times (80~100ml/kg)$$

足月儿血容量为 80~90ml/kg,早产儿 100ml/kg,预期的 Hct 为 55%~60%。

例:体重为 3kg 患儿,Hct 为 75%,血量 80ml/kg,预计 Hct 降至 50%。

$$换血量 = 3 \times 80 \times (75-50) \div 75 = 80ml$$

五、转诊

多不需要转诊,如果并发血栓或脑梗死需要转诊

(谢晓彬　黄循斌)

第四节　新生儿血小板减少症

正常新生儿外周静脉血的血小板计数为$(150\sim350)\times10^9/L$;血小板计数为$(100\sim150)\times10^9/L$者视为可疑异常,应进行动态观察;血小板计数$<100\times10^9/L$称为新生儿血小板减少症(neonatal thrombocytopenia, NTP),应探明原因。

一、病因分类及发病机制

血液中血小板水平是血小板生成与破坏达到平衡的结果,因此新生儿血小板减少的原因有3种情况:巨核细胞产生或释放血小板减少、血小板破坏增加或上述两种因素同时存在。

血小板减少症分为早发性和晚发性。发病在生后72小时内称为早发型,以细菌或病毒感染、免疫性血小板减少症、妊娠相关的原因如妊娠期高血压疾病、糖尿病、SGA等最为常见;发病在72小时之后称为晚发型,常见原因为生后重症感染(细菌性败血症、NEC)、中心导管血栓和先天性遗传性血小板减少症或综合征。早发性和晚发性血小板减少症病因识别流程图见图11-4-1和图11-4-2。

(一) 免疫性血小板减少症

此型特点是母亲和胎儿血中都存在抗血小板抗原的免疫性抗体,抗体为IgG,可通过胎盘传递给胎儿。如果抗体只破坏胎儿血小板,称为同族免疫性血小板减少;如果抗体同时破坏母亲和胎儿的血小板,称为自身免疫性血小板减少。胎儿在出生时可无明显出血表现,而在生后数分钟至数小时出现皮肤瘀斑、紫癜,与分娩时压力有关。新生儿除血小板减少外,无肝脾大、溶血性贫血、胎儿生长受限或其他全身性疾病,随着来自母体的抗体逐渐减少和消失,病情自行缓解痊愈。

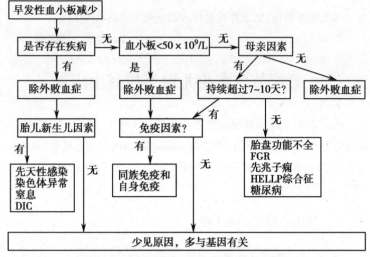

图 11-4-1　早发性血小板减少症鉴别流程图

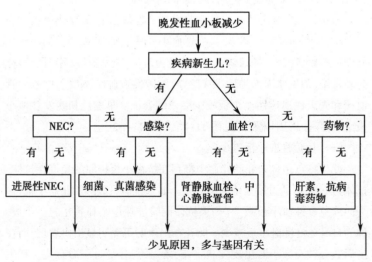

图 11-4-2　晚发性血小板减少症鉴别流程图

1. **新生儿同族免疫性血小板减少症（NAITP）** 为母婴血细胞抗原性不合所致，50%的病例发生于首次妊娠。发病机制是由于母儿血小板抗原性不合所致，特点是母亲和胎儿血中都存在抗血小板抗原的免疫性抗体，抗体是 IgG，可通过胎盘进入胎儿体内，加速血小板的破坏，血小板的寿命缩短到只有几小时，新生儿出生后血小板在 48 小时内降到最低值，如未经治疗，患儿血小板通常在生后 3 周恢复正常。通过母亲与患儿间血小板抗原不相容可作出诊断（在 80% 的 NAITP 病例中，母亲为 HPA-1a 阴性而患儿 HPA-1a 阳性）。除此以外，母、儿血清 HPA-IgG 阳性亦可确诊是由于同族免疫引起。

2. **新生儿自身免疫性血小板减少症** 本病的特点是母亲和胎儿的血小板均受到抗体破坏。按病因的不同，可分为两类：①母患免疫性血小板减少症：孕妇血中血小板抗体可通过胎盘进入胎儿血液循环破坏胎儿血小板，其分娩新生儿中 30%~80% 有血小板减少，发病率与母亲自身病情轻重有关；②母患系统性红斑狼疮（SLE）：SLE 患者 80%~85% 血中有血小板抗体，可通过胎盘进入胎儿体内破坏胎儿血小板，导致生后常有血小板减少，但出血症状轻微，血中可查出狼疮细胞，有时伴发狼疮样皮疹，历时数月才消失。

3. **新生儿溶血病并发血小板减少** 其发病机制可能为：①患儿同时存在抗红细胞和血小板抗体，溶血过程中血小板同时被破坏；②大量红细胞被破坏可释出红细胞素，其作用类似于血细胞第Ⅲ因子，可加速凝血过程，增加血细胞消耗，使血小板减少。

4. **药物致血小板减少** 可分为先天性和后天性两种。前者由孕妇服用药物致敏而产生抗体引起，母儿均可受抗体影响发生血小板减少，主要药物有磺胺、奎宁、奎尼丁、对氨基水杨酸、苯巴比妥、噻嗪类利尿剂等；后者为新生儿应用某些药物（磺胺、地高辛、吲哚美辛等）引起免疫性或中毒性血小板减少，免疫性血小板减少时骨髓巨核细胞正常，中毒性血小板减少时骨髓巨核细胞数减少。

（二）感染性血小板减少症

1. **宫内感染** 多为先天性慢性感染，以巨细胞病毒及风疹病毒最多见。常在生后 72 小时内出现血小板减少。可能与慢性宫内感染使胎儿骨髓受抑制、血小板生成减少、产生抗血小板抗体、脾功能亢进致血小板破坏增加等因素有关。

2. 细菌感染　早发性和晚发性败血症均可出现严重的血小板减少，金黄色葡萄球菌和革兰氏阴性杆菌感染更多见。任何时候的血小板减少都要按感染给予抗生素治疗，一旦排除感染尽快停用抗生素。

（三）先天性或遗传性血小板减少症

1. 先天性巨核细胞增生不良　骨髓巨核细胞减少或缺如，导致血小板减少。临床上可为单纯的先天性增生不良性血小板减少，骨髓穿刺示巨核细胞减少或缺如；也可合并存在各种先天畸形（如小头畸形、13 三体综合征、18 三体综合征、骨骼畸形等），发病原因不明，可能与孕妇服药或感染有关，亦可能与遗传有关。

2. 遗传性血小板减少症

（1）湿疹伴血小板减少综合征（Wiskott-Aldrich syndrome，WAS）：属伴性隐性遗传病，病因可能与过敏、单核 - 巨噬细胞系统增生、慢性感染有关。多有家族史，女性为基因携带传递者，男性发病。临床特点为血小板减少伴出血、湿疹和复合免疫缺陷。出生时或生后不久即出现症状，可见皮肤出现点和瘀斑。由于免疫缺陷常合并感染。血小板持续减少，但骨髓巨核细胞正常或增多，可产生血小板。

（2）家族遗传性血小板功能不全（Glanzmann 病）：最好的检测血小板功能的检查是标准化的出血时间（1.5~5.5 分钟）。

（3）少见原因血小板减少症鉴别流程见图 11-4-3。

（四）其他能引起血小板减少的疾病

1. 巨大血管瘤。

2. 骨髓浸润性疾病。

3. 血栓性血小板减少性紫癜。

4. 围产期合并症　如窒息、红细胞增多症、硬肿症等。

二、临床表现

1. 全身性紫癜　最常见，尤其见于轻微外伤或静脉压升高者，血小板通常 $<6 \times 10^9/L$。

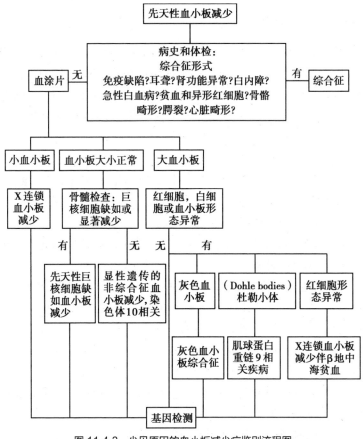

图 11-4-3　少见原因的血小板减少症鉴别流程图

2. 胃肠道出血、黏膜出血或其他部位自发性出血　血小板通常 <3×10^9/L。

3. 颅内出血　通常见于严重血小板减少,易发生神经系统后遗症。

> 附:大片瘀斑和肌肉出血多见于凝血功能异常而非血小板减少。
>
> 　　针尖大小出血点成批出现于头部和胸部,不会反复出现,多由分娩时静脉压暂时性升高所致,血小板计数正常。

三、实验室检查

1. **血常规** 血小板计数 <100×10^9/L,注意平均血小板体积(mean platelet volume,MPV)、血小板分布宽度(platelet distribution width,PDW)情况;先天性巨核细胞增生不良患儿约50%有类白血病反应,白细胞数多超过 40×10^9/L;严重细菌感染时白细胞计数明显增高、中性粒细胞核左移。

2. **骨髓穿刺** 免疫性血小板减少时骨髓巨核细胞数正常;而中毒性者巨核细胞数减少;遗传性血小板减少症巨核细胞正常或增多,能产生血小板,但血小板超微结构严重紊乱;先天性巨核细胞增生不良患儿,骨髓巨核细胞可见减少或缺如。

3. **凝血功能检查** 出血时间延长,严重减少时可因血小板因子Ⅲ缺乏而致凝血时间延长。

4. **人血小板抗原(human platelet antigens,HPA)与抗体(HPA-IgG)** 一般情况下,同族免疫性血小板减少症患儿的母亲 HPA-1a 阴性,而父亲 HPA-1a 阳性;如果父母双亲 HPA-1a 阳性,则应检测其他不常见的 HPA。母、儿血清 HPA-IgG 阳性可以确诊新生儿血小板减少症是由于同族免疫引起。

5. **Coombs 试验** 一般阴性,感染性血小板减少症、新生儿溶血病伴血小板减少患儿 Coombs 试验可阳性。

6. **先天性感染全套(如 TORCH)** 检查相应病原 IgG、IgM。

7. **染色体检查** 有先天性畸形如小头畸形、13 三体综合征或 18 三体综合征等临床表现时,可查染色体明确诊断。

8. **头颅 CT 或 MR** 严重的血小板减少症时行头颅 CT 或 MR 可明确颅内出血的位置及程度。

四、治疗

本病为自限性疾病,如血小板 >30×10^9/L,出血不严重,可不作特殊治疗,但应予严密监测,每天检测血小板计数,直至血小板保持在 50×10^9/L 以上。一般血小板减少持续数天至 2 个月(平均 2 周)后自然恢复正常；如血小板 ≤ 30×10^9/L，为防止发生颅内出血，在未得到实验室证实之前即应开始血小板输注治疗。

(一) 新生儿同族免疫性血小板减少症

1. 静脉输注丙种球蛋白(IVIG) 可保护血小板免受破坏。总量为 2g/kg，1g/(kg·d)，连用 2 天，70%~80% 患儿血小板计数可增加 30×10^9/L 以上。IVIG 输注后通常需要 24~72 小时才能发挥最大效用，因而临床上发现患儿有出血倾向、重要脏器出血或活动性出血时应尽快输注血小板制品。

2. 输注血小板 详细的血小板输注指征见表 11-4-1。

(1)指征：①当 PLT<20×10^9/L 时，应立即输注血小板，以防止颅内出血和肺出血等；②当 PLT 在$(20~50) \times 10^9$/L 并有明显出血时，也应立即输注血小板。若新生儿有发热、严重感染、DIC 等破坏血小板的因素存在时，应放宽血小板输注的指征并加倍剂量使用。

(2)输注量和速度：每次输注血小板 10~20ml/kg，输注时间 30~60 分钟。每次输注血小板 1 小时后复查血小板计数，如无明显上升提示存在血小板破坏。由于血小板半衰期仅 1~2 天，故常需 2~3 天输注 1 次。血小板计数在 50×10^9/L 以上，不必再次输注血小板。

表 11-4-1　血小板输注原则

血小板数量 / $\times 10^9 \cdot L^{-1}$	非出血者	出血者	自身免疫性 ITP	非自身免疫性 ITP
<30	全部考虑输注	输注	出血或没有 IgG 时输注	出血输注(HPA 一致)
30~49	临床不稳定时输注*	输注	稳定没有出血者不输注	出血输注(HPA 一致)
50~99	不输注	输注	不输注	严重出血输注(HPA 一致)
>99	不输注	不输注	不输注	不输注

注：*临床不稳定包括：外科手术或需要换血；生后 1 周内 <1 000g；临床不稳定(如血压波动)；既往有严重的出血倾向(3~4 级的 IVH)；目前有少量出血(瘀点，穿刺部位渗血)；同时存在凝血障碍

（二）新生儿自身免疫性血小板减少症

1. 孕妇治疗 分娩时的产科处理很重要，产前为控制母亲出血可静脉滴注地塞米松，此药可同时通过胎盘，对胎儿有保护作用。分娩时尽量保护胎头不受压迫创伤，以免发生颅内出血，必要时选择剖宫产。

2. 患儿治疗 原则与新生儿同种免疫性血小板减少症相似。

（三）药物致血小板减少

1. 一旦怀疑药物引起新生儿血小板减少，应立即停用，如苯妥英钠、地高辛、吲哚美辛、利福平、氯噻嗪等。并加速其排泄。停药后血小板逐渐回升至正常，病程 2~3 周。

2. 如出血严重，可输血小板或用枸橼酸磷酸葡萄糖（CPD）抗凝新鲜全血作换血，疗效显著。

（四）感染性血小板减少症

治疗上应积极控制感染，必要时输新鲜血或血小板，也可考虑静脉滴注 IVIG，换血治疗败血症有较好效果。

（五）遗传性血小板减少症

对 Wiskott-Aldrich 综合征需加强抗感染、应用免疫球蛋白、转移因子、新鲜血浆等提高免疫力，有可能缓解症状。

（六）母亲再次妊娠处理

同胞中再发风险 >75%，在随后的妊娠中，在妊娠后期每周给予激素和 IVIG 治疗有效。部分胎儿可接受宫内血小板输注。绝大多数采取剖宫产分娩。

五、随访

出院后随访至少 3~6 个月，每 1~2 周复查血常规，血小板连续 3 次正常可逐渐减少检测次数。

六、转诊

下列情况应转诊：①病因诊断不明伴严重血小板减少；②继发性血小板减少但原发病不能治疗或治疗不理想者。

（谢晓彬　黄循斌）

第五节　新生儿出血症

新生儿出血症(hemorrhagic disease of the newborn, HDN)是由于维生素 K 缺乏,体内维生素 K 依赖因子的凝血活性低下所致的出血性疾病。

一、病因和发病机制

当维生素 K 缺乏时,维生素 K 依赖因子(Ⅱ、Ⅶ、Ⅸ、Ⅹ)不能羧化,只是无功能的蛋白质,因此不能参与凝血过程而导致出血。

本病病因是维生素 K 缺乏,与下列因素有关:①孕母维生素 K 只有 10% 可通过胎盘达到胎儿,新生儿(尤其是早产儿及小于胎龄儿)出生时血中维生素 K 水平普遍较低;②人乳中维生素 K 含量(15μg/L)很少,远低于牛奶中含量(60μg/L),故纯母乳喂养儿多见;③新生儿出生时肠道无细菌,维生素 K 合成减少;④慢性腹泻或口服抗生素抑制肠道正常菌群,使维生素 K 合成不足;⑤肝胆疾患影响维生素 K 的吸收;⑥母亲产前应用抗惊厥药、抗凝药、抗结核药,可影响维生素 K 的代谢。

二、临床表现

1. **早发型**　生后 24 小时之内发病,多与母亲产前服用抗惊厥药、抗凝血药影响患儿维生素 K 代谢有关。

2. **经典型**　生后第 2~7 天发病,早产儿可延迟至生后 2 周发病,以脐残端渗血、消化道出血、皮肤受压处及穿刺处出血多见。

3. **晚发型**　生后 1~3 个月发病,多见于母乳喂养儿及慢性腹泻、肝胆疾病患儿。最常见颅内出血。

三、辅助检查

1. 出血时间、血小板计数正常。

2. 凝血酶原时间(PT)及部分凝血活酶时间(APTT)延长(为对

照的 2 倍以上意义更大)。

四、治疗

1. **一般治疗**　胃肠道出血时应禁食,静脉补充营养,保持安静,减少搬动,注意保暖。

2. **药物治疗**

(1)维生素 K_1 :对发生出血的新生儿立即给予维生素 K_1 1mg/kg 静脉推注,可使失活的凝血因子很快羧化而发挥凝血活性,迅速改善凝血,根据凝血酶原时间每 6~12 小时 1 次,一般注射 1~2 次后出血可停止。根据病情连用 3~5 天。

(2)血液制品:严重者可新鲜冰冻血浆 10~20ml/kg,或静脉滴注凝血酶原复合物,每天 10U/kg,以补充血浆中的凝血因子、纠正贫血和低血压。

(3)合并颅内出血或肺出血时,应及时给予相应对症处理。

五、预防

1. 全部新生儿出生后立即肌内注射维生素 K_1 1~3mg。

2. 母乳喂养儿生后 3 个月内及慢性腹泻、肝胆疾病患儿注意补充维生素 K_1。

3. 母亲产前应用抗惊厥药、抗凝药、抗结核药者在妊娠最后的 3 个月期间应肌内注射维生素 K_1,每次 10mg,共 3~5 次。

4. 对于全胃肠外营养的婴儿及应用抗生素超过 2 周的婴儿每周至少给予 0.5mg 维生素 K_1 以预防维生素 K_1 缺乏。

六、转诊

大多不需要转诊,对维生素 K 治疗和血浆输注疗效不佳者或诊断不明确者需要转诊。如果出现颅内出血需要外科干预者需要转诊。

(黄循斌)

第六节 先天性凝血因子缺乏

凝血因子缺乏性疾病是指血浆中某一凝血因子缺乏造成凝血障碍并引起出血的一类疾病。根据病因分为两大类：先天性和后天获得性。

先天性凝血因子缺乏（congenital coagulation factor deficiency）亦称遗传性凝血因子缺乏性疾病。目前已知有 14 种凝血因子参与凝血过程，除Ⅲ和Ⅳ外，其他所有因子均可缺乏，其中最常见的是 X 连锁隐性遗传的Ⅷ因子缺乏症（血友病 A）和Ⅸ因子缺乏症（血友病 B），由女性传递、男性发病。约 1/3 的病例由于新的突变所致而无血友病家族史。

新生儿期表现出血的其他遗传性凝血疾病有重型 Von Willebrand 病（vWD，3 型，偶见 2b 型）、ⅩⅢ因子缺乏症以及属于常染色体隐性遗传并相对罕见的Ⅱ、Ⅴ、Ⅶ、Ⅹ、Ⅺ因子缺乏症。

由于凝血因子不能通过胎盘且胎儿肝脏的合成功能不成熟，因此，很多凝血因子的水平在出生时都比较低。四种维生素 K 依赖因子（Ⅱ、Ⅶ、Ⅸ、Ⅹ）和四种接触因子（Ⅺ、Ⅻ、PK、HMWK）在出生时只是成人水平的1/2，早产儿更低。而血浆纤维蛋白原、因子Ⅷ和因子Ⅴ在出生时的水平和成人相似，因此新生儿期可以诊断血液病 A，但不能诊断轻度血友病 B。至 6 个月时，大部分血浆蛋白处于成人正常范围的低值。

一、血友病 A：凝血因子Ⅷ子缺乏症

（一）临床表现

约 40% 的病例在新生儿期发病，新生儿最常见的临床表现为静脉或动脉穿刺部位出血，止血困难。皮肤瘀斑或出血点、脐部渗血也较为常见。严重者可发生颅内出血、帽状腱膜下出血等。

（二）实验室检查

1. **凝血功能异常** APTT 延长，但 PT、TT、血小板和纤维蛋白原正常。凝血功能异常结果解读见表 11-6-1。

表 11-6-1 凝血功能筛查结果的解读

单独 APTT 延长	遗传性Ⅷ、Ⅸ、Ⅹ、Ⅺ、Ⅻ因子缺乏症;肝素影响
单独 PT 延长	遗传性Ⅶ因子缺乏症;维生素 K 缺乏症
单独 TT 延长	低纤维蛋白原;肝素影响
APTT+PT 延长	遗传性Ⅱ、Ⅴ、Ⅹ因子缺乏症;肝脏疾病
APTT、PT、TT 延长	遗传性纤维蛋白原缺乏症;DIC;严重肝病
APTT、PT、TT 正常	ⅩⅢ因子缺乏症;血小板减少症或血小板功能异常

注:出血性疾病的确诊试验中,外源性凝血异常时,PT 延长,APTT 正常,应进一步作因子Ⅶ含量测定;若内、外源性凝血系统均有障碍时,PT 及 APTT 均延长。脐带残端出血可见于ⅩⅢ因子缺乏症。新生儿大量帽状腱膜下出血应做凝血功能缺陷筛查。足月儿生发基质 / 脑室内出血罕见,常提示可能有凝血功能障碍

2. Ⅷ因子凝血活性检测 血友病 A 都会下降,活性水平 <2% 为重型,2%~10% 为中型,>10% 为轻型。

(三) 治疗

1. 新鲜冰冻血浆或冷沉淀 每次 15~20ml/kg。

2. 重组Ⅷ因子 每次 50~100U/kg,静脉给药,一天 2 次。儿童Ⅷ因子的半衰期比成人短,所以需要频繁或持续输注。剂量根据监测血浆Ⅷ因子活性水平加以调整,使Ⅷ因子水平达到 100%。对于颅内出血的患儿,Ⅷ因子活性治疗必须持续至少 2 周。

(四) 产前处理和分娩

对已知或疑为血友病的新生儿,只要不是难产,阴道分娩是安全的;但应避免胎头吸引术,因为此种情况下帽状腱膜下出血和头颅血肿的发生率高。出生时应采脐血做凝血筛查和Ⅷ因子水平检测以确诊。出生时应口服维生素 K。

若是同胞患严重颅内出血的男血友病新生儿应该进行预防性Ⅷ因子用药。

二、血友病 B:凝血因子Ⅸ缺乏症

临床上血友病 B 与血友病 A 不易区分。凝血功能检查均提示

APTT 延长,需通过检测Ⅸ因子活性确诊。

Ⅸ因子缺乏症的处理与Ⅷ因子缺乏症相似。一旦确诊后可用重组Ⅸ因子浓缩剂治疗出血(新鲜冰冻血浆可间歇应用),剂量一般为100U/kg,静脉给药,每天 1 次,治疗应在监测Ⅸ因子水平下进行,使其维持在 80%~100%。颅内出血的患儿应持续治疗至少 2 周。

三、血友病 C:凝血因子Ⅺ缺乏症

血友病 C,为常染色体隐性遗传,男女发病率没有明显差异。本症与血友病 A、血友病 B 不同的是出血症状较轻,关节、肌肉出血罕见,常见瘀斑、鼻出血,自发性出血少见,一般表现为术后或创伤后出血。临床症状轻而 APTT 延长明显是本病特点。确诊需要检测 F Ⅺ的活性(F Ⅺ:C)和抗原(F Ⅺ:Ag)水平。一般轻微出血不需要治疗。外伤后严重出血、手术后出血均需补充治疗。目前尚无认证的Ⅺ浓缩剂,必须用新鲜冰冻血浆,输 10~15ml/kg 可使因子Ⅺ血浆水平达20%~30%。

四、ⅩⅢ因子缺乏症

ⅩⅢ因子缺乏症是罕见的常染色体隐性遗传病,常规的诊断性凝血筛查正常,可行特殊的ⅩⅢ因子检测确诊。临床上通常表现为生后 3 周内延迟的脐带出血。颅内出血见于 30% 的纯合子ⅩⅢ因子缺乏症新生儿。

ⅩⅢ因子缺乏症相关出血的治疗是补充ⅩⅢ因子浓缩剂,暂无特殊浓缩剂的情况下可输冷沉淀(10ml/kg)。纯合子ⅩⅢ因子缺乏症患儿终生存在颅内出血的风险,目前推荐每月给予ⅩⅢ因子浓缩剂以降低颅内出血风险。

五、血管性血友病

血管性血友病亦称 von Willebrand 病(vWD),是由于 *vWF* 基因分子缺陷而造成血浆中 vWF 数量减少或质量异常的一种出血性疾病。vWD 有几个类型,但只有两种在新生儿期发病。2b 型 vWD 为常染

色体显性遗传且表现为血小板减少,出血不常见。3 型 vWD 是该病最终的一种类型,为常染色体隐性遗传病,且临床表现与血友病相似,vWF 和 Ⅷ因子水平均降低。目前,3 型 vWD 应用中等纯化的Ⅷ因子(Haemate-P 是最常用的制剂)治疗。

六、其他遗传性凝血因子缺乏症

许多罕见的凝血因子缺乏症可在新生儿期即表现出血或无法解释的凝血试验延长。大多数为常染色体隐性遗传且双亲有近亲结婚史常见。

Ⅶ因子缺乏症是一种严重的出血性疾病且颅内出血的风险高。某些病例显示Ⅶ因子可通过胎盘,因此重型Ⅶ因子缺乏症直到出生后出现延迟出血。现可用重组Ⅶa 因子治疗这种疾病,但因其半衰期短需要频繁间隔给药。

在健康、无出血症状的儿童中,单独 APTT 延长最常见的遗传性病因之一是Ⅻ因子缺乏症。

七、转诊

多数给予血浆输注可缓解,不需要转诊,下列情况下需要转诊。

1. 不能明确诊断者。

2. 治疗效果不理想者。

3. 出现颅内出血,需要外科干预者。

4. 需要特异性凝血因子治疗,本院不能获得者。

(黄循斌)

第七节 新生儿弥散性血管内凝血

弥散性血管内凝血(disseminated intravascular coagulation,DIC)是由多种病因引起,发生于许多疾病过程中的一种获得性出血综合征。其主要特征是在某些致病因素作用下,凝血因子和血小板被激活,大量促凝物质入血,使凝血酶增加,进而微循环中形成广泛的微血栓。大量微血栓的形成消耗了大量凝血因子和血小板,同时激活了纤维蛋白溶解系统,引起继发性纤维蛋白溶解亢进,从而导致广泛性出血、循环障碍、器官功能障碍和溶血性贫血等临床表现。

一、病因

1. 新生儿时期多种凝血因子呈生理性低水平,血液黏稠、处于高凝状态及纤溶活动增强。

2. 易患重症感染、寒冷损伤、缺氧 - 酸中毒、休克、NEC、呼吸循环衰竭等,这些疾病是导致 DIC 的高危因素。

二、临床表现

1. **出血** 自发、广泛和多部位出血是 DIC 的重要特征。

2. **多器官功能障碍** 微血栓可发生于各组织和器官,致心、肺、肾、肝和脑等功能障碍。

3. **休克** DIC 与休克之间互为因果,可形成恶性循环。

4. **微血管病性溶血** 大量红细胞破坏造成溶血性贫血;大量红细胞破坏产生红细胞素,加重凝血过程。

三、辅助检查

(一) 反映消耗性凝血障碍的检查

1. **血小板计数减少** 常降至 $100 \times 10^9/L$ 以下,如呈进行性下降则更有诊断意义。

2. **凝血时间(CT)** 参考值 7~12 分钟,在 DIC 高凝期明显缩短,进入消耗性低凝期明显延长。

3. **活化部分凝血酶时间(APTT)** 反映内源性凝血功能,主要检测 II、V、VIII、IX、X、XI 和 XII 因子活性。正常足月儿(55±10)秒,早产儿 70 秒(早产儿的 XI、XII 因子低于足月儿),超过正常对照 10 秒以上有意义。

4. **凝血酶原时间(PT)及凝血酶原活动度(PTA)** 凝血酶原时间正常值为 12~14 秒,它的正常活动度(PTA)为 75%~100%。

(1)PT：反映外源性凝血功能，主要检测Ⅱ、Ⅴ、Ⅶ和Ⅹ因子活性。DIC 诊断标准：日龄 <4 天者 ≥ 20 秒;>5 天者 ≥ 15 秒。

(2)PTA：判断肝细胞坏死的严重程度及预后的敏感指标，<40% 为肝细胞坏死的肯定界限。

5. **血浆纤维蛋白原（Fbg）** Fbg 为急性期反应蛋白，在 DIC 高凝期可增高，低凝期及继发性纤溶期常减低。正常值为 1.17~2.25g/L，<1.17g/L 为诊断标准。

6. **抗凝血酶 - Ⅲ（AT- Ⅲ）测定** AT- Ⅲ 是重要的生理抗凝物质，它使凝血酶、激活的因子Ⅹ失去活性而起抗凝作用，在此过程中 AT- Ⅲ 被消耗，故 DIC 早期血浆中 AT- Ⅲ 明显减少。正常值足月儿 80%~100%（活性），低于 60% 有诊断意义；早产儿活性 40%~70%，低于 40% 有诊断意义。

7. **因子Ⅷ** DIC 时Ⅷ:C 活性 <50%，尤其是肝病时其活性明显降低。

（二）反映纤维蛋白形成和纤维蛋白溶解亢进的检查

1. **凝血酶凝固时间（TT）** 是反映凝血第 3 阶段的试验，TT 延长（较正常对照延长 3 秒有意义），纤溶亢进时 FDP 增多或血浆纤维蛋白原缺乏时，TT 均延长。正常值（28~31 周：16~28 秒;32~36 周：11~17 秒：足月儿：10~16 秒）。

2. **纤维蛋白降解产物（FDP）** 是纤维蛋白及纤维蛋白原在纤溶酶的作用下所降解产生，主要为 X、Y、D、E 碎片。参考值 1~6mg/L，超过 20mg/L 提示纤溶亢进，特别是超过 40mg/L 时有诊断价值，但新生儿期此值不一定增加。

3. **D- 二聚体（DD）** DD 是纤溶酶分解纤维蛋白的产物。其增高是继发性纤溶的标志，正常值 0~0.5mg/L，高于正常 4 倍以上有诊断意义。另外，急性炎症反应综合征、血肿时常增高。所以其升高并没有特异性，不过其在排除血栓栓塞时非常有用，DD 正常在一定程度上可以排除 DIC。

（三）其他

1. **血涂片检查** 可见红细胞呈盔形、三角形、扭曲形及红细胞碎片(>2%),网织红细胞增多。

2. 抗凝血因子活性下降

(1)蛋白质 C 水平:<0.01U/ml,可诊断为蛋白质 C 缺乏症。

(2)蛋白质 S 水平:<0.01U/ml,可诊断为蛋白质 S 缺乏症。

四、诊断

1. **有 DIC 疾病基础** 如严重感染、窒息、硬肿等。

2. **有异常的临床表现** 广泛的出血,包括肺出血或静脉穿刺部位的渗血等。

3. **实验室检查** 包括凝血因子消耗证据(血小板计数、PT、APTT、Fbg、AT- Ⅲ、凝血因子Ⅷ:C 活性)和纤溶系统活化证据(FDP、D- 二聚体)。

五、治疗

治疗目标是血小板计数达 50×10^9/L 以上,纤维蛋白原 >1g/L,APTT、PT 正常范围和 AT- Ⅲ活性 >40%。

(一) 祛除病因

纠正缺氧、酸中毒、低体温、抗感染。

(二) 支持疗法

保暖、供氧,供给营养和热量,纠正水及电解质紊乱,改善微循环。

(三) 肝素的应用

1. **作用** 与抗凝血酶 - Ⅲ因子结合,使凝血因子Ⅸ、Ⅹ、Ⅺ、Ⅻ和凝血酶失活,抑制纤维蛋白原向纤维蛋白的转换。

2. **常规剂量** 每次 0.25~0.5mg/kg(1mg 肝素 =100U),每 6 小时 1 次,静脉滴注 1 小时。用药时应备好硫酸鱼精蛋白以防出血(4 小时内使用的肝素每 100U 给 1mg)。

3. **目前对肝素的使用有 4 点趋向**

(1)趋向于早期使用:在早期出现血小板进行性下降、D- 二聚体阳性、TT 或 PT 或 APTT 缩短即开始应用。

(2)趋向于超小剂量:肝素每次 10U/kg,每隔 6 小时 1 次,或 1U/

(kg·h)持续静脉泵入。

(3)趋向于皮下注射:吸收缓慢均匀,并可维持较低的有效浓度,不需监测凝血时间,不引起抗凝血酶Ⅲ减少。常用低分子肝素钙,每次 10U/kg,皮下注射,每天 2 次,3 天。

(4)趋向于个体化。

注意:①用药后 4 小时监测 APTT,以不超过正常值的 1.5~2 倍为准(即 APTT60~85 秒)或定期检测凝血时间,不超过 20~25 分钟为宜,超过 30 分钟,停用肝素,用硫酸鱼精蛋白中和。②如果出现颅内出血,肝素化应禁忌。③肝素不推荐用于早产儿 DIC 治疗。④病情好转后,逐渐减量至停药。用药时间一般可持续 3~7 天。

(四)补充治疗

1. 补充凝血因子 如 DIC 过程停止(肝素 - 抗凝血酶Ⅲ正常)或在肝素化后仍持续出血,可输新鲜冰冻血浆或凝血酶原复合物。

(1)新鲜冷冻血浆(FFP):含所有凝血因子以及 AT Ⅲ,是补充多种凝血因子[APTT 和 / 或 PT 超过正常值 2 倍]的首选制剂。输注 FFP 常用剂量 10~20ml/kg 可提高凝血因子 20%~40%。如继续出血,可每 8~12 小时 1 次。凝血因子的补充不会加重体内凝血过程。

(2)凝血酶原复合物:含Ⅱ、Ⅶ、Ⅸ、Ⅹ因子,适用于凝血酶原活动度(PTA)延长的患儿。用法为 20~40U/kg,以 5% 葡萄糖 50ml 稀释,30 分钟内滴完。

2. 冷沉淀(40ml/U) 是由新鲜冰冻血浆在 4℃缓慢解冻和随后再度结冰储存的沉淀蛋白质,它有丰富的纤维蛋白原、第Ⅷ因子、第ⅩⅢ因子和血管性假血友病因子。适用于低纤维蛋白原血症(<1.5g/L),剂量 5~10ml/kg,一般每次输注时间 ≤ 2 小时。

3. 血小板 在血小板 ≤ $50 × 10^9$/L,患儿存在出血倾向时,应在抗凝的基础上输足够剂量的血小板,常用剂量 10ml/kg。

4. 洗涤红细胞 若血红蛋白进行性下降,输洗涤红细胞,剂量每次 10~20ml/kg。

5. 纤维蛋白原浓缩剂 适用于低纤维蛋白原血症的 DIC 患儿,当纤维蛋白原 <1.0g/L 时可考虑输入,每次给予 2~4g;当血浆纤维蛋

白原 ≥ 1.0g/L,即可达止血水平。在输入 4~6 小时后应监测纤维蛋白原的含量。若纤维蛋白原水平在输入后迅速减少,则应增加肝素的用量。

六、转诊

DIC 发生多提示患儿病情加重,且治疗过程中不但要考虑凝血异常,还存在血栓形成、纤溶亢进,需要综合考虑各种因素选择合适血液制剂。因此,一旦发现存在早期 DIC 证据如血小板减少、APTT 延长,D- 二聚体增加等,建议转上级医院治疗。

(黄循斌)

第八节 新生儿血栓症

新生儿血栓症是指血栓栓塞性疾病,是由血栓形成和血栓栓塞两种病理过程所引起的疾病。

一、病因

新生儿,尤其是早产儿、低出生体重儿,由于本身凝血机制发育不完善,生后机体的抗凝和纤溶活性均处于被抑制或未被激活状态,凝血系统在极低水平上维持相对平衡,既有出血,又有血栓形成的倾向。

1. **危重症疾病** 主要危险因素为败血症。另外,窒息、母亲患糖尿病、心排血量不足及脱水等亦为血栓事件的高危因素。

2. **动、静脉置管** 导管容易损伤血管内皮使血流中的血小板黏附到被暴露的血管内皮下层,引起血栓形成。尤其是早产儿,置管后近50% 的血管内径被堵塞,血流缓慢,形成血栓的风险进一步增大。

3. **遗传性易栓症** 遗传性易栓症并非一个独立的疾病,而是指由于抗凝蛋白、凝血因子、纤溶蛋白等的遗传性或获得性缺陷或存在获得性危险因素而容易发生血栓栓塞的疾病或状态。因此,此类患儿需要检测:抗凝血酶 - Ⅲ、蛋白质 C 水平、蛋白质 S 水平、因子 Leiden 与凝血酶原 G20210A 突变。

二、临床表现

1. **动脉血栓** 新生儿动脉血栓非常少见,主要与新生儿期的动脉置管有关。动脉血栓主要表现为栓塞远端肢体苍白、温度降低、血管搏动减弱或消失,甚至血压测不出。另外,如果脐动脉置管的新生儿出现坏死性结肠炎的临床表现,应警惕肠系膜动脉栓塞。

2. **静脉血栓** 新生儿常见的静脉血栓发生部位包括肾静脉、门静脉和四肢深静脉。肾静脉血栓是新生儿期非导管相关血栓事件中最常见的。

(1)肾静脉血栓:最常见的三联症为血尿、超声可见腹部包块和血小板减少,临床上蛋白尿和肾功能损害亦不少见。

(2)门静脉血栓:通常无症状,约 10% 的患儿表现为肝功能异常、肝脾大。

(3)四肢深静脉血栓:主要表现为肢体末端肿胀、疼痛、充血或发绀。

3. **肺栓塞** 临床表现主要为通气/血流比例失调、氧合下降、右心衰竭等,诊断主要依靠肺通气灌注扫描及血管造影。

4. **新生儿脑卒中** 包括动脉栓塞和颅内静脉窦血栓形成。主要表现为惊厥和嗜睡,临床表现均为非特异性,定位较困难,主要依靠颅脑超声或磁共振确诊。

三、鉴别诊断

血管痉挛 血管痉挛是血管肌肉的收缩,表现为上肢或下肢颜色的急性变化(苍白或青紫)。有时仅发生于指端或趾端,有时遍及整个肢体。偶尔,颜色的变化延伸到臀部和腹部。颜色的变化可以是暂时的,也可以持续存在。血管痉挛患儿必须评价血管痉挛的严重程度。

(1)严重的血管痉挛:累及一侧或双侧下肢的大部分、腹部、臀部。严重的上肢血管痉挛包括上臂的大部分和全部的手指。皮肤完全苍白,受累肢体的脉搏存在。

(2)中度的血管痉挛：累及一侧或双侧下肢的小部分(通常是部分脚和脚趾)，在上肢，可以累及远端的一小部分和部分手指。皮肤颜色为花斑样表现，受累肢体的脉搏存在。

(3)血栓性栓塞现象：血栓是血管特别部位凝血块的形成。可以引起完全堵塞，导致肢体末端脉搏消失和变白。栓子是在血管内流动的凝血块，可以导致血管痉挛和阻塞。约89%的血管栓塞与血管置管有关。

四、辅助检查

(一) 实验室检查

1. **凝血功能检查** ①蛋白质 C 水平：<0.01U/ml，可诊断为蛋白质 C 缺乏症；②蛋白质 S 水平：<0.01U/ml，可诊断为蛋白质 S 缺乏症；③抗凝血酶 - Ⅲ(AT- Ⅲ)测定：活性下降，反映血液高凝状态的指标之一，低于60% 有诊断意义；④凝血酶时间、活化部分凝血酶原时间、凝血酶原时间及 D- 二聚体(高 D- 二聚体水平意味着患儿血栓持续存在、发生栓塞或者出现静脉炎后综合征的危险性明显增加)。

2. **血小板计数** 局部栓塞可能导致血小板减少。

3. **血细胞比容** Hct ≥ 65%，提示存在红细胞增多症。

(二) 影像学检查

1. **血管超声和超声心动图** 是确诊血栓事件的最常用检查。

2. **血管造影** 是公认的诊断血栓事件的金标准，近期一项双盲研究指出，应用 1.5~2ml 碘海醇，在 1~2 秒内静脉推注，血栓检出率为100%。

3. **磁共振血管成像** 可以用于诊断新生儿脑卒中和肺栓塞。

五、治疗

(一) 护理

1. **保暖** 避免发热脱水引起血液黏稠度增高，从而避免新血栓的形成。

2. **体位** 动脉血栓形成者将患儿头部抬高 15°~20°，平放患肢使患肢低于心脏水平,促进动脉血液流入肢体,防止栓子脱落发生逆流。静脉血栓形成者,肢体用婴儿枕抬高 20°~30°,以加快血液回流,减轻肿胀。

3. 保持患儿安静　尽量减少其躁动及患肢活动。

4. 禁忌　禁止对患肢热敷及照灯,因热敷及照灯会增加组织对氧的消耗,加重组织缺氧。忌对患肢进行按摩,按摩可使栓子脱落致肺栓塞。忌对患肢进行静脉穿刺。

(二) 抗凝治疗

对于新生儿来说,针对血栓事件最常用的治疗就是抗凝治疗。肝素是主要的抗凝治疗药物,肝素或类肝素制剂能够通过增强抗凝血酶Ⅲ的活性,灭活凝血因子Xa,从而阻断凝血过程,有良好的抗凝效果。

1. 普通肝素　负荷量 50~75U/kg,加 NS 2~3ml,Ⅳ;维持量 25U/(kg·h)。配置方法:本品 25U × 24 × 体重(kg) 加 5% GS 至 24ml,输注速度 1ml/h。需要监测 APTT,调整肝素剂量维持 APTT 在 60~85 秒。疗程 10~14 天。

2. 低分子量肝素　足月儿,每次 1.7mg/kg(1mg 低分子量肝素 =100U),皮下注射,每 12 小时 1 次;早产儿,每次 2mg/kg,皮下注射,每 12 小时 1 次。疗程 10~14 天。首次用药后 4 小时查抗凝血因子 Xa 活性,以后每周监测 2 次,并根据其调整低分子量肝素剂量,治疗血药浓度活性范围在 0.5~1.0U/ml 之间。

(三) 溶栓治疗

由于存在出血的风险,溶栓治疗仅适用于危及生命或肢体功能的血栓栓塞患儿。溶栓治疗的常用药物包括尿激酶和重组组织纤溶酶原激活剂(r-TPA),均可以激活纤溶酶原向纤溶酶转变,促使纤维蛋白溶解,从而使血栓崩解,恢复血流。建议溶栓治疗之前,用冷沉淀和输注血小板维持纤维蛋白浓度 >1g/L 和血小板计数 >50 × 10^9/L 很重要。溶栓治疗之前应常规检查颅脑超声除外颅内出血,存在颅室内出血的患儿应慎用溶栓治疗。

1. 尿激酶　能直接激活纤溶酶原变为纤溶酶,使纤维蛋白溶解。

颅内出血或其他内出血禁用。用法：每次 4 400U/kg，用 5% GS 溶解成 4 400U/ml 的溶液，30 分钟内输注，每 12 小时 1 次，视栓子溶解情况，可重复使用 5~7 天。

2. **重组组织纤溶酶原激活剂（r-TPA）**　为纤维蛋白选择性溶栓药物，可选择性地结合于纤维蛋白上，而且半衰期较短，所以在新生儿溶栓治疗中更为常用。在溶栓治疗之前，需要保证血小板 $>100 \times 10^9$/L，纤维蛋白原 >1g/L。用量为 0.03~0.06mg/（kg·h），用 NS 溶解成 0.5mg/ml 的溶液，持续静脉输注 24~48 小时。r-TPA 和肝素须同时使用，因为它不能抑制血凝块形成或改变高凝状态。在溶栓开始之前和溶栓 2 小时之后，推荐常规检测纤维蛋白原浓度，如果 <1g/L 或发生出血事件，应及时补充新鲜冰冻血浆。

（四）改善微循环

低分子右旋糖酐具有降低血液黏滞性和改善微循环的作用。用法：每次 10ml/kg，速度为 5ml/（kg·h），每天 1 次，连续 3 天。但没有循证医学依据支持该疗法。

（五）遗传性血栓形成紊乱

1. **蛋白质 C 缺乏症**　应用蛋白质 C 浓缩剂，剂量从 40U/kg 开始，目标是将蛋白质 C 的血浆水平维持在 >0.25U/ml，存在 DIC 时需要在起始阶段频繁给药。不能得到蛋白质 C 浓缩剂时需使用 FFP。

2. **蛋白质 S 缺乏症**　应用 FFP（10~20ml/kg）至维持蛋白质 S 的血浆水平 >0.25U/ml。

（六）介入和手术治疗

1. **导管接触溶栓**　导管接触溶栓是将导管直接插至血栓中，经导管滴注溶栓药物，使药物直接与血栓接触，增加与血栓的接触面积，延长与血栓的作用时间，提高局部药物的浓度，同时减少溶栓药物的全身代谢，并减少出血等并发症，可以较好地溶解血栓，恢复血管再通。

2. **手术治疗**　手术治疗包括直接切除血栓、进行血管重建以及经导管碎栓，仅应用于极少数危及生命或肢体长时间缺血坏死的患儿。由于受累血管有较高的血栓复发率，应尽量避免手术治疗。

附：血管痉挛治疗

1. 下肢严重的血管痉挛

(1)尽可能拔除导管,血管痉挛会自动恢复。

(2)如果导管不能拔除,且是唯一的通路,可用妥拉唑林 0.02~0.2mg/(kg·h)通过导管连续输注 34 小时。如果血管痉挛好转,可以停止输注。如果血管痉挛没有好转,拔除导管。

2. 下肢中度的血管痉挛

(1)保守治疗:应用暖而不热的毛巾包裹整个未受影响的下肢。这种方法将反射性地导致受累下肢的血管扩张,血管痉挛缓解。治疗应当持续 15~30 分钟,才能看到效果。

(2)罂粟碱:如果上述的治疗方法无效,给予未受累下肢盐酸罂粟碱 1mg 肌内注射。罂粟碱具有轻微的血管舒张效应,如果有效,一般在 30 分钟内起效。

(3)妥拉唑林:如果上面的两种方法均无效,可以给予妥拉唑林治疗,方法同上。

(4)拔除导管:如果全部的治疗方法均无效,最好拔除导管。

3. 血管痉挛伴周围组织缺血的问题　血管痉挛后可以发生缺血,2% 的硝酸甘油软膏 4mg/kg)涂抹于距离苍白区域 1cm 处(不能涂抹在发紫发黑区域),同时进行无创血压监测,之后 6~8 小时发现肢端颜色和充盈情况明显改善,以后每 8 小时涂抹 1 次缺血区域。

六、转诊

单侧肢体肿胀、颜色灰暗、苍白,应想到血栓可能。不明原因血尿应想到肾脏栓塞可能。存在中心静脉置管但持续不明原因血小板减少也是血栓形成的征兆。疑似血栓的患儿应转诊进一步明确诊断和治疗。血栓导致的肢体坏死以及脏器功能衰竭属于严重预后不良。抗凝和溶栓治疗需要一定的监测手段,且临床不良反应多,没有相应条件尽可能转到有条件的医院干预。

（黄循斌）

参考文献

1. 邵肖梅, 叶鸿瑁, 丘小汕. 实用新生儿学. 5 版. 北京：人民卫生出版社, 2019: 751-755.
2. 潘维伟, 童笑梅. 新生儿双胎输血综合征的临床研究. 中国当代儿科杂志, 2015, 17 (5): 430-434.
3. Selman TJ, Morris RK, Kilby MD. Management of twin-to-twin transfusion syndrome. Child Fetal Neonatal Ed, 2011, 96 (5): F318-F320.
4. Bussel JB, Sola-Visner M. Current approaches to the evaluation and management of the fetus and neonate with immunethrombocytopenia. Semin Perinatol, 2009, 33 (1): 35-42.
5. 石晶, 贾苍松. 新生儿同种免疫性血小板减少症的诊治. 中国实用儿科杂志, 2014, 29 (7): 506-508.
6. Janet M Rennie. 罗伯顿新生儿学. 刘锦纷, 主译. 北京：北京大学医学出版社, 2009: 829-831.
7. 王岩, 苏萍. 新生儿弥漫性血管内凝血的早期诊断及治疗进展. 中国新生儿科杂志, 2009, 24 (4): 247.
8. Di Nisio M, Baudo F, Cosmi B, et al. Diagnosis and treatment of disseminated intravascular coagulation: guidelines of the Italian Society for Haemostasis and Thrombosis (SISET). Thromb Res, 2012, 129 (5): e177-184.
9. 黎阳, 李文益. 弥散性血管内凝血病因发病机制及其防治. 中国实用儿科杂志, 2013, 28 (9): 669-672.
10. 李洁, 曾超美. 新生儿血栓症的诊断及治疗. 中国新生儿科杂志, 2014, 29 (4): 277-280.
11. 张雪萍, 胡晓静, 陈劼. 新生儿血栓形成的治疗与护理进展. 上海护理, 2015, 15 (1): 65-67.

第十二章 泌尿系统疾病

第一节 泌尿系统生理特点及检查

肾脏有许多重要功能：①排泄功能：排出体内代谢终末产物，如尿素、有机酸等；②调节机体水、电解质、酸碱平衡，维持内环境相对稳定；③内分泌功能：产生激素和生物活性物质，如促红细胞生成素、肾素、前列腺素等。肾脏完成其生理功能活动，主要通过肾小球滤过和肾小管重吸收、分泌及排泄。

一、新生儿排尿及尿量

胎儿12周已形成尿液，排入羊膜腔，为羊水来源之一，故羊水的量和质可反映胎儿肾功能，93%的新生儿于出生后24小时内排尿，99%的新生儿于出生后48小时内排尿。出生24小时后，尿量少于每小时1ml/kg为少尿，少于0.5ml/kg为无尿。12小时以内有尿即认为正常，24小时以内超过0.5ml/(kg·h)也认为正常。尿量超过5ml/(kg·h)为多尿。ADH水平下降或肾小管对ADH抵抗可导致多尿，多尿也常见肾衰竭的多尿期或呼吸窘迫综合征的利尿期。

二、肾小球滤过率

新生儿出生时肾小球滤过率（glomerular filtration rate, GFR）比较低，为成人的1/4，早产儿更低，胎龄28~32周的早产儿在生后第1周内GFR为0.5~1ml/min，自32周起呈直线升高，到40周时可达到3~5ml/min。血肌酐为反映GFR的常用指标。GFR计算公式如下：

$$GFR(ml/min) = (0.55 \times L) \div Pcr$$
$$[L 为身长(m),Pcr 为血浆肌酐(mg/dl)]$$

三、肾血流量(RPF)和肾滤过分数

新生儿滤过分数(GFR/RPF)同成人相似,约为 0.2,即进入肾小球毛细血管血流量的 20% 被肾小球滤过。我们可以通过改变入球动脉和出球动脉的管壁紧张性来调节 RPF。如果由于某些收缩或舒张血管的药物如血管紧张素转化酶(ACE)抑制剂、非甾体抗炎药及强效舒张血管药如妥拉唑林的使用不慎,可引起急性肾衰竭。

四、近端小管的功能

1. **氨基酸的重吸收** 在成人及儿童,滤过的氨基酸(除组氨酸)几乎全部被重吸收。生后数周的足月新生儿及小婴儿存在轻度氨基酸尿,受重吸收影响的氨基酸主要有甘氨酸、亚氨酸、二元氨基酸及牛磺酸,主要原因是近端小管上的这些特殊氨基酸转运体尚未成熟。

2. **葡萄糖的重吸收** 在足月新生儿中平均尿糖浓度(0.83mmol/L)比年长儿童及成人稍高。主要原因是球管平衡失调,即肾小球滤过功能的发育超过了近端小管的重吸收功能。

3. **磷酸盐的重吸收** 正常新生儿的血浆磷酸盐浓度正常值比婴儿高,这与肾小管磷酸盐阈值较成年人高有关,反映了快速生长的新生儿需要有一定磷酸盐剩余以支持骨骼生长。由于母乳中磷酸盐含量很少或没有超过新生儿所需的摄入量,因此尿中排泄出的磷酸盐量通常很低,故排出可滴定酸的能力受限。

4. **碳酸氢盐的重吸收** 新生儿碳酸氢盐的肾阈偏低,仅为 19~22mmol/L,因此肾保留 HCO_3^- 的能力差。

五、远端小管的功能

1. **尿液浓缩和稀释功能及尿流率** 在新生儿中,最大的尿液渗透压约为年长儿的 1/2,这种差异是由于 Henlé 袢较短,且快速生长的婴儿合成代谢高,尿素浓度低,从而使髓质间隙的张力较低,以及

AQP2 表达减少所致。在应激状态下保留水分的能力低于年长儿,故摄入量不足时易发生脱水。尿稀释功能接近成人[尿渗透浓度最小值可 $<50mOsm/(kg\cdot H_2O)$],但因 GFR 较低,大量水负荷时易出现水肿。

溶质排泄率和肾浓缩稀释尿液的能力是尿流率(V)的决定因素。母乳喂养的新生儿饮食中电解质总量约为 $20mOsm/(kg\cdot d)$,然而,其中大部分的溶质被保留及用来合成新的组织,因此需要排泄的溶质负荷为 $5\sim10mOsm/(kg\cdot d)$。为避免溶质潴留(即尿素血症),至少需要有 $0.5ml/(kg\cdot h)$ 的尿流率。患病的婴儿处于代谢分解状态,因此比健康婴儿产生更多排泄的溶质,在这种情况下,如果尿流率 $<1ml/(kg\cdot h)$ 提示肾功能不全。母乳喂养的健康婴儿通常在尿流率为 $3ml/(kg\cdot h)$ 时产生渗透压与血浆近似的尿液。

2. 尿液酸化功能 新生儿能使尿液 pH 降至正常成人水平。肾排泄酸负荷的能力依赖于尿液缓冲系统的存在(主要是无机磷酸盐和铵)。

3. 钠的排泄 健康的足月新生儿能生成真正的游离尿钠(尿钠排泄分数,FE_{Na})。FE_{Na} 指经肾小球最终排泄至终尿的那部分钠。

六、肾脏的内分泌功能

新生儿的肾脏已具有内分泌功能,其血浆肾素、血管紧张素和醛固酮约等于成人水平。新生儿肾血流量低,因而前列腺素合成速率较低。由于胎儿血氧分压较低,故胚肾合成促红细胞生成素较多。婴儿血清 $1,25-(OH)_2D_3$ 水平高于儿童。

七、尿液指标

1. 尿色 正常尿液应为淡黄色,清亮透明,有轻微的芳香气味。尿布中尿渍为红褐色,通常是由于无害的尿酸盐结晶所致。

2. 尿渗透压和比重 新生儿尿液渗透压平均为 $240mOsm/kg$ H_2O,尿比重 $1.006\sim1.008$。

3. 酸碱度 生后头几天因尿含尿酸盐多而呈强酸性,以后接近中性或弱酸性,pH 为 $5\sim7$。

4. **尿蛋白**　有 2/3 的正常新生儿出生后 2~5 天内可有一过性蛋白尿，蛋白定性检查可达(++)，尿蛋白的估计量为 0.5~2.0g/L。5 天后尿蛋白定性检查即不应再显阳性。第 1 周后尿蛋白含量 >150mg/d 或 >4mg/($m^2 \cdot h$) 或 >100mg/L、定性检查阳性均为异常。

5. **尿细胞和管型**　正常新鲜尿液离心后沉渣显微镜下检查，红细胞 <3 个 /HP，白细胞 <5 个 /HP，偶见透明管型。

6. **尿液生化指标**　正常尿液生化指标：钠平均值 80mmol/L、钾 2~28mmol/L、钙 0.2~1.6mmol/L、氯 5~30mmol/L、碳酸氢盐 1.5~2.0mmol/L。

八、肾功能检查

1. **血尿素氮(BUN)**　血清 BUN 正常值为 1~3.6mmol/L（3~10mg/dl）。当 GFR 或尿素清除率降至正常的 50% 以下时，BUN 才渐升高。在感染、脱水、心力衰竭、血压降低时均可因 BUN 排泄减少而血浆浓度增高。如果 BUN>7.2mmol/L 或每天升高率 ≥ 1.8mmol/L 怀疑为肾功能不全。

2. **血肌酐(Scr)**　出生时血浆肌酐反映母体肾功能。出生后第 1 天 0.8~1.0mg/dl，第 3 天 0.7~0.8mg/dl，第 5~7 天下降至 0.5mg/dl，第 9 天以后稳定在 0.3~0.4mg/dl。当 GFR 下降到正常的 1/3 时，血肌酐才明显升高。如果 Pcr 值加倍，肾脏功损失 50%。肾实质损害时 BUN/Scr 比值常 <10；如果因肾前性因素使 GFR 下降，尿素和肌酐的滤过都减少，但尿素在肾小管中的重吸收量相对较多，此时 BUN/Scr 比值常 >10。

3. **肾小管蛋白成分测定**　某些低分子蛋白经肾小球滤过后，绝大部分由肾小管吸收。当肾小管受损时，这些蛋白在尿中增多。临床常检测下列肾小管蛋白：β_2- 微球蛋白、α_1- 微球蛋白、尿视黄醇结合蛋白评价肾小管功能。

4. **尿酶测定**　临床常检测 N- 乙酰 -β- 氨基葡萄糖苷酶(NAG)来判断肾小管功能损伤情况。常先于血清 BUN 和 Cr 升高，为肾功能损伤的早期标志物。

九、影像学检查

1. **肾脏超声检查**　为初步检查肾实质影像学方法。彩色多普勒可估计肾脏血流。

(1)孕中期肾盂前后径 ≤ 5mm 是正常的,在 5~9mm 之间为轻度积水,10~14mm 为中度积水,而 ≥ 15mm 属于重度积水。肾积水时,肾盏扩张,肾皮质变薄。

(2)输尿管扩张的定义为:1 级为直径 <7mm,2 级为 7~10mm,3 级为 >10mm。

(3)男性胎儿膀胱扩张伴双侧肾盂、输尿管扩张多提示后尿道瓣膜;扩张的程度随膀胱扩张而变化提示膀胱输尿管反流。

2. **核素扫描放射性肾图**　用 ^{99m}Tc-DTPA 做 γ 闪烁摄像评估肾灌注,对诊断肾衰竭、尿路梗阻价值较大。

3. **CT 及磁共振**　有助于诊断肾脏占位性病变及肾后性梗阻。

4. **静脉肾盂造影(IVP)**　可显示肾实质和尿路的轮廓。

5. **排泄性膀胱尿道造影(VCU)**　适用于有尿路感染或有下泌尿道症状者。有助于诊断膀胱输尿管反流及后尿道瓣膜性狭窄。通过插入导尿管,将造影剂直接注入膀胱使之充盈,患儿排尿,在 X 线下观察反流及程度,并显示膀胱尿道精确的解剖细节。

(丘惠娴)

第二节　新生儿急性肾功能不全

新生儿急性肾功能不全(acute renal failure,ARF)是指各种原因在短期内引起肾小球滤过率急剧减少,或肾小管发生变性、坏死,以致机体内环境出现严重紊乱的病理过程,临床表现为水中毒、氮质血症、高钾血症和代谢性酸中毒。

一、病因和发病机制

正常新生儿尿量每小时 1~3ml/kg,新生儿肾脏的浓缩能力相对较差。肾功能不全可引起容量超负荷，高钾血症，酸中毒，高磷血症和低钙血症。急性肾功能不全常见的病因可分为肾前性、肾实质性和肾后性三类。

1. 肾前性肾功能不全　是由于肾脏灌注减少所致。

(1)有效循环血量降低：脱水、失血，低血压(各类型休克)。

(2)肾血管阻力升高：红细胞增多症、布洛芬、肾上腺素能药物应用。

2. 肾性肾功能不全　肾实质或肾小管损伤所致。

(1)持续性低灌注导致急性肾小管坏死。

(2)先天异常：未发育、发育不全／发育不良、多囊肾。

(3)血栓性疾病：双侧肾静脉／动脉栓塞。

(4)肾毒性药物：氨基糖苷类药物、放射造影剂、母体应用卡托普利或吲哚美辛。

3. 肾后性肾功能不全　所有引起尿液流出受阻的原因。

(1)尿路阻塞：后尿道瓣膜、狭窄。

(2)输尿管疝。

(3)肾盂输尿管连接处狭窄。

(4)膀胱输尿管反流。

(5)肾外肿瘤压迫。

二、临床表现

1. 少尿或无尿　尿量是判断肾功能不全的关键指标，出现少尿要考虑是否存在 ARF，ARF 少尿期持续 3 天以上者病情危重。

2. 水中毒　因少尿、补液过多等原因，导致体内水潴留、稀释性低钠血症和细胞水肿。严重时可出现心功能不全、肺水肿和脑水肿。

3. 高钾血症　是 ARF 的最危险变化，常为少尿期致死病因。可引起心脏传导阻滞和心律失常，严重时可出现心室颤动或心脏停搏。

4. 代谢性酸中毒　具有进行性、不易纠正的特点。酸中毒可抑制心血管系统和中枢神经系统。

5. **氮质血症** 血中尿素、肌酐、尿酸等非蛋白氮含量显著升高,称氮质血症。其发生主要是由于肾脏排泄功能障碍和体内蛋白质分解增加所致。氮质血症进行性加重,严重时可出现尿毒症,尿毒症的主要表现是中枢神经系统功能紊乱。

三、诊断

(一)实验室检查

1. 出生 48 小时后无排尿或出生后少尿(每小时 <1ml/kg)或无尿(每小时 <0.5ml/kg)。

2. **出现氮质血症** 血清肌酐(Cr)≥ 88μmol/L,血清尿素氮(BUN)≥ 7.5mmol/L 或每天增加 Cr ≥ 44μmol/L,BUN ≥ 3.57mmol/L。血清尿素氮升高提示脱水或者肾脏灌注不足;肌酐水平升高提示肾脏疾病。

3. **电解质紊乱** 高钾血症、低钠血症、低钙血症、高磷血症、高镁血症。

4. 代谢性酸中毒。

(二)肾脏超声检查

可精确描述肾脏大小、形态等。结合 CT 及 MR 检查有助于肾后性梗阻的诊断。

(三)肾前性和肾性肾衰竭的实验室鉴别

1. **BUN/Scr 比值** 肾脏本身损害时 BUN/Scr 比值常 <10;如果因肾前性因素使 GFR 下降,尿素和肌酐的滤过都减少,但尿素在肾小管中的重吸收量相对较多,此时 BUN/Scr 比值常 >10。

2. **FENa(%)** 肾前性时 <2.5,肾性时 >3.0。FENa(%)=(尿钠 / 尿肌酐)×(血浆肌酐 / 血浆钠)

(四)诊断性补液

1. **扩容** 如果患儿没有出现容量负荷过度或者心力衰竭的临床表现,输入生理盐水 20ml/kg,液速 10ml/(kg·h)。心排血量下降对生理盐水扩容无反应时可使用血管活性药物改善心功能如多巴胺 2~4μg/(kg·min)可增加心排血量,这样会增加肾小球滤过率及尿量

［收集 2 小时尿量,肾前性时尿量 >1ml/(kg·h); 肾性肾功能不全,尿量无增加］。

2. 扩容无效时　可使用呋塞米 1mg/kg,静脉推注利尿。

3. 对增加心排血量及利尿无反应时　进行腹部超声,以明确肾脏、尿路、膀胱的解剖结构。也可应用静脉肾盂造影、肾脏扫描、血管造影或膀胱尿道造影观察是否存在肾脏本身畸形。

四、治疗

(一) 早期防治

重点为去除病因和对症治疗,防止 ARF 继续进展。如纠正低氧血症、休克、低体温及防止感染等;肾前性给予扩容,纠正心功能不全。肾后性及时解除梗阻或留置导尿管;停用肾脏毒性药物。

(二) 少尿或无尿期的治疗

1. 严格限制液体量

(1) 限制液体入量:补充不显性失水量［早产儿 50~70ml/(kg·d),足月儿约 30ml/(kg·d)］和显性丢失(前日尿量与胃液丢失量)。液体以葡萄糖为主、不加钾。血清 BUN 和 Cr 降低提示治疗有效。治疗期间应保持体重不增或每天减少 1%~2%,血钠应维持在 135mmol/L 左右,体重增加或血钠下降均是水过多的标志。此期若水负荷过多可引起心力衰竭、肺水肿、肺出血等并发症。

(2) 呋塞米:如果肾功能足够,给呋塞米每次 1~2mg/kg,每 6~8 小时 1 次,并可用小剂量多巴胺改善微循环、扩张肾血管,剂量 2.5~5μg/(kg·min),静脉输注。

2. 纠正电解质紊乱

(1) 高钾血症:当血钾 >6.5mmol/L,ECG 有高钾血症表现时,应即刻治疗:① 10% 葡萄糖酸钙 0.5~1.0ml/kg,稀释后静脉注射,以拮抗钾对心肌的毒性;② 5% 碳酸氢钠 3~5ml/kg,静脉注射,但若并发高钠血症和心力衰竭,应禁用碳酸氢钠;③首剂推注:胰岛素 0.05U/kg+10% 葡萄糖 2ml/kg(每 1U 胰岛素加 4g 葡萄糖)。持续静脉滴注:0.1~0.2U/(kg·h)稀释于 10% 葡萄糖溶液中(每 1U 胰岛素加 4g 葡萄糖),一般先计算 4 小时所需的胰岛素量持续泵入,之后根据复查血钾水平调整方案。需密切监测血糖,防止发生医源性低血糖。以上治疗无效时考虑作透析治疗。

(2)低钠血症:多为稀释性,轻度低钠血症(血钠 120~125mmol/L),可通过限制液体量,使细胞外液逐渐恢复正常。血钠 <120mmol/L,可适当补充 3% 氯化钠(3% NaCl,按 1.2ml/kg 可以提高 1mmol/L 的钠)。

(3)高磷血症和低钙血症常共存:降低磷的摄入,补充钙剂。血磷 >2.24mmol/L 时使用低磷配方乳(如 Similac PM60/40)限制磷的摄入。口服碳酸钙作为磷结合剂。一旦血磷恢复正常,常需要补充含或不含维生素 D 的钙剂。若血钙 <1.87mmol/L 给 10% 葡萄糖酸钙 1.0ml/kg 静脉滴注。可同时给适量的维生素 D_2 或 D_3,促进钙在肠道吸收。

(4)纠正酸中毒:pH<7.2 或 HCO_3^-<15mmol/L 时,应补充碳酸氢钠。

3. 供应热量及营养 充足的营养可减少组织蛋白的分解和酮体的形成,而合适的热量摄入及外源性必需氨基酸的供给可促进蛋白质合成和新细胞成长,并从细胞外液摄取钾、磷。ARF 时应提供 40kcal/(kg·d) 以上的热量,主要以糖和脂肪形式给予。当输入液量限制于 40ml/(kg·d) 时,应由中心静脉输注 25% 葡萄糖。脂肪乳剂可加至 2g/(kg·d),氨基酸不能超过 1.5g/(kg·d)。

4. 治疗高血压 出现高血压主要是水潴留所致,应限制水和钠的摄入并给利尿剂和降压药。

5. 控制感染 选择对肾脏影响小的敏感抗生素治疗如青霉素类,对肾脏功能有影响的抗生素应根据肾功能调整剂量和输注频次。

6. 肾替代疗法 若上述治疗仍无效,且伴有下列情况,可给予肾替代疗法。指征:①严重的液体负荷,出现心力衰竭、肺水肿;②严重代谢性酸中毒(pH<7.1);③严重高钾血症;④持续加重的氮质血症,已有中枢抑制表现,或 BUN>35.7mmol/L 者。常用的肾替代疗法包括腹膜透析或连续性动静脉血液滤过。

(三)利尿期治疗

此期尿量开始增多,但补液仍需谨慎。多尿期前 3~4 天可按尿量的 2/3 补给。

(四) 恢复期的治疗

贫血可少量输血,补充各种维生素。

五、转诊

肾性和肾后性肾功能不全病因较为复杂,处理较为困难。如出现下列情况之一建议转诊:①如果持续少尿 48 小时或无尿超过 24 小时;②血肌酐进行性上升;③明确存在肾脏畸形;④需要肾替代治疗的;⑤如已经明确存在后尿道梗阻,转诊前应留置导尿管;⑥转诊前尽可能控制高钾血症。

(丘惠娴)

第三节　新生儿泌尿系感染

新生儿泌尿系感染(neonatal urinary tract infection)是指细菌感染引起的菌尿或尿中白细胞或脓细胞增多。包括肾盂肾炎、膀胱炎及尿道炎。由于感染病变难以局限在尿道某一位置,临床上无法定位,统称为泌尿系感染。新生儿期男婴发病率较高。

一、危险因素

1. **留置尿管**　很快即可有细菌定植在膀胱,进而可导致泌尿系感染。

2. 全身败血症血行播散至尿路。

3. **肾脏和尿路畸形**　尿路感染的新生儿肾脏和尿道畸形的检出率为 30%~50%。主要异常是肾盂扩张和肾积水。

4. **膀胱输尿管反流**　是指排尿时尿液从膀胱反流至输尿管和肾盂,是婴幼儿反复泌尿道感染的常见原因。

5. 神经源性膀胱(脊髓发育不良/损伤)。

6. **延迟更换尿布**　尿道口易为粪便污染。

二、病原体及感染途径

1. 病原体　最常见的病原是革兰氏染色阴性杆菌,大肠埃希氏菌属最多见,其次为肺炎克雷伯菌。近年来,革兰氏染色阳性球菌感染有增加趋势,如尿/粪肠球菌、链球菌等。早产儿或留置导尿管的患儿真菌感染也可发生。

2. 感染途径　常见感染途径为血行播散和上行感染。

三、临床表现

1. 败血症表现　如呼吸窘迫、呼吸暂停、心动过缓、低血糖、循环不良或者腹部膨隆。

2. 非特异性表现　包括反应低下、发热、体重不增、喂养困难、不明原因延迟黄疸(黄疸是一个重要特征)。

四、辅助检查

1. 尿培养及菌落计数　是确诊的重要依据,菌落计数 $>10^5/ml$ 示感染, $10^4 \sim 10^5/ml$ 为可疑, $<10^4/ml$ 多系污染。最好是耻骨上膀胱穿刺采取标本,其次是导尿管采取标本。生后 3 天内尿路感染较少见,不需要做常规尿培养。

注:尿培养阳性患儿,治疗 2 天后应复查,如果仍不能转阴提示治疗效果不理想。血培养应该在开始抗生素治疗前进行。

1. 尿常规　未离心尿(清洁中段尿)沉渣白细胞 5 个/高倍视野,离心尿(清洁中段尿)沉渣白细胞 10 个/高倍视野,提示泌尿系感染。新生儿尿路感染尿常规可能正常,应多次随访。

注:新生儿尿常规正常并不代表没有尿路感染。

2. 尿试纸检查　显示白细胞脂酶和亚硝酸盐阳性。

3. 肾脏/膀胱超声检查　可发现尿路畸形、肾盂积水、肾囊肿、肾发育不良、肾盂肾炎等。

4. 排泄膀胱尿道造影(VCUG)　是诊断输尿管反流的重要方法。

五、治疗

1. 初始治疗应同时针对革兰氏染色阳性和阴性菌,首选氨苄西林 - 舒巴坦或第三代头孢类抗生素,最后根据药敏选择抗生素。

2. 推荐静脉用药疗程 3 天,3 天后如临床症状消失或尿常规恢复正常,可换成 β- 内酰胺酶抑制剂口服(阿莫西林,每次 15mg/kg,每 12 小时 1 次),总的疗程 7~10 天。

3. 存在泌尿道畸形的婴儿,应该预防性给予抗生素,如阿莫西林 20mg/(kg·d)。

4. 约 25% 的患儿在 1 岁内反复出现泌尿系感染。

六、转诊

泌尿系统畸形是尿路感染高危因素,所有尿路感染的患儿均应进行 B 超明确是否存在尿路感染,存在泌尿系统畸形的患儿本院不具备手术条件者,应转院治疗。

(丘惠娴)

第四节　后尿道瓣膜

后尿道瓣膜(posterior urethral valve,PUV)是男婴先天性下尿路梗阻的最常见的疾病,本病除尿道梗阻引起排尿困难外,还会继发膀胱、输尿管及肾脏的病变。发病率为 1/8 000~1/5 000 活产婴儿。

一、临床表现

1. 无尿或少尿。

2. 反复尿路感染。

3. 腹部肿块　扩大的膀胱和 / 或肾脏。

4. 尿液性腹腔积液。

5. 生长发育迟缓。

二、辅助检查

1. 超声 双侧肾盂、输尿管积水,膀胱增大,后尿道扩张。

2. 排泄膀胱尿道造影(VCUG) 可见前列腺尿道伸长、扩张,梗阻远端尿道变细,膀胱颈肥厚,膀胱边缘不整、有小梁及憩室形成。

3. 尿常规及尿培养 常有尿路感染表现。

三、治疗

1. 内科治疗 主要原则是纠正水电解质失衡,控制感染,引流及解除下尿路梗阻。有的患儿经尿道插入导尿管即可控制感染。

2. 手术治疗

(1)经尿道切除瓣膜(>80% 病例)。

(2)如果不能经后尿道手术治疗,给予皮肤膀胱造瘘(<20% 病例),生后 2~6 月龄切除瓣膜,关闭造瘘。

(3)不具备手术条件时应转到上级医院进一步明确诊断和治疗。

(丘惠娴)

第五节　新生儿肾静脉血栓形成

新生儿肾静脉血栓形成(renal venous thrombosis,RVT)是指肾静脉主干和 / 或分支血栓形成而致肾静脉部分或全部阻塞引起的一系列病理生理改变和临床表现,可发生于单侧或两侧肾脏。

一、病因和发病机制

任何原因导致新生儿血液出现高凝状态、肾脏血流障碍及血管内留置导管,均可诱发深静脉血栓形成。

1. 血液高凝 糖尿病母亲婴儿及红细胞增多症时易发生新生儿RVT,多与高凝倾向有关。脱水包括隐匿性脱水也是导致高凝状态的很重要因素。应用利尿剂或造影剂也可导致血黏度增加。

2. 血管损伤 危重儿的缺氧、感染、循环障碍、低体温、酸中毒等均可导致血管壁损伤,从而诱发新生儿 RVT 发病。

3. **肾血流量减少** 休克、严重感染、母亲妊娠期高血压疾病等。

4. 动脉或静脉置管,特别是脐动脉置管。

5. 肾脏发育畸形或肾脏本身疾病如先天性肾病综合征。

二、临床表现

新生儿 RVT 以肾肿大、血尿为主,也常有进行性血小板减少。

1. **肾肿大** 约 60% 的新生儿 RVT 患儿可触及突然肿大的肾脏。

2. **尿液改变** 60% 患儿在发病 24 小时内可见肉眼血尿,继之有持久性的镜下血尿及蛋白尿。少尿或无尿者约占 30%。

3. **血压变化** 血压突然下降后急剧上升,高血压可持续几天、几个月或更长时间。

4. 血小板减少。

三、辅助检查

1. **血小板** 90% 患儿有进行性消耗性血小板减少。

2. **凝血功能** PT 及 APTT 均延长。

3. **血生化** 氮质血症多见,半数有代谢性酸中毒,血钾升高。

4. **尿常规** 尿常规示血尿、蛋白尿。

5. **腹部 X 线** 可估计肾脏大小及有无钙化斑。

6. **超声检查** 可确诊 RVT,典型表现肾脏增大、弥散强回声;多普勒超声可见下腔静脉或肾静脉栓塞。

四、治疗

1. 纠正脱水和电解质紊乱,改善氧合和低体温,阻断血液黏稠、血黏滞度增高等血栓形成的主要环节。

2. **基础疾病的治疗** 高血压可用卡托普利等血管紧张素转化酶抑制剂,后期肾功能不全者可行透析疗法。

3. **抗凝药物的治疗** 如果累及一侧肾脏,无 DIC,保守治疗。如果累及双侧,伴有 DIC,开始肝素治疗,肝素化的首次负荷量为

50~100U/kg,维持量为 25U/(kg·h)静脉输注。每 8~12 小时监测血药浓度维持在 0.3~0.5U/ml。亦可监测凝血酶原时间,控制在正常值的 2 倍以内。最近使用低分子量肝素开始溶栓及再通后预防治疗。

4. 溶栓治疗　有应用尿激酶溶栓的报道。溶栓治疗前需要进行头颅超声检查除外颅内出血。

5. 外科治疗　晚期肾萎缩或持续高血压时行肾摘除术。对肾(主)静脉及下腔静脉血栓形成,可采取血栓摘除术,以获得该静脉的再疏通。

五、转诊

肾静脉血栓如果诊断和处理不及时容易导致严重肾功能不全,对于不明原因血尿、不明原因高血压或已经明确诊断的肾静脉血栓,建议转诊到上一级医院治疗。

(丘惠娴)

第六节　肾小管酸中毒

肾小管酸中毒(renal tubular acidosis,RTA)是由于近端肾小管对 HCO_3^- 重吸收障碍和 / 或远端肾小管排泄 H^+ 障碍所致的一组临床综合征。其特征是阴离子间隙正常、高氯性代谢性酸中毒和尿酸化障碍。

一、分型

根据发病部位与功能缺陷的特点分为 4 型,即远端 RTA(dRTA,Ⅰ型)、近端 RTA(pRTA,Ⅱ型)、混合型 RTA(Ⅲ型)和高钾型 RTA(Ⅳ型),临床上以Ⅰ型和Ⅱ型为多见。

二、病因和发病机制

1. 远端 RTA(dRTA,Ⅰ型)　是由于远端肾小管排泄 H^+ 障碍,尿 NH_4^+ 及可滴定酸排出减少所致。尿不能酸化至 pH<6.0,常伴低钾血症、高钙血症。Ⅰ型 RTA 可能是原发性,源自基因缺陷(*SLC9A3* 突

变、*SLC4A4* 突变)或继发于严重疾病,包括肾钙质沉着、梗阻性尿路病、遗传性椭圆形红细胞增多症。

2. **近端 RTA(pRTA,Ⅱ型)** 是由于近端肾小管对 HCO_3^- 重吸收障碍导致 HCO_3^- 丢失。当血 HCO_3^- 下降至 16mmol/L 时肾小球滤出 HCO_3^- 显著减少,并能被肾小管完全吸收,尿可酸化。

3. **高钾型 RTA(Ⅳ型)** 远端肾小管排泄 H^+、K^+ 功能均不足。在新生儿期见于醛固酮缺乏症、肾上腺生殖综合征、肾小管对醛固酮反应降低或伴梗阻性尿路病,也可由用 ACE 抑制剂或螺内酯引起。

三、诊断

生后出现呕吐、多尿、脱水和高血氯代谢性酸中毒而无其他原因可解释者应考虑本病。

1. **尿液检查** ①远端 RTA:尿 pH 常 >6,尿比重降低,尿钾、钠和钙排出增多,尿铵显著减少。②近端 RTA:尿 pH>6,尿渗透压降低。当酸中毒加重,血 HCO_3^-<16mmol/L 时尿 pH 可降至 5.5 以下。

2. **血生化检查** ①远端 RTA:血浆 pH、HCO_3^- 降低,血氯升高,血钾降低,血钙和血磷偏低,阴离子间隙正常,肾钙化后尿素氮及血肌酐升高;②近端 RTA:血浆 pH、HCO_3^- 和钾显著降低,血氯显著增高,但阴离子间隙正常。

3. **血、尿氨基酸和有机酸测定** 以排除遗传性代谢病所致继发性肾小管酸中毒。

四、治疗

1. **近端 RTA** 可服用碱性药物或缓冲碱。①碳酸氢钠:5~10mmol/(kg·d)分次口服,应从小剂量开始,逐渐增加致酸中毒被完全纠正。②枸橼酸缓冲液:可用枸橼酸钠、枸橼酸钾各 100g,加水至 1 000ml,每毫升含钾、钠各 1mmol。用量为 1~1.5ml/(kg·d),分次口服。③利尿剂:氢氯噻嗪 1~3mg/(kg·d),可减少尿 HCO_3^- 排出,促进 HCO_3^- 重吸收。

2. **远端 RTA** ①纠正酸中毒:严重酸中毒应予静脉输注碳酸

氢钠,一般给予口服纠正,但碱性药剂量较近端 RTA 偏小,碳酸氢钠 1~3mmol/(kg·d),分 4 次口服;②枸橼酸缓冲液:用量为 1~1.5ml/(kg·d),分次口服;③利尿剂:氢氯噻嗪 1~3mg/(kg·d)。

五、转诊

不明原因的顽固性代谢性酸中毒应转诊到上级医院进一步明确诊断

（丘惠娴）

参考文献

1. 王卫平,毛萌,李延玉,等.儿科学.9 版.北京:人民卫生出版社,2018: 294-296.

2. Khan OA, Hageman JR, Clardy C. Acute renal failure in the neonate. Neo Reviews, 2015, 44 (10): e251-253.

3. 陈达庆.新生儿急性肾衰竭诊治进展.中国实用儿科杂志,2002, 17 (11): 651-654.

4. 徐琦新.新生儿急性肾衰竭的治疗问题.实用儿科临床杂志, 2002, 17 (1): 62-63.

5. 周婧婧,张鹏,程国强.新生儿尿路感染研究进展.临床儿科杂志, 2013, 31 (6): 588-592.

6. Schreuder MF, Van der Horst HJ, Bokenkam PA, et al. Posterior Urethral Valves in Three Siblings: A Case Report and Review of the Literature. Birth Defects Research, 2008, 82 (4): 232-235.

7. 周文浩,程国强,王来栓,等.新生儿疾病速查.北京:人民卫生出版社,2014: 495-497.

8. 郑军,李月琴,王晓鹏.新生儿诊疗手册.天津:天津科技翻译出版公司,2011: 522-531.

9. 庄思齐.儿科疾病临床诊断与治疗方案.北京:科学技术文献出版社,2010: 522-526.

10. 叶红球,彭小明,肖勇,等.新生儿肾小管酸中毒 18 例诊治分析.医学临床研究,2017, 34 (12): 2414-2415.

第十三章 神经系统疾病

第一节 新生儿缺氧缺血性脑病

新生儿缺氧缺血性脑病(hypoxic-ischemic encephalopathy,HIE)是指围产期窒息引起的部分或完全缺氧、脑血流减少或暂停而导致胎儿或新生儿脑损伤。

一、病因

缺氧是 HIE 发病的核心。缺氧缺血性损伤可发生在围产期各个阶段。由宫内窒息引起者占 50%,娩出过程中窒息占 40%,先天疾病所致者占 10%。

二、临床表现

(一) 新生儿脑病

重度窒息婴儿,有明显宫内窘迫史,生后数小时内出现神经系统症状,应考虑 HIE。HIE 患儿通常在生后 6~12 小时出现抽搐,12~24 小时抽搐加重。脑水肿所致前囟张力增高最早在生后 4 小时出现,24 小时最明显,经治疗后应在 72 小时左右好转或消失。需密切观察患儿意识、肌张力、原始反射、瞳孔、呼吸等神经系统改变。

1. **轻度脑病** 此期的特征是易激惹、凝视、自主活动正常或减少。肌张力正常或增强,吸吮、拥抱反射正常或稍活跃。症状在 72 小时内消失,预后好。

2. **中度脑病** 此期的特征是惊厥发作。嗜睡,自主活动减少,肌张力降低(上肢较下肢低),吸吮、拥抱反射减弱。症状在 14 天内消失,20% 有后遗症。

3. 重度脑病　新生儿常因脑干损害处于昏迷状态、肌张力松弛、无自主活动。吸吮、拥抱反射消失。大多数严重病例无惊厥活动,但脑电图有频繁且长时间的痫样放电。症状可持续数周,50% 患儿死亡、50% 患儿留有神经系统后遗症。

(二) 多器官功能障碍

缺氧缺血过程中,机体为保证最重要器官(心、脑、肾上腺)的循环血量,血流重新分布。其代价是肝、肾和胃肠道的血流减少,造成这些部位更易受到损害。

三、诊断标准

1. 宫内缺氧病史　有明确的可导致胎儿宫内窘迫的异常产科病史,以及严重的胎儿宫内窘迫表现(胎心 <100 次 /min,持续 5 分钟以上;和 / 或羊水 Ⅲ 度污染);或者分娩过程中有明显窒息史。

2. 出生时有重度窒息　指 Apgar 评分 1 分钟 ≤ 3 分,并延续至 5 分钟时仍 ≤ 5 分,和 / 或脐动脉血或出生后 1 小时内动脉血 pH<7.0 或碱剩余(BE)<-16mmol/L。

3. 出生后不久出现神经系统症状并持续至 24 小时以上,如意识改变(过度兴奋、嗜睡、昏迷)、肌张力改变(增高或减弱)、原始反射异常(吸吮、拥抱反射减弱或消失),病重时可有惊厥、前囟张力增高,甚至出现脑干症状(呼吸节律改变、瞳孔改变、对光反射迟钝或消失)。

4. 排除电解质紊乱、颅内出血和产伤等原因引起的抽搐,以及宫内感染、遗传代谢病和其他先天性疾病引起的脑损伤。

四、辅助检查

(一) 化验检查

1. 血气分析　生后 1 小时内动脉血 pH<7.0 或碱剩余(BE)<-16mmol/L 提示严重缺氧,<-20mmol/L 时可发生代谢性酸中毒引起的神经损伤。窒息后乳酸水平升高,乳酸 >3mmol/L 是异常的,

3~5mmol/L 提示预后良好,>9mmol/L 与中度 - 重度脑病有关。

2. 脑损伤 血清 CK-BB 在损伤后 12 小时内可上升,但与长期神经系统结局不相关。

3. 代谢紊乱及多脏器损害 可定时测定血糖、血钠、血钙等,缺氧、酸中毒后上述指标多降低。心肌酶谱及肌钙蛋白、肌酐及尿素氮、肝转氨酶水平升高。

(二) 脑电生理

脑电生理检查是通过脑细胞电活动变化发现脑损伤,评价严重程度,最传统的检查手段是脑电图(electroencephalography,EEG)。振幅整合脑电图(amplitude integrated electroencephalogram,aEEG)同属脑电图的检查范畴,可连续监测脑电活动,对 HIE 预后判定有一定意义。

1. 背景活动 是一个重要的预后指标。不连续电压(下限 <5μV,上限 >10μV)表示大多数预后不良,而重度异常(连续低电压、爆发抑制、平台电压)表示全部预后不良。

2. 反复或持续的高波幅电活动 严重 HIE 的新生儿 60% 以上合并惊厥,是脑细胞电生理极度紊乱的表现。约 80% 的惊厥起源于中央 - 颞区,故 aEEG 电极常置于 P3、P4 和 C3、C4 部位,可监测到大部分惊厥发作,表现为高波幅电活动(电压在 100~200μV 以上)。低电压基础上的高波幅电活动和持续的高波幅电活动均提示病情严重。

3. 睡眠 - 清醒周期(SWC) 体温正常的新生儿,SWC 在 36 小时内复现,通常提示预后良好;低体温的新生儿,SWC 在 60 小时内复现,通常提示预后良好。

在分析脑电生理时要注意抗惊厥药物的影响,药物对脑电活动的抑制程度与患儿所接受的抗惊厥药物剂量和数量有关,剂量越大,多种药物联合应用,对脑电的抑制程度越高。

生后第 7 天脑电生理恢复则与预后正常相关。生后 12 天仍持续脑电图抑制与预后不良有关。

(三) 影像学检查

HIE 由于生后病变可继续进展,不同病程阶段影像学检查所见会有不同。通常生后 3 天内影像学检查所见以脑水肿为主,也可检查有无颅内出血。如果要检查脑实质缺氧缺血性病变或脑室内出血,则以生后5~10天为宜。有病变者3~4周后应复查,生后3个月复查MRI可以全面显示脑损伤。

1. **B超** 可在HIE病程早期(3天内)开始检查。脑水肿时可见脑实质不同程度的回声增强,结构模糊,脑室变窄或消失。7~10天了解脑水肿是否完全消失,3~4周观察是否有遗留病变。

2. **CT** 脑水肿时,可见脑实质呈弥漫性低密度影(CT值≤18Hu)伴脑室变窄;基底核和丘脑损伤时呈双侧对称性高密度影;脑梗死表现为相应供血区呈低密度影;矢状旁区损伤时皮质呈高信号、皮质下白质呈低信号。CT在诊断HIE方面的敏感性和特异性均较差,不应根据CT低密度影给予HIE诊断。

3. **MRI**

(1)部分缺血:因脑水肿在矢状旁区,故皮质及皮质下白质 T_1WI 低信号, T_2WI 高信号,伴脑室变窄。

(2)深度缺血:基底核和丘脑损伤时呈双侧对称性高信号, T_1WI 信号比 T_2WI 高。

(3)弥散加权磁共振(diffusion weighted imaging,DWI)对早期缺血脑组织的诊断更敏感,损伤部位很快即可显示明显的高信号。

> 附:推荐的影像学检查方法:①DWI是早期急性缺血的最敏感的影像学检查方法;②标准的MR需要到72小时才能反映最大程度的损害;③CT要到第4天。

(四)诱发电位检查

诱发电位检查是评价脑损伤和脑的功能状态的一种神经电生理检查方法,其原理是给予一定刺激后,诱发并记录特定的一种神经传导通路的电活动。常用的诱发电位检查方法分为:

1. **脑干听觉诱发电位**(brainstem auditory evoked potential,BAEP) 窒息的新生儿脑干听觉诱发电位异常与神经运动缺陷有关。

2. **视觉诱发电位**(visual evoked potential,VEP) 窒息后的患儿

出现持续的视觉诱发电位异常高度提示神经功能预后很差。但是对于预测失明或视力丧失却没有帮助。

3. 躯体感觉诱发电位(somatosensory evoked potential,SEP)可以检测感觉传导通路(周围神经、周围神经丛、背根、脊柱、对侧神经核、中间丘系、丘脑和顶叶皮质)的异常。足月儿 SEP 的异常对于预测神经后遗症和神经发育异常具有较高的阳性价值。

> 附:生后 1 周内视觉诱发电位异常或任何时间视觉诱发电位缺失均提示足月儿窒息后预后不良。

（五）新生儿行为神经测定

1. 新生儿行为神经测定(neonatal behavioral neurological assessment, NBNA)评分可全面反映新生儿神经系统的发育水平和功能状态,一共 20 项分 5 个方面。

2. **临床意义**　最常用于 HIE 程度的判断和预测预后。NBNA 判定标准为 7 天时 <35 分为异常,12~14 天时 ≤ 35 分为严重异常。

五、治疗

HIE 是一种不断演变的动态复杂病理生理过程,其中再灌注损伤是决定患儿最终脑损伤程度的关键。对症治疗的目的是阻断缺氧缺血原发事件和避免或减轻继发性脑损伤,为 HIE 的非特异性基础治疗措施。

（一）对症和支持治疗

1. **维持良好的通气、换气功能**　使血气在正常范围(pH 7.25~7.45、PaO_2 60~80mmHg、PCO_2 40~50mmHg)。一般认为,pH<7 为临床严重酸中毒,BE<-20mmol/L 时可发生代谢性酸中毒引起的神经损伤。$PaCO_2$<26mmHg(<22mmHg,脑血流减少 50%)超过 1 小时,在早产儿与脑室周围白质软化、在足月儿与晚发感觉性听力丧失有关;避免低氧所引起的脑血流下降和血管张力改变而导致的进一步脑损伤。

2. **维持良好循环功能**　使心率和血压保持在正常范围,采用超声心动图和血乳酸指标评价循环功能。严重缺氧时常因心肌功能不全、毛细血管渗漏综合征和低血容量发生低血压,谨慎使用扩容治疗,在30分钟内静脉应用生理盐水10ml/kg,如果无反应,使用多巴胺2~5μg/(kg·min)和多巴酚丁胺5~15μg/(kg·min),收缩压维持在60~75mmHg、平均动脉压维持在45~55mmHg,保证正常脑灌注。由于缺氧后脑血流自主调节功能障碍,应避免血压的激烈波动而导致颅脑损伤。

> 附:低血压是窒息后脑灌注压降低的最常见原因,新生儿脑灌注压降低应首先关注血压,平均动脉压<30mmHg,脑血流量明显减少。

3. **维持血糖在正常高值**(5.0~7.0mmol/L) 以保证神经细胞代谢所需能源。避免发生低血糖和高血糖,因为两者均可能加重脑损伤。调整静脉输入葡萄糖浓度,一般6~8mg/(kg·min)。

4. **纠正贫血** 如果由于失血导致的HIE,应纠正可能存在的贫血。

5. **控制惊厥** 惊厥本身可以加重脑损伤程度。HIE患儿中66%惊厥仅表现为EEG异常,而无临床症状,建议对临床症状性和EEG异常性惊厥均给予抗惊厥治疗。

1)苯巴比妥:为首选药物。其作用机制是选择性抑制脑干网状结构上行激动系统,使大脑皮层兴奋性降低而转入抑制;尚能降低脑细胞的新陈代谢率,对脑细胞具有一定的保护作用。负荷量为20mg/kg,静脉推注时间>10分钟。如果惊厥不能控制,每隔10~15分钟重复5mg/kg,直至惊厥停止或累计总量达到40mg/kg(如果累计量已经达到30mg/kg,再继续给药之前有条件者可监测血药浓度水平,在下剂用药前采样测血药浓度,治疗的血清浓度为15~40μg/ml,理想的水平是20~30μg/ml)。12~24小时后用维持量5mg/(kg·d),单剂使用或每12小时1次,维持量需用至临床神经症状消失、脑电图正常方可逐渐停药,一般5天。有兴奋激惹患儿,虽未发生惊厥,也可早期应用苯巴比妥 10~20mg/kg 静脉内推注 1 小时以上,可改善重度窒息患儿的预后。

2)咪达唑仑(midazolam):为新型短效苯二氮䓬类药物,起效快、半衰期短,遇到生理性 pH 时变为脂溶性,可透过血 - 脑屏障,对惊厥持续状态可有效控制。用法:负荷量 0.15mg/(kg·次)静脉推注至少 5 分钟以上,惊厥停止后给予 1.0μg/(kg·min)静脉维持;如果惊厥不能控制,则每 15 分钟增加维持剂量 1.0μg/(kg·min)直到惊厥停止,最大剂量为 6μg/(kg·min),惊厥停止后给予静脉维持 24 小时,随后逐渐减量,每 15 分钟 ~2 小时减 1.0μg/(kg·min)至停药。

6. **10% 葡萄糖酸钙**　如果惊厥同时伴有低钙可补钙治疗。用 10% 葡萄糖酸钙每次 2ml/kg+5% 葡萄糖液等量稀释缓慢静脉注射,速度为 1ml/min,注意心率保持 80 次 /min 以上,否则应暂停,必要时 6~8 小时再给药 1 次。

7. **适量限制入液量**　供给过多的液体可增加脑中水的含量而加重脑损伤,但不能以牺牲正常血压和内环境稳定为代价。头 48 小时内,液体限制在比正常维持量少 20% 的水平(一般每天 60ml/kg)。可通过以下指标评价液体量是否合适:①体重:必须出现生理性体重下降,每天下降 1%~2%;②尿量:1~3ml/(kg·h);③血钠:130~150mmol/L;④体格检查:心率、呼吸、血压前囟、水肿。

8. **控制脑水肿**　主要为细胞中毒性脑水肿(其机制是细胞代谢障碍,ATP 生成减少,钠泵功能障碍,细胞内水钠潴留,导致细胞内水肿),颅压增高最早在生后 4 小时出现,一般在 24 小时更明显。只有在检测到颅内压明显升高(如骨缝增宽明显)导致脑灌注压严重下降时才考虑使用药物降低颅压,首选呋塞米,每次 1mg/kg,每 6~12 小时 1 次;亦可使用甘露醇,宜小剂量,每次 0.25~0.5g/kg,20~30 分钟内静脉滴注,间隔 4~6 小时,力争在生后 72 小时内使颅压下降。但甘露醇可损伤肾脏功能,故在有明显肾功能损害的患儿,甘露醇应慎用。不推荐使用激素减轻脑水肿。

(二)脑保护策略

1. **亚低温治疗**　足月儿 HIE 唯一有效的治疗方法(详见第二十一章第三节)。

2. **促红细胞生成素(EPO)** 外源性 EPO 能通过血-脑脊液屏障,改善缺氧、缺血所致的脑损伤。每次 1 000U/kg,静脉滴注,隔日应用 7 次,首次在生后 12 小时内,目前仍缺乏循证医学支持,不作为常规应用。

(三)早期康复治疗

严重脑损伤患儿应积极进行神经发育评估,存在发育落后的患儿应及时进行早期干预。

六、预后评估

HIE 的预后评估应结合围产期缺氧的程度、临床症状的动态变化、影像学改变、脑电图持续异常时间来综合评定。以下征象提示预后不良:

1. 重度窒息,经抢救 20 分钟以上才出现自主呼吸。

2. 临床分度为重度缺氧缺血性脑病,1 周后神经症状无好转,仍呈昏迷状态。

3. 频繁惊厥,足量正规的药物治疗不能控制,或出现严重的脑干症状。

4. 同时合并严重的多器官功能衰竭,48 小时以上不能恢复。

5. 脑电图呈"爆发抑制""低电压""电静息"等改变,尤其持续时间较长者。

6. 部分中度及重度病例,如在 10~14 天后影像改变仍不恢复,此时不再是脑水肿的病理过程,而是神经元坏死的晚期病理改变,3~4 周后影像学出现脑空洞、微缩性等病理改变,预示预后差。

7. 2 周 NBNA 评分 ≤ 35 分。

七、远期后遗症

1. **脑瘫** 是 HIE 最多见也是最早被发现的神经系统后遗症。大多数脑瘫在新生儿期仅表现为肌张力低下、活动减少或喂养困难等,2~3 个月以后才逐渐转为肌张力增高,反射异常,6 个月之后由于大动作发育明显落后、姿势异常和自主活动减少,容易作出脑瘫的诊断。

脑瘫的治疗强调早期(指 6 个月尤其是 3 个月内)、综合、长程和定期评估。

2. **癫痫**　部分重度 HIE 患儿后期出现癫痫,此类癫痫多为严重或难治性发作。不宜使用促脑细胞代谢药,选用最有效的抗癫痫药物。

3. **其他**　精神和运动发育迟缓、视力障碍、听力障碍、学习和认知障碍、智力落后等。

八、转诊

重度 HIE 患儿常存在多器官功能障碍,且治疗不及时可发生严重伤残。因此下列情况应转诊:①存在脑病症状的患儿不能进行亚低温治疗者应尽快转诊到可以进行低温治疗的中心;②发生严重呼吸衰竭或 PPHN 患儿,经积极通气治疗仍不能改善者;③发生严重循环功能障碍经积极治疗仍不能维持正常循环功能者;④发生严重肾衰竭不能好转或不能进行透析治疗者;⑤发生严重出血经积极治疗仍不能缓解者。

(程国强)

第二节　新生儿颅内出血

新生儿颅内出血(intracranial hemorrhage of newborn,ICH)是新生儿期常见疾病,尤其是早产儿,也是严重脑损伤的常见形式。其病死率高,严重者常留有神经系统后遗症。

一、病因与发病机制

1. **早产**　胎龄 32 周以下的早产儿,在脑室周围的室管膜下及小脑软脑膜下的颗粒层均留存胚胎生发基质(germinal matrix,GM)。该组织是一未成熟的毛细血管网,其血管壁仅有一层内皮细胞,易于破损;GM 血管壁的内皮细胞富含线粒体,耗氧量大,对缺氧及酸中毒敏感。32 周以后 GM 逐步退化形成神经胶质细胞,构成生后脑白质的基础。

2. 缺血、缺氧 窒息时低氧血症、高碳酸血症可损害脑血流的自主调节功能,形成压力被动性脑血流以及脑血管扩张,引起血管内压增加,毛细血管破裂;或静脉淤滞、血栓形成,脑静脉血管破裂出血。

3. 外伤 主要为产伤所致,可使天幕、大脑镰撕裂和脑浅表静脉破裂而导致硬膜下出血。

4. 其他 新生儿肝功能不成熟,凝血因子不足或其他出血性疾病。

5. 脑血管发育异常 脑血管发育畸形血管破裂出血,多为多部位大面积颅内出血,多没有明显外伤、出血性疾病等原因。

6. 凝血功能异常 如血小板减少、先天性或继发性凝血因子缺乏、新生儿出血症等。

二、临床表现

主要与出血部位和出血量有关。临床有神经系统兴奋与抑制的症状和体征:①神志改变;②呼吸改变;③颅内压力增高;④眼征;⑤瞳孔改变;⑥肌张力改变;⑦不明原因的苍白、贫血和黄疸;⑧惊厥。

三、临床类型

(一) 硬膜外出血

硬膜外出血(epidural hemorrhage,EDH)多见于足月儿,常由产伤所致,为脑膜中动脉破裂,可同时伴有颅骨骨折。出血量少者可无症状,出血量多者可表现为明显的占位病变表现、颅内压增高、颅脑影像学检查见中线明显移位,严重者可在短时间内因脑疝死亡。

(二) 蛛网膜下腔出血

1. 可分为原发性或继发性 原发性蛛网膜下腔出血(subarachnoid hemorrhage,SAH)起源于蛛网膜下腔之内。继发性(硬膜下、脑室内、小脑等部位)出血后血液经脑室流入蛛网膜下腔。

2. SAH 与缺氧、酸中毒、产伤等因素有关,常见于足月儿及晚期早产儿。

3. 出血部位处于蛛网膜和软脑膜之间。MRI 显示脑沟内 T_1 高信号，T_2 低信号。

4. 由于出血常为缺氧引起，蛛网膜下腔的毛细血管内血液外渗，而非静脉破裂，故大多数出血量少，无临床症状，预后良好；部分典型病例表现为生后第 2 天抽搐，但发作间歇正常。极少数病例大量出血，引起反复中枢性呼吸暂停、惊厥、昏迷，于短期内死亡。主要的后遗症为交通性或阻塞性脑积水。

（三）硬膜下出血

1. 硬膜下出血（subdural hemorrhage，SDH）是产伤性颅内出血最常见的类型，多见于足月儿或巨大儿，头大、胎位异常、难产或产钳助产者。由于机械损伤使硬膜下血窦及附件血管破裂而发生出血。

2. 出血部位处于硬脑膜和蛛网膜之间。MRI 显示病灶呈新月形，严重的急性期病灶可致中线移位脑室受压；慢性期病灶可致大面积脑梗死。

3. 轻微出血无症状，出血量多者生后即出现各种神经系统症状，以惊厥为主，常为局限性并有局部脑症状如偏瘫、眼偏斜向瘫痪侧等，严重者可伴有呼吸暂停，可由前囟膨隆紧张。慢性型者，在新生儿期症状不明显，数月后形成硬膜下积液，压迫其下脑组织，出现局灶性癫痫，发育迟缓、贫血。

（四）脑室周围 - 脑室内出血

1. 脑室周围 - 脑室内出血（PVH-IVH）是早产儿颅内出血中常见的一种类型。主要见于胎龄 <32 周、体重低于 1 500g 的早产儿。

2. 出血主要来自生发层基质未成熟的毛细血管网，当室管膜下生发层基质出血，血液流入侧脑室发生脑室内出血。出血发生的时间 50% 在出生后第 1 天，90% 在出生后 72 小时内。

3. 按出血轻重分为 4 级，Ⅰ、Ⅱ 级出血预后较好，Ⅲ、Ⅳ 级可留神经系统后遗症。

（五）脑实质出血

脑实质出血（intraparenchymal hemorrhage，IPH）因病因不同，出血

程度差异很大,大致可分为以下几种情况:

1. 点片状出血 由缺氧所致的脑实质出血常呈点状,出血很快吸收。有时也会因感染或不明原因的局部小血管破裂出血所致。临床常无明显的神经系统症状,也不会留有严重的神经系统后遗症。

2. 多灶性脑实质出血 多发生在胎龄 <32 周和体重 <1 500g 的早产儿,尤其是患有严重疾病抢救中的危重早产儿。出血原因可能与严重疾病下的凝血功能异常及脑血流动力学极度变化有关。此类脑实质出血多发生大面积脑组织软化,因此预后不良。足月儿多见于脑血管发育畸形、缺氧缺血、产伤、凝血功能异常等。广泛大面积出血发生不良预后的风险较高。

3. 脑血管畸形所致的脑实质出血 可发生于新生儿期任何时间,临床表现为突发的难以控制的惊厥、频繁呕吐、眼神异常,甚至昏迷、偏瘫等。预后与出血灶部位、大小、周围脑组织受压水肿程度、治疗状况有关。

(六) 小脑、丘脑、基底核出血

1. 小脑出血

(1)病因:多见于胎龄 <32 周、体重低于 1 500g 的早产儿,或有产伤、血管发育畸形史的足月儿。

(2)临床表现:由于病因及出血量不同,症状出现时间也不同,严重者可有脑干受压表现,出现严重呼吸功能障碍,短时间内死亡。

(3)预后较差,尤其是早产儿。

2. 丘脑、基底核区域出血 此类出血原因可能与脑血流动力学异常有关。大脑中动脉在颅底水平段发出的豆纹动脉分支供应此区域的血流,这些血管很细,与主干血管呈 90° 夹角,很容易受血流动力学影响而破裂出血。随访可发现肌张力异常及脑瘫表现。

四、辅助检查

1. 凝血因子检查 检测所有凝血因子,特别是因子 Ⅱ、Ⅶ、Ⅸ、Ⅹ、Ⅻ和ⅩⅢ。

2. 凝血功能 凝血酶原时间(PT)反映外源性凝血因子 Ⅱ、Ⅴ、Ⅶ、

Ⅹ；活化部分凝血活酶时间（APTT）反映内源性凝血因子Ⅷ、Ⅸ、Ⅺ、Ⅻ。

3. 头颅超声　对早产儿脑室周围 - 脑室内出血较敏感。

(1)指征：所有出生体重 <1 500g 的婴儿；存在高危因素或颅内压增高、脑积水征象的婴儿。

(2)存在早发 PIVH 高危因素的婴儿应在生后第 1 天进行超声检查，是因为 50% 的 PIVH 病例发生在生后 6~12 小时。

(3)生后 4~7 天检查出血患儿的检出率可达 90%~100%。

(4)生后 2 周检查可发现脑室周围白质损伤和出血后脑积水。

4. 头颅 CT　可确定颅内出血类型，病灶定位，一般生后 7 天内检查。若出血量较大者，1~2 周后复查，若已无进展出血，3~6 个月复查头颅 CT，了解病变恢复情况。

5. 头颅 MRI　对出血的最初 3 天不如超声波和 CT 敏感，3 天后 MRI 检查成为唯一最佳检查方法。

6. 头颅 MRA、MRV　可发现是否有血管畸形，但急性出血期可能会表现不明显，因此没有发现血管畸形并不能除外。

五、诊断标准

1. 有异常分娩史、窒息复苏史、早产、低出生体重史。

2. 临床有神经系统兴奋与抑制的症状和体征。

3. 影像学检查如头颅 B 超、CT 或 MRI 证实颅内出血。

六、治疗

(一) 一般治疗

1. 保持安静，减少干扰，保暖，抬高头位 30℃。

2. 维持水电解质平衡，保证正常血容量。

3. 维持良好的通气、换气功能　使血气在正常范围（pH 7.25~7.45、PaO_2 60~80mmHg、PCO_2 40~50mmHg）。

4. 维持循环功能稳定，避免血压波动过大。

(二) 止血治疗

1. 维生素 K_1　每次 1mg/kg 静脉注射，每天 1 次，共 3~5 天。

2. **巴曲酶**　每次 0.2~0.5U 静脉注射,每 6~12 小时 1 次。

3. **酚磺乙胺**　每次 12.5mg/kg,静脉滴注,每 6~8 小时 1 次。

4. 必要时输新鲜血或血浆 10ml/(kg·次),纠正贫血及补充凝血因子。

（三）控制惊厥

有惊厥者首选苯巴比妥,负荷量为 20mg/kg,静脉推注时间 >10 分钟。如果惊厥不能控制,每 15 分钟重复 5mg/kg,直至惊厥停止或累计总量达到 40mg/kg。12~24 小时后用维持量 5mg/(kg·d),单剂使用或每 12 小时 1 次,有效血药浓度 20~40mg/L,神经系统检查和 EEG 正常超过 72 小时,可停药。

（四）降低颅压

1. **呋塞米**　有颅内压力增高症状者用呋塞米,每次 0.5~1.0mg/kg,每天 2~3 次静脉注射。

2. **甘露醇**　除非有明显颅压增高和脑室扩大、中枢性呼吸衰竭者可用小剂量甘露醇,每次 0.25~0.5g/kg,每 6~8 小时 1 次,静脉注射。一般不用甘露醇降颅压,尤其在生后头 3 天内。

（五）出血后脑积水的处理

脑室内出血,其血性脑脊液引起化学性蛛网膜炎,脑脊液吸收障碍,导致脑室扩大,虽较常见,但 87% 能完全恢复,只有约 4% 的 IVH 可发展为出血后非交通性脑积水（Ⅲ级 78%、Ⅳ级 100% 可发生脑积水）。

急性期过后,应随访颅脑超声检查评估脑室大小,根据超声检查脑室扩张的进展速率和严重程度,可进行脑室穿刺引流、脑积水分流术等相应处理。

七、预后和结局

主要远期神经系统后遗症主要取决于脑实质受累范围,脑实质受累者后遗症的发生率高达 100%。

1. **重要运动和认知功能缺陷**　在广泛脑实质回声密度增强者较之局限者显著增加。

2. **视觉受损**　脑室扩大或脑室周围白质损伤扩大并累及纹状体

和纹状体旁皮质者可有视觉受损。

3. 听力受损 听放射损伤可导致听力受损。

4. 癫痫。

八、转诊

①难于控制的惊厥；②大量硬膜下出血或硬膜外出血需要外科干预者；③明确存在或不能排除颅内血管畸形者；④发生出血后脑积水者。

（程国强）

第三节 新生儿脑梗死

新生儿脑梗死（neonatal cerebral infarction,NCI）是指生后 28 天内新生儿的脑血管一个或多个分支因各种原因发生供血障碍，引起局灶性或多灶性脑组织坏死。

一、病因及发病机制

1. 血液因素 各种因素使血液成分发生改变或者血液黏稠使血液处于高凝状态，从而易引起血栓形成，最终引起血栓栓塞及局部脑梗死的发生。这些因素包括遗传性高凝状态及围产期各种因素导致的继发性高凝状态。

（1）遗传性高凝因素：目前认为 V 因子 Leiden 突变、凝血酶原 G20210A 突变、脂蛋白 a 升高、抗凝血酶Ⅲ缺乏、蛋白 C 和蛋白 S 缺陷、亚甲基四氢叶酸还原酶 C677T 多态现象等是常见的因素。

（2）继发性高凝因素：常见于孕母患先兆子痫、抗磷脂抗体综合征等自身免疫性疾病等，以及重症感染如败血症、脑膜炎和 DIC 均可引起血液高凝。

2. 血管因素 各种原因引起的血管痉挛、血管损伤、血管炎等可导致脑血管狭窄，从而引起脑组织局部供血区域的缺氧缺血，最终导致脑梗死；另外，先天性脑血管发育畸形可引起脑供血障碍，也可能导致脑梗死。

（1）引起血管痉挛的因素有缺氧、孕期服用药物（可待因用药史）及持续性低血糖等。

（2）引起血管损伤的因素包括产时或产后的创伤。

（3）引起血管炎的因素如绒毛膜羊膜炎。

3. 血流因素　各种原因引起的血流动力学改变，造成脑组织局部灌注不足，可导致脑梗死的发生。

（1）循环衰竭是新生儿脑供血不足十分常见的原因。

（2）发绀型心脏病、复杂性先天性心脏病可能是因血液分流引起血流动力学改变。

（3）新生儿红细胞增多症是新生儿期常见的引起血液黏滞度增高的疾病，可造成脑组织局部缺血。

二、分类及损伤部位

（一）分类

1. 根据病理类型分类　缺血性脑梗死（最常见）、出血性脑梗死、脑静脉窦血栓形成。

2. 根据脑梗死发生时间分类　胎儿期脑梗死（90% 为出血性）、新生儿期脑梗死（多为缺血性）。

（二）损伤部位

1. 大血管供血区梗死　脑梗死可发生在大脑前动脉、中动脉、后动脉供血区。在新生儿期发病主要与脑血管发育异常有关。90% 病例为单侧脑梗死，75% 发生于左侧大脑中动脉。

2. 分支血管供血区梗死　脑分支动脉供血障碍所致的脑梗死在新生儿期较常见，两个相邻的主干血管交界处小血管供血区梗死，常与疾病状态下血管痉挛、血栓形成、血液黏稠度增高以及循环衰竭等疾病状态有关。

三、病理特点

梗死缺血早期，病变区域处于水肿状态，范围较大时可累及白质与灰质。在梗死后数周至数月，病变区域出现钙化、瘢痕，或组织溶解液化后形成囊腔。

四、临床表现

惊厥是大脑前、中、后动脉大血管供血区供血障碍所致的大面积严重梗死时最显著的神经系统症状之一。有些患儿也会存在一些不同程度的意识障碍、肌张力、原始反射异常等神经系统症状、体征,这可能与惊厥后继发的脑损伤有关。

五、辅助检查

1. 梗死病灶的诊断

(1)MRI 和 DWI:常规 MRI 较难早期诊断 NCI,病变发生 5~7 天后 MRI 才清楚显示病灶,但弥散加权 MRI(DWI)能在急性期显示梗死灶。DWI 的原理为脑缺血时,细胞膜钠-钾 ATP 酶功能障碍,细胞内外水分布异常导致细胞内水分积聚、细胞毒性水肿。因此,梗死灶最初 DWI 显示高信号,T_1 加权低信号和 T_2 加权高信号,2 周后形成软化灶,随日龄增加病灶区域缩小或消失。

(2)CT:是目前最常用的诊断方法,脑梗死的典型 CT 表现是局灶性低密度影和对周边结构的占位效应,可对发病 24 小时内的病变进行早期诊断,但敏感性较差。

2. 脑梗死病因的辅助诊断

(1)MRA:是一种磁共振血流成像技术,在新生儿颅内大血管供血区梗死时,可判断脑血管走行,对新生儿脑血管发育异常所致的脑梗死提出病因诊断依据。但绝大多数未发现异常,其原因是:①大脑动脉的畸形很少见;②即使大脑动脉栓塞或血管闭塞,但在短时间内又恢复了血流再灌注。

(2)MRV:对静脉出血性梗死有诊断意义。

(3)凝血功能检查:①蛋白质 C 水平:<0.01U/ml,可诊断为蛋白质 C 缺乏症;②蛋白质 S 水平:<0.01U/ml,可诊断为蛋白质 S 缺乏症;③抗凝血酶-Ⅲ(AT-Ⅲ)测定:活性下降,反映血液高凝状态的指标之一,低于 60% 有诊断意义。

（4）血常规检查：① Hb ≥ 220g/L、Hct ≥ 65%，提示存在新生儿红细胞增多症；② PLT>800×10^9/L，提示存在新生儿血小板增多症。

六、治疗

（一）急性期治疗

1. 去除病因

（1）如为化脓性脑膜炎所致的炎性栓塞，应根据病原学早期、足量、足疗程使用抗生素。

（2）对各种原因心动过缓、血压降低的患儿，可酌情选用多巴胺、山莨菪碱等药物改善全身及脑的循环。

（3）对红细胞增多症，应及时进行部分换血，以纠正血液黏滞状态。

（4）蛋白质 C 缺乏症：治疗药物是蛋白质 C 浓缩剂，剂量从 40U/kg 开始，目标是将蛋白质 C 的血浆水平维持在 >0.25U/ml。

（5）蛋白质 S 缺乏症：治疗应用 FFP（10~20ml/kg）至维持蛋白质 S 的血浆水平 >0.25U/ml。

（6）抗凝血酶Ⅲ水平：降低常见于抗凝血酶缺乏症，治疗应用抗凝血酶浓缩剂结合肝素。

2. 对症治疗

（1）抗惊厥：避免惊厥性脑损伤的发生。首选抗惊厥药物为苯巴比妥。

（2）降低颅高压：可通过限制液体、应用呋塞米或甘露醇等措施来减轻脑水肿。

3. 抗凝治疗

目前对新生儿脑梗死的抗凝治疗仍存在争议。对于动脉性缺血性梗死，只有当血栓栓塞的证据存在时抗凝药才被推荐使用。

目前推荐使用低分子肝素（low molecular weight heparin，LMWH），依诺肝素是新生儿最常用的 LMWH，每次 1.5mg/kg，每 12 小时 1 次皮下注射，平均持续使用时间为 16.5 天，主要不良反应是出血，严重时可用硫酸鱼精蛋白逆转抗凝血酶的活性，用药期间监测抗因子 X$_a$抗体水平,维持在 0.5~1.0U/ml。

4. 营养脑细胞　由于脑梗死整个病变过程危及脑实质,给予营养脑细胞治疗是适宜的。神经节苷脂可拮抗兴奋性氨基酸,增强内源性神经营养因子的作用。

（二）后期治疗

脑梗死新生儿常留有不同程度的神经系统后遗症,后期需根据患儿的实际情况,采用物理康复、抗癫痫等综合治疗措施。

七、预后

新生儿脑梗死的预后取决于病因,梗死灶的大小、位置,是否合并颅内出血等。

1. 运动功能障碍　运动功能障碍是突出的问题。偏瘫或运动异常,一般于出生 3~8 个月后随自主运动的发育而逐渐明显。

2. 双侧额叶损伤　双侧额叶损伤尤其是右半球病变易造成今后的情感、性格和社会适应能力缺陷。左半球梗死时易出现语言功能发育延迟。

3. 听力或视力障碍　见于双侧颞叶或枕叶损伤患儿。

4. 癫痫和脑瘫　较少见。

八、转诊

1. 惊厥难以控制者。

2. 需要进一步明确病因者。

3. 需要康复治疗者。

4. 存在其他部位血栓者。

（程国强）

第四节　新生儿梗阻性脑积水

新生儿梗阻性脑积水是指新生儿期各种病因所致脑脊液循环障碍,脑脊液在脑室内过度堆积,导致脑室扩大,颅内压增高。由于脑脊液循环障碍,脑积水往往是逐渐进展的,表现为脑室进行性扩大,使脑室周围脑实质受压,造成脑室旁白质损伤,严重者脑室旁白质软化。

一、病因

1. 颅内出血 脑室内出血是早产儿最常见的颅内出血类型,梗阻性脑积水是颅内出血后最常见、最严重的合并症。主要发生在Ⅲ~Ⅳ度颅内出血。当脑室内出血发生后,小凝血块、不凝血液等随着脑脊液流动,进入第三脑室,易阻塞狭长的中脑导水管,导致中脑导水管以上部位梗阻,表现为双侧侧脑室、第三脑室扩大。脑积水通常在脑室内出血后1~3周出现,但是头围增大和颅内压增高的临床表现出现较晚,常常在影像学发现脑室扩大后数天到数周才表现出来。

2. 中枢神经系统感染 中枢神经系统感染时,病原菌侵入脑膜引起毛细血管扩张、充血及通透性增加,并产生纤维蛋白等炎症渗出物,炎性渗出可堵塞脑脊液循环的中脑导水管、第四脑室正中孔、侧孔,造成梗阻性脑积水。除此以外,炎症因子的局部刺激引起蛛网膜、蛛网膜下腔、蛛网膜绒毛、软脑膜以及神经根周围间隙等部位的纤维增生、粘连,甚至发生闭塞,引起脑脊液回流和吸收障碍,亦可加重脑积水。

3. 其他

(1) 先天性脑积水:由孕6~17周时脑脊液循环通路发育异常所致。近1/2是由于脊髓脊膜膨出(脊柱裂)所致,脊髓脊膜膨出患儿的脑积水多为第四脑室流出道(正中孔、侧孔)梗阻所致;其他先天脑发育异常包括Chiar畸形、Dandy-Walker畸形、Galen静脉畸形等也可表现为先天性脑积水。

(2) 遗传代谢性疾病:在有机酸代谢病中最常见的类型是甲基丙二酸尿症合并高同型半胱氨酸血症,常伴有脑积水,其原因与高同型半胱氨酸对血管的损害有关。

二、临床表现

常有呼吸暂停、心动过缓、易激、嗜睡、呕吐、前囟紧张、颅缝增宽、大脑血管杂音、头皮静脉扩张及头颅快速增大及出现"落日征"。

三、诊断

1. **产前诊断**　可通过胎儿超声或 MRI 诊断。妊娠 15~18 周时即可早期诊断胎儿脑积水。建议行羊膜腔穿刺术以评估有无与脑积水相关的染色体异常(13 号和 18 号染色体),并可鉴别胎儿性别(X- 连锁遗传导水管狭窄),检测甲胎蛋白水平。

2. **体格检查**　头围每周增加 >2cm 常提示脑室快速进行性扩张。

3. **头颅彩超**

(1)可早期发现脑出血、脑积水。98% 的出血后脑积水病例和早期脑室周围白质软化可在生后 2 周筛查时发现。必须每隔 1~2 周对脑室扩张程度进行连续超声扫描,直至脑室大小稳定或扩大的脑室回缩。

(2)梗阻性脑积水的颅脑超声诊断标准为:①侧脑室明显扩张,有张力感,前角圆钝,甚至呈球形;②矢状面侧脑室深 >2~3mm;中线至侧脑室外缘与中线至同侧颅骨内板距离之比增大,一般 >1/3 ;③冠状面第三脑室增宽,>3mm。

4. **头颅 MR**　宫内 MRI 检查中,任何胎龄胎儿脑室大小超过 10mm 均认为脑室扩大。生后头颅 MR 可用于以下问题的诊断:①由脑室 / 双顶径值估计脑室扩张程度;②大脑皮质厚度测定;③其他相关中枢神经系统异常的诊断(如神经元移位);④脑实质损伤的诊断(如钙化或囊肿)。

5. **头颅 MRA**　可了解脑动脉血管是否有畸形情况。

四、治疗

(一) 降低颅内压

由于多数为梗阻性脑积水,任何药物治疗效果均较差,目前没有足够的证据证实降低颅内压的药物能够改善远期预后,临床应慎重使用。

1. **甘露醇**

(1)药理作用:它通过提高血浆胶体渗透压,使脑组织内水分进入血管内,脑组织体积相对缩小而达到降颅压目的,降颅压速度快。快速静脉注射后 15 分钟内出现降颅压作用,30~60 分钟达到高峰,可维持 3~8 小时,半衰期为 100 分钟。

(2)用法:每次 0.25~0.5g/kg,每 6~8 小时 1 次,30 分钟内静脉注射。

(3)副作用:最大的副作用是引起肾功能损害,甚至导致急性肾功能不全;同时,由于影响水电解质的重吸收,大量电解质从尿液中丢失,使血电解质发生紊乱。

2. 甘油果糖

(1)药理作用:为高渗性脱水药,是一种复方制剂,可通过血 - 脑屏障进入脑组织还能参与脑代谢提供热量。与甘露醇相比,该药起效慢,注射后(0.59 ± 0.39)小时颅内压开始下降,2 小时左右达高峰,降颅压可持续(6.03 ± 1.52)小时,比甘露醇约长 2 小时。

(2)用法:由于甘油果糖起效慢,紧急需要降颅压的情况难以奏效,但它作用时间长,无反跳现象,可以与甘露醇交替使用。每次 2.5ml/kg,每 6~8 小时 1 次。

(3)适应证:适用于有心功能障碍不能耐受快速静脉输注甘露醇;伴有肾功损害、不需要立即获得降颅压挽救患儿生命的紧急效果。

(二) 减少脑脊液产生

乙酰唑胺:目前没有足够的证据证实临床效果,应谨慎应用。

1. 适应证　在出血后脑积水时减少脑脊液产生。

2. 用法　起始剂量每次 5mg/kg,每 6 小时 1 次,缓慢静脉推注或口服,可增加到能耐受的剂量,每次 25mg/kg,每 6 小时 1 次。

3. 并发症　代谢性酸中毒、高钙血症和肾脏钙沉着症。

(三) 腰椎穿刺放脑脊液

腰椎穿刺放出脑脊液中陈旧血液和增高的蛋白质,并降低颅内压,通过脑脊液的不断稀释减轻梗阻,达到脑脊液循环通畅的目的。对影像学诊断为 Ⅲ~ Ⅳ 度脑室内出血、脑室在短期内呈进行性增大者即应开始连续腰椎穿刺治疗。每次释放脑脊液 10ml 左右,每天 1 次。应控制速度,超过 1ml/(kg·min) 可引起呼吸暂停、心率减慢、氧饱和度降低。如脑室扩张停止则延长间隔时间,一般需进行 2~3 周。约 2/3

患儿将会部分或完全缓解,1/3 患儿仍需要行脑室 - 腹腔分流术。存在中枢感染风险,腰椎穿刺为有创操作,且目前没有足够的证据支持临床常规应用。

(四) 侧脑室穿刺引流脑脊液

用腰椎穿刺针自前囟中点矢状线 1.0~1.5cm 处进针,向同侧眼外眦侧方向进针,进针时必须垂直,每进针 1cm 拔出针芯观察有无脑脊液流出。进针深度可参考下面数据:1 000~1 500g(2~3cm),1 500~2 500g(3~4cm),>2 500g(4cm)。每次抽液量 <15ml/kg。

(五) 手术治疗

1. **直接脑室外引流** 能够把脑脊液较快地引流到体外,是一个延缓脑室扩大的有效方法。引流管一端置于侧脑室内,另一端接无菌引流袋,接通后即可引流脑脊液,引流袋悬挂于患儿脑室下方 10~15cm 处,每天引流的脑脊液量一般 10~15ml/kg,根据前囟张力、超声监测脑室的大小调整引流量。一般外引流的时间不超过 10~14 天。

2. **头皮下放置储液囊(Omaya 囊)引流** 是在头皮帽状腱膜下放置一个储液囊,储液囊由一导管连至侧脑室,通过经头皮对储液囊的反复穿刺,把脑室内脑脊液通过储液囊引流至体外,达到治疗脑积水的目的。储液囊可以反复穿刺,并发症发生率低,最多可放置 6 个月左右,每天引流量一般 10~15ml/kg,定期复查颅脑超声监测脑室大小即可。

3. **脑室 - 腹腔引流脑脊液** 早期引流效果好。脑脊液蛋白水平增高是否增加引流并发症机会及患儿脑脊液蛋白水平高时是否应该延迟引流仍存在争议。

五、预后

1. 轻度脑积水脑室进行性扩张常在 4 周内终止或在生后最初几个月内恢复正常。

2. 出血后脑积水的早产儿远期预后差。

六、转诊

1. 需要进一步评估是否需要外科干预者。

2. 脑室进行性扩大不能进行外科干预者。

（程国强）

第五节　新生儿癫痫综合征

癫痫（epilepsy）是由多种原因引起的脑功能障碍综合征，表现为反复多次的惊厥发作。癫痫综合征（epileptic syndrome）是指以一组症状和体征经常集合在一起出现为特点的癫痫性疾病，不一定具有共同的病因和预后。

一、癫痫综合征类型

（一）良性家族性新生儿癫痫

1. **发病机制**　良性家族性新生儿癫痫（benign familial neonatal epilepsy，BFNE）是一种常染色体显性遗传病。目前认为是几种典型的离子通道缺陷性癫痫综合征，基因突变导致该通道所产生 M 型电流减少，影响神经元复极化，从而导致神经元兴奋性增加，引起癫痫发作。已证实其缺陷基因包括以下 2 个方面：① *KCNQ2* 基因突变，称为 EBN1 综合征，为最常见类型，其缺失基因位于染色体 20q13.2，编码电压门钾离子通道，称为 KCNQ2。② *KCNQ3* 基因突变，见于 EBN2 综合征，临床较少见，其突变基因位于染色体 8q24，编码另外几组电压门钾离子通道，称为 KCNQ3。

2. **临床特征**　典型病例在生后第 2~3 天出现惊厥，发作开始时表现为广泛性强直，继而出现各种自主神经症状（呼吸暂停、青紫、心率变化等）、运动性症状及自动症（吸吮、咀嚼等）。一次发作一般持续1~3 分钟，常在 1 周内有反复发作，以后可有少量单次性发作。病程具有自愈趋势，长期预后良好。

3. **诊断**　BFNE 的实验室诊断主要依靠发作期脑电图，其起始为背景活动的全部性递减，随后可在顶枕区记录到一侧的慢波和棘慢波。发作间期脑电图的特征可以表现为正常脑电图，不连续图形，或者多灶性尖波。

4. **治疗**　BFNE 多数可自愈,无需抗癫痫治疗。反复发作者,可口服苯巴比妥或小剂量苯二氮䓬类药物。抗癫痫一线药物为相对安全和传统的苯巴比妥钠,其作用机制为使细胞的氯离子通道开放,使细胞去极化,类似于 GABA 的作用,因 GABA 可兴奋脑干,抑制皮质,部分患儿服用苯巴比妥钠后临床惊厥发作好转,脑内异常放电无明显减少,产生药物有效的假象,故用药期间应定期检测脑电图。

(二) 良性新生儿惊厥

1. **发病机制**　良性新生儿惊厥(benign neonatal convulsion)遗传性不明显。病因不太清楚,无代谢异常。

2. **诊断**　①胎龄 >39 周;②孕期、分娩正常;③ Apgar>8 分;④惊厥前表现正常;⑤惊厥在 4~6 天出现;⑥惊厥间期表现正常;⑦惊厥为阵挛和 / 或呼吸暂停,但始终没有强直性惊厥;⑧诊断实验正常;⑨发作期间脑电图正常,除了 θ 改变(60%)。预后好。

3. **治疗**　多数可自愈,无需抗癫痫治疗。反复发作者,可口服苯巴比妥或小剂量苯二氮䓬类药物。

(三) 早期肌阵挛脑病

1. **发病机制**　早期肌阵挛脑病(early myoclonic encephalopathy,EME)是一种少见的严重的癫痫性脑病,多有先天性代谢障碍(尤其是非酮症性高甘氨酸血症)病因。

2. **诊断**　出生后 3 个月内起病。主要发作类型为游走性肌阵挛。患儿多因原发病或严重惊厥发作而死亡,存活者遗留严重神经系统后遗症。脑电图主要特点为爆发 - 抑制图形。

3. **治疗**　目前尚无合理的治疗方案。预后很差,可转变为局限性运动性发作,发展为药物难治性癫痫,患儿出现明显的神经系统和行为发育迟滞,约 50% 患儿在 1 岁内死亡。

(四) 大田原综合征

1. **发病机制**　大田原综合征(Ohtahara syndrome)的常见病因为静止性脑结构异常(如脑穿通畸形、半侧巨脑症、无脑回畸形及皮层局灶性发育异常等);少数患儿由于 *STXBP1*、*ARX* 基因突变导致。

2. **诊断**　①3 个月内发病,可早到新生儿期;②频繁的、难以控制的强直性痉挛发作；③EEG 清醒和睡眠各期呈爆发 - 抑制图形；④智力运动发育落后。

3. 治疗 多采用类固醇、丙戊酸钠、唑尼沙胺、维生素 B_6 等药物治疗或大脑半球切除术和皮质发育不良切除术等手术治疗，但其治疗效果与预后很不理想，约 50% 的患儿死于婴儿期，且幸存患儿均伴有严重神经功能障碍。

二、癫痫治疗原则

1. 适应证 每小时内有 3 次以上临床癫痫发作或单次癫痫发作持续 3 分钟以上的婴儿进行治疗。

2. 药物选择

（1）一线用药：首选苯巴比妥。

（2）二线用药：①左乙拉西坦口服液：主要作用机制是选择性与中枢神经元的突触囊泡蛋白 2A 结合而调控突触囊泡内神经递质释放，从而阻止神经细胞异常放电的传导。起始治疗剂量每次 5mg/kg，每 12 小时 1 次，根据临床效果及耐受性，每 5 天可调整一次剂量，直至最大剂量每次 30mg/kg。②托吡酯：推荐剂量为 3mg/(kg·d)，但其有引起代谢性酸中毒、高氨血症、易激惹、少汗等不良反应的报道。

（3）维持治疗：常选用苯巴比妥 5mg/(kg·d)。目前对其他维持治疗药物的经验非常少，最好避免联合用药。

（4）疗程：①一般情况好，脑电图正常，在惊厥停止后可继续维持治疗 2 周左右；②有神经系统和脑电图异常，连续 9 个月未再有癫痫发作，则可考虑终止治疗。

注：单一的抗惊厥药物不需要逐渐停药；应用一种以上的抗惊厥药物时，应逐一停药，最后停用苯巴比妥。

三、转诊

对于一种惊厥药物不能控制的不明原因的惊厥建议转诊。

（程国强）

第六节 新生儿神经系统临床检查方法

新生儿神经系统检查内容包括新生儿的一般状态、肌张力、原始反射等,也应注意行为能力、脑神经的检查。

一、新生儿神经系统临床检查方法

(一) 一般状态

1. **反应性** 新生儿对外界事物反应的机敏程度,不但是意识状态的表现,更体现了神经系统发育成熟的水平。胎龄 28 周的早产儿,在轻微的晃动下,可从睡眠状态转为清醒,自发的反应机敏状态仅能持续短暂的数分钟。胎龄 32 周的早产儿,已有睡眠觉醒交替现象,不需刺激眼睛就能睁开,并有眼球的转动动作。胎龄 37 周的新生儿开始有觉醒哭叫,反应的机敏性也增加。

在存在较严重的围产期脑损伤时,新生儿的机敏性降低或有兴奋、易激惹现象存在。存在不同程度的脑发育异常时,反应机敏程度也会落后于实际胎龄。

2. **姿势与自发性运动** 评估姿势时,婴儿仰卧,头正中位,轻柔移走包裹,松开尿裤,尽量减少干扰。足月儿正常姿势为上下肢充分屈曲,髋内收良好接近腹部,双手轻度握拳,拇指在其他四指之外。

如双肘关节屈曲,双手位于头的两侧,手背贴近台面,双下肢屈曲,过度外展,大腿外侧,髋、膝、踝关节接触台面,是肌张力低下的异常姿势;如为角弓反张、下肢伸展显著、上肢屈曲强烈,是肌张力增高的异常姿势。

新生儿清醒时可有自发性的双手张开,肢体伸展、屈曲性交替动作,这些动作是连贯的、柔和的,又是有力的,双侧肢体运动基本对称。患有严重疾病时,新生儿的自发运动会减少,双侧运动不对称。

3. **哭声** 正常的足月新生儿哭声响亮、有调,改变不适状态后,哭声停止。当疾病致全身不适时,患儿可表现为哭闹不安,用通常方法难以安慰;疾病严重时常表现为不哭少动。

4. 头颅 足月正常新生儿头围是 32~34cm。小头时应注意妊娠早期以前是否有过宫内感染或其他高危因素,影响了神经细胞、胶质细胞的增殖、移行及以后的发育过程。头围过大时,首先需通过影像学检查,鉴别诊断脑积水和巨脑。前囟紧张、饱满提示颅内压增高。严重脱水或体重不增的新生儿,有时骨缝可重叠。生后即发现颅骨软化,应注意先天性佝偻病。

（二）肌张力

肌张力检查在新生儿神经系统检查中占有重要位置。近年来我国广泛采用的新生儿行为神经评分法（neonatal behavioral neurological assessment,NBNA）中所定的评分标准,是针对足月新生儿被动肌张力与主动肌张力的评价标准,是对肌张力减低而言。

1. 被动肌张力 是肢体在被动运动时所产生的抵抗动作,可以通过伸屈肢体引发的被动性动作观察被动肌张力。

（1）围巾征:使新生儿的颈部与头部保持正中位,将新生儿的手拉向对侧肩部,正常时肘部不过或刚到中线,如越过中线是上肢肌张力低下的表现。如手向对侧拉时阻力大,是肌张力高的表现。

（2）上肢弹回:在新生儿双上肢呈屈曲状态下,如检查者拉直小儿上肢,握住双手维持 1~2 秒,松手后,可见上肢即刻（3 秒内）弹回到原有的屈曲位。肌张力低下的表现是拉直肢体的阻力变小,弹回慢或无弹回动作。如拉直上肢阻力过大,弹回速度极快,且牵拉前后肢体过度屈曲,提示肌张力增高。

（3）下肢弹回:在新生儿髋关节处屈曲位时进行。检查者拉住新生儿的小腿,使之尽量伸直,正常的新生儿在检查者松手后下肢很快恢复原有屈曲位。

（4）腘窝角:新生儿平卧位,检查者使小儿下肢呈膝胸位,固定膝关节在腹部两侧,然后抬起小腿,观察腘窝角度,正常足月新生儿接近 90°。腘窝角过大,提示肌张力低下。腘窝角过小,拉开阻力大,是肌张力增高的表现。

2. 主动肌张力 新生儿在检查时克服地心引力而产生的肌肉张力,是主动性动作。

(1)头竖立:此项检查是观察颈部屈肌、伸肌的主动收缩能力。将新生儿由仰卧位拉向坐位,可见头部随之离开检查台面,坐直时头能够竖立1~2秒,然后向胸前方向垂下。如拉坐时头极度后垂,不能竖立或竖立不能维持应视为异常。

(2)手握持:新生儿仰卧位,检查者的手指从尺侧伸入小儿的掌心,可感觉到新生儿手的握持动作,是新生儿的握持反应。不能抓握或抓握力弱为异常。

(3)牵拉反应:在引出上述握持反射的基础上,检查者伸、屈新生儿上臂1~2次,在肘部伸直时突然提起小儿,小儿依靠手的主动握力和拉力,离开检查台面,一般不超过1秒。肌张力低下的新生儿仅能拉起部分身体或完全不能拉起。肌张力高的新生儿双手拉住检查者的手指,带起全身持续时间延长。

(4)支持反应:检查者拇指与其他四指分开,放在新生儿双侧腋下,扶住胸部,支持小儿呈直立姿势,在主动肌张力的支撑作用下新生儿的头部、躯干、下肢可呈现自立位。直立短暂或不能直立提示肌张力低下;下肢及躯干肌张力高的新生儿直立时间会延长。

(5)俯卧悬空:检查者用一手托住婴儿的胸部将其悬空托起呈俯卧位,足月儿正常姿势为上下肢充分屈曲,背部平直,头部与身体呈直线。

(三) 原始反射

新生儿存在多项原始反射,是生后即有的,在一定刺激下某一组神经通路发生的反应。在疾病状态下,原始反射减弱或消失。正常情况下原始反射一般持续3~6个月后自然消失。

1. **吸吮反射**　是通过检查者把示指放入婴儿口中(指面抵制上腭),然后记录婴儿吸吮反应的节律和强度。在胎龄30~32周时,无或较弱;34周时可引出(强有力地吸吮)。存在严重疾病如严重缺氧、感染等时,吸吮减弱或消失。新生儿的吸吮反射在4个月左右消失,由主动的动作代替了原始的吸吮反射。

2. **拥抱反射**　在新生儿仰卧,头处在正中位时,检查者拉住小儿双手并向上提拉,当颈部离开检查台面2~3cm时,即10°~15°,检查者突然松开小儿双手,可见小儿双上肢向两侧伸展,手张开,然后上肢屈曲内收。这一动作过程似"拥抱"。在胎龄30~32周时,无或较弱;35~36周时可引出。肌张力增高或减低时都会对反射有不同程度的影响。如果双上肢表现不对称,可能提示锁骨骨折、臂丛神经损伤或麻痹。拥抱反射在生后3个月内最明显,4~5个月后逐渐消失,6个月时不应再出现此动作。

3. **觅食反射** 用左手托婴儿呈半卧位,右手示指触其一侧面颊,婴儿反射性地头转向该侧。

4. **握持反射** 将手指置入婴儿手中,婴儿立即将其握紧。

5. **踏步反射** 获得支撑时新生儿躯干在直立位置,当足接触到硬的平面,即可引出自动迈步动作。正常小儿的踏步反射5~6周后消失,如3个月后仍存在属异常。

6. **紧张性颈反射** 新生儿安静、仰卧位,检查者突然将其头转向一侧,可见与头转向相同的一侧上下肢伸直,对侧上下肢屈曲。正常小儿此反射2~3个月消失,脑瘫患儿常反射增强,持续不消失。

(四) 脑神经检查

1. **嗅神经** 检查时可用香精、橘皮等物品放在小儿鼻孔旁,如出现表情、呼吸节律、头部运动等改变,且有重复性,即可确定有嗅觉。

2. **视神经** 胎龄37周的新生儿即开始有眼的随光动作,40周后可以对光或鲜艳的红球有明确的眼追随动作。红球在眼前20cm左右时做水平方向移动红球,新生儿的头可转动,目光随之转动90°。

3. **动眼、滑车、展神经** 新生儿的眼球运动,可通过观察其自发的眼球水平向运动,或通过红球、人脸诱发新生儿眼的注视、追随动作做出评价。胎龄31周的早产儿,已开始有瞳孔的对光反射。

4. **三叉神经** 轻触新生儿口周和面部皮肤,如引起口角运动,则表明三叉神经功能正常。

5. **面神经** 注意新生儿吸吮、啼哭等动作时双侧面部运动、鼻唇沟是否对称。

6. **前庭蜗神经** 检查者用一手托起仰卧的婴儿的头部,使其抬高大约20°,位于正中线,使之可以自由转动。持摇铃在耳旁10~15cm

处,轮流在每一侧进行听觉刺激。正常时双眼追随,头部可能转向声源。

7. 舌咽、迷走、舌下神经　通过观察软腭、舌的运动,以及吞咽、啼哭动作,可以得知此组脑神经功能。

8. 副神经　观察新生儿自发的双向转头时的颈部动作是否对称。

二、新生儿神经行为评估

新生儿行为是新生儿的神经系统对周围环境及刺激产生反应的一种能力表现。以鲍秀兰教授为主研究团队根据国外行为神经测定方法(Brazelton TB 及 Amiel-Tison)结合国内的经验制定了中国新生儿行为神经测定方法(NBNA),其包括 20 项,分为 5 个方面:行为能力(6 项)、主动肌张力(4 项)、被动肌张力(4 项)、原始反射(3 项)和一般状况(3 项)。每项评分有 3 个分度(0、1、2),总分为 40 分,37 分以上正常。

1. NBNA 评分可全面反映了新生儿神经系统的发育水平和功能状态。适用于足月新生儿,早产儿需在矫正胎龄 40 周后进行。

2. **临床意义**　若 NBNA 评分 ≤ 35 分,于生后 2 周复查,若仍 ≤ 35 分,提示有神经系统损伤,应进一步完善相关检查评估。

(程国强)

参考文献

1. 母得志 . 新生儿缺氧缺血性脑病的诊断和治疗 . 实用儿科临床杂志 , 2011, 26 (14): 1144-1147.

2. 中华医学会儿科学分会新生儿学组 . 新生儿缺氧缺血性脑病诊断标准 . 中华儿科杂志 , 2005, 43 (8): 584.

3. 刘敬 , 尹晓娟 . 早产儿脑室周围 - 脑室内出血研究进展 . 中国当代儿科杂志 , 2008, 10 (3): 435-439.

4. Whitelaw A, Odd DE. Intraventricular streptokinase after intraventricular hemorrhage in newborn infants. Cochrane Database Syst Rev, 2007, 10 (4): CD001691.

5. 周丛乐, 汤泽中, 候新琳. 新生儿神经病学. 北京: 人民卫生出版社, 2012: 433-443.

6. Armstrong-Wells J, Ferriero DM. Diagnosis and acute management of perinatal arterial ischemic stroke. Neurol Clin Pract, 2014, 4 (5): 378-385.

7. Monagle P, Chan AK, Goldenberg NA, et al. Antithrombotic therapy in neonates and children: antithrombotic therapy and prevention of thrombosis, 9th ed: American College of Chest Physicians Evidence-Based Clinical Practice Guidelines. Chest, 2012, 141 (2 Suppl): e737S-e801S.

8. 侯新琳. 新生儿梗阻性脑积水的诊断与治疗. 中国新生儿科杂志, 2014, 29 (2): 127-130.

9. 邵肖梅, 叶鸿瑁, 丘小汕. 实用新生儿学. 5 版. 北京: 人民卫生出版社, 2014: 868-871

10. 刘青, 黄志. 新生儿 - 婴儿期癫痫及癫痫综合征的诊治进展. 儿科药学杂志, 2016, 22 (9): 61-62.

第十四章 内分泌系统疾病

第一节 先天性甲状腺功能减退症

先天性甲状腺功能减退症(congenital hypothyroidism,CH)是由甲状腺胚胎发育不良、甲状腺激素合成障碍,或内外环境因素导致胎儿出生后甲状腺功能减退,引起机体代谢障碍,生长发育迟缓和智力低下。

一、病因

1. 永久性甲状腺功能减退症

(1)甲状腺胚胎发育异常:最常见,占80%。因胚胎期甲状腺组织发育障碍,而导致无甲状腺发育(1/3),甲状腺发育不良或异位(2/3),使甲状腺激素合成和分泌不足。常为散发性,但由母亲细胞毒性抗体通过胎盘引起者,可呈家族性。

(2)甲状腺激素合成或代谢障碍:可以发生在甲状腺素合成的任何一步骤,如诱导、碘化、脱碘、储存、生成异常。通常会有甲状腺肿。

(3)靶器官无反应:①甲状腺对 TSH 无反应;②周围组织对甲状腺激素无反应。

(4)中枢性甲状腺功能减退症:比较少见,是继发于下丘脑或垂体病变导致 TRH 或 TSH 分泌不足所致。①孤立 TSH 缺乏:是一种少见的常染色体隐性遗传病,突变点在 β 亚单位的基因上。② $Pit-1$ 基因突变:Pit-1 是一种组织转译因子,为垂体促生长素细胞、促催乳素细胞和促甲状腺细胞分化和增殖所必需。$Pit-1$ 基因突变除引起 TSH 缺乏外,尚有生长激素和催乳素缺乏,TRH激发试验反应降低或延迟可确诊。临床表现除甲状腺功能减退(简称甲减)外,尚有低血糖,持续黄疸、小阴茎、唇腭裂,及其他颜面部中线结构异常。

2. 暂时性甲状腺功能减退症 因胎儿期受内外环境的影响,导致暂时性甲状腺激素分泌不足,TSH代偿性升高,属自限性,持续时间依病因而异。

(1)母亲抗体影响:孕妇患自身免疫性甲状腺疾病,如桥本甲状腺炎、突眼性甲状腺肿等,循环中的甲状腺自身抗体可通过胎盘到达胎儿体内,其中的TBⅡ可阻断TSH与受体结合,抑制TSH介导的甲状腺细胞生长及功能发挥。此外,甲状腺球蛋白抗体和甲状腺微粒体抗体可抑制甲状腺素合成。自身抗体的半衰期为1~2周,甲减症状持续时间3~9个月。

(2)母亲用药影响:母亲长期服用某些药物(如对氨基水杨酸、碘剂、保泰松、胺碘酮、硫脲类药物),可通过胎盘、抑制甲状腺素合成,T_4和T_3降低,TSH代偿性升高,导致甲状腺肿大,但因药物半衰期仅为数小时,作用较短暂,一般多在1周内缓解,不需治疗。

(3)围产期碘吸收过多:母亲分娩时使用含碘消毒液,或出生后接触碘消毒液后,可短暂抑制甲状腺激素的合成,早产儿比较敏感。T_4降低、TSH>30mU/L,尿碘排泄增加,如避免继续接触碘消毒液,T_4、T_3和TSH可逐渐恢复正常。

(4)暂时性低甲状腺素血症(transient hypothyroxinemia of prematurity, THOP):为下丘脑功能不成熟所致,多见于胎龄34周以下的早产儿,血清T_4和FT_4水平低下,T_3在生后前数天较低,1~2周降至最低水平,以后一般正常,TSH正常、TBG正常。一般在1~5个月恢复正常。

(5)低T_3综合征(正常甲状腺疾病综合征):本病多发生于早产儿或重症新生儿,因营养不良、酸中毒、缺氧、感染等,使周围组织脱碘酶受抑制,T_4向T_3转变受阻,导致血中T_3降低,T_4正常或降低,FT_4正常或增加,TSH正常,TBG正常。本病症可持续1~2个月,待原发病好转后,T_3逐渐上升,甲状腺功能恢复正常,一般不必治疗。

3. 高TSH血症 其病因可能是暂时性或永久性的甲状腺功能异

常或下丘脑-垂体轴发育延迟所致。*TSH-R*基因失活突变可导致新生儿期亚临床型 CH。由于 TSH 是反映下丘脑-垂体功能轴功能的敏感指标,出生后 2 周 TSH 仍高于 10mU/L 被认为异常。

二、临床表现

绝大多数先天性甲减出生时无症状,严重病例可在 2 周内出现早期症状:如胎粪排出延迟、便秘、腹胀;黄疸消退延迟(>3 周);前囟增大(>1cm);患儿常处于睡眠状态,对外界反应低下,肌张力低,吸吮差,呼吸慢,哭声低且少,体温低,四肢冷,末梢循环差,皮肤出现大理石花纹。

一般在 3 个月后,出现典型甲减面容,此时再开始治疗,脑损害往往已不可避免。

三、筛查试验

足月儿出生 3 天后,早产儿延缓至出生 7 天后(48 小时内筛查可能出现假阳性,危重新生儿或接受输血治疗的新生儿可能出现假阴性),在足跟部采集毛细血管血 1 滴点于滤纸片上,以放射免疫法检测甲状腺素(T_4)或血促甲状腺素(TSH)。毛细血管血 TSH>40mU/L 者,同时采静脉血复查甲状腺功能,可不必等静脉血结果即可尽快起始治疗。如果毛细血管血 TSH 在 20~40mU/L,同时采取静脉血复查甲状腺功能,若静脉 FT_4 水平低于该年龄正常水平,则应立即启动治疗方案。

由于极低出生体重儿可能存在 TSH 延迟升高的危险,应在生后 2、6 和 10 周重复检测。

四、实验室检查

(一) 甲状腺功能检查

任何新生儿筛查结果可疑或临床可疑的小儿都应检测血清 FT_4 和 TSH,FT_4 浓度不受甲状腺结合球蛋白水平影响。2~6 周婴儿正常甲状腺功能参数见表 14-1-1。

表 14-1-1　2~6 周婴儿正常甲状腺功能参数

血清成分	浓度
TSH	3~7 天,1.7~9.1mU/L;>7 天,<6mU/L
T_4	6.5~16.3μg/dl(84~210nmol/L)
游离 T_4	0.9~2.2μg/dl(12~28pmol/L)
T_3	100~300ng/dl(1.5~4.6nmol/L)
TBG	1.0~4.5mg/dl(160~750nmol/L)
甲状腺球蛋白	10~250ng/dl(15~375pmol/L)

1. **TSH 水平 <20mU/L、FT_4 降低**　诊断为暂时性低甲状腺素血症(THOP),下丘脑功能不成熟所致,多见于胎龄 34 周以下的早产儿,同时血清 T_4 水平低下(<84nmol/L),T_3 在生后前数天较低,1~2 周降至最低水平,以后一般正常。若同时有甲减临床表现或 GA<28 周,需要治疗,L-T_4 起始治疗剂量可酌情减量,但疗程不同于甲减的治疗,一般根据其 T_4 水平恢复即可停药;若没有甲减临床表现,暂无需治疗,应在生后 2、6 和 10 周重复检测。一般在 1~5 个月恢复正常。

2. **TSH 升高(>10mU/L)、FT_4 正常**　诊断为高 TSH 血症,每隔 2 周复查,观察 TSH 情况,直至 TSH<6mU/L。若 TSH>10mU/L 持续 2~4 周,尤其是 TSH 不下降,或 FT_4 处于正常下限、下降趋势,需要治疗,L-T_4 起始治疗剂量可酌情减量,4 周后根据 TSH 水平调整。若婴儿的 TSH 始终维持在 6~10mU/L,需密切随访甲状腺功能。

3. **TSH 升高(>20mU/L)、FT_4 降低(<15pmol/L)**　分为暂时性甲减(TSH 在 20~40mU/L)和永久性甲减(也称为先天性甲减,TSH 通常 >40mU/L),甲状腺超声检查具有较大鉴别价值。

4. **T_4 降低、TSH 降低(TSH<1mU/L)**　考虑继发性(中枢性)甲减可能(TRH、TSH 分泌不足),应进一步做 TRH 刺激试验。确诊后左甲状腺素钠(L-T_4)需从小剂量开始,如伴有垂体激素缺乏,进行相应激素补充治疗。

(二) 抗甲状腺抗体测定

若患儿母亲有自身免疫性甲状腺疾病,则需对两者抗甲状腺抗体进行测定。包括 TSH 受体抗体、抗甲状腺球蛋白抗体及抗过氧化物酶抗体。

(三) TRH 刺激试验

用于继发性甲状腺功能减退症的鉴别。若血清 T_4、TSH 均低,则疑 TRH、TSH 分泌不足,可进一步做 TRH 刺激试验:静脉注射促甲状腺激素释放激素(TRH)7μg/kg,正常者在注射 20~30 分钟内出现 TSH 峰值,90 分钟后回至基础值。若未出现高峰,应考虑垂体病变;若 TSH 峰值甚高或出现时间延长,则提示下丘脑病变。

(四) 影像学检查

1. 膝关节 X 线检查 新生儿膝关节正位片显示股骨远端骨化中心出现延迟,提示可能存在宫内甲减。

2. 甲状腺核素扫描显像 ^{125}I 标记的碘化钠,甲状腺显影不佳或异位显影,可诊断甲状腺发育不良;无任何显影考虑为无甲状腺,但也可见于甲状腺抗体阻断抗体(TRBAb)或碘摄取障碍引起的新生儿甲减。

3. 甲状腺超声检查 可探查甲状腺位置和大小,其准确性不如核素显像,不能区别异位甲状腺和无甲状腺。

(五) 先天性甲减严重程度的评估

主要根据 FT_4 水平来评估严重程度:FT_4 水平在 10~15pmol/L 为轻度;FT_4 水平在 5~10pmol/L 为中度;FT_4<5pmol/L 为重度。

五、治疗

(一) 产前治疗

1. 对胎儿有甲减者,首先应治疗母亲甲减,使母亲 T_4 保持正常水平,同时要避免药物对胎儿可能造成的甲状腺肿效应。

2. 对母亲患突眼性甲状腺肿,在孕 10~20 周接受过放射性碘治疗,B 超检查发现胎儿有甲状腺肿大者,可采用羊膜腔内注射 L- 甲状腺素钠治疗,剂量为 250~500mg,每周 1 次。

(二) 产后治疗

1. 原则 如果静脉血 TSH>20mU/L,即使 FT_4 正常,也应启动治疗。如果静脉血 TSH 水平在 6~20mU/L,对于出生超过 21 天的婴儿,其 FT_4 在该年龄正常范围中,建议:①完善检查:包括影像学检查,尽量明确诊断;②与患儿家属沟通并征得同意后,立即启动补充甲状腺,若拒绝治疗,需 2 周后复查甲状腺功能。

2. **目标** 早期、足量甲状腺激素替代治疗,使甲状腺激素尽可能快正常,维持 T_4 在正常上限。

3. **特异性治疗** 首选左甲状腺素钠($L-T_4$)。

(1) 剂量:新生儿期早产儿初始口服剂量为每次 $8\mu g/kg$(足月儿 $10~15\mu g/kg$),每 24 小时晨顿服,更高的首次治疗剂量每次 $12~17\mu g/kg$,能够使血清 T_4 在 1 周内达正常参考值 50% 的上限($128~210nmol/L$),TSH 在 2 周内 <6mU/L(TSH 水平最好在 $1~3mU/L$,避免 TSH<0.5mU/L)。剂量调整以每周增加 $12.5\mu g$ 为准,在 3~4 周时可达 $100\mu g/d$。

(2) 监测与调整:治疗 1 周后复查甲状腺功能(采血时间应距最后一次服药 4 小时后),或每次调整剂量后 2 周均需进行复查。生后第 1 年,每 2 个月复查 1 次;第 2 年每 3 个月复查 1 次。

(3) 治疗时间:所有患儿均应正规治疗,在 3 岁时试停药 1 个月重新评估属暂时性或永久性甲减。永久性甲减需终生补充治疗。

(4) 暂时性甲减停药后需进行生长发育随访,对出现异常者再检查甲状腺功能。

(5) 不良反应:药物过量可有颅缝早闭和甲状腺功能亢进的表现,如烦躁、多汗等,需及时减量,4 周后再次复查。部分高 TSH 血症患儿在随访过程中可发现血 T_4 增高,需逐步减少减量,直至停药观察。

注:对于伴有先天性心脏病的患儿,建议给予 $L-T_4$ 目标剂量的 50% 治疗。对小婴儿,$L-T_4$ 片剂应压碎后在勺内加入少许水或奶服用。

(三) 甲减危象治疗

先天性甲减患儿在感染、气候突然寒冷时可发生甲减危象,有体温不升、低血压、心动过缓、呼吸浅慢、昏迷。左旋三碘甲腺络氨酸钠

$(L-T_3)$作用迅速,但作用消失较快,用于紧急甲减危象的治疗。治疗措施:

1. 静脉注射 $L-T_4$ 6μg/kg 或 $L-T_3$ 2μg/kg,静脉滴注氢化可的松 5mg/kg。

2. 保温、吸氧、吸痰,应用抗生素。

3. 补液量应小,以免诱发心力衰竭、脑水肿。

六、预后

1. 在生后 1 周内确诊并开始适当治疗者,预后一般较好,生长发育和智商可完全正常。

2. 3 个月内开始治疗者,有 90% 智商可达正常。

3. 6 个月后才开始治疗,虽然给予甲状腺素可以改善生长状况,但是智能仍会受到严重损害。

七、随访

1. 如果患儿甲状腺扫描结果显示腺叶缺失或异位,甲状腺功能减退一般会持续终生。

2. 如果患儿 TSH<50mU/L,在新生儿期没有增加,则尝试在 3 岁后中断治疗(尝试停药 1 个月,复查甲状腺功能、甲状腺 B 超或甲状腺放射性核素显像。治疗剂量较大的患儿如要停药检查,可先减半量,1 个月后复查,如甲状腺功能正常者,为暂时性甲状腺功能减退症,继续停药并定期随访 1 年以上),如果治疗终止后 TSH 增加,则甲状腺功能减退一般会持续终生。

八、转诊

1. 一般应有儿科内分泌科医师进行随访治疗,没有儿童内分泌科医师随访者建议转诊。

2. 治疗效果不理想者。

3. 合并其他激素缺乏症者。

(曾淑娟)

第二节　先天性肾上腺皮质增生症

先天性肾上腺皮质增生症(congenital adrenal hyperplasia,CAH)是一组由肾上腺皮质类固醇合成通路各阶段各类催化酶的缺陷,引起以皮质类固醇合成障碍为主的属于常染色体隐性遗传病。

一、病因

目前已知可有 5 种酶的缺陷,表现不同的临床表现类型,其中 21-羟化酶缺陷症(21-OHD)最常见,占 90% 以上,部分缺乏时,表现为单纯男性化;完全缺乏时有发生致命的肾上腺失盐危象风险。高雄激素血症致生长和性腺轴紊乱。

二、病理生理

肾上腺皮质由球状带、束状带、网状带组成:①球状带:位于最外层,约占皮质的 5%~10%,是盐皮质激素 - 醛固酮的唯一来源;②束状带:位于中间层,是最大的皮质带,约占 75%,是皮质醇的合成场所;③网状带:位于最内层,主要合成肾上腺雄激素和少量雌激素。正常肾上腺以胆固醇为原料合成糖皮质激素、盐皮质激素、性激素(雄、雌激素和孕激素)3 类主要激素。

21-OHD 由 *CYP21A2* 基因突变引起,它编码 21- 羟化酶(P450c21)。P450c21 催化 17- 羟基孕酮(17-OHP) 为 11- 脱氧皮质醇和催化孕酮(P)为 11- 脱氧皮质酮,两者分别为皮质醇和醛固酮的前体。P450c21 活性低下致皮质醇和醛固酮合成受损。皮质醇低下,经负反馈使 ACTH 分泌增加,刺激肾上腺皮质细胞增生,以期增加皮质醇合成;但酶缺陷使皮质醇依然低下。因雄激素合成通路无缺陷,在高 ACTH 刺激下,堆积的 17-OHP 和孕酮向雄激素转化增多,产生了旁路代谢亢进的特征性后果——高雄激素血症。盐皮质激素合成通路阻滞使孕酮不能向醛固酮转化致醛固酮低下,致水盐平衡失调。

三、临床表现

因缺陷酶的种类不同、程度不同而有不同的临床表现。本章主要讨论21-羟化酶缺乏。

(一) 单纯男性化型

系21-羟化酶不完全缺乏所致。由于患儿仍有残存的21-羟化酶活力,可合成少量皮质醇和醛固酮,故临床无失盐症状,主要表现雄激素增多症状和体征。

1. 男孩出生至婴儿期无阴茎增大等外生殖器异常致延误诊断(是由于雄激素受体不敏感)。幼儿期表现为外生殖器过早发育,阴茎早年达到成人大小,但睾丸小如婴儿。

2. 女孩于出生时即可发现有男性化,阴蒂增大似阴茎状,大阴唇发育似阴囊,出现两性畸形、尿道口开口异常,似男婴尿道下裂,易误诊。

3. 由于ACTH增高,可有皮肤黏膜色素沉着。一般缺陷越严重,色素增加越明显,以皮肤皱褶处为明显。

(二) 失盐型

系21-羟化酶完全缺乏所致。皮质醇的前体物质,如孕酮、17-羟孕酮等分泌增多,而皮质醇、醛固酮合成减少,临床上以肾上腺皮质功能不全表现为主。患儿除具有上述男性化表现外,生后不久即可有厌食、呕吐、腹泻、体重不增或下降,皮肤黏膜色素沉着显著,不及时治疗可出现脱水、低血氯、低血钠、高血钾、代谢性酸中毒及循环衰竭和休克。

(三) 非经典型

是由于21-羟化酶轻微缺乏所致。主要为女性,生后正常,直至儿童期或青春期出现多毛、痤疮、初潮延迟及月经紊乱或多囊卵巢与不孕症等表现。

四、辅助检查

(一) 实验室检查

1. 血17-羟孕酮(17-OHP)测定

(1)对21-羟化酶缺陷极有诊断价值(但不是21-OHD唯一的特

异诊断依据,应结合皮质醇、ACTH 等检查分析),足月儿生后 3 天、早产儿生后 5 天,清晨 8 点取样检查。足月儿以 30nmol/L 为临界值,早产儿则以 60nmol/L 为临界值。但结果在 30~60nmol/ 之间的早产儿应注意临床随访,以免漏诊。诊断界值:典型 >300nmol/L;非典型 6~300nmol/L。

(2)低出生体重儿和患某些心肺疾病时可能升高 2~3 倍,需注意鉴别。早产儿肾上腺皮质功能发育不成熟,包括 21- 羟化酶成熟延迟,其 17-OHP 水平常常会高于足月新生儿。新生儿期若合并心肺等严重疾病,往往继发肾上腺皮质功能不全,导致体内的皮质醇降低,反馈促进 ACTH 的分泌,从而引起皮质醇的前体产物增加。

2. 肾上腺皮质功能检查

(1)基础血清皮质醇和 ACTH:典型患儿血清皮质醇低下(正常值 138~662nmol/L)伴 ACTH 升高(正常值 100~140ng/L)。皮质醇分泌具有昼夜节律和睡醒节律,但生后 2 月龄时才开始建立,因此小婴儿在醒觉时采血,必要时应多次采血。因酶活性低下程度不同,皮质醇不一定明显低下。

(2)雄激素:雄激素升高显著程度依次为雄烯二酮(A,17-OHP 直接下游产物)、睾酮(T,雄烯二酮下游产物)、DHEA(与 17-OHP 无直接关联)。其中雄烯二酮与 17-OHP 有较好的相关性,诊断和监测意义最佳。

(3)血浆肾素和醛固酮:肾素是盐激素补充治疗中的监测重要指标。肾素在典型失盐型升高,但诊断特异性不高。醛固酮低下支持失盐型诊断;因小婴儿有生理性醛固酮抵抗,故 1/4 患儿血清醛固酮可正常。

3. 血电解质水平测定　21- 羟化酶缺乏症患儿出现低血钠、高血钾、代谢性酸中毒。

4. 染色体检查　对性别难辨者需进行性染色体检查,以确定其遗传性别。

5. *CYP21B* 基因分析　基因诊断是遗传病诊断最可靠的方法。孕 9~11 周取绒毛膜活检进行胎儿细胞 DNA 分析。

（二）影像学检查

1. 在生后尽早行 B 超检查了解有无子宫。

2. **肾上腺 B 超和 CT 检查**　有助于鉴别肾上腺发育不良或肿瘤。

3. **至 2 岁开始检查骨龄**　骨龄常明显增速超过其实际年龄。

4. **3 岁开始定期睾丸 B 超**　可早期诊断残余瘤。

五、鉴别诊断

1. **真两性畸形**　由于性腺发育问题导致同一患儿体内睾丸和卵巢共存，大多数染色体核型为 46,XX,是导致两性畸形的罕见原因，某些综合征和两性畸形有关。其血浆皮质醇与 17-OHP 正常，尿 17-KS 不升高，无水、电解质紊乱。

2. **先天性肥厚性幽门狭窄**　生后出现呕吐、脱水症状，可有低钠与低氯血症，但无高钾与酸中毒，常有低钾与碱中毒，右上腹可扪及橄榄状肿块，腹部 B 超和 X 线钡剂造影可明确诊断。

3. **肾上腺皮质肿瘤**　可有 17-OHP 升高，需行肾上腺皮质 CT 等检查明确。

六、治疗

（一）治疗目标

治疗目标包括补充生理需要以防止危象发生，同时合理抑制高雄激素血症。抑制高雄激素血症目标是保证未停止生长个体有正常的线性生长和青春期发育，减少成年身高受损。外源性氢化可的松（HC）补充后易发生两种后果：剂量不足以抑制高雄激素血症或剂量过度抑制生长，甚至发生医源性库欣综合征。9α- 氟氢可的松（FC）补充同样也需要维持防止失盐和过度致钠潴留，甚至高血压间的平衡。

（二）氢化可的松的补充治疗方案

1. **按年龄设定剂量**　婴儿期因 HC 对 GC 抑制生长高敏感性，故此期采用低剂量 8~12mg/（m²·d）；青春期因 HC 清除率增高，剂量偏高 15~17mg/（m²·d），每 8 小时 1 次（因 HC 血药浓度维持在最低生理剂量 6~7 小时）。在应激情况下，如感染或手术，剂量需加倍。体表面积（m²）＝体重（kg）×0.05+0.05。

2. 监测和剂量调节

（1）内分泌激素监测：主要监测早晨空腹，未服氢化可的松前测定的 17-OHP 和雄烯二酮，两者测定值需综合判断。17-OHP 反映 ACTH 被抑制状态。雄烯二酮血浓度稳定，与雄激素临床效应（骨龄、线性生长）相关。17-OHP 和雄烯二酮控制在按年龄参考范围上限或稍高（17-OHP 维持在 3~30nmol/L）。

（2）监测间隔建议：① 17-OHP 和雄烯二酮：<3 个月，每月 1 次；3~24 个月，每 3 个月 1 次；≥ 2 岁，每 6 个月 1 次。②骨龄：2 岁起每年 1 次；6 岁起结合第二性征，按需每 6 个月 1 次。

（三）盐皮质激素替代治疗

1. **治疗原则和目标**　约 75% 的 21-OHD 患儿醛固酮低下，早期诊断和替代治疗减少了失盐危象，但需防止过量引起的医源性高血压。

2. **制剂和剂量**　口服 9α- 氟氢可的松（FC）0.05~0.1mg/d，失盐难以纠正者可加大剂量至 0.2~0.3mg/d，每天 1~2 次，对未添加半固体食物喂养的乳儿需额外补充食盐 1~2g/d。1 岁后 FC 剂量相应减少，青春期更少。

3. **监测和剂量调节**　为防止医源性高血压，需定期监测血压、血钠、钾和血浆肾素作为调节 FC 剂量依据。肾素是调节 FC 剂量最敏感指标，建议在电解质正常前提下，控制在年龄正常参照值偏上限。肾素低下、高血钠和 / 或低血钾、血压升高等提示补充过量，反之示不足。监测间隔时间同 GC。

（四）急性肾上腺皮质功能不全处理

严重失盐型患儿极易发生肾上腺危象，需及时补充皮质激素、扩充血容量和提高血钠。

1. **纠正脱水**　通常是 20ml/kg 的生理盐水快速补液，1 小时内完成，应用纠正脱水的方法可以治疗患儿显著的高钾血症。

2. **纠正低钠血症**　一般采用生理盐水输注，如果出现惊厥发作或其他中枢神经系统异常,需要用 3% NaCl 溶液缓慢输注纠正低钠血症,目标主要是控制惊厥发作或提供血钠至 125mmol/L。假如过快纠正低钠血症,个别患儿会发生渗透性脱髓鞘综合征。可用氟氢可的松 0.05~0.1mg/d 口服。

3. 纠正严重高血钾　开始时普通胰岛素 0.05U/kg 加 10% 葡萄糖 2ml/kg 静脉注射,然后给予普通胰岛素 0.1~0.2U/(kg·h) 稀释于 10% 葡萄糖溶液中(每 1U 胰岛素加 4g 葡萄糖),一般先计算 4 小时所需的胰岛素量持续泵入,之后根据复查血钾调整方案。

4. 补充氢化可的松　剂量 100mg/(m^2·d),每 6 小时 1 次静脉滴注,2 天后减量,3~4 周后减至维持量。

5. 重症可用醋酸脱氢皮质酮(DOCA)　剂量 1~3mg/d,肌内注射。

（五）手术治疗

女孩阴蒂增大,可将阴蒂切除,手术最适宜年龄为 6 个月 ~1 岁。青春发育期可行阴道成形术。

（六）注意事项

1. 激素治疗不足与过度均影响最终成人身高。

(1)治疗不足:皮质醇接近正常,不能控制 ACTH 增高,导致雄激素水平仍高,临床症状得不到控制。

(2)治疗过度:过高剂量可抑制雄激素分泌,但出现库欣面容、生长障碍。

2. 治疗中应定期随访,开始每 1~2 周 1 次,以后 1~3 个月 1 次,稳定后可延长间隔,主要观察生长速度、骨龄及性征发育情况。测定血清电解质浓度、血浆肾素活性、17-OHP(接近正常)、睾酮(雄激素)、ACTH、皮质醇等。

3. 遇发热、感染、缺氧等应激状态时,患儿不能自主增加分泌量,必须临时增加皮质醇补充量,以免发生肾上腺皮质危象。

七、转诊

1. 医院没有儿童内分泌科医师。

2. 合并其他激素缺乏者。

3. 无相应药物治疗者。

4. 药物治疗效果不理想者。

5. 发生肾上腺危象者。

（曾淑娟）

第三节　新生儿低血糖

新生儿全血血糖低于 2.2mmol/L 诊断为新生儿低血糖（neonatal hypoglycemia），而低于 2.6mmol/L 作为临床需要处理的界限值。

一、病因和发病机制

（一）暂时性低血糖

1. 糖原和脂肪储备不足　糖原储备是新生儿出生后 1 小时内能量的主要来源。糖原储备主要发生在妊娠的最后 4~8 周。因此，早产儿和 FGR 糖原储备不足，糖异生途径中的酶活力也低，故此类患儿容易发生低血糖。若生后不能经胃肠道喂养者可给 10% 葡萄糖静脉滴注，足月适于胎龄儿按 3~5mg/(kg·min)、早产适于胎龄儿以 4~6mg/(kg·min)、小于胎龄儿以 6~8mg/(kg·min)速度滴注，可达到近似内源性肝糖原的产生率。

2. 葡萄糖消耗增加　应激状态下，如窒息、严重感染等，儿茶酚胺分泌增加，血中高血糖素、皮质醇类物质水平增高，血糖增高，继之糖原耗竭，血糖水平下降。

3. 暂时性高胰岛素血症　主要见于：①糖尿病母亲婴儿：由于母亲高血糖时引起胎儿胰岛β细胞代偿性增生，高胰岛素血症，而出生后母亲血糖供给突然中断所致；②新生儿溶血病：红细胞破坏致谷胱甘肽释放，刺激胰岛素分泌增加。

（二）持续性低血糖

新生儿持续（顽固）性低血糖是指葡萄糖的滴注速度 ≥ 12mg/(kg·min)才能维持血糖正常，以及低血糖持续存在或反复发生超过 72 小时。临床上发生持续性低血糖时常提示有代谢性疾病存在。

1. **先天性高胰岛素血症**(congenital hyperinsulinemic hypogly-cemia,CHI)　是由于胰岛素自律性分泌过多,血胰岛素浓度增加,从而导致出生后出现持续(顽固)性低血糖。

(1)病因:CHI是一种遗传性疾病,由于参与胰岛素分泌的关键基因突变,这种变异可表现为隐性或显性遗传。迄今已知4种不同的基因突变:①编码β细胞膜上ATP敏感钾通道的两个亚基SUR1(磺脲类受体)和Kir6.2(钾内向整流孔)蛋白的基因突变,*SUR1*和*Kir62*基因都位于11号染色体,其中50%~60%的CHI是由编码SUR1的*ABCC8*基因突变导致,10%~15%的CHI是由编码Kir6.2的*KCNJ11*基因突变引起;②编码GDH(谷氨酸脱氢酶)的基因突变;③编码GK(葡萄糖激酶)的基因突变;④编码线粒体HADH(3-羟酰辅酶A脱氢酶)的基因突变。

(2)病理改变:病理改变主要有两种情况,大部分与胰岛β细胞的弥漫性病变有关(弥散型CHI),另一部分与局部胰腺小结的增生有关(局限性CHI)。

(3)诊断标准:需在低血糖时采集样本进行诊断,符合以下四条可诊断:①血浆胰岛素>2U/L,血浆胰岛素(U/L)/血糖(mg/dl)>0.3；②血浆游离脂肪酸<1.5mmol/L；③血浆β-羟基丁酸<2.0μmol/L；④胰高血糖素(0.1mg/kg)治疗后,血糖升高>30mg/dl。

(4)鉴别诊断:应与胰岛细胞腺瘤和Beckwith综合征(特征是巨大儿、巨舌、脐疝和低血糖)相鉴别。

2. **内分泌缺陷**　下丘脑缺陷、垂体功能低下、肾上腺皮质功能低下、生长激素缺乏、胰高血糖素缺乏等。

3. **遗传代谢性疾病**

(1)碳水化合物疾病:如糖原累积症Ⅰ型、Ⅲ型,半乳糖血症、果糖不耐受等。

(2)脂肪酸代谢疾病:如中链酰基辅酶A脱氢酶缺乏。

(3)氨基酸代谢缺陷:如枫糖尿病、丙酸血症、甲基丙二酸血症、酪氨酸血症、亮氨酸代谢缺陷等。

二、临床表现

新生儿低血糖的临床表现取决于低血糖的严重程度、持续时间、基础情况和低血糖的病因。临床上常将低血糖分为"症状性"和"无症状性"低血糖。"无症状"低血糖提示患儿可能有另外的代谢底物可得，预后较好。

症状性低血糖多见于严重的反复发作的低血糖的新生儿。大多数的低血糖表现是非特异性的，包括异常的呼吸类型(呼吸加快、呼吸暂停、呼吸窘迫)、心血管体征(心动过速或心动过缓)、神经学症状(激惹、嗜睡、吸吮减弱、惊厥)及苍白、反应低下等全身症状。这些症状和体征也可由其他常见的新生儿疾病所致，如败血症、低钙血症、颅内出血等。因此，当新生儿出现这些症状或体征时，应常规考虑低血糖的可能。

三、辅助检查

1. 葡萄糖监测

(1)每30~60分钟监测血糖水平直至稳定，改为4小时1次，监测24小时，之后12小时1次，一般监测3天(POC葡萄糖测定仪监测低血糖时，需行全血葡萄糖浓度测定明确，因为POC葡萄糖测定仪在低血糖浓度时准确性受限，与真实水平的变化多达1.11mmol/L)。

注：全血血糖低于2.2mmol/L即可确诊低血糖，全血血糖水平一般较血浆血糖低10%~15%，采血标本后须及时检测，因室温下红细胞糖酵解增加，血糖值每小时可下降0.83~1.1mmol/L。

(2)停止血糖监测的指征：高危儿，如糖尿病母亲新生儿出生后24小时、早产或SGA出生后36~48小时，若在监测时间范围内未发生过低血糖，则可停止监测。全肠道喂养后血糖稳定12~24小时且至少2次餐前BG ≥ 2.8mmol/L，可停止。

2. 持续性低血糖者

(1)激素相关检查：①胰岛素增高；②胰高血糖素缺乏(正常值：210~1 500ng/L)；③皮质醇缺乏(正常值：早晨8点时为140~630nmol/L；

下午 4 时为 80~410nmol/L；晚 8 时为早晨 8 时的 50%）；④生长激素缺乏（正常值：5~27μg/L）；⑤甲状腺素缺乏（T_4 正常值：84~210nmol/L；TSH 正常值：1.7~9.1mU/L）。不同实验室由于采取的检查方法不同，正常值可能不同，另外与胎龄也有一定关系，判断是否为正常需要结合当地的实验室正常值范围以及胎龄。

（2）代谢相关检查（如血氨、乳酸、游离脂肪酸、甘油、酮体、血串联质谱筛查氨基酸等）。

（3）患儿及父母基因检测：*ABCC8*、*KCNJ11*、*GLUDI*、*GCK*、*HADH*、*SLC16AI*、*HNF4A*、*UCP2* 和 *HNFIA* 等。

（4）^{18}F-DOPA PET 显像技术：可用于鉴别胰腺弥漫性或局灶性病变。

3. 神经系统损伤评估检查

（1）头颅 MRI 检查：文献报道了低血糖新生儿的影像学资料，82%的病例均涉及枕叶的损害，MRI 表现为顶枕叶皮层、皮层下斑片状长 T_1、长 T_2 信号。DWI 呈高信号，对早期诊断意义明显。3 个月后复查，顶枕部相应部位出现萎缩，甚至形成软化灶。严重低血糖也可导致广泛的皮层灰质、基底节区等损伤。有时严重低血糖可能导致惊厥呼吸抑制等继发缺氧缺血病变，在影像学上目前还不能区分低血糖合并缺氧缺血损伤。

关于新生儿脑的枕部区域对低血糖易感性的机制尚未明确，较多的观点认为，枕叶易感性与新生儿期枕叶是轴突生长和突触形成最旺盛的部位有关。

（2）视觉诱发电位（flash visual evoked potentials，FVEP）：视觉通路包括眼视网膜、视神经、视交叉、视辐射、枕叶视觉皮层，反复发作性或顽固性低血糖主要损伤大脑后部的顶枕叶区，继而导致视觉发育不同程度的受损。FVEP 是通过记录大脑皮质枕叶区对频闪视刺激发生的电位变化，从而反映视觉传导通路的完整性有无破坏。已有研究表明，低血糖时视觉诱发电位分化异常，可随着低血糖的纠正而逐渐恢复正常。

（3）脑电图：可有背景电活动变慢，双侧或单侧大脑半球癫痫波。

四、诊断

对持续(顽固)性低血糖症要积极查找病因,作出病因诊断。

1. 首先测定血清胰岛素水平,必须同一个血标本同时测血糖,如胰岛素水平绝对值不高,要计算胰岛素/血糖比值,以确定是否存在高胰岛素血症。

2. 如存在胰高胰岛素血症,要进一步检查胰腺疾病。

3. 如存在胰高胰岛素血症,要进一步检查代谢性疾病和内分泌疾病。

五、治疗

(一)无症状性低血糖

1. 对可能发生低血糖者生后 1 小时开始喂养,24 小时内每 2 小时 1 次监测微量血糖。

2. 如血糖低于需要处理的界限值 2.6mmol/L 而无症状,应给予口服配方乳或母乳喂养。如果不能经口喂养,应静脉滴注葡萄糖溶液 6~8mg/(kg·min);如血糖低于 1.6mmol/L,应进行静脉输注葡萄糖,糖速为 8~10mg/(kg·min)。每小时 1 次检测微量血糖,直至血糖正常(目标值为 BG ≥ 2.8mmol/L)后逐渐减少葡萄糖输注,同时增加经口喂养量,直至完全经口喂养,停止输注葡萄糖溶液。

(二)症状性低血糖

1. 立即静脉注入 10% 葡萄糖液 2ml/kg,速度为 1ml/min。

2. 静脉输注葡萄糖,速度为 6~8mg/(kg·min),并根据需要提高速度,每次提高 2mg/(kg·min),每 30~60 分钟监测血糖直至最高可增加至 12mg/(kg·min),如仍不能维持血糖稳定 >3.5mmol/L,需要给予胰高血糖素或皮质激素治疗。经外周静脉输注葡萄糖速很难超过 12mg/(kg·min),超过此值建议进行中心静脉置管,中心静脉输注糖速可达 18mg/(kg·min)。

(三)持续性低血糖

如果葡萄糖输注速度提高到每分钟 12mg/kg,症状仍然存在或血

葡萄糖 <2.7mmol/L,则考虑为顽固性或持续性低血糖,需行相关检查明确低血糖原因。

1. **氢化可的松** 剂量 5mg/kg,每 12 小时 1 次,静脉滴注,用 3~5 天或血糖恢复正常 24~48 小时后停用。氢化可的松可减少周围组织对糖的利用,促进糖异生,增加胰高血糖素作用。

注:用药前查血清胰岛素、皮质醇,如外院已用过激素,需停药 3 天后抽血检查为宜。

2. **胰高血糖素** 通过促进糖原分解迅速升高血糖水平。在静脉滴注糖速高于 12mg/(kg·min)仍不能维持血糖稳定,应用胰高血糖素 10~20μg/(kg·h)开始,用药 1 小时血糖开始升高,最大剂量每天 1mg。如突然发生低血糖危象,静脉补糖不能立即缓解时,可肌内注射或静脉推注胰高血糖素 0.5~1.0mg。

3. **治疗目标** 血糖维持在 3.5~6.0mmol/L。

4. **撤药指征**

(1)总糖速 <12mg/(kg·min),同时 24 小时内所有血糖在正常范围(3.5~6mmol/L)。

(2)总糖速 ≥ 12mg/(kg·min),同时 48 小时内所有血糖在正常范围。

(3)24 小时内 1 次以上血糖值 >6mmol/L。

5. **撤药步骤**

(1)第一步:降低静脉糖速直到 10mg/(kg·min)以下。

1)如果患儿接受高浓度葡萄糖溶液,糖浓度应尽快下降。

2)如果血糖在正常范围,每 12 小时降低糖速 1mg/(kg·min)。

3)糖速降低过程中,如:①BG<2.7mmol/L:增加糖速;②BG 2.7~3.4:保持相同速度 24 小时。如果后续所有血糖 ≥ 3.5,可每 12 小时降低糖速 0.5mg/(kg·min)。如果后续血糖 <3.5mmol/L,则增加糖速。

(2)第二步:减少胰高血糖素使用。

1)血糖正常范围内,每 12 小时降低 20% 胰高血糖素。

2)血糖异常:①BG<2.7mmol/L:增加糖速;②BG 2.7~3.4:保持

相同速度 24 小时。如果后续所有血糖 ≥ 3.5mmol/L,可每 12 小时降低 10% 胰高血糖素。如果后续血糖 <3.5mmol/L,增加胰高血糖素。

3)如果因低血糖,高血糖输注速度不能降低,同时有高胰岛素血症证据,考虑应用二氮嗪。

(3)第三步:从 10mg/(kg·min)降低静脉糖速。血糖正常范围,每 12 小时降低静脉糖速 2mg/(kg·min)。

(四)高胰岛素血症

经过上述处理后[糖速增加至 15mg/(kg·min)]血糖仍低(1 次 BG<2.7mmol/L 或 48 小时内 2 次 BG 为 2.7~3.4mmol/L)疑先天性高胰岛素血症,可考虑使用下列药物,当开始试用新的药物时,不必停止上述已经应用的药物。

1. **二氮嗪**　是治疗高胰岛素血症的首选药物,它是胰岛 β 细胞的 ATP 敏感钾通道兴奋剂,能与 K_{ATP} 通道的 SUR1 亚单位结合,使钾通道处于长期开放状态,从而抑制胰岛素的分泌。因此仅对 K_{ATP} 功能正常的先天性高胰岛素血症有效(*GDH* 基因突变、*GCK* 基因突变、*SCHAD* 基因突变),对基因突变导致没有正常的钾离子通道的高胰岛素血症亚型(如常染色体隐性遗传的 *ABCC8/KCNJ11* 基因突变)则对该药疗效不佳。该药起始剂量 5mg/(kg·d),如果有效则在 48~72 小时起效;若血糖仍低(1 次 BG<2.7mmol/L 或 48 小时内 2 次 BG 为 2.7~3.4mmol/L),每 48 小时增加二氮嗪 2.5mg/kg 直至最大剂量 25mg/(kg·d),分 3 次口服。该药具有较高的安全性,对二氮嗪有效的 CHI 患儿,可长期使用。

二氮嗪的常见副作用为水钠潴留和多毛症(停药后可消失)。若出现尿量减少、眼睑水肿等心力衰竭的相关症状,建议口服噻嗪类利尿剂氢氯噻嗪 2mg/(kg·d),分 2 次口服,同时限制入液量,预防心力衰竭。

2. **生长抑素**　常用奥曲肽,亦可抑制胰腺胰岛素的释放。一般是在对二氮嗪治疗效果不佳的患儿使用(1 次 BG<2.7mmol/L 或 48 小时内 2 次 BG 为 2.7~3.4mmol/L)。短程治疗,可以单用,或与胰高血糖素联用。该药半衰期较短,需持续泵入或静脉滴注,5~35μg/(kg·d),用

5% 葡萄糖或生理盐水稀释成 10~25μg/ml，维持 6~8 小时；皮下注射时使用起始剂量为 2~5μg/(kg·d)，分 3~4 次使用。使用该药后可立即出现暂时性血糖升高，起效时间一般为首剂使用后 24~48 小时，故评估疗效、更改剂量一般需要 2 天后方能确定。

3. β 胰岛细胞增生或胰腺瘤　通常至少切除胰腺的 95%。

注：高胰岛素血症者补糖速度可能需要 12~15mg/(kg·min)（通常需 15% 或 20% GS），最高可达 18mg/(kg·min)。

（五）特殊治疗

1. 垂体和肾上腺皮质功能不全者　使用肾上腺皮质激素和生长激素。

2. 代谢缺陷　①糖原累积症Ⅰ型：频繁少量喂养，避免果糖或半乳糖；②遗传性果糖不耐受：限制蔗糖和果汁；③半乳糖血症：完全停止含乳糖的食品，代以配方豆乳或不含乳糖配方乳。

六、喂养调整

1. 血糖维持 3.5~6.0mmol/L 至少稳定 24 小时，则静脉糖速以 2mg/(kg·min) 递减，并逐渐增加肠道喂养量，当糖速减至 4mg/(kg·min) 时停静脉补液，该全肠道口服喂养。

2. 停静脉滴注葡萄糖后，可用强化乳方案（每 100ml 奶液加入 3~5g 糖调配配方乳）维持血糖稳定。

七、转诊

基层医院限于实验室检查条件以及中心静脉置管困难。对于顽固性或反复性低血糖建议转上级医院进一步明确诊断和治疗。如果静脉输注葡萄糖速度达到 10mg/(kg·min)，仍不能维持血糖在 2.6mmol/L，或者 72 小时内有 3 次以上的低血糖发作可作为转院指征。转院期间应持续静脉输注葡萄糖。

八、预后

血糖 <2.7mmol/L，持续超过 3 天，30% 有神经后遗症；如果持续

超过 5 天,40% 有远期神经发育后遗症。低血糖脑损伤,头颅 MRI 典型表现为枕叶损害,其中约 1/2 有视觉障碍。

(胡黎园)

第四节　新生儿高血糖

新生儿高血糖(neonatal hyperglycemia)是指各种原因造成的血糖高于正常同年龄新生儿血糖值的临床综合征,目前国内外多采用全血血糖足月儿高于 7mmol/L(125mg/L),早产儿高于 8.4mmol/L 作为高血糖的诊断指标。与低血糖一样,诊断指标不等于干预指标。

一、病因和发病机制

1. **葡萄糖供应较多**　是高血糖重要原因。首先应该评估给予更多的糖是否超过其处理能力。葡萄糖计算错误或静脉液体配方错误可能引起高血糖症。

2. **葡萄糖代谢能力缺陷**　早产、败血症或应激情况下葡萄糖代谢能力不正常。极小的早产儿应用全胃肠道外营养时很容易发生高血糖症,因为不能耐受葡萄糖。

3. **血糖平衡障碍**

(1)超低出生体重儿(<1 000g):由于肾功能不成熟和不显性失水较多,这些孩子常需要更多液体量,一般需要给予更多的液体量和葡萄糖。另外,这些患儿多有胰岛素抵抗,胰岛素反应不成熟,静脉输注葡萄糖时,糖异生仍正常进行。

(2)早产 / 小于胎龄儿(SGA):早产儿给予葡萄糖激发,胰岛素分泌有不同程度增加,同时存在胰岛素抵抗,可能与周围组织受体下调或不成熟有关。由于葡萄糖平衡异常,SGA 患儿也可发生一过性高血糖。

4. **败血症**　可导致高血糖。疑似败血症的婴儿静脉输注葡萄糖的量或速率没有变化时血糖可维持在正常水平。病因包括应激反应、外周组织葡萄糖的利用减少、胰岛素释放减少。真菌感染高血糖更常见。高血糖可能是细菌感染最早期的症状。真菌败血症婴儿,在其他症状出来之前,可能已经持续高血糖 2~3 天。

5. **高渗配方乳喂养** 询问如何配制配方乳?配方乳稀释不当可导致渗透压过高,暂时性葡萄糖不耐受。胃肠炎患儿严重脱水也可导致高钠血症或高血糖。

6. **脂肪输注** 脂肪输注的婴儿即使以较低的葡萄糖速率输注也可发生高血糖。脂肪在葡聚糖溶液中乳化。脂肪成分也可导致甘油三酯增高降低外周组织葡萄糖利用,抑制胰岛素效应。一项研究发现脂肪输注可使血糖浓度较基础值升高 24%。

7. **应激** 疼痛、疼痛性操作(静脉穿刺、血管切开等)、外科操作(术中或术后)、NEC、急性颅内出血、缺氧、儿茶酚胺输注、RDS 等可导致皮质醇升高,引起高血糖。

8. **缺氧** 葡萄糖消耗增加。

9. **药物** 母亲应用二氮嗪可引起新生儿高血糖。新生儿期用药如咖啡因、茶碱、皮质醇、血管活性药物、苯妥英和前列腺素 E_1 也与高血糖有关。

10. **新生儿糖尿病** 新生儿高血糖少见原因。如果高血糖持续存在超过 2 周且需要用胰岛素治疗即可诊断。新生儿糖尿病多在 6 月龄以内起病,不属于自身免疫性疾病,更多的与遗传因素有关。基因分析如 6 号染色体异常、*KCNJ11* 和 *ACC8* 基因异常能够将暂时性和永久性糖尿病区分开来。新生儿糖尿病可以有代谢性酸中毒、酮症和糖尿,分 2 型:

(1)新生儿暂时性糖尿病(TNDM)(占 50%~60% 病例):胰岛素发育过程中暂时性异常,可自发缓解。主要是基因缺陷(染色体 6q24 异常和 KATP 通道缺陷)。多发生于 SGA 或 FGR 婴儿。疾病可在生后 2 天~6 周的任何时候出现,需要胰岛素治疗。病程超过 2 周但一般 3~4 月龄缓解。常见于生后第 12 天。最常见的临床表现是高血糖症,脱水,糖尿,多尿,进行性消瘦,低胰岛素血症和酸中毒,不出现酮尿。血清或尿的 C-肽水平可正常或短暂降低。0~33% 的患儿可有阳性家族史。1/2 患儿青春期或成人期发展为胰岛素抵抗性糖尿病。

(2)新生儿永久性糖尿病(PND 或 PNDM)(较 TNDM 少见):新

生儿期起病,不能自行缓解。常见的基因突变为 *KCNJ11*、*ABCC8* 和 *INS*。与 FGR 无关。

(3)胰岛素抵抗糖尿病(1 型):在儿童和青春期起病。

11. 特发性　没有找到病因,除外性诊断。

二、临床表现

1. 多数患儿无明显临床表现,对高血糖高危儿应加强监测。

2. 与高血糖症主要相关的是它可引起高渗透压、渗透性利尿和并发脱水。高渗透压有引起颅内出血的危险。

> 附:正常血清渗透压 280~300mOsm/L。血糖每升高 1mmol/L 可使血清渗透压增加 1mOsm/L。高渗状态,即渗透压上升 25~40mOsm 或血糖高于 25~40mmol/L,可导致细胞内水分转移到细胞外。脑细胞浓缩会使颅内体积下降,引起颅内出血。

三、实验室检查

1. 初始检查

(1)血浆葡萄糖水平:血浆葡萄糖证实床旁纸片法测定的血糖结果。建议治疗前复查血浆葡萄糖。

(2)尿纸片监测葡萄糖:尿糖增高提示渗透性利尿的风险增加。

(3)进行全血细胞计数和分类:用于败血症的筛查。

(4)血、尿和脑脊液培养:如果怀疑败血症应进行相应检查。

(5)血清电解质:高血糖可引起渗透性利尿,导致电解质丢失和脱水。因此,高血糖的患儿监测血清电解质。

(6)动脉血气:可观察是否存在缺氧。败血症和新生儿糖尿病可发生代谢性酸中毒。

2. 进一步检查

(1)血清酮体:新生儿糖尿病血酮体可能增加。无或存在轻微酮尿。

(2)血清胰岛素水平:新生儿暂时性糖尿病血胰岛素水平正常或

降低。败血症婴儿正常或增高。

(3)血清或尿 C- 肽水平：新生儿暂时性糖尿病患儿降低。

(4)分子诊断：如 6 号染色体异常、*KCNJ11* 和 *ACC8* 基因异常能够将暂时性和永久性糖尿病区分开来。

(5)基因分析：可以识别新生儿永久性糖尿病，一般口服二甲双胍治疗有效，需要胰岛素治疗。

3. **放射学和其他检查**　通常不需要，然而，胸部 X 线片有助于评估败血症；腹部 X 线片有助于 NEC 诊断。早产儿建议进行头颅超声检查除外颅内出血。

四、治疗

1. 当葡萄糖浓度已经降至 5%（不要使用糖浓度 <4.7% 的溶液，因为低渗透压溶液可能造成溶血，导致高钾血症），葡萄糖输注速度降至 4mg/（kg·min）时，空腹血糖浓度 >14mmol/L 或空腹血糖浓度持续 >10mmol/L 伴尿糖阳性时可试用胰岛素。具体用量及用法如下：

(1)标准配制为将正规人胰岛素稀释浓度为 0.1U/ml（如 15U 加 150ml 的 10% GS 或 5% GS 或生理盐水），最大浓度 1U/ml，为了减少胰岛素吸附在塑料管上丢失，方法为至少用 25ml 胰岛素液冲管。

(2)持续用胰岛素：①速度 0.01~0.1U/（kg·h），一般开始 0.05U/（kg·h）。输注胰岛素速度（ml/h）= 剂量［U/（kg·h）］× 体重（kg）/ 浓度（U/ml）。如要求体重 600g 婴儿用胰岛素 0.05U/（kg·h），浓度 0.1U/ml，输注胰岛素速度 =0.05×0.6/0.1=0.3ml/h。②每 30~60 分钟查血糖直至血糖稳定（血糖下降速度一般为每小时 2mmol/L），血糖稳定后每 2~4 小时测血糖，胰岛素滴注期间，每 6 小时监测血钾。③如血糖仍 >10mmol/L，按 0.01U/（kg·h）增加胰岛素剂量。④当血糖 <10mmol/L 后，可停用胰岛素。⑤如果发生低血糖，停胰岛素，静脉推注 10% GS 2ml/kg 一剂。

(3)治疗基础疾病，停用易引起血糖升高的药物。

(4)皮下注射中效胰岛素：除新生儿糖尿病外，皮下注射胰岛素少用。

五、转诊

严重高血糖可能导致脱水、电解质紊乱、颅内出血以及远期神经发育问题。对通过降低糖速到 4mg/（kg·min），仍不能维持血糖在 10mmol/L 以下者；建议转到有条件完善相关检查或可疑应用胰岛素治疗的医院继续治疗。

（胡黎园）

参考文献

1. 中华医学会儿科学分会内分泌遗传代谢学组，中华预防医学会儿童保健分会新生儿疾病筛查学组. 先天性甲状腺功能减低症诊疗共识. 中华儿科杂志, 2011, 49 (6): 421-424.

2. 熊丰. 新生儿先天性甲状腺功能减低症的诊断与治疗. 实用儿科临床杂志, 2012, 27 (8): 642-644.

3. 中华医学会儿科学会内分泌遗传代谢病学组. 先天性肾上腺皮质增生症 21- 羟化酶缺陷诊治共识. 中华儿科杂志, 2016, 54 (8): 569-575.

4. Rushworth RL, Torpy DJ. Modern hydrocortisone replacement regimens in adrenal insufficiency patients and the risk of adrenal crisis. Horm Metab Res, 2015, 47 (9): 637-642.

5. Malikova J, Flück CE. Novel insight into etiology, diagnosis and management of primary adrenal insufficiency. Horm Res Paediatr, 2014, 82 (3): 145-157.

6. 张育才, 任玉倩. 儿童肾上腺危象的早期识别与治疗. 中国小儿急救医学, 2015, 22 (10): 672-674.

7. 黄佳, 陈超. 新生儿先天性高胰岛素血症的治疗进展. 中国实用儿科杂志, 2015, 30 (2): 116-119.

8. Flanagan S, Damhuis A, Banerjee I, et al. Partial ABCC8 gene deletion mutations causing diazoxide-unresponsive hyper-insulinaemic hypoglycaemia. Pediatr Diabetes, 2012, 13 (3): 285-289.

9. 刘志伟, 陈惠金. 美国新生儿低血糖管理指南. 实用儿科临床杂志, 2010, 25 (8): 618-620.

10. 罗小平, 李玉详. 新生儿低血糖症与高血糖症的诊治. 中国实用妇科与产科杂志, 2003, 19 (6): 338-340.

第十五章 水电解质与酸碱代谢紊乱

第一节 新生儿液体疗法

液体疗法(fluid therapy)的目的在于纠正体液的水、电解质和酸碱平衡紊乱,以维持机体的正常生理功能。

一、新生儿体液的总量和分布

新生儿体液总量(total body water,TBW)较其他年龄段多,足月儿约占体重的70%,早产儿可达80%,主要是组织间液增多。血容量约占体重的10%。

二、新生儿液体需要量

新生儿液体需要量包括补充不显性失水量、尿量、粪便水分丢失及病理性丢失量。

1. **不显性失水**(inapparent water loss,IWL) 主要指通过皮肤和呼吸道丢失的水分。

(1)皮肤:皮肤是维持水平衡的重要因素。出生后皮肤成熟加速,经皮肤水分的丢失随胎龄和生后日龄的增加而呈指数性下降。早产儿经皮肤水分丢失最多发生在生后最初几天,影响最大的胎龄组是在胎龄28周以下的新生儿。比较高的环境湿度可以减少皮肤水分丢失,尤其是在超低出生体重儿中越明显,当环境湿度 >90%,超低出生体重儿的不显性失水可以减少到40ml/(kg·d)以下。

(2)呼吸道:足月儿安静睡眠时经呼吸道不显性失水约4ml/(kg·d),

哭闹时达到 10ml/(kg·d),总计 6~9ml/(kg·d)。IWL 随着呼吸频率的增加而增加,对于气管插管的患儿,吸入气体湿化不够也会导致呼吸道不显性失水的增加。

2. **肾脏失水** 肾功能随胎龄的增加而成熟,早产儿肾脏的水、钠体内平衡功能通常是不成熟的。导致尿液中各种水、电解质丢失的因素有以下几方面:①肾小球滤过率下降;②近端、远端肾小管对钠重吸收减少;③肾脏尿液浓缩或稀释能力不足;④ HCO_3^- 重吸收减少,K^+、H^+ 分泌的减少。

3. **粪便水分丢失** 大便中水分的丢失量很少,通常在生后最初几天内 <5ml/(kg·d)。

4. **病理性丢失** 包括腹泻或造瘘术,脑脊液(从脑室引流或连续的腰椎穿刺)以及胃肠减压或胸腔闭式引流等,如果丢失超过 20ml/(kg·d),应考虑补充。

三、推荐的液体和电解质量

(一) 生后最初几天

在产后的新生儿适应阶段(即利尿期)的液体处理需要允许细胞外液等张性减少,以及短期的液体需要量为负平衡。体重丢失对早产儿可能是有益的,因为过量的液体和钠会增加慢性肺部疾病和动脉导管未闭的危险性。

危重新生儿应避免肠外营养时常规补充钠离子,因其会促使细胞外液的潴留,包括肺间质液体。直到利尿期开始补充钠离子,因为此时尿钠排出增加,如果无法确定这一点,钠离子一般在出生后第二天开始补充。对于出生后体重下降的程度没有确定的数据,因为出生时水肿程度的个体差异很大。

(二) 生长中的新生儿

一旦出生后短暂的适应期过后,维持水、电解质就应该适应生长的需求。钠离子是生长需要的营养,钠离子缺乏抑制了大部分未成熟细胞的 DNA 合成。长期钠离子摄入不足不仅与细胞外液量下降和体重增加不良有关,还与骨骼和组织生长不良有关,还会导致神经发育不良的结果。母乳提供了 1mmol/(kg·d) 的钠摄入,如果能吸收,对于正常生长已足够。足月儿通过肾小管和间质对钠的重吸收,完全能做到这点。然而胎龄小的早产儿对钠的需求至少为 4mmol/(kg·d),如他们同时接受咖啡因或其他利尿剂治疗,为了能保持 1mmol/(kg·d) 的钠潴留,则需要更多。对于胎龄在 36 周以下的早产儿,一旦体重下降达到 5%,每天钠的需要量约为 4mmol/(kg·d)。

如果早产儿喂养量不足或未给予强化母乳,长期钠摄入不足将首先表现为体重增加不良。应该持续给予 4mmol/(kg·d) 的钠摄入,直到矫正胎龄 32~34 周,在这阶段的钠储存能力开始成熟。

(三) 特殊情况下的补液量

1. 胃肠减压　丢失量超过 20ml/(kg·d) 时,用 1/2 张生理盐水补充丢失量的 1/2。

2. 肠造瘘　丢失量 ≥ 2ml/(kg·h) 或超过 20ml/(kg·d),认为丢失过多,需要及时补充 NS 或根据电解质情况补充。一般给予全量补充。

3. 腹裂、食管闭锁　腹裂经肠壁丢失水分增加、食管闭锁经气道丢失增多,需额外补充。

4. 术后第 1 天　常规补充液体量 60%,避免术后水钠潴留。

5. 脑脊液引流量　每天超过 20ml/kg,需要给予 1/2 张液体替代治疗

6. 胸腔引流量　每天超过 20ml/kg,需要给予 1/2 张液体替代治疗所有额外丢失的液体均存在钾的丢失,替代时应注意钾的补充。

四、液体平衡的监测

液体量调整:根据患儿的体重变化、尿量、血钠、不同环境、不同病情进行调整液体量。

1. 根据体重变化　体重的急剧变化通常是 TBW 变化的反映,是直接反映液体平衡的指标。新生儿进入利尿期(也是排尿排钠期),这种多尿会导致足月儿 5%~10% 的体重下降,而早产儿可以达到 15%,此时液体处理需要允许细胞外液等张性减少,以及短期的液体需要量为负平衡。一旦短暂的利尿期过去,维持水、电解质就应适应生长的需求。

2. 根据尿量、尿比重　是监测液体疗法第二重要的指标。

（1）正常尿量：每 6~8 小时评估 1 次尿量。生后前 12 小时，无论尿量有多少都是正常的；第 12~24 小时，尿量 0.5~1ml/（kg·h）。之后升高到 1.5~3ml/（kg·h）。第 2 天后尿量 <1.0ml/（kg·h）可能提示需要增加液体摄入量。尿量 >4.0ml/（kg·h），且体重增加超过合理增长范围可能提示液量过多，需要限制液量；若尿量增多同时伴有体重下降（>5%），出量大于入量，此时可适当增加维持液量即可。注意尿钠和血电解质变化。

（2）尿比重：反映肾脏浓缩或稀释尿液的能力，应在 1.008~1.012 之间。当新生儿液体入量减少或肾脏漏出葡萄糖增多时，尿比重增加。但在应用利尿剂时，常会掩盖尿比重的临床意义。

3. **血清钠**　是细胞外液水化状态的指标。血清钠升高提示脱水，而血清钠降低多提示液体量过多。但如果血清钠低且尿量增多，体重下降，应注意监测尿钠，多数是由于钠肾脏重吸收障碍，导致钠过多肾脏丢失所致。

4. **血尿素氮、血清肌酐**

（1）血尿素氮：间接反映细胞外液容量和肌酐清除率。

（2）血清肌酐：对于监测肾脏功能是很有价值的，但是对于表现水化状态并不敏感。在生后 2~3 天血清肌酐水平趋于升高。

5. **动脉血气分析**　可间接反映血管内液量丢失，因组织灌注不良会引起阴离子间隙增高的代谢性酸中毒（乳酸酸中毒）。

6. **心血管系统的表现**　①心动过速：提示细胞外液过多或血容量过低；②毛细血管充盈时间延长：提示心排血量下降或外周血管收缩；③肝大：提示细胞外液增加，回心血量减少；④血压下降：是心排血量降低的晚期表现。

综上所述，新生儿液体需要量主要根据尿量，血钠和体重来调节。早期治疗允许在前 5~6 天 ECF 丢失导致体重下降，而保持张力、血管内容量的正常，表现为心率、血压、尿量、血钠及 pH 正常。一旦达到足够的营养摄入时，体重增加 15~20g/（kg·24h），血清肌酐平稳下降，维持电解质在正常范围（血清钠浓度 135~145mmol/L，血清钾浓度 4.0~5.5mmol/L）。

五、液体紊乱的输液原则

(一) 液体超负荷

生后第 1 周,尤其在危重极低出生体重早产儿,液体超负荷或液体潴留的首要表现是每天体重下降小于出生体重的 1% 或是体重不降反升。第 1 周的液体潴留导致体重增加超过 20g/(kg·24h)。液体超负荷的表现还包括水肿,通常出现在仰卧患儿的背部和体侧。液体超负荷的原因通常分为液体摄入过多和液体潴留(尿量减少)。

1. **液体过多对机体的影响**　包括:①心功能不全;②肺水肿、肺出血;③在 RDS 恢复期,增加动脉导管开放和 BPD 的发生率;④低钠血症、低钾血症;⑤肾脏、肝脏和消化道的水肿使得这些脏器不能有效地排泄尿液、结合药物和胆红素,且易发生 NEC;⑥脑水肿,尤其是同时存在缺氧脑损伤时;⑦硬肿症。

2. **治疗**　临床常见液体超负荷情况包括以下几种类型:

(1)液体超负荷所致水肿:液体量绝对或相对过量,此时体重增加、血钠正常。血渗透压正常。处理原则:纠正输液过多,一般很快恢复正常。若症状持续,可给予呋塞米 1~2mg/kg 静脉推注。

(2)渗漏综合征导致的水肿:在危重新生儿中(缺氧缺血、严重感染中常见),尿量减少、水肿、血钠正常或增加、通常伴有低蛋白血症。当水肿新生儿体重增加,应限制液体摄入至可以维持血压、补充经皮肤黏膜丢失液体和尿量,通常为 40~60ml/(kg·24h)。如果限液不能维持正常血压或水肿仍较为明显者,可以进行腹膜透析或血浆置换。

(3)ADH 异常分泌所致水肿:多见于呼吸系统、神经系统、外科术后等。患儿尿量减少,尿比重增加,血钠降低,血浆渗透压低,尿渗透压 >300mOsm/kg 有助于诊断。首先治疗基础疾病,同时限制液体,补液量根据尿量决定,可低至 30~40ml/(kg·24h),液体中添加每天所需基本的电解质量。严重的患儿需要通过腹膜透析或血浆置换治疗。

(二) 脱水

脱水(dehydration)是指水分摄入不足或丢失过多所引起的体

液总量特别是细胞外液量的减少,通常还伴有钠、钾和其他电解质的丢失。

1. 轻度脱水失水量约为体重的 5%(50ml/kg),在病因治疗基础上可适当增加维持液量即可。

2. 中度脱水失水量为体重的 5%~10%(50~100ml/kg)及重度脱水失水量为体重的 10% 以上(100~120ml/kg),首先补充累积损失量,然后给予生理需要量加上继续损失量。

3. 若体重快速下降超过 10%,并出现循环不良表现时,则提示心排血量减少。首选给予生理盐水 10ml/kg(1~2 小时内)补充血容量,然后继续补液治疗。替代液体的类型取决于高钠血症的严重程度和持续时间,目标为血钠下降 <0.5mmol/(L·h),过快地纠正高钠血症可导致脑水肿、惊厥和永久脑损伤。

液体管理总结如下:

1. **个体化原则** 由于不同胎龄、日龄、不同疾病状态对水和电解质的需求不同,因此水电解质的管理必须个体化

2. **密切监护** 通过出入量、体重、尿量、血压、血电解质和临床表现进行水电解质监测,对于超低出生体重儿生后一周内应每 12 小时总结出入量、尿量、监测体重。每 6~8 小时监测电解质。

3. **液体管理的目标** ①获得出入量平衡。②满足生长发育和代谢需要。③补充必要的丢失。④减少并发症:既往证据(较大婴儿)支持限制液体量可减少发病率和死亡率(减少 PDA、NEC 的发生率等)。但是最近的随机证据并不支持限制液体可以减少支气管肺发育不良的发生率。但有一组较大数据资料提示液体量和 BPD 的发生两者之间存在关联。

六、转诊

大多数患儿不需要转诊治疗,部分患儿存在原发性疾病可能需要转诊治疗。

1. 液体丢失较多如腹泻、呕吐、尿量增多等,原因不明需要进一步明确者。

2. 严重水肿需要进一步明确病因者。

3. 严重水肿需要透析治疗或血浆置换者。

（黄循斌）

第二节　钠代谢障碍

一、低钠血症

低钠血症（hyponatremia）是血清钠低于 130mmol/L，是由于各种原因所致的体内钠的总量减少和 / 或水潴留引起的综合征。

（一）病因

1. 机体总的钠含量下降的低钠血症，可为肾外或肾性丢失。

（1）肾外失钠：最常见的原因是呕吐、腹泻，其他原因还包括烧伤、腹膜炎等。

（2）肾性失钠：①连续使用高效利尿药：噻嗪类利尿药比袢利尿药更易引起低钠血症，是由于利尿剂能抑制髓袢升支对 Na^+ 的重新收。②肾上腺皮质功能不全：如先天性肾上腺皮质增生症，是由于醛固酮分泌不足，肾小管对钠的重吸收减少。③肾实质性疾病：可使髓质正常间质结构破坏，使肾髓质不能维持正常的浓度梯度和髓袢升支功能受损等，均可使 Na^+ 随尿液排出增加。④肾小管酸中毒：是一种以肾小管排酸障碍为主的疾病。主要发病环节是集合管分泌 H^+ 功能降低，H^+-Na^+ 交换减少，导致 Na^+ 随尿液排出增加。⑤早产儿肾小管功能发育不全，钠的重吸收较少。

2. 机体总钠正常的低钠血症，常见的病因有两种。

（1）ADH 异常分泌综合征导致稀释性低钠血症：常见于中枢神经系统疾病（最常见的是脑膜炎）、肺疾病、手术后状态、恶性肿瘤、糖皮质激素缺乏和甲状腺功能减退症。表现为尿渗透压（>200mOsm/L）和尿钠浓度（>20mmol/L）异常升高、血清低渗透液压和低钠血症。

（2）水中毒导致稀释性低钠血症：是由于自由水摄入超过机体的清除能力所致。

（二）临床表现

一般血清钠低于 125mmol/L 即出现症状。主要是低渗性脱水的症状。严重低血钠可发生脑细胞水肿，出现神经系统症状如惊厥、意识障碍。

（三）实验室检查

1. **血电解质**　在分析血钠代谢时，要注意血钾情况，如果说都高或都低，通常来说，不是内分泌疾病所致。如果出现一高一低，或者一低而另一个正常（相对增高），那么几乎都是内分泌疾病的问题。

2. **血气分析**　低钠同时有代谢性酸中毒，提示肾小管酸中毒。

3. **肾功能**　血清尿素氮、肌酐异常升高时，提示肾实质性疾病。

4. **尿钠**　肾性失钠所致的低钠血症常伴尿钠丢失增多（尿钠 >20mmol/L）。

5. **血和尿渗透压**　血液渗透压正常值 275~300mmol/L，尿渗透压正常值 115~232mOsm/L。

6. **怀疑内分泌疾病时**　应进行血浆肾素醛固酮、皮质醇、促肾上腺皮质激素、血清电解质、肾上腺 B 超等检查。

7. **头颅 CT 或 MR**　怀疑 ADH 异常分泌综合征时需行头颅 CT 或 MR 检查。

（四）治疗

1. **机体总钠减少的低钠血症治疗**

（1）轻症低钠血症，血清钠 120~130mmol/L：应缓慢纠正低钠［升高血钠 ≤ 0.5mmol/(L·h)］，丢失量 $Na^+(mmol) = (140 - $ 患儿血清钠$) \times$ 体重$(kg) \times 0.7$。通常在 12~24 小时内只需要给予 1/2 丢失量 + 生理需要量（2~4mmol/L），一般在 24~48 小时补足。

（2）严重低钠血症有明显神经系统症状或血钠 <120mmol/L：需紧急处理，应用 3% 氯化钠溶液静脉滴注，按 1.2ml/kg 可提高血清钠 1mmol/L 或计算丢失量 $Na^+(mmol) = (125 - $ 患儿血清钠$) \times$ 体重$(kg) \times 0.7$，使血清钠较快恢复到 125mmol/L［提高速度 1mmol/(L·h)］，3% 氯化钠溶液治疗期间，每 2~4 小时监测血钠。然后在 24~48 小时使血清钠逐渐恢复正常。

2. 机体总钠正常的低钠血症治疗

(1)水中毒导致稀释性低钠血症:限制水摄入量,使之少于生理需要量。

(2)SIADH:多为暂时性低钠,随着原发病的改善而缓解,治疗主要是限制水的入量,通常为 40~60ml/(kg·d),以等张生理盐水补充不显性失水量。如血钠 >120mmol/L 且无神经系统症状时,一般不需补钠。如血钠浓度 <120mmol/L,或出现神经系统症状,如抽搐可应用呋塞米 1mg/kg,静脉推注,每 6 小时 1 次,同时采用 3% 氯化钠(每 1ml 含钠 0.5mmol/L)补充排泄钠盐,初始剂量 1~3ml/kg,已达到脱水效果的同时提升血钠浓度。一般在 4~6 小时内使血钠浓度达到120~125mmol/L,24~48 小时内逐渐恢复正常。

举例:3kg,足月儿,腹泻,Na$^+$ 115mmol/L,应如何纠正低钠血症?

Na$^+$=(125−115)×3×0.7=21mmol。

10% Nacl=21÷1.7=12ml(10% Nacl:每 ml 含 1.7mmol)。

配成 3% Nacl:10% NaCl 12ml+5% GS 28ml,按 4ml/h 速度静脉滴注,约 10 小时输注完,一般输注 4 小时后应复查血钠。如 Na$^+$>125mmol/L,再于 24~48 小时内缓慢纠正。

如 10 小时后复测 Na$^+$ 128mmol/L,则 Na$^+$=(140−128)×3×0.7=25.2mmol。

二、高钠血症

高钠血症(hypernatremia)时血清钠高于 150mmol/L,是由于各种原因所致的水缺乏和 / 或钠过多引起的临床综合征,均伴有高渗综合征。

(一)病因

1. 钠潴留　钠摄入过多和 / 或钠排泄障碍,进水相对不足。

(1)钠摄入过多:纠正酸中毒时应用碳酸氢钠过多。冲洗动脉或静脉插管用的生理盐水量未计算在供给的钠维持量里。

(2)肾脏排泄钠障碍:①醛固酮增多症:高血钠、低血钾、高血压和肾素活性降低是诊断原发性醛固酮增多症的主要依据;②充血性心力衰竭；③肾衰竭等。

2. 单纯水缺乏　①水摄入不足；②不显性失水增多；③呕吐、腹泻。

3. 尿崩症（diabetes insipidus，DI）　是低血容量性高钠血症一种少见的病因，主要特征是抗利尿激素（ADH）的功能性缺乏。DI 是由于 ADH 产生和释放不足（中枢性 DI）或肾远端小管和集合管对 ADH 无应答（肾性 DI）所致。表现为极度稀释尿（渗透压 <150mOsm/L，或比重 <1.005）、高血清渗透压（渗透压 >295mOsm/L）和高钠血症，可以通过加压试验来区分中枢性 DI 或肾性 DI。

（1）中枢性 DI：肿瘤、头部外伤、缺血缺氧性脑损伤或神经外科手术破坏下丘脑 - 垂体轴都可以导致中枢性 DI。

（2）肾性 DI：是一种先天性 X 连锁隐性遗传性疾病，由于肾小管的 ADH 受体缺陷而对 ADH 无应答，部分出生时就发病，如不及时诊断治疗可危及生命。

（二）临床表现

严重高钠血症（血清钠 >160mmol/L）最主要的危害是增加发生脑静脉窦血栓风险或由于渗透压快速改变所致惊厥。

（三）辅助检查

1. 血、尿渗透压　尿崩症时表现为极度稀释尿（渗透压 <150mOsm/L，或比重 <1.005）、高血清渗透压（渗透压 >295mOsm/L）和高钠血症。

2. 血电解质　醛固酮增多症时出现高血钠、低血钾。

3. 有中枢神经系统症状者　行头颅 B 超、CT 或 MRI 检查。

（四）治疗

1. 原则　过快纠正高钠血症会导致脑水肿。严重脱水和休克时，不论血清钠高低，均应首先用生理盐水来补充血容量。

2. 水摄入 < 水丢失（体内钠正常）　增加进水量使血清钠及体液渗透压恢复正常。

缺水量（L）= [（患儿血清钠 −140）× 体重（kg）× 0.7] ÷ 140

先给 1/2 缺水量 + 生理需要量，根据治疗后反应决定是否继续补充剂量，速度不可过快，以免发生脑水肿和惊厥。血清钠的下降不可超过 1mmol/(L·h) 或 10mmol/(L·d),目标纠正时间 48 小时内。

注:应用低张力(1/5)的液体补充缺水量。

3. 严重脱水或休克　体液丢失 > 钠丢失

(1)如果血容量不足,紧急生理盐水扩容(20ml/kg)。

(2)纠正休克后,以 1/3~1/2 含钠液补充,如含 0.45% 氯化钠的 5% 葡萄糖液。

(3)有尿后改 1/5 张液体补充。

4. 严重高钠　血钠 >170mmol/L,可用血液净化或腹膜透析。

5. 钠过度摄入　治疗在于除去过多的盐,禁盐,应用袢利尿剂如呋塞米,同时适量增加水摄入量,肾灌注不良、肾功能障碍者可以行腹膜透析。

6. 怀疑尿崩症者　进行加压素试验,选择水溶性的加压素持续静脉滴注,初始剂量为 0.5mU/(kg·h),每隔 30 分钟逐步加量[最大剂量 10mU/(kg·h)],直至尿渗透压大于血清渗透压。

三、转诊

低钠和高钠血症一般不需要转诊,对于下列情况需要转诊:

1. 病因不明需要进一步明确诊断者。

2. 低钠或高钠血症治疗效果不理想者。

3. 需要进行透析或血浆置换者。

4. 原发病治疗效果不理想或者不具备治疗条件者。

(黄循斌)

第三节　钾代谢障碍

一、低钾血症

血清钾低于 3.5mmol/L 称为低钾血症(hypokalemia)。

(一) 病因

1. 钾丢失过多　此为低钾血症最常见的病因。

(1)经消化道失钾:主要见于严重呕吐、腹泻、胃肠减压及肠瘘等。发生机制是:①消化液含钾量较血浆高;②消化液大量丢失伴血容量减少时,可引起醛固酮分泌增加。

(2)经肾失钾:主要见于:①利尿剂:临床上使用的利尿剂,除螺内酯、三氨蝶呤外,基本上都是排钾类利尿剂。②盐皮质激素过多:见于原发和继发性醛固酮增多症。也有部分糖皮质激素过多患儿出现低钾血症。其机制系盐皮质激素排钾作用导致钾丢失过多。③肾小管性酸中毒:分Ⅰ型和Ⅱ型,Ⅰ型又称远曲小管性酸中毒,由于远端小管泌 H^+ 障碍,导致 Na^+-K^+ 交换增加,尿排钾增多;Ⅱ型又称近曲小管性酸中毒,是一种多原因引起的以近端小管重吸收多种物质障碍为特征的综合征,表现为由尿中丧失 HCO_3^-、K^+ 和磷,而出现代谢性酸中毒、低钾血症和低磷血症。④镁缺失:可使肾小管上皮细胞 Na^+-K^+-ATP 酶失活,导致钾重吸收障碍。

2. 细胞外液钾转入细胞内

(1)碱中毒:代谢性或呼吸性碱中毒,均可促使 K^+ 进入细胞内。

(2)过量胰岛素使用:一方面可直接激活细胞膜上 Na^+-K^+-ATP 酶活性,使细胞外液钾转入细胞内,另一方面可促进糖原合成,使细胞外液钾随同葡萄糖转入细胞内。

(3)β-肾上腺素能受体活性增强:如 β-受体激动剂肾上腺素、沙丁胺醇等可通过 cAMP 机制激活 Na^+-K^+ 泵,促进细胞外液钾内移。

3. 钾摄入不足 正常维持量是 $1\sim2mmol/(kg\cdot d)$。

(二)临床表现

1. 对骨骼肌的影响 低钾可使肌细胞兴奋性降低,表现为精神萎靡、反应低下、四肢无力,严重者可发生呼吸机麻痹。

2. 对心脏的影响 低钾使心肌兴奋性升高,传导性下降,自律性升高,收缩性升高。

3. 对胃肠的影响 低钾可使胃肠平滑肌受累,出现腹胀、便秘、肠鸣音减弱,重者可致肠麻痹。

4. 对肾的影响 慢性低钾血症常出现尿液浓缩功能障碍,患儿有多尿和相对低密度尿。

（三）辅助检查

1. **血气分析** 低钾血症可引起代谢性碱中毒。

2. **电解质检测** 血清钾 <3.5mmol/L,注意血清钠、镁改变。

3. **反常性酸性尿** 是由于低钾引起的碱中毒时,肾小管上皮细胞内缺 K^+ 而使 H^+-Na^+ 交换占优势,尿中大量 H^+ 排出,从而使尿液呈酸性。

4. **检测血浆肾素、醛固酮和皮质醇** 若出现低钾血症和高钠血症并存时,需怀疑内分泌疾病。

5. **心电图特征** 典型改变为 S-T 段压低,T 波低平或倒置和出现 U 波,Q-T 间期轻度延长。

（四）治疗

1. 治疗原发病,尽量去除病因,防止钾的继续丢失。

2. 单纯性碱中毒所致钾分布异常,主要纠正碱中毒。

3. **钾剂治疗** 静脉滴注氯化钾,每天 3mmol/kg,另加生理所需钾量每天 1~2mmol/L,故总量为 4~5mmol/kg,相当于 10% 氯化钾 2~3ml/(kg·d)(每 1ml=1.3mmol),给药速度 0.3~0.5mmol/(kg·h),最大速度 1mmol/(kg·h),最高浓度 0.3%。

严重脱水应先扩容,有尿后再给钾。应该每 4~6 小时监测血钾水平直至完全纠正。由于细胞内外钾平衡需 15 小时以上,而在细胞功能不全如缺氧、酸中毒等情况下,钾的平衡时间延长,故纠正缺钾需 4~6 天。

4. **补镁** 低钾血症常伴有低镁,应注意补镁。

二、高钾血症

新生儿日龄 3~7 天后血清钾 >5.5mmol/L 称为高钾血症(hyperkalemia),超过 7.0mmol/L 为显著高钾血症。

（一）病因

1. **钾排出减少** 主要是肾脏排钾减少,这是高钾血症最主要的原因,常见于:①肾衰竭;②盐皮质激素缺乏;③长期用潴钾利尿剂:如螺内酯和三氨蝶呤。

2. **钾从细胞内液释放或移出**　主要见于：

(1)酸中毒。

(2)高血糖合并胰岛素不足。

(3)某些药物的使用：β受体阻滞剂、洋地黄类药物中毒通过干扰 Na^+-K^+-ATP 酶活性而妨碍细胞摄钾。

(4)缺氧：缺氧时细胞 ATP 生成不足,细胞膜上 Na^+-K^+ 泵运转障碍。

(5)组织分解：如溶血、NEC 等。

3. **钾摄入过多**　这发生于静脉补液中钾过多。在生后 3 天以内一般不需要补钾,钾的标准需要量为 1~2mmol/(kg·d)。

(二)临床表现

1. **对神经 - 肌肉的影响**　四肢肌肉无力,腱反射减弱或消失,严重者出现弛缓性瘫痪;早期血压偏高,晚期降低。

2. **对心肌的影响**　血清钾过高可致心肌兴奋性降低、自律性和收缩性下降、传导性降低,严重时可发生致命性心室颤动和心搏骤停。

(三)实验室检查

1. **电解质检测**　血钾 >6.5mmol/L 的患儿要进行连续的心电监护和定期复查;血钾 >7.0mmol/L 或有症状的患儿须采取积极的措施;血钾 >8.0mmol/L 为致死性高钾血症。注意血清钠、镁、钙改变。

2. **血气分析**　高钾血症可引起代谢性酸中毒。

3. **反常性碱性尿**　是由于高钾血症引起酸中毒时,肾小管上皮细胞内 K^+ 浓度增高,造成 H^+-Na^+ 交换减弱,尿中排 H^+ 减少,从而使尿液呈碱性。

4. **检测血浆肾素、醛固酮和皮质醇**　若出现高钾血症和低钠血症并存时,需怀疑内分泌疾病。

5. **心电图特征性改变**

(1)血钾 6.0~7.0mmol/L 时出现 T 波高尖(复极化延长)。

(2)血钾 7.0~8.0mmol/L 时进行性 QRS 波群增宽(心室传导阻滞)。

(3)血钾 8.0~9.0mmol/L 时 P-R 间期延长(心房传导阻滞)。

(4)血钾 >9.0mmol/L 时出现高钾血症典型的"正弦波",将迅速恶化为心室颤动或心搏停止。

（四）治疗

1. 初步处理（无心电图改变） 停止所有钾的来源,检测肾功能、容量状态、酸碱平衡、钙和镁。

（1）纠正低钙血症、低镁血症、代谢性酸中毒。

（2）促进钾的排泄:利尿剂呋塞米 1mg/kg,静脉推注,可通过增加肾小管的水、钠含量,促进钾的排出。

2. 血钾 >8.0mmol/L 或有症状者

（1）拮抗高钾对心脏的毒性作用:10% 葡萄糖酸钙 1.0~2.0ml/kg 缓慢静脉注射（时间 >0.5~1 小时）,药物起效快,作用可维持 30~60 分钟;如无 ECG 改善,可重复应用。这是最有效的治疗措施。

（2）使钾由细胞外液移入细胞内液:5% 碳酸氢钠 2~4ml/kg（5% 碳酸氢钠 1ml=0.6mmol/L）稀释后 10 分钟以上缓慢静脉注射,5~10 分钟起效,疗效维持 1~2 小时,可重复使用。

3. 心电图改变持续或血清钾持续上升

（1）胰岛素:胰岛素可以通过直接刺激 Na^+-K^+-ATP 酶来增加血清钾向细胞内转移,为防止低血糖的发生,胰岛素应与葡萄糖合用。开始时普通胰岛素 0.05U/kg 加 10% 葡萄糖 2ml/kg 静脉注射,然后给予普通胰岛素 0.1~0.2U/（kg·h）稀释于 10% 葡萄糖溶液中（每 1U 胰岛素加 4g 葡萄糖）,一般先计算 4 小时所需的胰岛素量持续泵入,之后根据复查血钾调整方案,一般 2 小时以上能有效地将钾转移至细胞内。需密切监测血糖,防止发生医源性低血糖。

（2）聚磺苯乙烯（钠-钾阳离子交换树脂）:每次 1g/kg 灌肠,副作用是钠负荷和直肠刺激。

（3）如果高钾血症与少尿性肾衰竭相关:应给予腹膜透析。

三、转诊

低钾和高钾血症一般不需要转诊,对于下列情况需要转诊。

1. 病因不明需要进一步明确者。

2. 原发病治疗效果不理想或者不具备治疗条件者。

3. 低钠或高钠血症治疗效果不理想者。

4. 需要进行透析或血浆置换者。

(黄循斌)

第四节 钙磷代谢障碍

一、低钙血症

低钙血症(hypocalcemia)指血清总钙 <1.8mmol/L, 血清游离钙 <0.9mmol/L, 是新生儿惊厥的原因之一。极低出生体重儿血清游离钙水平通常为 0.8~1mmol/L, 可无任何症状。

(一)病因和发病机制

1. 早发性新生儿低钙血症 发生在生后 72 小时内, 常见于以下新生儿:

(1)早产儿、小于胎龄儿: 因胎儿钙贮存不足, 出生时易发生低钙血症。

(2)窒息新生儿: 因缺氧使降钙素分泌增加, 可引起低钙血症。

(3)糖尿病母儿: 因糖尿病母亲转给胎儿的钙比正常情况多, 胎儿甲状旁腺功能抑制, 出生后易发生低钙血症。

2. 晚发性新生儿低钙血症 发生在出生 72 小时后, 常发生于以下新生儿:

(1)牛乳喂养的足月儿: 主要原因是牛乳中磷含量高(900~1 000mg/L, 人乳 150mg/L), 钙/磷比例不适宜, 导致钙吸收差。

(2)短肠综合征和其他小肠疾病患儿: 这些肠道疾病导致的钙吸收障碍也可发生低钙血症。

3. 持续性或反复性低血钙

(1)维生素 D 代谢障碍: ①维生素 D 缺乏; ②肠吸收障碍: 梗阻性黄疸、慢性腹泻、脂肪泻等; ③维生素 D 羟化障碍: 肝、肾功能障碍。

(2)甲状旁腺功能减退: PTH 主要是升高血钙、降低血磷, 调节钙离子水平。甲状旁腺功能减退时表现为易激惹、肌肉震颤、惊厥发作或发绀发作,血钙 <1.75mmol/L、血磷 >2.26mmol/L 即可诊断。

(3)高磷血症或镁缺乏也与低钙血症相关。

(二) 临床表现

低血钙增加细胞对钠的通透性及细胞膜兴奋性。临床表现为神经、肌肉的兴奋性增高,易激惹,颤抖,惊厥,肌张力稍高,最严重的表现是喉痉挛和呼吸暂停。

(三) 实验室检查

1. 血清总钙、离子钙测定　血清总钙 <1.8mmol/L,血清游离钙 <0.9mmol/L。

2. 血清磷测定　早期血磷正常,晚期血清磷 >2.6mmol/L。

3. 碱性磷酸酶水平　多正常,>400U/L 可以作为维生素 D 缺乏病的早期征象。

4. 血清镁测定　<0.6mmol/L 提示为低镁血症,低钙血症可能与低镁血症相关。

5. 甲状旁腺激素(PTH)　正常值 10~65ng/L。

6. 25-羟维生素 D_3 [25-(OH)D_3]测定　维生素 D 在体内必须经过两次羟化作用后才能发挥生物效应,第一次经肝脏羟化生成[25-(OH)D_3],第二次经肾脏羟化生成[1,25-(OH)$_2D_3$]。[25-(OH)D_3]可反映体内维生素 D 的营养状况,正常含量为 11~60ng/ml。

7. 尿钙丢失　24 小时尿钙 >4mg/kg,提示高钙尿症。

8. 心电图特征　S-T 段明显延长、QT 间期延长(足月儿 >0.19秒,早产儿 >0.20 秒)、T 波低平或倒置。

9. 其他　对持久而顽固的低钙血症应拍摄胸片,胸片上看不到胸腺影可能提示 DiGeorge 综合征;必要时查母亲血钙、磷和 PTH 水平。

(四) 治疗

1. 补充钙剂

(1)无症状低钙血症支持治疗:可以观察,不需要特殊治疗。对血清总钙 <1.5mg/ml 的患儿,也可给予 10% 葡萄糖酸钙 2.5~4.0ml (kg·d),缓慢静脉滴注。

(2)有惊厥或明显神经肌肉兴奋症状者:立即静脉补钙,用 10%

葡萄糖酸钙每次 2ml/kg+5% 葡萄糖液等量稀释缓慢静脉注射,速度为 1ml/min,注意心率保持 80 次 /min 以上,否则应暂停,必要时 6~8 小时再给药 1 次,惊厥停止后改口服钙维持,10% 葡萄糖酸钙每次 1.5ml/kg,每 4~6 小时 1 次,3~5 天或更长时间,维持血钙在 2~2.3mmol/L 为宜。

2. 补充镁剂 若使用钙剂后惊厥仍不能控制,应检查血镁。若血镁 <0.6mmol/L,可用 25% 硫酸镁 0.2ml/kg,加适量 5% 葡萄糖稀释低于 10% 浓度的硫酸镁(按 >3 倍比例稀释),注射泵输入 2~4 小时。

3. 补充维生素 D 甲状旁腺功能减退时,长期口服钙剂的同时还应给予维生素 D_2 1 000~2 500U/d。治疗过程中应定期监测血钙水平,调整维生素 D 的剂量。

4. 调整饮食 改用母乳喂养或钙磷比例适当的奶粉。

二、低磷血症

血清无机磷浓度低于 1.3mmol/L 称为低磷血症(hypophosphatemia)。

（一）原因

1. 小肠磷吸收减少 呕吐、腹泻、吸收不良综合征、1,25-$(25)_2D_3$ 不足。

2. 尿磷排泄增加 甲状旁腺功能亢进、肾小管性酸中毒、Fanconi 综合征(肾小管重吸收磷减少)、维生素 D 抵抗性佝偻病、代谢性酸中毒、糖皮质激素和利尿剂的使用。

3. 磷向细胞内转移 应用促进代谢合成的胰岛素、营养恢复综合征、呼吸性碱中毒(激活磷酸果糖激酶促使葡萄糖和果糖磷酸化)。

（二）临床表现

1. 血液系统 ①红细胞:严重低磷时可发生溶血,导致贫血; ②白细胞:影响白细胞的趋化、吞噬及杀菌功能;③血小板:血小板寿命缩短,血块收缩功能不良。

2. 循环系统 可降低心肌收缩力。

3. 消化系统 可引起食欲缺乏、恶心、呕吐、胃肠张力减低、肠麻痹。

4. 中枢神经系统 由于红细胞内 2,3-DPG 减少,中枢神经系统细胞缺氧,易激惹、抽搐。

5. **骨骼系统** 因骨细胞活动加强,骨骼的吸收增加,导致佝偻病及软骨病。

(三) 诊断

根据血钙、血气、尿磷、尿糖、HTH 和 25-(OH)D$_3$ 等可帮助诊断低磷血症的病因。

1. 有明显低血磷,但尿磷在 1.29mmol/L 以下,可除外尿磷排出增多疾病。

2. 若低血磷伴有尿磷排出增加,则为肾疾病对磷的重吸收不良引起,应注意检查是否为肾小球病变或甲状旁腺功能亢进所致。

3. 低血磷同时伴有高血钙,常见于甲状旁腺功能亢进。

4. 范科尼综合征则同时有代谢性酸中毒、糖尿和氨基酸尿。

(四) 治疗

1. **严重低磷血症** 建议直接补充磷,常用磷酸钠或磷酸钾,每次 0.15~0.3mmol/L(元素磷 5~9mg/kg),缓慢静脉输注几小时,或在每天的 24 小时静脉输注维持液中稀释(优先考虑)。

2. **维持量** 目前没有理想的口服磷制剂,可考虑应用静脉磷制剂,每天服用磷酸钾 0.3~0.6mmol/L(10~20mg/kg)可改善大多数早产儿的低磷血症。可给予口服果糖二磷酸钠口服溶液 1ml/(kg·d)。

附:磷酸钠注射剂(元素磷 3mmol/ml 和钠 4mmol/ml);磷酸钾(元素磷 3mmol/ml 和钠 4.4mmol/ml)。

三、转诊

存在钙磷代谢障碍的患儿一般不需要转诊,对于下列情况需要转诊。

1. 病因不明需要进一步明确诊断者。

2. 原发病治疗效果不理想或不具备治疗条件者。

(黄循斌)

第五节　低镁血症

一、定义

低镁血症(hypomagnesemia)指血清镁低于 0.66mmol/L(1.5mg/dl)。

二、病因

1. **先天贮备不足**　各种原因引起的胎儿生长受限、多胎、母患低镁血症等导致从胎盘转输到胎儿的镁减少,均可引起胎儿骨镁的贮备不足。

2. **镁摄入减少**　新生儿患肝病及肠道疾病、各种肠切除术后的吸收不良。

3. **镁丢失增加**

(1)经胃肠道失镁增加:主要见于小肠病变。

(2)经肾排出过多:①大量应用利尿剂;②高钙血症:钙和镁在肾小管中被重吸收时有相互竞争作用;③严重甲状旁腺功能减退:由于PTH 减少,肾小管对镁和磷酸盐的重吸收减少;④甲状腺功能亢进:甲状腺素可抑制肾小管重吸收镁;⑤肾疾患:可产生渗透性利尿和肾小管功能受损。

三、临床表现

低镁血症引起的临床表现与低钙血症类似,以神经肌肉兴奋性增高为主,包括烦躁、惊跳、抽搐等。严重者可出现心律失常。

四、治疗

1. 临床出现抽搐时立即肌内注射 25% 硫酸镁 0.2~0.4ml/kg,或静脉注射 2.5% 硫酸镁 2~4ml/kg,以每分钟 <1ml 的速度缓慢注入,每8~12 小时重复 1 次。早产儿不作肌内注射。一般 1~4 次惊厥即止。

2. **惊厥控制后或无惊厥的低镁血症者**　给予 25% 硫酸镁

0.2~0.4ml/kg,加适量 5% 葡萄糖稀释成 2.5% 硫酸镁,注射泵输入 2~4 小时。肾脏保镁作用较差,静脉补镁需持续 7~10 天。

3. 如出现肌张力低下、深腱反射消失或呼吸抑制等血镁过高表现时,立即停用镁剂,静脉注射 10% 葡萄糖钙 2ml/kg。

4. **纠正电解质紊乱**　低镁血症常伴有低钙血症和低钾血症,在补镁的同时可适当补钙和补钾。

五、转诊

低镁血症多不需要转诊,如果存在顽固性低镁血症或者低镁血症原因不明需要进一步明确诊断者,需要转诊。

(黄循斌)

第六节　血气分析

血气分析(blood gas analysis)是应用现代气体分析技术,对血液中物理溶解的氧气和二氧化碳含量(血氧分压,血二氧化碳分压)、氢离子浓度等进行直接的定量测定。

一、动脉血气指标的正常值与临床意义

PaO_2、$PaCO_2$、pH 由电极直接测得,因此行动脉血气分析前 30 分钟需吸痰。通过血气分析决定如何处理通气、氧合和酸碱状态变化是最可靠的。

(一)反映机体酸碱状态的主要指标

1. **pH 是反映酸碱度的指标**

(1)pH 表示血液中氢离子浓度的指标。新生儿出生时偏低,约 7.25 左右,此后逐渐增加,24 小时后达成人水平(7.35~7.45)。生命只能存在于 6.8~7.8 的 pH 范围之内。

(2)pH<7.35 为失代偿性酸中毒;pH>7.45 为失代偿性碱中毒。pH 在 7.35~7.45 范围内,尚需观察 $PaCO_2$ 和 HCO_3^- 是否在正常范围来判断是否存在酸碱平衡紊乱。

2. $PaCO_2$ 是反映呼吸性因素的指标

(1) $PaCO_2$ 是指溶解在动脉血中的 CO_2 所产生的压力,正常值 35~45mmHg。$PaCO_2$ 主要反映肺泡通气情况,为衡量呼吸性酸碱平衡的重要指标。

(2) $PaCO_2$>45mmHg,表示肺泡通气不足,造成 CO_2 潴留;$PaCO_2$>60mmHg 为呼吸衰竭;$PaCO_2$>80mmHg 引起呼吸中枢抑制。$PaCO_2$<35mmHg,表示肺泡通气过度,造成 CO_2 排出过多;$PaCO_2$<26mmHg 引起脑血管收缩,脑血流减少。

3. 标准碳酸盐(SB)、实际碳酸氢盐(AB)

(1) SB 是指全血在标准条件下(即 $PaCO_2$ 为 40mmHg、温度 37℃、血氧饱和度 100%)所测得的血浆中 HCO_3^- 的量。由于标准化后 HCO_3^- 不受呼吸因素影响,所以是判断代谢因素的指标,正常值为 22~27mmol/L。

(2) AB 是指在隔绝空气的条件下,在实际 $PaCO_2$、体温和血氧饱和度条件下测得的血浆中 HCO_3^- 的量,正常值为 22~27mmol/L。因而受呼吸和代谢两方面的影响。

(3) 正常人 AB=SB;两者都降低为代谢性酸中毒;两者都升高为代谢性碱中毒。若 SB 正常,AB 与 SB 的差值反映了呼吸因素对酸碱平衡的影响,AB>SB,提示呼吸性酸中毒;反之 AB<SB,则提示呼吸性碱中毒。

4. 碱剩余(BE)是反映代谢因素的指标

(1) 动脉血标准碱剩余[BE(B)]:是指在标准条件下,用酸或碱滴定全血标本至 pH 7.40 时所需的酸或碱的量(mmol/L)。BE 正常值为 –3~+3mmol/L。

(2) 细胞外液剩余碱(BE ecf):动脉血实际碱剩余(临床指标)。

(3) BE 主要反映的是代谢性酸碱平衡失衡:代谢性酸中毒时 BE 负值增加;而代谢性碱中毒时 BE 正值增加。

(4) BE 与 SB 的意义大致相同,因反映的是总的缓冲碱的变化,故较 SB 更全面些。BE 指导临床补酸或补碱量,比 HCO_3^- 更准确。

(二) 反映血氧合状态的指标

1. PaO_2 主要用于判断是否缺氧及缺氧的程度。

（1）PaO_2 指动脉血中物理溶解的氧分子所产生的压力，是反映氧合情况的重要指标，可判断缺氧程度，正常值约为 95mmHg。

（2）PaO_2<50mmHg 时为诊断呼吸衰竭的标准，<40mmHg 为重度缺氧，<30mmHg 引起呼吸中枢抑制，<20mmHg 时脑细胞不能从血液中摄取氧。

2. SaO_2　是指 Hb 与氧结合的百分数，主要取决于 PaO_2，PaO_2 过高或过低时与 SaO_2 的相关性较差，SaO_2 88%~93% 对应 PaO_2 为 50~80mmHg。

3. **氧含量（CaO_2）**　指 100ml 血液中 Hb 所结合的氧量。

（1）CaO_2 主要取决于血氧分压和血氧容量。CaO_2=［$1.34 \times Hb(g/dl)$ $\times SpO_2$］+［$PaO_2 \times 0.003ml\ O_2/(mmHg \cdot dl)$］。

（2）正常值：CaO_2 约为 19ml/dl；CvO_2 约为 14ml/dl。动 - 静脉血氧含量差反映组织的摄氧能力，正常时约为 5ml/dl。

4. P_{50}　为反映 Hb 与氧亲和力的指标，指 Hb 氧饱和度为 50% 时的氧分压，正常为 26~27mmHg。

（1）P_{50}<26mmHg：意味着氧解离曲线左移，O_2 不易于被释放入组织。尽量避免使氧离曲线左移的因素：碱血症、低体温、异常的血红蛋白（如：碳氧血红蛋白、高铁血红蛋白、胎儿血红蛋白）、黏液性水肿等。

（2）P_{50}>27mmHg：意味着氧解离曲线右移，O_2 易于被释放入组织。酸血症、发热、贫血、激素治疗等可使氧解离曲线右移。

5. **肺泡 - 动脉血氧分压差（$A-aDO_2$）**　是指肺泡和动脉氧分压之间的差值，是判断氧弥散能力的一个重要指标。新生儿吸入空气时 $A-aDO_2$<30mmHg，吸入纯氧 <100mmHg。

总结：吸入氧浓度（FiO_2）、肺泡氧分压（PAO_2）、动脉氧分压（PaO_2）、动脉血氧饱和度（SaO_2）、动脉血氧含量（CaO_2）和氧输送量（DO_2）的相互影响。

（1）FiO_2 影响 PAO_2。

（2）PaO_2 受 PAO_2 和肺内气体交换机制效率的影响。氧分子穿过肺泡 - 毛细血管膜弥散到肺毛细血管，与动脉血氧取得平衡，因此 PAO_2 影响 PaO_2（血浆能溶解多少氧气）。

（3）PaO_2 和影响氧解离曲线的因素共同决定 SaO_2。动脉血氧分子穿过红细胞膜与血红蛋白结合。氧饱和度是指与氧气结合的血红蛋白位点比例，因此氧饱和度受 PaO_2 影响。

（4）CaO_2 受 SaO_2 和血红蛋白浓度（Hb）影响。

（5）CaO_2 和心排血量决定 DO_2。

二、酸碱平衡的维持

机体在代谢过程中生成的酸性物质多于碱性物质，这些过多的酸性产物必须中和清除，以维持机体的酸碱平衡。其调节机制包括三方面：

1. 血液缓冲系统的缓冲作用 能对机体酸碱平衡进行最快最直接的调节，并使液体在加入酸或碱时均能起反应而溶液的 pH 保持不变或变化很少，其中以 H_2CO_3/$NaHCO_3$ 缓冲最为重要，但缓冲的作用只是初步的作用，进一步的缓冲还要靠肺和 / 或肾的调节。

2. 肺的调节 由于延髓呼吸中枢受 PCO_2 及 pH 的影响，调节呼吸的深度以保持 PCO_2 正常，所以挥发酸的调节主要是依靠肺通气量来调节，而且速度快。

3. 肾的调节 肾脏调节非挥发酸的排泄以保持 pH 正常。其通过：①排 H^+、保留 HCO_3^-；②泌 H^+ 换 Na^+（H^+-Na^+ 交换）；③泌 NH_3 换 Na^+（NH_4^+-Na^+ 交换）。肾调节的速度较慢，一般需要几天时间。

三、动 - 静脉血气分析的差别

血气测定应以动脉血为准，静脉血受各种因素影响较大，危重者差异更大。

1. 动静脉血气指标的正常值 参阅表 15-6-1。

2. 混合静脉血气指标的临床意义

（1）混合静脉血气是由肺动脉导管的远端测定；中心静脉血气是由中心静脉导管的近端测定。中心静脉和混合静脉血气比外周静脉血气更加接近动脉血气测定结果。

（2）如果不存在血流动力学紊乱，静脉 pH、$PvCO_2$ 和 HCO_3^- 可以反

表 15-6-1　新生儿动静脉血气正常参考值

项目	动脉	混合静脉	外周静脉
氧分压 /mmHg	95~100	38~42	40mmHg
氧饱和度	>95%	>70%	65%~75%
CO_2 分压 /mmHg	35~45mmHg	44~46mmHg	42~50mmHg
pH	7.35~7.45	7.32~7.36	7.32~7.38
HCO_3^-/mmol·L^{-1}	22~27	24~30	23~27
氧含量 O_2/100ml 血	约 20ml	约 15ml	约 15ml

注: 常压环境下, PaO_2>48mmHg, 提示动脉血(无论吸氧条件如何)。自然状态下吸空气检查结果 PaO_2+$PaCO_2$ 应 <140mmHg

映动脉 pH、$PaCO_2$ 和 HCO_3^- 的变化趋势。当循环功能不好时, 动脉和中心静脉之间的 ΔPH、ΔPCO_2、ΔHCO_3^- 差值会增大, 提示预后不好。ΔPCO_2<6mmHg 是反映组织灌注较好的指标。

(3) 由于组织摄取氧气发生于取血前, PvO_2 不能反映 PaO_2, 因此静脉血气不能用于判断呼吸功能。呼吸功能正常的患儿, 当休克微循环障碍时, 由于血液在毛细血管停留时间延长, 组织利用氧增加, 可出现 PaO_2 正常, 而 PvO_2 明显降低。低于 28mmHg 常伴有乳酸酸中毒, 病死率极高。

(4) SvO_2 低于 50% 时, 常表明组织氧合受损和无氧代谢的发生。

三、影响动脉血气分析的因素

1. **采血穿刺**　应在患儿安静时进行, 因为患儿啼哭、屏气、挣扎等均直接影响血气的数值, 特别是 PaO_2。

2. **血细胞代谢的影响**　标本采集后不应与空气接触, 并应立即送检, 于 10 分钟内测定, 否则影响数据的准确性。如果不能立即测定, 应置于 4℃冰箱中(因为 O_2 会被样品中的血细胞消耗, 引起 PaO_2 下降)。即使在冰冻样品的情况下, 白细胞或血小板异常升高会消耗大量 O_2。

3. **注射器内气泡的影响**

(1) PaO_2: 海平面 PaO_2 大约为 160mmHg, 这也是注射器内气泡的 PaO_2。如果动脉血 PaO_2 低于 160mmHg, 则检测 PaO_2 会升高; 如果动

脉血 PaO_2 高于 160mmHg,则检测 PaO_2 会降低。

(2)$PaCO_2$:空气中的 CO_2 浓度极低,如果动脉血混有气泡,则检测 $PaCO_2$ 会降低。

4. 温度对气体的影响

(1)高温的影响:温度自 37℃以上每升高 1℃,PaO_2 降低 5mmHg,$PaCO_2$ 降低 2mmHg。

(2)低温的影响:温度自 37℃以下每下降 1℃,PaO_2 升高 5mmHg。

四、血气测定结果的分析与判定

(一)呼吸衰竭的判断

排除青紫性心脏病的前提下,患儿在吸入氧浓度(FiO_2)>60% 时,PaO_2<50mmHg 伴或不伴有急性期 $PaCO_2$>60mmHg 且 pH<7.25。作为呼吸衰竭的诊断标准,是较客观可操作的指标,可反映通气和氧合状态。低氧血症的评估指标如下:

1. PaO_2 若存在吸氧时,FiO_2 乘以 5 大约就是预计的 PaO_2(只要肺的气体交换机制正常),如果测定的 PaO_2 明显低于预计的 PaO_2,那么气体交换就有问题。

PaO_2<50mmHg 时为诊断呼吸衰竭的标准,<40mmHg 为重度缺氧,<30mmHg 引起呼吸中枢抑制,<20mmHg 时脑细胞不能从血液中摄取氧。

2. PaO_2/FiO_2 **比值** 可以比较不同 FiO_2 条件下,患儿的动脉氧合。PaO_2/FiO_2 比值的正常范围是 300~500。设置合理的情况下,PaO_2/FiO_2<300 提示急性肺损伤,PaO_2/FiO_2<200 诊断为急性呼吸窘迫综合征(ARDS)。

3. PaO_2/PAO_2 **比值** 比 PaO_2/FiO_2 能更好地预测氧合的方法。a/A 正常值在 0.8~1.0,a/A<0.5 提示有呼吸窘迫,PaO_2/PAO_2<0.22 时需机械通气。

4. **肺泡 - 动脉血氧分压差($A-aDO_2$)** 指肺泡和动脉氧分压之间的差值,是判断氧弥散能力的一个重要指标,是反映肺组织受损的缺氧指标。新生儿吸入空气时 $A-aDO_2$<30mmHg,吸入纯氧时

A-aDO_2<100mmHg。在吸氧时 A-aDO_2>100mmHg 提示有氧合障碍,>450mmHg 时常需呼吸支持,>600mmHg 持续 6 小时以上为体外膜氧合治疗指征,若不予有效治疗和改善通气,患儿死亡率达 80% 以上。A-a$DO_2 = [(FiO_2) \times (Pb-47) - PaCO_2/R] - PaO_2$ [注:Pb 是大气压(海平面为 760mmHg),47 是水蒸气压,R 为呼吸商(新生儿为 1)]。

5. **机械通气患儿氧合指数(OI)** OI = $(FiO_2 \times MAP \times 100) \div$ 导管后 PaO_2。OI 指数 30~40 提示严重的呼吸窘迫。如果常频机械通气时 OI 逐渐从 30 增至 40 持续 6 小时以上,表明有严重的呼吸窘迫存在,死亡率达 80%。

(二) 根据血气测定结果调整呼吸机参数

根据监测的血气指标进行呼吸机参数的调整参见表 15-6-2。

表15-6-2 根据血气监测指标调整呼吸机参数

变量	频率	PIP	PEEP	TI	FiO_2
增加 $PaCO_2$	降低	降低	不适用	不适用	不适用
降低 $PaCO_2$	增加	增加	不适用[a]	不适用[b]	不适用
增加 PaO_2	不适用	增加	增加	增加	增加
降低 PaO_2	不适用	降低	降低	不适用	降低

注1:[a]在严重肺水肿和肺出血时,增加 PEEP 能降低 $PaCO_2$。[b]除非吸:呼比率过大时可考虑调整。如以上参数调节无效时,应检查呼吸机故障、插管阻塞,或是否出现气胸、心功能衰竭等并发症。

注2:若出现低 $PaCO_2$,高 PaO_2 时应考虑以下 3 种情况:①换气过度(肺泡每分通气量过大);②采血的注射器有气泡;③高通气治疗,如持续肺动脉高压时

(三) 判断酸碱平衡紊乱——六步法

1. **评估血气数值的内在一致性** [H^+]=24 × PCO_2/HCO_3^-(pH 为 7.40 相当于 H^+ 离子浓度为 40mmol/L。运用 Kassirer 和 Bleich 规则,pH 改变 0.01,H^+ 浓度改变 1mmol/L)。

2. **根据 pH 判断酸碱平衡紊乱的性质**

(1)pH<7.35 为失代偿性酸中毒;pH>7.45 为失代偿性碱中毒。

(2)pH 在 7.35~7.45 范围内,尚需观察 $PaCO_2$ 和 HCO_3^- 是否在正常

范围。若3个参数都在正常范围,无酸碱平衡紊乱;若 pH 正常而另外两个参数超出正常范围,肯定有酸碱平衡紊乱。

3. 根据病史和原发性改变判断酸碱平衡紊乱的类型

(1)密切结合病史、找出引起酸碱平衡紊乱的原发性改变是判断酸碱平衡紊乱类型的重要依据。

(2)主要由于通气功能改变而导致的酸碱平衡紊乱,$PaCO_2$ 为原发性改变。

(3)主要由于肾脏疾患或休克等而导致的酸碱平衡紊乱,HCO_3^- 浓度为原发性改变。

4. 根据代偿情况判断单纯型或混合型酸碱平衡紊乱

(1)HCO_3^- 与 $PaCO_2$ 呈反向变化,必有混合型酸碱失衡存在,不需要经代偿公式计算。

(2)HCO_3^- 与 $PaCO_2$ 呈同向变化,则需要判断原发、继发因素,且需要经代偿公式计算。在公式代偿的允许范围内判断为单纯型酸碱平衡紊乱,否则,可能为混合型酸碱平衡紊乱。酸碱平衡紊乱的预计代偿公式见表 15-6-3。

表 15-6-3　酸碱平衡紊乱的预计代偿公式

	代偿值预计公式	代偿时间
代谢性酸中毒	预期 $PaCO_2=(1.5 \times HCO_3^-)+8 \pm 2$	12~24h
代谢性碱中毒	预期 $PaCO_2=(0.7 \times HCO_3^-)+21 \pm 5$	12~24h
呼吸性酸中毒	急性 $HCO_3^-=24+(PaCO_2-40) \times 0.1 \pm 5$ 慢性 $HCO_3^-=24+(PaCO_2-40) \times 0.4 \pm 3$	$\Delta H^+/\Delta CO_2$ 急性 $\geqslant 0.7$ 慢性 <0.3
呼吸性碱中毒	急性 $HCO_3^-=24-(40-PaCO_2) \times 0.2 \pm 2.5$ 慢性 $HCO_3^-=24-(40-PaCO_2) \times 0.5 \pm 2.5$	急性 $<12h$ 慢性 $>12h$

案例:$PaCO_2=80mmHg$、$HCO_3^-=20$,代入公式 $[H^+]=24 \times PCO_2/HCO_3^-=96$ 正常 $[H^+]=40$;正常 $PaCO_2=40$,$\Delta H^+/\Delta CO_2=(96-40)/(80-40)=1.4$,比值 >0.7,提示为急性代偿。

5. 根据阴离子间隙,了解有无高 AG 代谢性酸中毒。

(1)AG 是指血浆中未测定的阴离子与未测定的阳离子的差值。

AG 的波动范围是 (12 ± 4) mmol/L。

(2) AG 值是区分代谢性酸中毒类型的标志,也是判断是否有三重混合型酸碱平衡紊乱不可缺少的指标。

(3) 如果 AG 值正常,则不会有三重酸碱平衡紊乱;相反,如果 AG>16mmol/L,则表明有 AG 增高型代谢性酸中毒,同时提示有三重混合型酸碱平衡紊乱的可能。

6. 如果 AG 升高,计算碳酸氢根间隙(BG=ΔAG-ΔHCO$_3^-$),判断有无三重混合型酸碱平衡紊乱的可能。如果 BG>6mmol/L,存在代谢性碱中毒。

五、临床病例分析

例 1：发热、尿少 2 天入院。血气分析示：pH 7.14、PaCO$_2$ 32mmHg、PO$_2$ 62mmHg、HCO$_3^-$ 13mmol/L。

第一步：评估血气数值的内在一致性。$[H^+]=24 \times (PaCO_2)/[HCO_3^-]=24 \times 32/13=59$。$[H^+]=59$,这个数据超出正常 19mmol/L(正常值 40mmol/L)。预计的 pH=$7.4-(19 \times 0.01)=7.21$。pH 和 $[H^+]$ 数值不一致,因此数据是不可靠的,复查血气分析。

例 2：发热、血糖高 2 天入院。血气分析示：pH 7.2、PaCO$_2$ 15mmHg、PO$_2$ 102mmHg、HCO$_3^-$ 6mmol/L；血糖 22mmol/L、Na$^+$ 128mmol/L、Cl$^-$ 94mmol/L。

第一步：评估血气数值的内在一致性。pH 和 $[H^+]$ 数值一致。

第二步：根据 pH 判定是否存在碱血症或酸血症。pH 7.2<7.35,提示存在酸血症。

第三步：是否存在呼吸或代谢紊乱。pH 7.2,HCO$_3^-$ 6mmol/L,提示原发代谢性酸中毒。

第四步：判断原发异常是否产生适当的代偿。PaCO$_2$=HCO$_3^-$ $\times$ 1.5+8 $\pm$ 2=6 $\times$ 1.5+8 $\pm$ 2=17 $\pm$ 2,实测 PaCO$_2$ 在代偿范围内。

第五步：存在代谢性酸中毒,计算 AG=$[Na^+]-([Cl^-]+[HCO_3^-])=128-(94+6)=28$。AG>16,为高 AG 代谢性酸中毒。

第六步：AG 升高,计算碳酸氢根间隙(BG)。BG=ΔAG-ΔHCO$_3^-$=$(28-12)-(24-6)=-2$,在正常范围(-6~6),所以无代谢性碱中毒。最后

结论:AG 增高型代谢性酸中毒。

例 3:呼吸困难 1 天入院。血气分析示:pH 7.20、$PaCO_2$ 75mmHg、HCO_3^- 30mmol/L、Na^+ 139mmol/L、K^+ 4.5mmol/L、Cl^- 96mmol/L。

第一步:评估血气数值的内在一致性。pH 和[H^+]数值一致。

第二步:根据 pH 判定是否存在碱血症或酸血症。pH 7.20<7.35,提示存在酸血症。

第三步:是否存在呼吸或代谢紊乱。pH 7.20,$PaCO_2$ 75mmHg,提示原发呼吸性酸中毒。

第四步:判断原发异常是否产生适当的代偿。HCO_3^-=24+($PaCO_2$–40)×0.1 ± 5=24+(75–40)× 0.1 ± 5=27.5 ± 5,实测 HCO_3^- 在代偿范围内。

第五步:计算 AG。AG=[Na^+]–([Cl^-]+[HCO_3^-])=139–(96+30)=13,AG 无升高。因为血气结果不存在高 AG 代谢性酸中毒,无需进行第六步判断。

最后结论:呼吸性酸中毒。

例 4:气促 1 天入院。血气分析示:pH 7.46、$PaCO_2$ 28mmHg、HCO_3^- 20mmol/L、K^+ 3.6mmol/L、Na^+ 139mmol/L、Cl^- 106mmol/L。

第一步:评估血气数值的内在一致性。pH 和[H^+]数值一致。

第二步:根据 pH 判定是否存在碱血症或酸血症。pH 7.46>7.45,提示存在碱血症。

第三步:是否存在呼吸或代谢紊乱。pH 7.46,$PaCO_2$ 28mmHg,结合气促史考虑有原发呼吸性碱中毒。

第四步:判断原发异常是否产生适当的代偿。HCO_3^-=24–(40–$PaCO_2$)× 0.2 ± 2.5=24–(40–28)× 0.2 ± 2.5=21.6 ± 2.5,实测 HCO_3^- 在代偿范围内。

第五步:计算 AG。AG=[Na^+]–([Cl^-]+[HCO_3^-])=139–(106+20)=13,AG 无升高。因为血气结果不存在高 AG 代谢性酸中毒,无需进行第六步判断。

最后结论:呼吸性碱中毒。

例 5:呕吐 2 天入院。血气分析示:pH 7.3、$PaCO_2$ 30mmHg、HCO_3^- 14mmol/L、K^+ 3.9mmol/L、Na^+ 132mmol/L、Cl^- 82mmol/L。

第一步:评估血气数值的内在一致性。pH 和[H^+]数值一致。

第二步:根据 pH 判定是否存在碱血症或酸血症。pH 7.3<7.35,提示存在酸血症。

第三步:是否存在呼吸或代谢紊乱。pH 7.3,HCO_3^- 14mmol/L,提示代谢性酸中毒。

第四步:判断原发异常是否产生适当的代偿。$PaCO_2 = HCO_3^- \times 1.5 + 8 \pm 2 = 14 \times 1.5 + 8 \pm 2 = 29 \pm 2$。实测 $PaCO_2 = 30$,在代偿范围内。

第五步:计算 AG。AG=[Na^+]−([Cl^-]+[HCO_3^-])=132−(82+14)=36。AG>16,为高 AG 代谢性酸中毒。

第六步:AG 升高,计算碳酸氢根间隙(BG)。BG=ΔAG−ΔHCO_3^-=(36−12)−(24−14)=14>6mmol/L,所以还有代谢性碱中毒存在。

最后结论:AG 增高型代谢性酸中毒合并代谢性碱中毒

例 6:发热、咳嗽 2 天入院。血气分析示:pH 7.15、$PaCO_2$ 49mmHg、HCO_3^- 18mmol/L、K^+ 2.9mmol/L、Na^+ 140mmol/L、Cl^- 96mmol/L。

第一步:评估血气数值的内在一致性。pH 和[H^+]数值一致。

第二步:根据 pH 判定是否存在碱血症或酸血症。pH 7.15<7.35,提示存在酸血症。

第三步:是否存在呼吸或代谢紊乱。pH 7.15、$PaCO_2$ 49mmHg、HCO_3^- 18mmol/L,提示呼吸加代谢性酸中毒。

第四步:针对原发异常是否产生适当的代偿。由于 $PaCO_2$↑、HCO_3^-↓ 变化方向相反,必然不在代偿范围内,则无需计算代偿值。

第五步:计算 AG。AG=[Na^+]−([Cl^-]+[HCO_3^-])=140−(96+18)=26。AG>16,为高 AG 代谢性酸中毒。

第六步:AG 升高,计算碳酸氢根间隙(BG)。BG=Δ AG−ΔHCO_3^-=(26−12)−(24−18)=8>6mmol/L,所以还有代谢性碱中毒存在。

最后结论:呼吸性酸中毒合并 AG 增高性代谢性酸中毒和代谢性碱中毒。

例 7:某慢性呼吸衰竭患儿,其血气及电解质检查为:pH 7.20、$PaCO_2$ 70mmHg、HCO_3^- 28mmol/L、Na^+ 140mmol/L、Cl^- 74mmol/L、K^+ 3.5mmol/L。

第一步：评估血气数值的内在一致性。pH 和［H^+］数值一致。

第二步：根据 pH 判定是否存在碱血症或酸血症。pH 7.20<7.35，提示存在酸血症。

第三步：是否存在呼吸或代谢紊乱。pH 7.20、$PaCO_2$ 70mmHg 提示有慢性呼吸性酸中毒。

第四步：针对原发异常是否产生适当的代偿。预期 HCO_3^- =24+（$PaCO_2$−40）×0.4±3=36±3mmol/L。实测 HCO_3^- 28< 预期 HCO_3^-，提示存在代谢性酸中毒。

第五步：计算 AG。AG=［Na^+］−（［Cl^-］+［HCO_3^-］）=140−(74+28)=38。AG>16，为高 AG 代谢性酸中毒。

第六步：AG 升高，计算碳酸氢根间隙（BG）BG=ΔAG−ΔHCO_3^-=(38−12)−(24−28)=30>6mmol/L，所以还有代谢性碱中毒存在。

最后结论：呼吸性酸中毒合并 AG 增高性代谢性酸中毒和代谢性碱中毒。

六、混合型酸碱失衡治疗

1. 病因治疗　混合型酸碱失衡时，病因治疗仍是根本疗法。原则是对引起混合型酸碱失衡的各个病因同时进行治疗。如果对两联酸碱失衡的病因只治疗一种，将使起相消作用的另一种酸碱失衡变得突显出来。

2. 对症治疗　混合型酸碱失衡治疗的目的是维持血液 pH 正常或接近正常。

（1）若混合型酸碱失衡的 pH 正常或接近正常，除病因治疗外，可以暂时不予处理。但是要持续密切监护临床表现和血气变化，随时调整治疗方案，避免 pH 的严重偏移（酸血症或碱血症）。

（2）若血液 pH<7.20 或 >7.50，需要积极处置，给予碱剂或酸剂，使血液 pH 迅速恢复到 7.20~7.25 或 7.50，减轻严重酸血症或碱血症对机体的危害。

（3）若存在严重通气障碍，及时进行呼吸机治疗。通气过度者，给予相应治疗。

（黄循斌）

第七节　代谢性酸中毒

代谢性酸中毒(metabolic acidosis)是指细胞外液 H^+ 增加和 / 或 HCO_3^- 丢失而引起的以血浆 HCO_3^- 减少为特征的酸碱平衡紊乱。

一、病因

(一) AG 增大性代谢性酸中毒(>15mmol/L)

1. 固定酸产生过多, HCO_3^- 缓冲消耗

(1)乳酸酸中毒:任何原因引起的缺氧或组织低灌流时,都可以使细胞内糖的无氧酵解增强而引起乳酸增加,产生乳酸性酸中毒。此外,严重的肝疾患使乳酸利用障碍也可引起血浆乳酸过高。

(2)酮症酸中毒:见于体内脂肪被大量动员的情况下,多发生于糖尿病、严重饥饿等。

2. 肾脏泌氢功能障碍　①肾衰竭:在严重肾衰竭患儿,体内固定酸不能由尿中排泄。②肾小管功能障碍:I 型肾小管酸中毒的发病环节是由于远端小管的泌 H^+ 功能障碍。

3. 先天性代谢异常　尤其是 AG>25mmol/L,提示有机酸血症及原发性乳酸酸中毒。

4. 晚发性代谢性酸中毒　常发生于早产儿生后第 2~3 周,因为食用高酪蛋白的配方乳。由于酪蛋白中含硫氨基酸代谢和骨骼快速矿化引起氢原子的释放,导致酸性物质负荷过重,而早产儿肾脏排泄氢离子能力有限,常易发生酸中毒。目前随着配方乳的改进已经非常少见。

(二) AG 正常性代谢性酸中毒(5~15mmol/L)

1. HCO_3^- 直接丢失过多　胰液、肠液和胆液中碳酸氢盐含量均高于血浆,在严重腹泻、肠道瘘管或肠道引流等均可引起 $NaHCO_3$ 大量丢失;大面积烧伤时,大量血浆渗出,也伴有 HCO_3^- 丢失。

2. 胎龄 <32 周的早产儿经常表现为近端或远端肾小管酸中毒。如果代谢性酸中毒婴儿尿液 pH 始终高于 7.0,提示远端肾小管酸中

毒。当尿 pH 低于 5.0,常提示远端肾小管分泌氢离子正常,但近端肾小管回吸收碳酸氢根不足,使血浆碳酸氢盐浓度降低,即近端肾小管酸中毒,如果给予碳酸氢钠治疗肾小管酸中毒时,可使血清碳酸氢盐浓度正常之前引起尿 pH 高于 7.0。

二、对机体的影响

代谢性酸中毒主要引起心血管系统和中枢神经系统的功能障碍。

(一) 心血管系统改变

1. **心肌收缩力降低** 其机制可能是:① H^+ 增多可竞争性抑制 Ca^{2+} 与心肌肌钙蛋白亚单位结合,从而抑制心肌的兴奋 - 收缩偶联,降低心肌收缩力;② H^+ 增多影响 Ca^{2+} 内流;③ H^+ 增多影响心肌细胞肌浆网释放 Ca^{2+}。

2. **室性心律失常** 酸中毒时常伴有血清钾增高,或者可致心律失常。

3. **血管系统对儿茶酚胺的反应性降低** H^+ 增多时可使毛细血管前括约肌及小动脉平滑肌对儿茶酚胺的反应性降低,导致血管扩张,血压下降,严重者可出现休克。

(二) 中枢神经系统改变

代谢性酸中毒时可引起中枢神经系统的代谢障碍,主要表现为意识障碍、乏力、知觉迟钝,甚至嗜睡或昏迷,最后可因呼吸中枢和血管运动中枢麻痹而死亡。其机制有:

1. H^+ 对部分生物氧化酶有抑制作用,氧化磷酸化过程减弱、ATP生成减少,以致脑组织能量供应不足。

2. H^+ 使脑组织中谷氨酸脱羧酶活性增强,引起对中枢神经系统有抑制作用的 γ- 氨基丁酸生成增多。

三、实验室检查

pH<7.30,$PaCO_2$ 正常,在第 1 天碱剩余(BE) ≤ –5mmol/L、碳酸盐 <19mmol/L,以后 BE ≤ –4mmol/L、碳酸盐 <21mmol/L。

四、治疗

病因治疗是根本疗法,并应改善循环、肾脏和呼吸功能,以恢复机体的调节作用。当 BE<-5 或 pH ≤ 7.25 时,可通过输注碱性液体治疗酸中毒。

1. 正常 AG(高血氯)代谢性酸中毒　主要是由于体内碱性物质(HCO_3^-)大量丢失所致,需要补充碱剂治疗。对中、重度代谢性酸中毒的治疗首选碳酸氢钠,直接提供缓冲碱,迅速生效。

计算碱剂需要量的公式:碱剂需要量(mmol/L)=(24- 测得 HCO_3^-)mmol/L × 0.5 × 体重(kg)或 5% 碳酸氢钠(ml)=BE × 0.5 × 体重(kg)或 5% 碳酸氢钠 1ml/kg 可提高 HCO_3^- 1mmol/L。无化验结果参考时,可按 5% 碳酸氢钠 3ml/kg。

(1)如果情况紧急,碱性液按 1~2mmol/kg(1ml 5% NaHCO_3=0.6mmol HCO_3^-),用无菌水 1:1 稀释,一次性于 20~30 分钟内注入。

(2)如果病情稳定,纠正碱缺失的碳酸氢钠总量,用 5%GS 稀释成等张含钠液(5% 碳酸氢钠稀释 2.5 倍,11.2% 乳酸钠稀释 6 倍),一般 4~8 小时连续静脉滴入进行纠正。

(3)当代谢性酸中毒很严重,在一次性给药后,纠正碱缺失需要的碳酸氢钠总量应在 8~12 小时内纠正酸中毒。

对大多数情况来说补碱量宜小,急性代谢性酸中毒患儿补碱后 HCO_3^- 上升到 14~16mmol/L,pH 恢复到 7.25 即可,因为随着酸的排出,肾可产生新的 HCO_3^-。

注:代谢性酸中毒伴高钠血症时禁用碳酸氢钠纠酸,应选用 7.28% 氨基丁三醇(THAM),为氨基酸缓冲剂,能摄取氢离子而纠正酸中毒。作用较强,并能通过细胞膜,可在细胞内外同时纠正酸中毒。用法:每次 2~3ml/kg,一般将 7.28% 溶液加等量 5%~10%GS 稀释成 3.64% 溶液[或按公式计算:3.64%THAM(ml)= 碱缺失(mmol/L)× 体重(kg)],于 1~2 小时内静脉滴注,严重者可再用一次。禁用于无尿、尿毒症和慢性呼吸性酸中毒。给药不要超过 24 小时。

2. 高 AG 代谢性酸中毒　主要是由于体内酸性物质产生过多或

排出障碍所致。

3. 有机酸产生过多引起的代谢性酸中毒 补充 HCO_3^- 至能维持血液 pH 达 7.20 即可,若补碱过多,在恢复期可出现碱中毒。

4. 肾衰竭 血液 pH<7.20 时,同上进行紧急处置。在急性肾衰竭恢复前或者慢性肾衰竭难以恢复的情况下,宜首选透析疗法。

5. 乳酸酸中毒 主要是病因治疗。

6. 有机酸血症 为遗传代谢病,由氨基酸代谢障碍引起,出生早期即出现难治性高 AG 代谢性酸中毒。

7. 枫糖尿症 为支链氨基酸代谢障碍,主要是饮食疗法。

五、转诊

代谢性酸中毒病因复杂,需要仔细鉴别才能找到原因,对病因进行治疗。基层医院由于检查手段的限制,病因识别存在一定限制,对下列情况应转诊。

1. 酸中毒患儿经过治疗仍不能纠正者。

2. 代谢性酸中毒反复发作者。

3. 酸中毒病因不清楚,且不能进行进一步检查如遗传代谢性疾病筛查、复杂先天性心脏病、肾小管酸中毒等。

4. 酸中毒病因明确但缺乏相应治疗措施者。

(黄循斌)

第八节 代谢性碱中毒

代谢性碱中毒(metabolic alkalosis)是指细胞外液碱增多或 H^+ 丢失而引起的以血浆 HCO_3^- 增多为特征的酸碱平衡紊乱。

一、病因

1. H+ 丢失过多 如幽门肥厚性狭窄引起的持续性呕吐、持续胃液引流、利尿剂的应用、肾泌氢过多(盐皮质激素过多)等。

2. HCO_3^- 输入过多 见于使用碳酸氢钠、乳酸盐、醋酸盐等。

3. **严重缺钾**　造成细胞外液 H^+ 转移入细胞内。

4. **细胞外液容量的减少**　肾小球的滤过率降低使 HCO_3^- 的排出受到限制,刺激近端小管重吸收 Na^+ 和 HCO_3^-;还可刺激肾素 - 血管紧张素 - 醛固酮系统,使远端肾小管增加 Na^+ 的重吸收,促进 H^+ 和钾的排出。

5. **少见原因**　①新生儿 Bartter 综合征:多见于早产儿,出生时羊水过多;生后多尿并持续 4~6 周,导致严重水电解质、酸碱紊乱如低钾、低氯血症和代谢性碱中毒;这些患儿有严重的特征性高钙尿症,可因肾钙质沉着导致肾衰竭;由于 RAAS 系统的活化,出现高肾素、高醛固酮血症,但血压正常或偏低。②原发性醛固酮增多症。

二、临床表现

轻度代谢性碱中毒通常无症状,但是严重的代谢性碱中毒则可出现许多功能代谢变化。

1. **中枢神经系统功能改变**　pH 升高,γ- 氨基丁酸转氨酶活性增强,而谷氨酸脱羧酶活性降低,故 γ- 氨基丁酸分解加强而生成减少,因而患儿有烦躁不安等症状。

2. **血红蛋白氧离曲线左移**　血液 pH 升高可使血红蛋白与 O_2 的亲和力增强,以致相同分压下血氧饱和度可以增加,血红蛋白氧离曲线左移,血红蛋白不易将结合的 O_2 释出,而造成组织供氧不足。脑组织对缺氧敏感,严重时可发生昏迷。

3. **对神经肌肉的影响**　血液 pH 升高,使血浆游离钙减少,神经肌肉应激性增高,表现为面部和肢体肌肉抽动、手足抽搐。

4. **低钾血症**　碱中毒时,细胞外 H^+ 浓度降低,细胞内 H^+ 和细胞外 K^+ 交换;同时,由于肾小管上皮细胞在 H^+ 减少时,H^+-Na^+ 交换减弱而 K^+-Na^+ 交换增强,使 K^+ 大量从尿中丢失,导致低钾血症。

三、实验室检查

pH>7.45、碱剩余(BE)>5、HCO_3^- 增高,常伴有低氯、低钾或低钙。

四、治疗

（一）病因治疗——根本治疗

1. 碱过多　减量或停用碳酸氢钠、枸橼酸盐等输注。

2. 低血钾　补钾纠正低钾血症。

3. 长期鼻饲管抽吸　用含 20mmol/L 氯化钾的 1/2 张生理盐水，与抽吸液等量补给。

4. 利尿剂可导致轻度碱中毒　通常不需特殊治疗。

5. Bartter 综合征　应用吲哚美辛和补钾治疗。

6. 原发性醛固酮增多症　应用地塞米松治疗。

（二）补充酸剂

只是一种暂时性的对症治疗。

绝大多数给予生理盐水静脉滴注即可。少数严重者（pH>7.60、HCO_3^- >40mmol/L）可选用氯化铵口服、静脉滴注或精氨酸静脉滴注。

1. 25% 精氨酸（ml）=BE × 0.3 × 0.8 × 体重（kg）。一般先给予计算量的 1/2，或按降低血浆 HCO_3^- 5mmol/L 计算（每千克体重给予 25% 盐酸精氨酸 0.4ml 可降低 HCO_3^- 1mmol/L）。使用 5%~10%GS 稀释（精氨酸与 GS 稀释比例为：1ml：7.5ml）于 2~4 小时内静脉滴注。肾功能不全及无尿者禁用。

2. 氯化铵 mmol 数 =（HCO_3^- 实测值 −24）× 0.3 × 体重（kg）。氯化铵 1mmol=53.3mg，相当于 2% 氯化铵溶液 2.7ml，需稀释成 0.8% 溶液缓慢静点。最好先用 1/2 量。有心、肝、肾功能障碍者禁用。

五、转诊

代谢性碱中毒多为医源性的，如呼吸酸中毒肾脏代偿、应用利尿剂、严重呕吐、碱性药物使用等。一般不需要转诊，如果持续碱中毒病因不清楚可转诊。

（黄循斌）

参考文献

1. 桂永浩,申昆玲,毛萌,等.新生儿疾病诊疗规范.北京:人民卫生出版社,2016:45-55.

2. 魏克伦,杨于嘉.新生儿学手册.5版.长沙:湖南科学技术出版社,2006:76-83.

3. 金惠铭,王建枝.病理生理学.7版.北京:人民卫生出版社,2012:15-68.

4. 白春学,蒋进军.临床血气分析和酸碱平衡解析手册.天津:天津科技翻译出版有限公司,2014:253-265.

5. 童笑梅,韩彤妍,朴梅花.新生儿重症监护医学.北京:北京大学医学出版社,2019:653.

第十六章 遗传代谢性疾病

第一节 概 述

遗传性代谢病（inherited metabolic disease，IMD）是指由于基因突变引起酶缺陷、细胞膜功能异常或受体缺陷，导致先天性代谢紊乱从而产生一系列症状的一组疾病。IMD 大多为单基因遗传病，属常染色体隐性遗传。

一、病理生理

机体代谢过程是由于基因编码的酶蛋白催化的。当这些酶缺乏或功能不足时，作用底物不断蓄积，并可能转化成正常状态下不出现的产物或正常代谢通路应有的终产物缺乏。从代谢途径受阻角度上看，IEM 的发病机制可以大致归为 3 类：

1. **代谢前产物蓄积** 如肝糖原累积病，糖原在肝细胞内过多沉积，导致肝细胞功能障碍；黏多糖病，黏多糖在骨骼、肝、神经组织沉积，导致相应组织器官障碍；尿素循环障碍，氨在体内堆积，导致神经细胞病变。

2. **异常中间或旁代谢产物增多** 如半乳糖血症，1-磷酸半乳糖、半乳糖醇、半乳糖酸明显增多，半乳糖醇在晶状体沉积，导致白内障；半乳糖醇、半乳糖酸在肝肾沉积，引起黄疸、转氨酶升高、蛋白质尿等；1-磷酸半乳糖异常增多可抑制糖原分解、糖异生，加重低血糖。脂肪酸氧化代谢障碍，异常酸性代谢产物在体内堆积，导致代谢性酸中毒和神经系统症状体征。

3. 终末产物缺乏导致功能障碍 如线粒体氧化磷酸化障碍,导致 ATP 生成不足,表现为肌无力、脑发育异常、功能障碍等。

二、临床特征

1. **神经系统损害** 几乎所有的 IEM 都有不同程度的神经系统症状,表现为脑病、惊厥、肌张力异常。

2. **严重呕吐** 常与进食蛋白质有关,见于枫糖尿病等氨基酸病、有机酸代谢病、尿素循环缺陷。

3. **肝大或肝功能不全** 见于糖原累积病、半乳糖血症、黏多糖病 I～Ⅲ型、神经鞘脂病、肝豆状核变性等。

4. **心脏损害** 长链脂肪酸氧化缺陷及线粒体呼吸链缺陷可表现为心肌病、心律失常、肌张力低下。

5. **代谢紊乱** 每类疾患均有其特异的代谢改变,部分还伴有水、电解质异常和糖代谢紊乱,在新生儿早期即出现症状,表现危重。其中以 AG 增大性代谢性酸中毒、顽固性低血糖最为常见。

6. **特殊气味** 由于代谢物的蓄积,一些患儿尿、汗可有异味。如:苯丙酮尿症——鼠尿味,异戊酸血症——汗脚味,枫糖尿病——枫糖浆味或焦糖味,酪氨酸血症——酸败黄油味,三甲胺尿症——臭鱼味。

三、诊断步骤

1. 患儿出生时多正常(是因为通过血液循环,母体可以代偿大部分胎儿的内分泌和代谢异常),病情突然恶化。最常见的四大临床表现为喂养困难、呕吐、精神反应低下、惊厥,病情进展快,且一般对症治疗不缓解。

2. 不明原因同胞新生儿死亡,父母近亲等阳性家族史。

3. 进行性脑病症状,严重代谢性酸中毒、高氨血症、特殊尿味等。

四、鉴别诊断

1. **低血糖和心肝功能损害** 常见于脂肪酸氧化缺陷、半乳糖血症、糖原累积病、高胰岛素血症等。

2. 酮症、酸中毒　常见于支链有机酸尿症、高乳酸血症等。

3. 重度高氨血症　常见于尿素循环障碍、有机酸代谢病等。

4. 无生化异常和损害　常见于溶酶体储积症、神经节苷脂储积症等。

五、辅助检查

(一) 一线检查

1. 血糖　糖代谢异常、脂肪酸氧化障碍等多合并有低血糖。特别是顽固性低血糖或反复低血糖发作。

2. 血常规　中性粒细胞减少伴有代谢性酸中毒、高氨血症,提示为有机酸血症(最常见的是丙酸血症、甲基丙二酸血症及异戊酸血症)。

3. 血气分析　持续的 AG 增高型代谢性酸中毒(尤其是 AG>25mmol/L)提示有机酸血症(包括甲减丙二酸血症、丙酸血症、异戊酸血症)及原发性乳酸酸中毒。

4. 血氨　任何不明原因的呕吐、嗜睡或其他脑病表现的婴儿应测定血氨水平。血氨水平检测时标本必须立即冰存,标本需及时处理。正常新生儿血氨 <100μmol/L;在 100~200μmol/L,提示有机酸代谢病;>200μmol/L,提示尿素循环障碍。

5. 血乳酸　无窒息及其他器官功能衰竭证据儿持续血浆乳酸 >5mmol/L 需进一步检查有无 IDM(在 10~15mmol/L,提示先天性代谢异常)。原发性乳酸酸中毒可能病因是丙酮酸代谢异常和呼吸链缺陷。

6. 肝肾功能　半乳糖血症是新生儿期肝功能不良的最常见代谢病原因。

7. 尿酮体　新生儿尿液中出现酮类物质,均认为是异常表现。最常见于枫糖尿病。

8. 尿还原物质检测　主要的适应证是可疑半乳糖血症,实验结果阴性不能完全排除诊断(应考虑患儿是否摄入了半乳糖)。

（二）二线检查

1. 乳酸 - 丙酮酸比例　对严重代谢性酸中毒的患儿,应测定血乳酸水平和丙酮酸水平。在丙酮酸脱酸酶缺陷及线粒体电子链传递障碍中,乳酸 - 丙酮酸比例 >25。

2. 血氨基酸分析　血浆氨基酸分析(在禁食 4 小时后采血)不仅常用于典型的氨基酸代谢异常(如枫糖尿病、苯丙酮尿症),还有助于诊断尿素循环异常。因为尿素循环中有些代谢产物在化学本质上就是氨基酸(如瓜氨酸、精氨酸及鸟氨酸)。

3. 尿有机酸分析　尿有机酸分析有助于明确有机酸代谢病的诊断。有机酸代谢病中最常见的是甲基丙二酸、丙酸及异戊酸代谢异常,此检查需要 5~10ml "新鲜"尿液,标本应立即送往实验室或冰冻于 −20℃。

4. 串联质谱法　包括 GC-MS 和 MS-MS。

(1)GC-MS:婴儿出生后即可开始采样(尿),饮食、补液、纠酸等因素对检测结果均无影响。常用于检测有机酸代谢病。

(2)MS-MS:喂奶 1~2 次后采样(滤纸血标本)。常用于检测氨基酸代谢病、脂肪酸病。

5. 基因检查　同样的临床表现可能是不同类型的遗传代谢病。同一类型的疾病可能有不同的临床表现和生化异常。因此,单靠血尿串联质谱分析不能精准诊断,怀疑遗传代谢性疾病的患儿应进行基因检查,可以精准干预。

六、治疗

（一）脑病症状伴酮症酸中毒

主要包括支链有机酸尿症和高乳酸血症。临床特征:生后 3~5 天发病,拒奶,软弱,脱水,惊厥,昏迷等急性脑病表现,呼吸深快,带有酮味;血气分析为代谢性酸中毒,阴离子间隙增宽,血中乳酸含量为 3~6mmol/L。

1. 支链有机酸尿症　新生儿最常见为枫糖尿病、异戊酸血症、丙酸血症和甲基丙二酸血症。

(1)临床特征:宫内生长发育和分娩过程均正常的新生儿,随着喂奶类食物突然出现无法解释的脑病和代谢性酸中毒表现。

(2)代谢危象的处理:①出现重度脱水、酮症酸中毒的患儿(血pH<7.10,HCO_3^- <10mmol/L,氨 >400μmmol/L),一般应48小时内纠正脱水和酸中毒。采用5%的糖盐水(含 Na^+ 70~85mmol/L,K^+ 30~40mmol/L),每天补液量为生理需要量加上当日体重下降量的1/2(200~300ml/kg),输液速度 <3L/(m^2·d); 起病后 6~12 小时内多使用等张碳酸氢钠纠正酸中毒。②轻度脱水、酸中毒静脉补液采用 5%~10% 糖盐水(含 Na^+ 34mmol/L,K^+ 20mmol/L),每天补液量为 100~120ml/kg。③处于高分解代谢的患儿,静脉给予胰岛素治疗,剂量为 0.2~0.3U/(kg·h)。④肉碱能降低患儿体内有毒中间产物的毒性,并促进有毒物质排除,可静脉给予 L- 肉碱 400mg/d 治疗。⑤输液 48 小时后,试用低蛋白营养液,最初补给每天氨基酸的最低需要量 0.5g/kg,以后根据生化指标修订氨基酸给予量。

2. 高乳酸血症　多见于丙酮酸脱氢酶缺陷和丙酮酸羟化酶缺陷。高乳酸血症患儿补液方案同支链有机酸尿症,但为了避免血中乳酸进一步升高,应将 5% 的糖盐水中糖浓度降低到 2.5%。酸中毒纠正后,尽早建立正常饮食。

(1)丙酮酸脱氢酶缺陷,二氯苯乙酸盐 50mg/(kg·d)静脉滴注。

(2)丙酮酸脱氢酶 E_1 缺陷,维生素 B_1 5~10mg/d。

(3)丙酮酸羧化酶缺陷,口服生物素 10~20mg/d。

(4)继发性肉碱缺乏导致高乳酸血症,应给予 L- 肉碱 100mg/d 替代治疗。

(二)脑病症状伴高氨血症

常见于尿素循环障碍和有机酸尿症。

1. 尿素循环障碍

(1)早期表现为拒奶、呕吐、嗜睡等,很快出现呼吸暂停、惊厥、昏迷和休克,血生化特征为呼吸性碱中毒,血氨 >400μmol/L,尿酮体阴性。

(2)代谢危象的处理:①立即停止摄入任何蛋白质,静脉给予高热卡无蛋白液体,抑制内源性分解代谢。②静脉补液中糖的浓度应提高到 12.5%~25%。③脑水肿患儿应适当限制液体量。④当血氨 <150μmol/L,改用低蛋白质营养液,以后根据血氨水平调节氨基酸的摄入量。⑤精氨酸:瓜氨酸血症和精氨酸琥珀酸裂解酶缺陷给予 L-精氨酸 700mg/(kg·d);鸟氨酸氨甲酰转移酶缺陷和氨甲酰磷酸合成酶缺陷,使用 L-精氨酸 150mg/(kg·d) 或 L-瓜氨酸 170mg/(kg·d) 治疗。对于诊断不明的高氨血症,给予 L-精氨酸 300mg/(kg·d) 或 L-肉碱 200mg/kg 的安全剂量治疗。

(三) 脑病伴低血糖或心、肝、肌肉损害

低血糖发生于餐后,补充葡萄糖液后不缓解;或低血糖伴有明显的酮症酸中毒和其他代谢紊乱;或反复发生的严重低血糖,应考虑 IEM。

急诊处理原则是纠正低血糖。可立即静脉输注或口服葡萄糖 0.5~1g/kg,随后静脉输糖维持,速度为 5~7mg/(kg·min)。

1. 低血糖伴心功能不全

(1)多见于脂肪酸氧化功能缺陷,表现为低血糖伴心肌病、心律失常、心力衰竭等,严重者猝死。血生化表现为低酮性低血糖、酸中毒、血氨、肌酸磷酸激酶和尿酸升高。

(2)代谢危象的处理:①控制内源性脂肪分解,促进糖异生,提供充足的特殊能源物质和评估线粒体内辅酶 A 活性;②持续静脉输注 15% 葡萄糖,速度为 10~12mg/(kg·min);③L-肉碱 30~100mg/(kg·d) 静脉滴注;④中链酰基辅酶 A 脱氢酶缺陷患儿出现低血糖、心力衰竭时,应静脉使用中链脂肪酸,迅速提供能量,抑制内源性脂肪分解,控制心力衰竭;⑤脂肪酸氧化功能缺陷出现高氨血症的患儿,羧化谷氨酸盐 50mg/(kg·d) 治疗,增加乙酰谷氨酰胺合成酶的活性,可缓解临床症状。

2. 低血糖伴肝功能衰竭 多见于半乳糖血症、遗传性果糖不耐受和 I 型酪氨酸血症。

(1)常在喂乳类食物后数天出现呕吐、拒食、体重不增和嗜睡等症状,继而出现严重黄疸、肝大和肝功能衰竭,血糖纠正后肝功能衰竭持续存在,生化表现为低血糖和肝功能异常。

(2)代谢危象的处理:①尽快停止乳类喂养。如果停用乳制品24~48小时,肝功能得到改善,多考虑半乳糖血症,患儿可改用豆奶或其他不含半乳糖的代用乳品喂养。②如停用乳制品后肝功能未改善,应高度怀疑Ⅰ型酪氨酸血症,低蛋白饮食 1~1.5g/(kg·d)。2-硝基-4-三氟苯甲酰-1,3-环己二酮(NTBC)治疗,剂量为 1~2mg/(kg·d)。

3. 低血糖伴肝大

(1)常见疾病为糖原累积病Ⅰ型、Ⅲ型和 1,6-二磷酸果糖酶缺陷。表现为输糖过程中血糖水平正常,肝脏进行性肿大而肝功能正常。

(2)代谢危象的处理:①采用持续全静脉营养,输糖速率为10~12mg/(kg·min);②血糖稳定后,给予持续胃管喂养无乳糖、蔗糖且富含麦芽糊精的奶方,逐渐用每 4~6 小时口服生玉米淀粉(2g/kg)的替代方法。

4. 反复发作的严重低血糖

(1)经中心静脉导管输入高浓度葡萄糖液(30%),静脉平均输糖速率为 17mg/(kg·min)。

(2)持续静脉泵入高血糖素,维持血糖水平在 3~6mmol/L。

(3)二氮嗪敏感型高胰岛素血症患儿,使用二氮嗪口服 15mg/d。

(四)脑病不伴有生化异常和其他器官受损

某些新生儿 IEM 仅表现为嗜睡、肌张力低下和抽搐等脑病症状,而不伴有生化异常和其他器官受损表现,给予维生素 B_6 50mg/d、生物素 10mg/d 或叶酸 10~40mg/d。

(庄德义)

第二节 氨基酸代谢病

氨基酸代谢过程中酶缺陷常可造成有关氨基酸及其代谢物质的异常堆积和脏器损伤,以脑、肝、肾最常受累。这类疾病的主要共同特征是发生严重的代谢性酸中毒,喂养困难、呕吐、昏睡,易激惹、惊厥等神经系统症状和生活能力低下等。典型的氨基酸代谢异常疾病可通过血浆或尿液氨基酸分析进行诊断,而有机酸尿症需依靠尿有机酸分析及血液酯酰肉碱谱分析。一些氨基酸和有机酸代谢病表现为慢性神经系统损害。

一、遗传性高苯丙氨酸血症

血液苯丙氨酸浓度高于 2mg/dl（120μmol/L）称为高苯丙氨酸血症。低出生体重儿、慢性肝损害患儿可有一过性高苯丙氨酸血症；酪氨酸血症患儿的血苯丙氨酸浓度可轻度增高。

遗传性高苯丙氨酸血症则为血液苯丙氨酸持续性增高，包括两类遗传缺陷。一类为苯丙氨酸羟化酶（PAH）缺陷所致经典型苯丙酮尿症（phenylketonuria，PKU）和高苯丙氨酸血症，占 95% 以上；另一类为苯丙氨酸羟化酶的辅酶四氢生物蝶呤（BH_4）的代谢缺陷所致 BH_4 缺乏症。两类缺陷均导致苯丙氨酸代谢障碍，体内苯丙氨酸异常蓄积，引起一系列神经系统损害。

（一）苯丙酮尿症

苯丙酮尿症（PKU）是一种常见的氨基酸代谢病，是由于苯丙氨酸羟化酶基因突变导致酶活性降低，使得苯丙氨酸不能转变为酪氨酸，导致苯丙氨酸及其酮酸蓄积，并从尿中大量排出。其遗传方式为常染色体隐性遗传。

1. **临床表现**　PKU 的主要危害为神经系统损害。新生儿期多无明显异常，部分患儿可有呕吐、喂养困难、烦躁等非特异性症状。未经治疗的患儿在生后数月逐渐出现不同程度的智力发育落后，肌张力偏高，腱反射亢进，约 1/4 有惊厥，50% 以上 EEG 异常。

由于黑色素缺乏，患儿生后毛发逐渐变黄，皮肤较白，虹膜颜色浅。血中蓄积的苯丙氨酸经旁路代谢后转化为苯丙酮酸、苯乙酸，自尿液、汗液中大量排出，因此患儿有特殊的鼠臭味。

2. **辅助检查**

（1）血苯丙氨酸测定：多在 1 200μmol/L 以上。

（2）血氨基酸分析：苯丙氨酸浓度升高，酪氨酸浓度降低或正常。

（3）新生儿筛查：是第一个可以通过新生儿筛查进行早期诊断、给予有效治疗从而改变预后的先天性遗产代谢病。采用 Guthrie 细菌生长抑制试验半定量测定,其原理是苯丙氨酸能促进已被抑制的枯草杆菌重新生长,以生长圈的范围测定血中苯丙氨酸的含量。

3. 治疗

(1)低苯丙氨酸饮食:是治疗 PKU 的主要方法。苯丙氨酸是人体的必需氨基酸,治疗中既要限制苯丙氨酸摄入量,以防止苯丙氨酸及其代谢产物的异常蓄积,又要满足机体需要,从而保证患儿的正常发育。因此,需采用低苯丙氨酸配方乳治疗,待血中苯丙氨酸浓度降至理想浓度时(120~360μmol/L),可逐渐少量添加天然饮食,其中首选母乳,因母乳中苯丙氨酸含量仅为牛奶的 1/3。低蛋白低苯丙氨酸饮食,持续到青春期,最大限度改善智力发育,最好终生低苯丙氨酸饮食。

(2)药物治疗:经四氢生物蝶呤 10~20mg/(kg·d)补充治疗后血液苯丙氨酸浓度显著降低。

(二) 高苯丙氨酸血症

高苯丙氨酸血症是指患儿血苯丙氨酸浓度为 240~1 200μmol/L,酪氨酸正常或稍低,多数预后良好。如果在正常饮食时,蛋白摄取量 2~3g/(kg·d),血苯丙氨酸浓度 >600μmol/L,或连续数天血苯丙氨酸浓度 >420μmol/L,也应进行低苯丙氨酸饮食治疗,将患儿血苯丙氨酸浓度控制在适当范围。

(三) 四氢生物蝶呤(BH$_4$)缺乏症

BH$_4$ 是苯丙氨酸羟化酶、酪氨酸羟化酶和色氨酸羟化酶的辅酶,不仅参与苯丙氨酸的代谢,也参与多巴、肾上腺素、5- 羟色胺的合成,具有多种生物作用。BH$_4$ 缺乏不仅导致苯丙氨酸蓄积,同时引起多巴、肾上腺素、5- 羟色胺等生理活性物质缺乏,神经细胞髓鞘蛋白合成下降,机体免疫功能下降。

患儿多自婴儿期出现惊厥、发育落后、吞咽困难、肌张力低下或亢进,即使早期进行低苯丙氨酸饮食治疗,血苯丙氨酸浓度降至正常,神经系统损害仍可进行性加重。

各型 BH$_4$ 缺乏症患儿均需终生 BH$_4$ 替代治疗,同时补充 L- 多巴、5- 羟色氨酸。

二、枫糖尿病

枫糖尿病(maple syrup urine disease,MSUD)是一种常染色体隐性遗传病,是支链氨基酸代谢障碍中的主要疾病,因患儿尿中排出大量 α- 支链酮酸,带有枫糖浆的特异气味,因而得名。

1. **病因与发病机制**　枫糖尿病是由于支链氨基酸亮氨酸、异亮氨酸和缬氨酸的衍生物 α- 支链酮酸代谢障碍,造成支链氨基酸和 α- 支链酮酸聚集在体内,对脑组织产生神经毒性作用,导致的进行性神经退化性病变。属常染色体隐性遗传病,再现风险率为25%。

2. **临床表现**　分5型:经典型、间歇型、中间型、维生素B反应型、E_3 缺乏型。经典型是最常见、最严重的一型,患儿支链 α- 酮酸脱氢酶活性低于正常儿的2%。

(1)出生正常,出生后喂养正常。

(2)生后2周内出现症状:喂养困难、呕吐、体重不增、反应差。

(3)主要表现为脑病症状:肌张力增高、角弓反张、双下肢"剪刀样"交叉;前囟膨隆;呼吸暂停;意识障碍进行性加重。

(4)尿有焦糖气味。

3. **辅助检查**

(1)血糖监测:有低血糖。

(2)血气分析:有严重代谢性酸中毒。

(3)新生儿疾病筛查:血亮氨酸 >4mg/dl。

(4)血氨基酸分析:亮氨酸增高明显,且亮氨酸 > 异亮氨酸 + 缬氨酸。

(5)尿有机酸分析:尿中支链 α- 酮酸增高。

(6)CT、MR:脑水肿征象,双侧基底节、脑干、小脑半球对称性异常高信号。

(7)基因检测:*BCKDHA* 基因突变。

4. **治疗**

(1)急性期处理:①尽快清除蓄积的支链氨基酸及其代谢产物,腹膜透析或血液透析是最有效手段;②禁食,同时限制蛋白质、静脉滴注

10% 葡萄糖的电解质溶液,以保证足够热卡供给,防止机体分解代谢而产生更多的氨基酸;③维生素 B_1 有效型给予维生素 B_1 100mg/d 静脉滴注,试验性治疗 3 周。

(2)缓解期治疗:①饮食治疗:是枫糖尿症患儿的主要治疗方法,给予低支链氨基酸饮食,即除去亮氨酸、异亮氨酸和缬氨酸的特殊配方饮食。饮食治疗要维持终生。②危象缓解后可给予维生素 B_1 口服,每天 10~1 000mg。③肝移植:确诊后即可考虑肝移植。

5. 预后

(1)经典型枫糖尿病患儿在出生 1 周内、脑损伤发生之前就开始早期饮食治疗,可达到正常发育,智商接近正常。

(2)当脑损伤发生后再开始治疗,即使能够挽救生命,亦常留有智力低下和脑性瘫痪等严重的神经系统后遗症。

三、酪氨酸血症Ⅰ型

人体内的酪氨酸可从食物中摄取和由苯丙氨酸代谢合成。人体酪氨酸除合成蛋白质外,还是多巴胺、去甲肾上腺素、甲状腺素、黑色素等物质的前体。酪氨酸代谢途径所需的酶缺陷导致生化异常,产生严重的多器官损害。本病特点是生后 6 个月内出现严重肝病,出现症状后数周或数月内死亡;慢性型表现为进行性肝硬化、范科尼肾病,多于 10 岁前因肝衰竭死亡。

(一)临床表现

1. 急性早期症状 主要是呕吐、腹泻、低血糖及肝大、黄疸、出血倾向等肝衰竭症状,病情迅速恶化。有烂卷心菜气味。

2. 慢性型 多在 1 岁以后发病,主要为进行性肝硬化及肾小管功能受损(Fanconi 综合征)。部分患儿出现末梢神经受累。

(二)实验室检查

1. 肝功能异常 总胆红素、转氨酶增高。

2. 凝血因子Ⅱ、Ⅶ、Ⅸ、Ⅺ和Ⅻ水平较低。

3. 甲胎蛋白升高。

4. 血氨基酸升高。

5. **血清氨基酸谱分析**　酪氨酸和蛋氨酸升高。

6. **尿液有机酸谱分析**　琥珀酰丙酮升高。

7. **成纤维细胞培养或肝活检**　FAH 缺乏。

(三) 诊断

1. GC-MS 测尿　重复出现琥珀酰乙酰乙酸及琥珀酰丙酮酸可作临床诊断。

2. 如停用乳制品 24~48 小时后肝功能改善,应想到半乳糖血症,如肝功能无改善应考虑本病的可能。

3. 红细胞、白细胞、成纤维细胞培养或肝活检 FAH 活性降低可确诊诊断。

(四) 治疗

1. 给予低酪氨酸、低苯丙氨酸、低蛋氨酸饮食可改善临床及代谢异常。

2. NTBC　剂量为 0.6~2mg/(kg·d)。

3. 肝移植后琥珀酰丙酮排出明显减少。

四、非酮症性高甘氨酸血症

非酮症性高甘氨酸血症(甘氨酸脑病)是一种常染色体隐性遗传病,由于甘氨酸降解障碍导致甘氨酸在组织内蓄积所致。

(一) 临床表现

本病特点是发病早(6 小时 ~8 天)、迅速恶化的脑病症状(惊厥、肌阵挛、持续打嗝、肌张力低下逐渐发展为痉挛),无明显生化异常,应想到本病可能。

(二) 辅助检查

1. EEG　出现特异的爆发 - 抑制波形。

2. **血清氨基酸分析**　甘氨酸升高,可达正常高值的 4 倍以上。

3. **脑脊液**　甘氨酸水平较血浆明显增高,反映了神经系统甘氨酸代谢存在原发性损害。

4. **肝细胞活检**　肝细胞甘氨酸裂解酶缺陷可确诊。

（三）治疗

1. 生命支持　立即气管插管。

2. 饮食限制甘氨酸，必要时管饲。

3. 如果肉碱水平较低，给予肉碱 100mg/（kg·d），分 2 次。

4. 大剂量苯甲酸钠 500mg/（kg·d），可降低惊厥发生频率。

5. 右美沙芬 7.5mg/（kg·d）。

（四）预后

预后极差，幸存者常反复惊厥发作。

五、转诊

氨基酸代谢异常的遗传代谢病临床症状不典型、酸中毒和高血氨不显著，因此诊断相对困难。起病越早，症状越重，预后越差。该类疾病可以通过特殊饮食进行治疗，因此早期诊断相关重要。高度怀疑该类疾病不具备相应检查者应尽快转诊，已经明确诊断但没有儿童内分泌科医师协助治疗者也应转诊。

（庄德义）

第三节　尿素循环障碍及高氨血症

蛋白质在体内分解成氨基酸，再分解产生氨，然后在肝内合成尿素，随尿排出，合成尿素的代谢途径称为尿素循环，借此维持正常血氨水平。尿素循环过程中有 5 个步骤，共有 6 个酶参与，按照酶缺乏的种类将尿素循环障碍分成 6 种疾患：①氨甲酰磷酸合成酶缺乏症（CPS）；②鸟氨酸氨基甲酰基转移酶缺乏症（OTC）；③精氨酸琥珀酸合成酶缺乏症（瓜氨酸血症）；④精氨酸琥珀酸裂解酶缺乏症（精氨酸琥珀酸血症）；⑤精氨酸酶缺乏症（精氨酸血症）；⑥鸟氨酸 -δ 转氨酸酶缺乏症（高鸟氨酸血症）。尿素循环中任何一种酶缺陷都可导致高氨血症。

一、临床表现

患儿的临床表现与血氨浓度密切相关。血氨在 100~200μmol/L

出现神经系统症状如兴奋、呕吐;200μmol/L 出现意识障碍、惊厥;300~400μmol/L 则可陷入昏迷。酶活性越低,发病越早,病情越重。酶完全缺乏者,常于生后数天出现反应差、喂养困难、呕吐惊厥、意识障碍、前囟隆起。体检除神经系统体征外,可有肝大,常死于脑水肿。另一个突出症状是因为呼吸中枢受到高血氨的刺激而导致过度换气引起的呼吸性碱中毒。

二、实验室检查

1. **血氨增高**　多在 200μmol/L 以上。在 CPS 和 OTC 缺乏中,血浆氨水平显著增高(2 000~3 000μmol/L)。

2. **尿素氮**　<0.36mmol/L。

3. **血气分析**　示呼吸性碱中毒。

4. **血氨基酸分析**

(1)瓜氨酸血症:瓜氨酸 >1 000μmol/L。

(2)精氨酸血症:精氨酸升高。

(3)鸟氨酸脱羧酶缺陷:谷氨酰胺升高。

5. 尿中出现大量乳清酸和尿嘧啶。

6. **确诊**　需要肝或皮肤成纤维细胞酶活性测定。

三、治疗

治疗原则为限制蛋白质摄入,增加氨的排出,供给缺乏的营养成分。

(一) 急性高氨血症

1. 立即停止摄入蛋白质,静脉输注含电解质的 10% 葡萄糖和脂肪乳 1g/(kg·d),以提供足够的热量、水分和电解质,避免蛋白质分解。

2. **精氨酸降低血氨**

(1)氨甲酰磷酸合成酶缺乏症及鸟氨酸氨基甲酰基转移酶缺乏症:负荷量:L- 精氨酸 200mg/kg+ 苯甲酸钠 250mg/kg+ 苯乙酸钠 250mg/kg,加入 10% 葡萄糖 25ml/kg 静脉滴注 1.5 小时,然后用维持量,每天用此剂量维持。

（2）瓜氨酸血症、精氨酸琥珀酸血症：增加 L- 精氨酸 600mg/kg，其他同（1）。如精氨酸琥珀酸血症病情轻，单用精氨酸治疗即可。

（3）精氨酸酶缺陷：不用 L- 精氨酸，其他同（1）。

3. 上述治疗未能降低血氨时应进行透析。

（二）长期治疗

1. 避免血氨增高的诱发因素。

2. 低蛋白饮食　蛋白质摄入量 1.5~2g/（kg·d）。

3. 苯甲氨酸、苯乙酸钠、精氨酸或瓜氨酸长期口服，维持血氨 <80μmol/L 和血浆谷氨酰胺 800μmol/L。

4. 定期监测生长发育指标，及时调整治疗方案，维持血浆必需氨基酸浓度在正常范围。

（三）预后

起病越早、血氨水平越高、高血氨持续时间越长，预后较差。

四、转诊

尿素循环障碍类疾病症状无特异性，容易误诊，且以脑病症状起病者多，容易误诊为 HIE，临床医师应高度警惕。早期诊断早期治疗可显著改善预后。下列情况应尽快转诊：

1. 高度怀疑遗传代谢性疾病，不具备相应的实验室检查进行确诊。

2. 血氨增高，不能进行相应治疗如给予精氨酸、血浆置换等。

3. 明确诊断，没有儿童内分泌科医师协助治疗。

（庄德义）

第四节　有机酸代谢病

有机酸是氨基酸、脂肪、糖中间代谢过程中所产生的羧基酸，有机酸代谢障碍是由于某种酶的缺乏，导致相关羧基酸及其代谢产物的蓄积。临床表现为发病早、进展快，一般生后不久出现拒食、呕吐、顽固性代谢性酸中毒、低血糖、嗜睡、昏迷等，部分患儿表现为进行性神经系统损害。如不能及时诊断、治疗,预后差,死亡率高,存活者多遗留严重智力残疾。

一、甲基丙二酸血症

甲基丙二酸血症(methylmalonic acidemia)是最常见的有机酸代谢病,在活产婴儿中发病率为 1/4.8 万,属于常染色体隐性遗传病。主要是甲基丙二酰辅酶 A 变位酶缺陷或维生素 B_{12} 代谢障碍导致甲基丙二酸、丙酸、丙二酸等代谢物异常蓄积,引起神经、肝脏、肾脏等多系统损伤,尤其是脑损伤最显著。

(一) 临床表现

出生后 2~3 天内发病,病初精神不好、呕吐,以后呼吸急促、惊厥、昏迷,病情迅速恶化,可有致死性酸中毒,使用碳酸氢钠注射液往往不能纠正。严重患儿可累及多个器官,表现为败血症样表现如贫血、血小板减少、白细胞减少、凝血功能障碍、肾功能障碍、肝功能障碍等。

(二) 实验室检查

1. **血气分析**　AG 增高型代谢性酸中毒。

2. **高氨血症**。

3. **尿有机酸分析**　尿中的甲基丙二酸、丙酸、甲基枸橼酸等有机酸浓度显著增高,即可诊断。

4. **血酰基肉碱谱分析**　血液丙酰肉碱水平显著增高,游离肉碱降低,丙酰肉碱/游离肉碱比值增高。

5. **基因诊断**　选择对编码甲基丙二酸辅酶 A 变位酶、cblA、cblB、cblC、cblD、cblF 等蛋白的基因进行分析。

(三) 治疗

1. **急性期治疗**　以补液、纠正酸中毒为主,同时限制蛋白质摄入,供给足够的热量。若持续高氨血症(>600μmol/L),则需要通过腹膜透析或血液透析去除毒性代谢产物。补充左旋肉碱 30~60mg/(kg·d),促进甲基丙二酸和酰基肉碱排泄。维生素 B_{12} 1mg/d,肌内注射,连续 3~6 天。

2. 长期治疗

(1)维生素 B_{12} 无效型:以饮食治疗为主,限制天然蛋白质摄入,补充去除异亮氨酸、缬氨酸、甲硫氨酸、苏氨酸的特殊奶粉。

(2)维生素 B_{12} 有效型:长期应用维生素 B_{12},每周至每月 1 次肌内注射维生素 B_{12} 1mg 或每天口服 10~20mg,使血、尿甲基丙二酸浓度维持在理想范围。

二、丙酸血症

丙酸血症是由于丙酰辅酶 A 羧化酶缺乏引起的一种有机酸血症,为常染色体隐性遗传性疾病。

（一）临床表现

对原因不明的呕吐、喂养困难、惊厥、严重代谢性酸中毒、肌张力异常、发育落后及高氨血症的患儿应考虑本病可能。

（二）实验室检查

1. 酮症酸中毒。

2. 高氨血症。

3. 尿常规检查 酮尿。

4. 血清氨基酸分析 高甘氨酸血症、丙酸升高。

5. 尿液有机酸分析 3-羟基丙酸、甲基柠檬酸和三甘氨酸。

6. 成纤维细胞或白细胞培养中对丙酰辅酶 A 羧化酶的分析确立诊断。

（三）治疗

1. 积极液体疗法,开始给予 NS 20ml/kg,随后给予 10% 葡萄糖静脉注射。

2. 禁食。

3. 纠正代谢性酸中毒,直至酮尿纠正。

4. 肉碱 300mg/(kg·d) 开始静脉注射,随后 100mg/(kg·d),分 2 次口服维持。

（四）预后

1. 早期、控制良好者,预后较好。

2. 小头畸形、智力落后多见。

3. 尽管代谢控制良好,但仍可发生癫痫。

三、异戊酸血症

异戊酸血症(isovaleric acidemia)为常染色体隐性遗传,由于亮氨酸氧化过程中的异戊酰辅酶 A 脱氢酶缺乏而导致异戊酰辅酶 A 及其代谢产物积聚而发病。

(一) 临床表现

表现为呕吐和严重的酮症酸中毒。患儿在急性期常有中性粒细胞减少和血小板减少,而且尿液有特征性的"汗脚"气味,这是由异戊酸分泌引起的。

(二) 辅助检查

1. **尿有机酸分析**　异戊酸、异戊酸甘氨酸、3- 羟基异戊酸等异戊酸代谢产物显著增高。

2. **血液酰基肉碱分析**　异戊酰肉碱显著增高。

3. 皮肤成纤维细胞及外周白细胞中异戊酰辅酶 A 脱氢酶活性下降。

4. **基因诊断**　异戊酰辅酶 A 脱氢酶的基因定位于 15q14-q15。

(三) 治疗

1. **急性期**　以补充高张糖、纠正酸中毒为主,为防止蛋白质分解,应保证高热量的供给。

2. **缓解期**　主要为饮食治疗,限制亮氨酸的摄入,选用不含亮氨酸的专用食品,可有效减少急性发作次数。

3. **药物治疗**　可同时给予甘氨酸 100~600mg/(kg·d) 和左卡尼丁 30~200mg/(kg·d),有助于代谢产物从尿中排出。

四、转诊

有机酸血症起病越早,预后越差,早期诊断和治疗可显著改善预后。该类疾病症状无特异性,诊断较为困难,临床医师应高度警惕。存在下列情况应尽快转诊:

1. 多器官功能衰竭,不能明确病因或用常见病解释的患儿。

2. 顽固性酸中毒患儿。

3. 诊断明确,没有儿童内分泌医师协助治疗者。

(庄德义)

第五节 碳水化合物代谢缺陷

一、半乳糖血症

半乳糖血症为常染色体隐性遗传性疾患。现已知三种酶缺乏类型(半乳糖 -1- 磷酸尿苷转移酶缺乏、半乳糖激酶缺乏及尿苷二磷酸半乳糖 -4- 异构酶缺乏),其中半乳糖 -1- 磷酸尿苷转移酶(GALTA)缺乏最常见。

(一)临床表现

1. **初期症状** 患儿常于开始吃奶后出现呕吐、腹泻、精神不佳。

2. **肝损害** 常在 1 周左右出现黄疸和肝大,肝大呈进行性增大变硬,进而出现腹水和脾大。

3. **代谢紊乱** 进食半乳糖或乳糖后常见有低血糖和高半乳糖血症,严重时导致代谢性酸中毒、氨基酸尿。

4. **免疫力降低** 易合并大肠埃希氏菌感染而加重病情,导致死亡。

5. **白内障** 发生较早。

6. **中枢神经系统症状** 除肌张力低下外,严重患儿可出现低血糖性惊厥。

(二)辅助检查

1. **基因诊断** 主要用于产前诊断。

2. 胆红素增加,肝功能异常,凝血功能检查。

3. **尿还原糖试验** 哺乳后 1 小时留尿。用班氏试剂或药片测定,如还原糖试验强阳性,再测葡萄糖,如为阴性,支持半乳糖血症的诊断。

4. **酶活性测定**　干血片测定红细胞半乳糖 -1- 磷酸尿苷酰转移酶活性降低可诊断。

5. **代谢产物检测**　留尿作代谢病筛查,结果示半乳糖及半乳糖醇等水平明显增高,结合临床表现,可作诊断。

(三) 治疗

1. 尽早开始治疗,以避免出现低血糖及永久性肝、脑损害。

2. 首先停母乳,给予无乳糖配方乳、豆浆、豆基配方乳以及无乳糖饮食。

3. 纠正低血糖。

4. 白内障等合并症的治疗与随访。

(四) 随访

1. 监测半乳糖 -1- 磷酸水平(必须 <4mg/dl)。

2. 1 岁时可给予全乳糖饮食试验 2 周,监测半乳糖 -1- 磷酸水平决定是否继续饮食控制。

二、遗传性果糖不耐受

遗传性果糖不耐受是一种常染色体隐性遗传病,缺乏果糖 1,6- 二磷酸醛缩酶所致(醛缩酶 B)。在饮食中有果糖后(来自蔗糖,即葡萄糖 - 果糖双糖,存在于豆基配方乳或水果中),出现低血糖、黄疸、肝大、呕吐、嗜睡、易激、惊厥及肝功能异常等。患儿进食含有果糖的食物后会有明显不适如腹胀、腹疼或者腹泻,因此患儿多不愿进食水果。确诊需行肝脏果糖醛缩酶或醛缩酶 B 基因突变 DNA 分析。一旦确诊应去除饮食中的葡萄糖、果糖和山梨糖醇。

三、转诊

糖代谢异常一般血串和尿串不能筛查,也并不是所有患儿都表现为低血糖发作。因此诊断较为困难。下列情况需要转诊:

1. 肝脾大需要进一步明确病因者。

2. 反复的顽固性低血糖发作者。

3. 不明原因的心力衰竭者。

4. 明确诊断,不具备相应治疗措施。

5. 没有儿童内分科医师协助治疗者。

(庄德义)

第六节　染色体病

由于染色体数目、结构畸变,造成许多基因物质的得失,引起特有的临床表现,称染色体病。新生儿期出现以下表现常提示染色体畸变:①低出生体重儿、小于胎龄儿、生后体重不增、发育迟缓;②小头、面容特殊,唇、腭裂,小下颌,眼畸形,耳形及耳位异常;③多系统受累:神经、骨骼、心血管、胃肠、泌尿生殖系统异常;④皮纹异常等。

一、18 三体综合征

18 三体综合征(18 trisomy syndrome)是一种染色体病,是由于染色体数目、结构畸变,造成基因物质的丢失,引起特有的临床表现,亦称为 Edward 综合征。

染色体检查可分为三型:①18 三体型:占 80%,核型为 47,XY(XX),+18,由于染色体不分离所致,与母亲高年龄有密切相关;②易位型:偶见,为 D/E 易位或 E/G 易位,新生突变或父母为平衡易位携带者;③嵌合型:约占 10%,存活期较长。

(一)临床特征

1. **出生史**　①妊娠期可能出现羊水过多,胎儿窘迫等并发症;②胎动少,胎盘小、单一脐动脉、小于胎龄儿。

2. **临床表现**

(1)头面部:小头畸形,后枕部突出。耳位低,外耳畸形,眼裂小,小口,小下颌。腭弓高而狭窄或唇腭裂。

(2)手及脚:手指呈特征性表现,手指叠压(第 2 指压第 3 指,第 5 指压第 4 指),手紧握,拇指、示指、中指紧收,拇指发育不良或缺如;足趾短,背曲。

(3)胸腹部:胸骨短,房间隔缺损、室间隔缺损、动脉导管未闭,脐疝或腹股沟疝。

(4)骨盆及髋关节：小骨盆、髋关节外展受限。

(5)泌尿生殖系统：异位肾、肾盂积水、多囊肾、马蹄肾。女孩外阴生殖器畸形，男孩阴茎发育不良，隐睾。

(6)皮肤多皱纹，前额及背部多毛，"大理石"样皮肤。

注：母亲高年龄、足月小于胎龄儿、多发畸形、特殊病态手指及足形等为主要表现时要行染色体核型分析明确是否为 18 三体综合征。

(二) 辅助检查

1. 染色体核型分析。

2. 心脏彩超。

3. 肝脏和肾脏彩超。

4. **血常规检查**　可有血小板计数减少，原因是先天性巨核细胞增生不良（骨髓穿刺示巨核细胞减少或缺如）。

(三) 治疗

大多数患儿出生后需要复苏，新生儿期经常出现呼吸暂停及吸吮困难。诊断明确，延长生命的治疗意义不大。80%~90% 患儿于生后 2 年内死亡，死因多为心力衰竭。长期存活者有严重的运动和智力缺陷。

二、21 三体综合征

21 三体综合征又称唐氏综合征，是最常见的常染色体病。发病率随孕母年龄增长而增加。其发生主要是由于生殖细胞在减数分裂形成配子时，或受精卵在有丝分裂时，21 号染色体发生不分离，使胚胎体细胞存在一条额外的 21 号染色体。

(一) 临床表现

1. 多为小于胎龄儿，有 1/5 为早产。大多数肌张力低、活动少、拥抱反射引不出。

2. **特殊面容**　①眼裂小、眼距宽、双眼外眦上斜；②鼻梁低平、外耳小；③硬腭窄小、常张口伸舌、流涎多；④头小而圆、前囟大且关闭延迟；⑤颈短而宽。

3. **皮纹特点** 可有通贯手,掌纹的 atd 角度一般 >45℃。

4. **伴发畸形** 约 50% 患儿伴有先天性心脏病,其次是消化道畸形。先天性甲状腺功能减退症和急性淋巴细胞性白血病的发生率明显高于正常人群。免疫功能低下,易患感染性疾病。

5. 生后不久逐渐出现精神运动发育障碍。

(二) 实验室检查

1. **产前筛查** 对高危孕妇可做羊水细胞或绒毛膜细胞染色体检查进行产前检查。也可采集母亲外周血进行胎儿细胞 DNA 检测进行筛查。

2. **细胞遗传学检查** 根据核型分析可分为 3 型。

(1) 21 三体型(标准型): 约占总数 95%,其核型为 47,XY(或 XX),+21。

(2) 异位型: 占 2.5%~5%,染色体总数为 46 条,其中一条是额外的 21 号染色体的长臂与一条近端着丝粒染色体长臂形成的互易位染色体,称罗伯逊易位。以 14 号染色体为主,最常见的核型为 46,XY(或 XX),-14,+t(14q21q)。

(3) 嵌合体型: 占 2%~4%,由于受精卵在早期分裂过程中发生了 21 号染色体不分离,患儿体内存在两种细胞系,一为正常细胞,一为 21 三体细胞,形成嵌合体,其核型为 46,XY(或 XY)/47,XY(XX),+21。

3. **荧光原位杂交** 患儿的细胞中呈现 3 个 21 号染色体的荧光信号。

(三) 治疗

目前无有效治疗方法。可早期进行功能训练,但效果多不理想。

三、染色体微缺失综合征

染色体微缺失综合征多为新生突变,再现率低,如果双亲之一为携带者,再现率为 50%。父母应作高分辨染色体或 FISH 检查。

(一) DiGeorge 综合征

1. **病因学** 由于在胚胎发育早期,头部神经嵴细胞向第三和第四咽弓转移过程中出现异常。80% 以上的病例由于 22 号染色体长臂 11 区 (22q11.2) 微缺失或 *TBX1* 基因突变导致。

2. 临床表现 典型的表现为三联症,即先天性心脏病、继发于胸腺发育障碍的免疫缺陷和继发于甲状旁腺发育不良的低钙血症。

3. 辅助检查 ①染色体特异性探针 FISH 检查;②血清离子钙、总钙降低;③甲状旁腺激素水平低下;④ T 细胞亚群异常。

4. 治疗 胸腺素 1~2mg/kg,每天肌内注射,2~3 周后可逐渐减到维持量。预防性应用抗生素,偶尔应用 IVIG 会有效。胎儿胸腺移植可有疗效,轻症患儿中也有自发好转者。

(二) Prader-Willi 综合征

Prader-Willi 综合征又称肌张力低下 - 智能障碍 - 性腺发育滞后肥胖综合征,主要为父源染色体 15q11~13 区域印记基因的功能缺陷所致。

1. 临床特点

(1)胎儿期胎动出现晚或胎动少。

(2)肌张力低下,原始反射减弱或消失。

(3)由于吞咽或吸吮功能不全导致喂养困难,大多数孩子需要管饲喂养 3~5 个月。6 月龄后喂养困难情况改善。12~18 个月后食欲增加(由于下丘脑异常导致饱腹感的缺失),如果不饮食控制,容易造成极度肥胖。

(4)异常特征:①杏仁形眼裂、上唇薄、嘴角向下。②外生殖器发育不良:女孩阴唇和阴蒂发育不良,男孩小阴茎、隐睾。③出生时手脚发育正常,随后发育迟缓,手足小。指趾弯曲、并指 / 趾。

2. 辅助检查

(1)染色体核型、微阵列分析:15 号染色体长臂微小缺失。

(2)FISH 检测:使用 SNRPN 探针。

(3)对同源二倍体、印迹中心突变所致:进行 DNA 甲基化分析。

3. 治疗

(1)新生儿期主要是喂养问题。

(2)生长激素替代治疗:生后 3~6 个月开始 rhGH 治疗可以改善患

儿精神运动发育。

1)起始剂量 0.5mg/(m²·d),每 3~6 个月调整,增至 1.0mg/(m²·d),总剂量不超过 2.7mg。

2)治疗可持续至成年期,有改善体脂成分、脂代谢和认知功能的作用。

3)当存在感染和呼吸道梗阻时,暂停 rhGH 治疗。

（三）4P 综合征

严重发育迟缓,眼距过宽伴有宽鼻或钩鼻,小头或头骨不对称,低耳位、耳形简单且伴耳前小凹。

1. 临床表现　①严重发育迟缓,平均出生体重 2 000g;②胎儿活动力弱,肌张力低下,严重智力障碍;③小头或头骨不对称;④眼距过宽伴有宽鼻或钩鼻;⑤耳郭大、松软或位置异常;⑥少见畸形:唇裂、唇腭裂、尿道下裂、脊柱裂、多囊肾等。

2. 辅助检查　染色体特异性探针 FISH 检查。

3. 治疗及预后　目前无特殊治疗方法。早期喂养困难,可管饲。监测癫痫发作。总体预后差。

（四）威廉姆斯综合征

威廉姆斯综合征为常染色体显性遗传,但多为散发,极少有家族史。系第 7 号染色体长臂近端(7q11.23)区域 *LIMKI* 基因和弹力蛋白基因的微缺失。

1. 临床表现　①新生儿期可能存在持续的高钙血症;②嘴唇突出;③声音嘶哑;④特征性的心血管畸形:因弹力蛋白基因缺陷使得血管狭窄,常发生主动脉狭窄、肺动脉狭窄、肾动脉狭窄、冠状动脉狭窄等。

2. 辅助检查　①染色体特异性探针 FISH 检查;②超声心动图:可发现心血管畸形;③肾脏彩超:可发现肾动脉狭窄;④血清总钙和离子钙增高;⑤甲状腺功能检查:常有甲状腺功能减退。

3. 治疗　目前无特殊治疗方法。如果发生高钙血症或发生肾钙质沉积,由营养学家评估钙、维生素 D 的摄入。

四、转诊

该类疾病多需要特殊的检查和遗传专家协助诊断和遗传咨询,建议多存在明显外观畸形的患儿转诊进一步明确诊断。

(庄德义)

参考文献

1. 邵肖梅,叶鸿瑁,丘小汕.实用新生儿学.5 版.北京:人民卫生出版社,2014:948-953.
2. 周文浩,程国强.新生儿疾病速查.北京:人民卫生出版社,2014:407-439.

第十七章 免疫系统疾病

第一节 新生儿免疫功能评估

新生儿免疫功能评价的对象主要针对特殊感染患儿。特殊感染是指反复、严重以及少见病原微生物的感染,且常规治疗效果不佳。免疫功能评价需要临床与实验室相结合进行,本节仅介绍实验室评价方法。

一、固有免疫

固有性免疫主要包括补体的检测和中性粒细胞功能的评价。

(一) 补体检测

包括总补体(CH50)和各组分(C1~C9)。临床常检测 CH50、C3、C4。补体 CH50 活性法测定的正常值为 50~100U/ml,C3 正常值新生儿期为 570~1 160mg/dl,C4 正常值新生儿期为 70~230mg/dl。新生儿期因补体缺陷所致的疾病少见。

(二) 中性粒细胞功能检测

中性粒细胞的功能有趋化性、吞噬活力及杀菌作用等。

1. **趋化性试验** 以大肠埃希氏菌培养过滤液提供趋化因子,在一特殊小培养盒(Boyden 小盒)内,观察细胞移行入滤膜中的距离(也可用琼脂糖作试验),判断白细胞趋化性的强弱。

2. **吞噬功能测定** 将白细胞与葡萄球菌混合孵育,计算 100 个白细胞吞噬细菌数及吞噬指数。吞噬颗粒后的代谢活性,可用硝基蓝四氮唑还原试验(NBT)或化学发光法进行测定。近年来使用流式细胞仪测定中性粒细胞吞噬二氢若丹明（DHR）来判定其功能，更为简便和客观，已逐渐取代 NBT 试验。

3. 杀菌作用检测 将白细胞与金黄色葡萄球菌混合，加入健康人血清（提供补体），并作细菌培养及菌落计数，以推算白细胞的杀菌活性。

二、适应性免疫

（一）体液免疫

体液免疫评价主要包括两方面内容：B 细胞数量和 B 细胞的功能（包括免疫球蛋白和特异性抗体）。

1. B 细胞数量 目前主要通过流式细胞仪进行检测，$CD19^+$ 分子是正常成熟 B 细胞的表面标志。通过检测 $CD19^+$ 细胞的数量可以帮助确定 B 细胞数是否正常。$CD19^+$ 细胞数 =WBC 计数 $\times L\% \times CD19^+\%$。临床上 B 细胞数量减少的情况主要见于 X- 连锁无丙种球蛋白血症（x-linked agammaglobulinemia，XLA）。新生儿期通过测定血清免疫球蛋白无法诊断 XLA，但检测 B 细胞的数量有助于早期诊断 XLA。

2. B 细胞功能 成熟 B 细胞的主要功能是产生免疫球蛋白（IgG）和病原特异性抗体。Ig 测定包括血清 IgG、IgM、IgA 和 IgE，新生儿血清免疫球蛋白含量（g/L）见表 17-1-1。

表 17-1-1 新生儿血清免疫球蛋白含量 /g·L^{-1}

IgG	IgA	IgM	IgE
5.0~17	<0.1	<0.2	<35

（1）IgG：生物半衰期 21 天，是唯一通过胎盘的 Ig 类型，大量 IgG 通过胎盘发生在妊娠后期，胎龄 <32 周的早产儿的血清 IgG 浓度低于 4g/L；而足月儿 IgG 水平接近正常成人水平，而后迅速下降，生后 3 个月血清 IgG 降至最低点，至 10~12 个月时体内 IgG 均为自身产生，8~10 岁时达成人水平。IgG<2g/L 提示抗体缺陷，应进一步行 IgG 亚类测定。

（2）婴儿期 IgA、IgM、IgE 均呈生理性低下，不能因此而诊断为抗体缺陷。如 IgA 和 IgM 过高，一般为患儿自身感染所致。IgE 增高见于某些吞噬细胞功能异常，特别是趋化功能缺陷的患儿。

(二) 细胞免疫

CD3$^+$ 分子是正常成熟 T 细胞的表面标志。T 细胞又分为两个亚群: 辅助性 T 细胞(CD3$^+$CD4$^+$)和杀伤性 T 细胞(CD3$^+$CD8$^+$)。CD16$^+$CD56$^+$ 分子是正常成熟 NK 细胞的表面标志。

常规检测的淋巴细胞亚群包括 T 细胞(CD3$^+$)、B 细胞(CD19$^+$)和 NK 细胞(CD16$^+$CD56$^+$)。淋巴细胞亚群分析结果判读,应把淋巴细胞亚群的相对计数和绝对计数结合起来进行判别。

1. 基本数据判断

(1) 相对计数的 3 个基本公式: ① CD3$^+$(%)+CD19$^+$(%)+CD16$^+$/56$^+$(%)=100%±5%; ② CD4$^+$(%)+CD8$^+$(%)=CD3$^+$(%)±5%; ③ CD4$^+$/+CD8$^+$ 比值 >1(1.5~2,新生儿期可达 4)。

(2) 相对计数基本公式的意义: ① CD3$^+$(%)+CD19$^+$(%)+CD16$^+$/56$^+$(%) ≠ 100%±5%,提示检测系统异常或存在明显淋巴细胞亚群异常。② CD4$^+$(%)+CD8$^+$(%)> 或 <CD3$^+$(%),提示 T 细胞亚群异常。CD4$^+$(%)+CD8$^+$(%)<CD3$^+$(%) 提示双阴性 T 细胞;CD4$^+$(%)+CD8$^+$(%)>CD3$^+$(%)提示双阳性 T 细胞。③ CD4$^+$/CD8$^+$ 比值 <1,应注意判别是由于 CD3$^+$CD4$^+$ 细胞减少还是 CD3$^+$CD8$^+$ 细胞增多所致。多由于感染,尤其是病毒感染所致。

(3) 绝对计数的判断: 当 CD3$^+$、CD4$^+$、CD8$^+$、CD19$^+$、CD16$^+$/56$^+$ 显著降低,应结合绝对计数和相对计数,明确哪种淋巴细胞亚群明显异常。

2. 淋巴细胞亚群中细胞变化的判断

(1) 一种淋巴细胞亚群变化

1) 根据绝对计数判断: 若一种淋巴细胞亚群明显高于或低于参考值下限,其他亚群绝对计数基本正常,则可明确此群细胞存在异常。

2) 根据相对数进行判断: ①二一判别法,用于判别 CD3$^+$、CD19$^+$、CD16$^+$/56$^+$ 三群淋巴细胞亚群中哪一种是引起相对数改变的原因。根据百分比,在三种淋巴细胞中,找出两种变化一致的,另一种则是异常的根源。如 XLA 患儿 B 细胞数明显减少(CD19$^+$),T 细胞(CD3$^+$)和 NK 细胞(CD16$^+$/56$^+$)比例均升高;胸腺发育不良患儿 CD3$^+$ 细胞减少,CD19$^+$、CD16$^+$/56$^+$ 细胞增高,根源在 CD3$^+$ 细胞。②一二判别法:

用于判别 CD3$^+$ 细胞两个亚群中哪一种是引起相对数变化的原因。以 CD3$^+$ 细胞百分比变化为基准,两种 T 细胞亚群 CD4$^+$ 和 CD8$^+$ 哪种百分比变化趋势与 CD3$^+$ 细胞一致,这种 T 细胞亚群则是异常的根源。可通过相同样本血常规淋巴细胞计数算出淋巴细胞亚群的绝对计数进行验证。

(2)两种或以上淋巴细胞亚群变化:此类情况不适合使用"二一判别法"和"一二判别法"。两种或以上的淋巴细胞亚群发生变化需仔细甄别,这时需结合绝对计数进行判断。一种情况是两种淋巴细胞亚群同时发生变化,如联合免疫缺陷病(T、B 细胞都缺如);还有些是原发于一种淋巴细胞亚群的变化,其他淋巴细胞亚群因素因感染等因素,发生继发性改变。

(符青松　黄循斌)

第二节　原发性免疫缺陷病

原发性免疫缺陷病(primary immunodeficiency disease,PID)是指一组由于先天性或遗传性因素所致的免疫器官、组织、细胞或分子缺陷,导致机体免疫功能不全的疾病。因为遗传常为 X 连锁,70% 的患者为男性。

原发性免疫缺陷病目前主要按遗传方式和病损累及的免疫组分,分为联合免疫缺陷、具有相关特征性表现的联合免疫缺陷、抗体缺陷为主的免疫缺陷、免疫失调性疾病、吞噬细胞数量和 / 或功能缺陷、固有免疫缺陷、自身炎性疾病、补体缺陷和拟表型免疫缺陷 9 大类。

新生儿时期由于免疫系统的发育特点,抗体缺陷为主的免疫缺陷在新生儿期一般不易出现症状。在新生儿期出现的免疫缺陷所致的临床疾病主要以联合免疫缺陷和固有免疫缺陷为主。

一、新生儿常见的原发性免疫缺陷病

(一)联合免疫缺陷

T 和 B 淋巴细胞成熟障碍多由于特异的基因缺陷,影响早期的淋巴细胞发育以及随后的信号通路,但由于 T 淋巴细胞对 B 淋巴细胞的成熟和功能有重要影响,因此,较严重的 T 淋巴细胞缺陷常出现抗体反应缺失并导致联合免疫缺陷。

1. **严重联合免疫缺陷病**(severe combined immunodeficiency, SCID)**的一般特征**　患儿在出生时表现正常,但出生后几个月即易感染,表现为持续的呼吸道或消化道感染,生长迟缓,有时表现为严重的食物不耐受。先天性移植物抗宿主病(graft versus host disease, GVHD)的发生是由于此类患儿无法排除从母体或未经照射血液中获得的淋巴细胞所致,临床表现为典型的中度网状皮疹、肝脾大等。实验室检查显示出生后外周血即有严重的淋巴细胞减少(婴儿期正常的淋巴细胞 $>2.7 \times 10^9/L$)。淋巴细胞亚群检测显示 $CD3^+$ 严重减少、$CD19^+$ 和 $CD16^+/56^+$ 存在或消失则取决于 SCID 的类型。免疫球蛋白检查显示 IgG、IgA 和 IgM 减少。胸部 X 线显示胸腺缺如,如果有肺部感染,常表现为广泛浸润和间质性肺炎。

2. **严重联合免疫缺陷病的类型**

(1)T 细胞缺陷,B 细胞正常:以 X- 连锁隐性遗传最常见。是常见的 SCID,表现为严重的淋巴细胞减少、成熟 T 和 NK 细胞缺乏,循环中的 B 淋巴细胞数正常,但血清 IgG、IgM、IgA 抗体水平低下。这是由于 IL-2、IL-4、IL-7、IL-9 和 IL-15 受体的 γ 链缺陷所致。骨髓移植在本病的成功率可达 90%。

(2)T 和 B 细胞均缺如:均为常染色体隐性遗传。①RAG-1/RAG-2 缺陷:*RAG-1* 或 *RAG-2* 基因突变,T 和 B 淋巴细胞均缺如,但 NK 细胞正常,患儿在生后 2~3 个月即发生严重的复发性感染。②腺苷脱氨酶(adenosine deaminase, ADA)缺陷:本症属常染色体隐性遗传,是位于 20 号染色体上的 ADA 编码基因突变导致嘌呤代谢所需的 ADA 缺失所致。这种缺失使有毒性的 DNA 分解产物堆积。不成熟的淋巴细胞容易受到影响,导致细胞死亡,表现为 T、B 和 NK 细胞减少。多数患儿尚可出现骨骼系统的发育异常,表现为肋骨前端凹陷外翻、脊椎扁平和肩胛骨呈方形,一些患儿有神经系统发育异常。红细胞 ADA 活性低和尿中 dATP 浓度增高可诊断。在胎儿孕早期可通过绒毛细胞 ADA 活性来诊断。输注含正常 ADA 活性的 γ 照射红细胞是最早使用的一种酶替代治疗手段,但输注后并不能使免疫系统重建而减少感染严重程度。自 1987 年提出每周使用聚乙二醇修饰的腺苷脱氨酶(polyethylene glycol-modified adenosine deaminase,PEG-ADA)进行替代治疗后,T 淋巴细胞数量和对有丝分裂原的反应部分恢复,虽然其免疫功能仍不正常,但严重感染的频次明显降低。③网状组织发育不全(reticular dysgenesis):一种伴白细胞低下的 SCID,常染色体隐性遗传,造血干细胞和 T、B 细胞成熟缺陷。患儿血清中各类免疫球蛋白都非常低,淋巴细胞对丝裂原的刺激无反应,胸腺重量低于 1g,无哈氏小体,没有或偶见胸腺细胞。BMT 是唯一有效的治疗方法。

(二) 具有相关特征性表现的联合免疫缺陷

1. 湿疹、血小板减少伴免疫缺陷(Wiskott-Aldrich syndrome,WAS)　属 X- 连锁隐性遗传。于婴幼儿时期起病,严重者新生儿期即可出现症状。临床特征为湿疹、血小板减少和容易感染。有阳性家族史的新生男婴出现血小板减少应考虑本病。在疾病早期血清免疫球蛋白水平可能正常,以后血清 IgM 下降,随年龄增长,不但 IgG 含量日益下降,细胞免疫功能也逐渐衰退。感染或出血是主要死因,也有少数死于恶性肿瘤。本症的致病基因位于 X 染色体的短臂(Xp11.22),基因编码一个含 502 个氨基酸的蛋白质,称为 Wiskott-Aldrich 综合征蛋白(WASP),WASP 缺陷引起细胞骨架缺陷,影响造血干细胞分化。

治疗上主要是控制出血和感染,可给患儿输血小板,定期输注 IVIG,加之长期给予抗生素治疗和预防感染,可获良好的临床疗效。近来有个别报道,在全身亚致死量照射等处理后,进行 HLA 型别相配的干细胞移植,完全纠正了血小板和免疫两方面的异常。

2. DiGeorge 畸形　是由于在胚胎发育早期,头部神经嵴细胞向第三和第四咽弓转移过程中出现异常所致。80% 以上的病例由于 22 号染色体长臂 11 区(22q11.2)微缺失或 TBX1 基因突变导致。典型的表现为三联症:先天性心脏病、继发于胸腺发育障碍的免疫缺陷和继发于甲状旁腺发育不良的低钙血症。有的患儿还存有一些细胞免疫的功能,感染也不太多,且有 T 细胞功能自然转为正常的可能,可称为部分性 DiGeorge 异常,个别病例尚有自愈可能。胸腺严重发育不全的患儿可能出现类似严重联合免疫缺陷病的表现。胸腺素 1~2mg/kg,每天肌内注射,2~3 周后可逐渐减到维持量。预防性应用抗生素,偶尔应用 IVIG 会有效。胎儿胸腺移植可有疗效,轻症患儿中也有自发好转者。

3. X- 连锁高 IgM 综合征(HIGM) 是由于 T 淋巴细胞上编码 CD40 配体(CD154)基因缺陷所致。由于缺乏 CD40L 的结合,B 淋巴细胞就无法从 IgM 转化至 IgA、IgG 和 IgE 等产物,因此血清 IgG、IgA 和 IgE 水平低下,但 IgM 水平可正常甚至明显升高。临床主要表现为中性粒细胞和血小板减少,溶血性贫血,可伴有肝胆和肝脏疾病、机会感染,以反复感染为特征。经静脉注射免疫球蛋白(IVIG)可以使患儿反复感染得到改善,患儿最终往往死于严重感染。

(三)吞噬细胞数量和 / 或功能缺陷

原发性吞噬细胞缺陷病在临床上可分为两种类型,一类主要表现为中性粒细胞数量缺陷,如婴儿遗传性中性粒细胞减少症、周期性中性粒细胞缺乏症、中性粒细胞减少伴胰腺功能不全等。另一类为吞噬细胞功能缺陷,是由于吞噬细胞本身先天性酶缺陷或亚细胞结构的异常所引起。

1. 先天性中性粒细胞缺乏 ELANE 基因突变是已知的最常见致病基因,呈常染色体显性遗传或散发。ELANE 基因位于染色体 19p13.31,由 5 个外显子组成,编码 218 个氨基酸的中性粒细胞弹性蛋白酶。该酶是一种髓系细胞特异性丝氨酸蛋白酶,在中性粒细胞分化的早幼粒阶段产生,存在于成熟中性粒细胞的初级颗粒中,基因突变导致中性粒细胞生成障碍。

先天性粒细胞减少症的临床特征为感染。感染的风险与外周血中性粒细胞数量成反比,当中性粒细胞绝对计数(ANC)>1.0×10^9/L,感染风险小,而 ANC<0.5×10^9/L 时,感染风险极大。感染的风险亦与粒细胞减少持续时间有关,持续数周后真菌感染风险增加。感染的部位多变,以皮肤黏膜、耳、鼻、喉及肺部最为常见。粒细胞减少患儿重者发生致命性化脓性细菌感染。治疗除根据感染情况给予相应的对

症支持治疗外,可给予粒细胞集落刺激因子(G-CSF)治疗,对于明确基因突变的患儿,可根据情况,选择干细胞移植治疗。

2. **慢性肉芽肿病**(chronic granulomatous disease,CGD) 是一种少见的原发性吞噬细胞氧化功能缺陷病,由于基因突变引起吞噬细胞还原型辅酶Ⅱ(NADPH)氧化酶缺陷,导致吞噬细胞不能杀伤过氧化物酶阳性细菌与真菌。

多在婴幼儿期发病,临床特征为对各种过氧化氢酶阳性菌属如葡萄球菌、沙雷菌、曲菌属等高度易感,表现为长期不愈或反复发作的慢性感染及局部肉芽肿形成,常有淋巴结、肝脾大,采用流式细胞仪测定中性粒细胞吞噬二氢若丹明(dihydro rhodamine,DHR)分析可确立诊断。*CYBB*基因突变所致约占2/3,呈X-连锁遗传;约1/3为常染色体隐性遗传,为*CYBA*、*NCF1*、*NCF2*、*NCF4*基因突变。

治疗采用针对病原菌足量长疗程的抗感染治疗、预防性使用抗生素和抗真菌药物。由于病原菌对抗生素的敏感性可能会发生变化,应经常进行感染部位的细菌培养并做药敏试验,据此调整抗生素的使用。磺胺类用于预防本病的感染效果较好。近年采用人重组 INF-γ $50\mu g/m^2$(体表面积 >$0.5m^2$ 者),每周2次皮下注射,取得较好的效果。骨髓移植对本病可有效果。近年基因治疗 CGD 在实验动物和患者也取得了成功。

3. **粒细胞黏附分子缺陷** 中性粒细胞从血液循环通过血管内皮细胞向炎症部位移行和集中,对及时清除外来病原非常重要。这一过程涉及一系列细胞黏附分子连锁反应,多种黏附分子参与此过程。由于黏附分子缺陷,导致粒细胞不能到达炎症部位,从而引起严重感染,这类疾病称之为白细胞黏附分子缺陷(leukocyte adhesion deficiency,LAD)。根据其致病基因不同,分为Ⅰ型、Ⅱ型和Ⅲ型。

LAD Ⅰ型是由于 *ITGB2* 基因突变所致,为常染色体隐性遗传。整合素 β_2(CD18)表达于全部白细胞的表面,在白细胞定向移动和与血管内皮细胞黏附过程中具有重要作用。其编码基因 *ITGB2* 突变,导致 CD18 缺陷,使白细胞不能穿过血管内皮细胞向炎症部位移行,导致该病。突出的临床表现是主要发生于皮肤黏膜的反复细菌性感染,特点为无痛性坏死,可形成溃疡,进行性范围扩大或导致全身性感染。新生儿因脐部感染而导致脐带脱落延迟。最常见的病原菌为金黄色葡萄球菌和肠道革兰氏阴性菌,其次为真菌感染。感染部位无脓液形成为本病的特点。实验室检查可发现外周血中性粒细胞显著增高,流式细胞仪检测外周血中性粒细胞 CD18 表达,以及 *ITGB2* 基因分析可助诊断。治疗上除针对感染的对症支持治疗外,造血干细胞移植治疗可有效根治本病。

LAD II 型是由于 *FUCT1* 基因突变所致,为常染色体隐性遗传。该基因突变使 SLeX(CD15)蛋白表达水平降低,导致白细胞黏附功能障碍。其临床表现与 LAD I 型相似,反复细菌性感染发生于生后不久,感染部位无脓液形成为其特点。实验室检查可发现外周血中性粒细胞显著增高,即使在无感染的情况下,中性粒细胞亦高达 $(25\sim30)\times10^9$/L,流式细胞仪检测外周血中性粒细胞 CD15 表达,以及 *FUCT1* 基因分析可助诊断。治疗上除针对感染的对症支持外,可给予补充岩藻糖,造血干细胞移植可有效根治本病。

LAD III 型与其他两型的临床表现相似,是由于 *KINDLIN3* 基因突变所致,为常染色体隐性遗传。该基因突变并不影响整合素的表达,而是导致整合素活化缺陷。由于该缺陷不仅影响中性粒细胞,而且影响血小板,患儿在婴儿早期即可出现瘀斑或出血。*KINDLIN3* 基因分析可助诊断,治疗上除抗感染、输血等对症支持治疗外,造血干细胞移植治疗可有效根治本病。

(四)固有免疫缺陷

固有免疫缺陷涉及固有免疫异常的缺陷,但又不属于吞噬细胞或补体缺陷的疾病归为此类。下面介绍相对常见的一种。

IL-12/IFN-γ 及其受体通路分子缺陷:为孟德尔遗传分枝杆菌易感性疾病(Medelian susceptibility to mycobacterial disease,MSMD)中的一种,已经发现的此缺陷包括 IL-12 和 IL-23 受体 β_1 链缺陷、IL-12p40 缺陷、IFN-γ 受体 1 缺陷、IFN-γ 受体 2 缺陷和 STAT-1 缺陷。除 IFN-γ 受体 1 缺陷和 STAT-1 缺陷可为常染色体隐性或显性遗传外,其他均为常染色体隐性遗传。突变的结果主要影响 IFN-γ 合成、分泌或受体结合。

患儿临床主要表现为对分枝杆菌和沙门菌易感。由于我国新生儿出生后均接种卡介苗，因此卡介苗感染在我国是此病的重要表现，在上海和重庆发现的这类病例均表现为严重的卡介苗感染。此类疾病中不影响 IFN-γ 受体结合的缺陷类型使用重组 IFN-γ 替代治疗有效。

（五）自身炎症性疾病

自身炎症性疾病多以综合征形式表现，往往多器官受累，发热为突出症状。

新生儿起病的多系统炎症性疾病（neonatal onset multisystem inflammatory disease，NOMID）或慢性婴儿神经皮肤关节综合征（chronic infantile neurologic cutaneous and articular syndrome，CINCA）：为常染色体显性遗传病，*NLRP3* 基因突变所致。中性粒细胞和软骨细胞受累。主要临床特征有：①皮损：典型病例表现为新生儿开始的持续的，呈游走性的风团样皮疹。②发热：表现为每天出现发热。③骨骼：破坏性关节病变的形成，多合并严重的软骨过度生长以及过早骨化（尤其是髌骨），可有前囟闭合延迟。④神经系统：中枢神经系统受累多表现为进展性，表现为慢性无菌性脑膜炎，可导致颅内压增高，脑室增大，脑萎缩，惊厥，感音性耳聋，进展性视力损失（由于慢性颅内压增高导致视神经萎缩），以及精神发育迟缓。⑤其他表现：经常合并有特殊面容，前额突出，鼻梁扁平，眼球突出；也可出现身材矮小，远端肢体短小。IL-1 受体拮抗剂治疗有效。

二、原发性免疫缺陷病早期诊断

在新生儿期早期诊断原发性免疫缺陷病的方法还不十分成熟。合理有效地利用新生儿时期免疫功能评价，可以帮助临床医师早期发现可疑的原发性免疫缺陷病或进行确诊。在这一临床实践过程中尤其要注意以下几个方面：

1. 除了对家族中有明确诊断为原发性免疫缺陷病的患儿需进行仔细的免疫评价外，对于家族中有因疾病早期夭折的患儿应详细了解家族疾病史,并由免疫专科医师进行系统的免疫学评价。

2. 对于难以解释和治疗的感染患儿应注意可能存在的免疫异常。新生儿时期所发生的这类问题主要由 T 细胞缺陷、吞噬细胞缺陷或一些免疫缺陷综合征所引起。单纯的抗体缺陷病很少在新生儿期或婴儿早期出现临床症状。

3. **预防接种后的异常反应** 卡介苗是减毒活疫苗,具有一定毒力,机体抵御这类分枝杆菌感染需要一系列的细胞成分和相关的细胞因子。主要的细胞组分包括 T 细胞、吞噬细胞和 NK 细胞等,所涉及的细胞因子包括 IFN-γ、IL-12、TNF-α 等。这些环节中的任何一个环节缺陷都可能造成机体对分枝杆菌的易感。对卡介苗接种异常反应的患儿有必要进行系统的免疫学评价以明确可能存在的原发性免疫缺陷病。

4. **特殊的临床合并症状** 许多原发性免疫缺陷病,尤其是原发性免疫缺陷综合征伴有一些较为特殊的合并症,将这些临床表现有机地联系起来分析患儿的疾病特点,有助于帮助甄别可能存在的原发性免疫缺陷病。

三、原发性免疫缺陷病的预防

目前已有近 270 种原发性免疫缺陷病的致病基因基本明确,而且这类疾病大都是单基因突变所致,具有遗传性。因此,通过对家族成员疾病的了解,可进行优生指导,预防原发性免疫缺陷病。原发性免疫缺陷病的遗传类型主要有两类,一类是 X 连锁隐性遗传病,另一类是常染色体隐性遗传病,少数为常染色体显性遗传。针对优生优育,目前可以采取的方法主要如下:

1. **明确诊断先证者** 对怀疑存在原发性免疫缺陷病的患儿应通过多种手段明确诊断,这是对整个家族进行优生优育指导的前提。

2. **对先证者相关家族成员进行遗传学评估** X 连锁的原发性免疫缺陷病的遗传学评估主要针对母系家族成员。目前国内已经可以对 X 连锁慢性肉芽肿、X 连锁严重联合免疫缺陷病以及 X 连锁无丙种球蛋白血症等疾病患者的家族成员通过基因分析进行有效的遗传学评估。

3. 产前诊断　通过产前获取羊膜细胞或脐带血样本,可以对胎儿进行产前诊断。

4. 体外受精联合胚胎移植技术(试管婴儿)　第三代试管婴儿技术可有助于优生,在其他遗传性疾病中已经得到应用,技术完备。但针对原发性免疫缺陷病还处于摸索和研究阶段。

四、原发性免疫缺陷病的治疗原则

新生儿期原发性免疫缺陷病的治疗原则是:①保护性隔离,尽量减少与感染原的接触;②使用抗生素以清除或预防细菌、真菌等感染;③免疫替代疗法或免疫重建。早期诊断和合理治疗对疾病预后具有重要意义。

1. 一般治疗　联合免疫缺陷病住院患儿宜安置在基本上无菌的层流室,以便施行严格的保护性隔离,合并感染时选用的抗生素应尽量根据实验室检测分离出的细菌及其药物敏感试验结果。严重细胞免疫缺陷的各种患儿输血制品时,需避免发生 GVHD,最好使用库血,并须先用 X 射线照射(剂量为 30Gy),使血液中淋巴细胞丧失增殖能力。如输血浆,亦需经上述 X 射线照射或先冻融 2~3 次,以破坏残留的血浆内的淋巴细胞。各种伴有细胞免疫缺陷的患儿都禁忌接种活疫苗,以防止发生严重疫苗性感染。

2. 免疫球蛋白替代疗法　对早期发现联合免疫缺陷新生儿及婴儿,如 SCID、WAS 等患儿,定期注射丙种球蛋白制剂,可降低感染率。血清免疫球蛋白低于 2.5g/L 的患儿,静脉使用 IVIG 治疗的剂量为每月 0.4~0.6g/kg,可根据临床实际效果调整剂量。

3. 免疫重建　为患儿移植免疫器官或组织,并在患儿体内定居存活,以恢复其免疫功能,称为免疫重建,是治疗患有严重细胞免疫缺陷患儿的唯一有效措施。

(1)干细胞移植:使正常富含多能干细胞的骨髓植入患儿体内促进 T 和 B 淋巴细胞的免疫重建。是根治 PID 的主要方法,国内报道干细胞(主要为骨髓或脐带血造血干细胞)移植治疗部分 PID(SCID、

XHIM、WAS 和 CGD）取得良好效果，遗传背景一致的同胞兄妹为最佳供者。

（2）胎儿胸腺移植：主要用于纠正细胞免疫缺陷。采用胎龄不足14 周的人工流产胎儿胸腺，移植于患儿的腹直肌与筋膜之间和 / 或制成胸腺细胞悬液移植于腹腔内。

（3）输注胸腺上皮细胞培养物或胸腺素：可根据患儿骨髓体外诱导 T 细胞试验，给细胞免疫缺陷患儿输注体外胸腺上皮细胞培养物或胸腺素。前者是将正常胸腺 14 天培养物作腹直肌鞘内腹腔内注射，后者的剂量为：以每天 1mg/kg 开始，以后可逐渐增加至每天4mg/kg，症状改善后，逐渐减量，然后改用维持量 1mg/kg，每周 1 次，长期治疗。

4. 纠正代谢缺陷 反复输注经过洗涤的纯红细胞或经过25~50Gy 照射过的库血，为缺乏 ADA 的 SCID 患儿补充 ADA，对部分患儿有一定效果。由于 ADA 缺陷常引起原来正常的干细胞受损，最后还是需要作干细胞移植。PNP 缺乏的患儿，口服尿苷（uridine）无效，脱氧胞苷（deoxycytidine）治疗在试用中。

5. 其他（替代）治疗 IFN-γ 用于 CGD 的治疗可以减少患儿的感染频率和严重程度，目前国内也开始使用。由于 IL-12 受体缺陷阻断了机体抗分枝杆菌感染的免疫学通路，使 T 细胞和 / 或 NK 细胞无法产生 IFN-γ，因此使用 IFN-γ 替代治疗可以有效应用于 IL-12/IFN-γ 及其受体通路的分子缺陷。治疗剂量为 IFN-γ 50mg/m^2 体表面积，皮下注射，每周 2 次。

五、转诊

免疫缺陷病的诊断和治疗涉及较多的免疫发育、免疫评估和特异性治疗等专业知识，一般基层医院缺乏相关的专业评估措施，因此对疑似或明确的原发性免疫缺陷患儿均需要转诊到相应的专科进行诊断和治疗

（符青松 黄循斌）

第三节　新生儿疫苗接种

我国目前开展的新生儿期疫苗接种主要是乙肝疫苗和卡介苗。疫苗对人体是一种异物,部分过敏体质儿可发生过敏反应,减毒活疫苗对免疫功能低下的人群还可能引起疫苗性感染,发生严重的临床表现。因此,需严格掌握新生儿疫苗接种适应证、禁忌证。

一、乙肝疫苗

母婴传播是乙型肝炎病毒(hepatitis B virus,HBV)感染的主要途径,30%~50% 的慢性乙型肝炎患者通过母婴传播途径感染。研究发现,新生儿期感染 HBV 慢性化转归比例为 80%~90%。因此,阻断母婴传播是控制乙型肝炎流行和降低 HBV 感染后危害的必要手段。

(一) 接种时间

1. 正常体重新生儿

(1) 母亲 HBsAg(-):新生儿在出生后 24 小时内接种第 1 剂次 10μg 乙肝疫苗,间隔 1 个月和 6 个月分别接种第 2 和第 3 剂次 10μg 乙肝疫苗。

(2) 母亲 HBsAg(+):新生儿在出生后 12 小时注射 HBIG(剂量 ≥ 100U),同时在不同部位接种 10μg 酵母或 20μg CHO 乙肝疫苗,间隔 1 个月和 6 个月分别接种第 2 和第 3 剂次 10μg 酵母或 20μg CHO 乙肝疫苗。

新生儿在出生 12 小时内注 HBIG 和乙型肝炎疫苗后,可接受 HBsAg(+)母亲的哺乳。

(3) 如果孕妇分娩前 HBsAg 情况不明:应尽快抽血进行化验。当测试结果未知时,新生儿在出生后 12 小时内接种第 1 剂 10μg 酵母或 20μg CHO 乙肝疫苗,暂不注射 HBIG。一旦化验结果证实母亲为 HBsAg(+),新生儿应在出生后 7 天内尽早注射 HBIG(剂量 ≥ 100U)。间隔 1 个月和 6 个月分别接种第 2 和第 3 剂次 10μg 酵母或 20μg CHO 乙肝疫苗。

2. 早产儿、低出生体重儿

(1) 母亲 HBsAg(-)：应在生命体征平稳后尽早接种第 1 剂乙肝疫苗。间隔 1 个月和 6 个月分别接种第 2 和第 3 剂次 10μg 乙肝疫苗。

(2) 母亲 HBsAg(+) 或 HBsAg 的情况未知时：在出生后 12 小时内注射 HBIG(剂量 ≥ 100U)，同时在不同部位接种 10μg 酵母或 20μg CHO 乙肝疫苗，然而，在出生时接种的疫苗剂次不应计算在必需的 3 剂次程序内。在 1 月龄时按"0-1-6"程序重新接种 3 剂次 10μg 酵母或 20μg CHO 乙肝疫苗，即 1 月龄、2 月龄和 7 月龄分别接种第 1、第 2 和第 3 剂次乙肝疫苗。

(二) 接种部位

乙肝疫苗在右上臂三角肌处肌内注射，HBIG 在大腿前外侧中部肌内注射。

(三) 接种后无应答的处理

全程接种乙肝疫苗后，绝大多数接种者体内可产生高滴度的保护性抗体。但由于免疫功能低下或其他原因，少数接种者对疫苗接种无应答。建议 HBsAg(+) 母亲所生新生儿在 9~12 月龄时(完成乙肝疫苗全程免疫 1~2 个月后)检测 HBsAg 和抗 -HBs，若 HbsAg(-)、抗 -HBs<10mU/ml，再按"0-1-6"程序接种 3 剂次 10μg 酵母或 20μg CHO 乙肝疫苗。

二、卡介苗

(一) 接种时间和部位

严格执行我国疫苗接种计划规定，对胎龄 ≥ 37 周且出生体重 ≥ 2 500g 的新生儿出生 24 小时内进行卡介苗接种，接种部位在左上臂三角肌中部略下处皮内注射。未接种卡介苗的早产儿在出生 3 个月内满足校正胎龄和体重要求后可直接进行接种；3 月龄 ~3 岁儿童 PPD 试验阴性者，应予补种。≥ 4 岁儿童不予补种。

(二) 接种后效果评估

卡介苗接种的阳性反应是接种后 2 周左右在注射部位出现红斑和丘疹，8~12 周左右伴随着溃疡和愈合形成卡疤。已接种卡介苗的儿童,即使卡疤未形成也不再予以补种。

（三）卡介苗接种不良反应

1. 新生儿出现疫苗诱发的化脓性淋巴腺炎风险较高,因此应严格掌握新生儿接种剂量。

2. 有时在接种部位的同侧还会发生颈部、锁骨上或腋窝下淋巴结的肿大,如果肿大的直径不超过 10mm,属于正常反应,不需特殊处理;如果红肿直径超过 10mm 且处理无好转,则应及时处理。

三、疫苗接种的禁忌证

疫苗接种的禁忌证是免疫功能缺陷。疫苗分为完全灭活的死疫苗和减毒活疫苗,只要是完全灭活的死疫苗都可以按期注射;减毒活疫苗只有三种:水痘、脊髓灰质炎、麻风腮,这三种可等待病情稳定后再接种。

（黄循斌）

第四节 新生儿红斑狼疮

新生儿红斑狼疮(neonatal lupus erythematosus,NLE)是一种被动性获得性免疫疾病,与母体的自身抗体通过胎盘进入胎儿体内有关。NLE 患儿母亲多患有 SLE、干燥综合征等,也可在产前无任何临床症状,而产后因新生儿疾病发现。

NLE 是一种少见的新生儿免疫性疾病,男女比例约 1:2.3,病死率 5.6%,合并心脏病变者病死率明显升高。

一、发病机制

主要是母体内与 SLE 相关的自身抗体(如抗 SS-A 或抗 SS-B 抗体)在孕期第 12~16 周经胎盘传递给胎儿,与胎儿组织发生交叉反应引起损伤有关。

母体的 IgG 在孕期最后 3 个月通过胎盘,等到足月出生时新生儿体内 IgG 的浓度与母体的 IgG 相等。尽管有上述这些情况,母体的自身抗体很少使胎儿致病。大多数患儿不出现临床症状,而体内的自身抗体在生后数周至数月消失。部分患儿由于母体的自身抗体生后即出现短暂的皮肤及血液改变和持续的心脏异常等。

二、临床表现

大多数患儿不出现临床症状,而体内的自身抗体在生后数周至数月消失。部分患儿由于母体的自身抗体生后即出现短暂的皮肤及血液改变和持续的心脏异常等。

1. **皮疹**　特征为:鳞屑状和环形红斑,似盘状狼疮,可见于头顶、面部、躯干和四肢。多于出生后数小时或数天内出现,通常持续数周后消退,消退后不遗留任何痕迹。

2. **血液系统**　溶血性贫血、白细胞减少和 / 或血小板减少、肝脾大、Coombs 试验阳性。

3. **心脏损害**　是 NLE 的突出表现,也是造成患儿死亡的主要原因,常包括电生理异常、心肌病或心肌炎、结构性心脏病,其中先天性心脏传导阻滞(CCHB)是新生儿狼疮的最严重的表现,可于孕期第 22 周发生,引起胎儿心动过缓而导致心力衰竭。胎儿发生 CCHB 与母体内存在抗 SSA/Ro 和 SSB/La 抗体密切相关。

4. **肝脏损害**　主要表现为转氨酶升高,严重者可有肝功能衰竭。

三、实验室检查

1. **血常规**　可出现暂时性的白细胞减少或血小板减少。
2. **免疫学检查**　抗 SS-A、抗 SS-B 阳性有诊断意义。
3. **心电图检查**　提示心动过缓,各种形式的传导阻滞。
4. **心脏彩超**　可伴有心内膜弹力纤维增生症或动脉导管未闭、大动脉转位等。

四、诊断标准

1. 新生儿先天性完全性心脏传导阻滞伴母亲或 / 和新生儿抗 SSA/Ro 和 / 或抗 SSB/La 抗体阳性。

2. 经皮肤科专家或 / 和组织病理学确定的与 NLE 相关的皮肤损害,伴抗 SSA/Ro 和 / 或抗 SSB/La 抗体阳性。

满足上述任一条可诊断为 NLE。

五、治疗

1. 暂时性狼疮综合征很少需要药物治疗。有皮损的患儿需要避免日光照射,必要时可外用激素。

2. 合并房室传导阻滞、血小板明显减低及肝功能损伤者,可应用短疗程(2~4 周)激素疗法,如泼尼松 0.5~1mg/(kg·d)口服或静脉滴注激素。尚可用丙种球蛋白 0.5~1.0g/(kg·d)静脉滴注,连用 3~5 天(其目的是封闭抗体)。67% 的心动过缓失代偿患儿需要植入起搏器。

六、预后

1. 暂时性狼疮综合征预后良好,呈自限性,皮损和自身抗体一般在出生后 6 个月内自行消退。研究显示,12%NLE 患儿可在儿童期发展为自身免疫性疾病,如幼年类风湿关节炎等。

2. 有心脏传导阻滞者预后较差,死亡率为 20%~30%。

七、转诊

暂时性狼疮综合征很少需要药物治疗,一般无需转诊,但合并房室传导阻滞需要植入起搏器时,需转诊到心血管专科医院诊治。

(符青松 黄循斌)

参考文献

1. 王晓川 . 儿童临床免疫功能评价 . 实用儿科临床杂志,2008,23(21):1635-1638.

2. 邵肖梅,叶鸿瑁,丘小汕 . 实用新生儿学 .5 版 . 北京:人民卫生出版社,2019 :984-985.

3. 王卫平,孙锟,常立文,等 . 儿科学 .9 版 . 北京:人民卫生出版社,2018 :140.

4. Rennie JM. 罗伯顿新生儿学. 4 版. 刘锦纷, 主译. 北京: 北京大学医学出版社, 2009: 1085-1089.

5. 孙金峤, 王晓川. 固有免疫缺陷病. 中国实用儿科杂志, 2015, 30 (9): 661-665.

6. Hamer DH, Sempe'rtegui F, Estrella B, et al. Micronutrient deficiencies are associated with impaired immune response and higher burden of respiratory infections in elderly Ecuadorians. J Nutr, 2009, 139: 113-119.

7. Cunningham-Rundles S, McNeeley DF, Moon A. Mechanisms of nutrient modulation of the immune response. J Allergy Clin Immunol, 2005, 115: 1119-1128.

8. 中国妇幼保健协会新生儿保健专业委员会, 中国医师协会新生儿科医师分会. 新生儿期疫苗接种及相关问题建议. 中华新生儿科杂志, 2017, 32 (2): 161-164.

9. 中华医学会妇产科学分会产科学组. 乙型肝炎病毒母婴传播预防临床指南 (第 1 版). 中华妇产科杂志, 2013, 48 (2): 151-154.

10. 广东省疾病预防控制中心. 广东省乙型病毒性肝炎疫苗接种指引 (试行). 华南预防医学, 2013, 39 (1): 92-94.

11. 汤伟, 钟丹妮. 母亲系统性红斑狼疮新生儿 66 例临床病例分析. 中华新生儿科杂志 (中英文), 2017, 32 (3): 205-208.

12. 杨春燕, 秦道刚, 张学东. 新生儿红斑狼疮八例临床分析. 中华新生儿科杂志, 2018, 33 (2): 128-130.

第十八章 皮肤疾病

第一节 色素失禁症

色素失禁症（incontinentia pigmenti, IP）是一种少见的外胚层异常复合性遗传综合征，除有特征性皮肤改变外，可伴眼、骨骼和中枢神经系统畸形和异常。

一、病因

是一种 X 连锁显性遗传病，与 X 染色体 Xq28 上 *NEMO* 基因突变有关。主要为女性发病，男女之比为 1∶20。因为异常基因在性染色体上，女性因存在另一个正常的 X 染色体基因可将其覆盖，故症状表现不严重，而男性仅有一个 X 染色体，因而病变表现严重，多半于胎儿期死亡。少数幸存男孩，其染色体核型为 47, XXY。

二、临床表现

（一）皮肤改变

1. **红斑水疱期** 常发生于出生时或 2 周内，表现为红斑、丘疹、水疱形成，呈线状分布，见于四肢，成批出现，每批持续数天或数月，随后演变为疣状皮疹。疱液无细菌，有大量嗜酸性粒细胞。

2. **疣状增生期** 皮损发生于 2~6 周，可见疣状皮疹呈线性排列于手和足背，持续数周或数月，随后出现色素沉着。

3. **色素沉着期** 皮损发生于 12~26 周，可见蓝灰色或大理石色色素沉着，呈漩涡状分布，消退后不留瘢痕，或仅有淡脱色斑。

（二）其他系统受累表现

1. 神经系统受累 表现有惊厥、智力和运动发育落后、小头畸形、小脑共济失调、偏瘫、损害性脑病、脑炎和脑梗死。

2. 眼部 视网膜剥离、增生性视网膜病变、晶状体后纤维化、白内障和睫状体萎缩是常见的眼部问题。

三、实验室检查

1. 血常规 有白细胞和嗜酸性粒细胞增多，但非特异性。

2. 皮肤病理活检 可见嗜酸性粒细胞浸润。

3. 眼底检查 评估是否存在眼部异常。

4. 颅脑 MR 检查 多无特异性表现。

5. 基因检查 有条件的可进行基因检查，常有 *NEMO* 基因突变。

四、诊断标准

1. 无阳性家族史者 至少需要 1 条主要指标及 1 条次要指标支持诊断。

（1）主要指标：①典型新生儿期红斑、水疱，水疱内含嗜酸性粒细胞；②典型躯干部线状色素沉着；③皮肤线状萎缩或毛发受损。

（2）次要指标：①牙齿异常；②秃发；③羊毛样卷发；④指甲异常。

2. 有阳性家族史者 有 1 条临床指标即可确诊：①典型皮疹史；②色素沉着；③皮肤毛发损害；④秃顶；⑤牙齿异常；⑥视网膜病变；⑦多次妊娠男胎流产证据。

五、治疗

本病尚无特异性治疗。皮肤病变大多能自然消退，水疱期可外用炉甘石洗剂、莫匹罗星软膏等保护性油膏，预防感染。皮质激素类药物无效。伴随的秃发、牙、眼和中枢神经系统的变化呈不可逆性，有些可作相应对症治疗。随访：①所有患儿在出生后 1 年内进行神经系统结构和功能的动态评估，常行颅脑 B 超、脑电图检查。②所有患儿尤其是皮损较广泛者必须在新生儿期进行眼科评估并随访，当有视网

膜病变的早期表现时,冷冻或激光治疗能够阻断病情进展,随访时间
3 年。

六、转诊

色素失禁症表现不典型,容易和其他皮肤疾病混淆,且多累及中
枢神经系统,对不能进一步明确诊断的疑似患儿或不能进行详细评估
的患儿需要转诊到上级医院就诊。

(尹兆青)

第二节　大疱性表皮松解症

大疱性表皮松解症(epidermolysis bullosa,EB)是一种极为少见的
以皮肤和黏膜疱疹为主要特征的遗传性疾病,男女均可发病。其主要
表现为皮肤受压或轻微摩擦后即出现大小不等的水疱或血疱,以四肢
关节等受外力影响的部位多见。根据表皮松解形成裂隙的部位分为
三型:单纯型、交界型和营养不良型。

一、病因

真皮 - 表皮交界区内编码蛋白的不同基因发生突变是 EB 发病的
基础,单纯型主要为常染色体显性遗传;营养不良型可表现为常染色
体显性或隐性遗传;交界型为常染色体隐性遗传。

二、临床表现

1. **单纯型**　本型较常见,一般多在生后 24 小时内起病,属于常染
色体显性遗传,发病率约为 1/5 万,发病部位多在易受摩擦处,主要为
清澈紧张的大疱或血疱,尼氏征阴性,疱破糜烂,迅速痊愈,不留瘢痕。

2. **营养不良型**　本型患儿往往有明确家族史,在生后 1~28 天内
发病,受压部位易出现水疱,多伴有血疱,尼氏征常阳性,疱疹脱落后
易留瘢痕,可伴有指甲营养障碍。

3. **交界型**　本型较严重,预后差,易出现呼吸道黏膜剥脱,导致呼

吸困难,呼吸暂停,需要呼吸机辅助通气;部分可侵犯消化道,导致患儿发生腹胀、便秘、腹泻、拒奶、恶心、呕吐、口腔发疱、糜烂;侵犯泌尿系统,发生包茎,阴囊发亮水肿,阴道狭窄,疱疹反复发生,易留瘢痕,可伴有营养不良及贫血。

三、诊断

本病主要特征为皮肤受压或摩擦后即可引起大疱。根据病理(电镜、组织化学和免疫荧光法)进行分型。也可进行基因检测进一步明确突变位点,进行遗传咨询。目前可进行基因诊断并分型,可预测远期预后。

四、治疗

1. **保护创面,无菌操作** 将患儿裸体置入消毒暖箱内,给予合适的温度和湿度,暴露创面,勤换衬垫,保持皮肤干燥。

2. **皮肤护理,预防感染** ①每天采用大盆盛装 38~40℃温水,将患儿放入盆中,进行全身浸泡清洗,清洗后对腐败痂皮要彻底清除;②出现水疱时,可挑破水疱,防止水疱进一步增大;③预防和治疗继发性感染,保护创面清洁,可外用莫匹罗星软膏。

3. **皮肤外用药的应用**

(1)创面修复生物胶:具有提高修复质量,抑制瘢痕形成;提供细菌阻挡层,高效抗感染;促进细胞及胞外基质生长,明显加速创面愈合;快速止血镇痛;有效控制组织渗出液等功效。每天 3~4 次,涂药前先用生理盐水清洗患处后。

(2)重组牛碱性成纤维细胞生长因子:可促进表皮生长,促进创面修复。将药液直接喷于清创后的伤患处,每天 1 次,每次 150AU/cm^3。

4. **全身治疗** 广泛而严重皮损,可酌情口服皮质类固醇,起效后逐渐减量,不宜长期使用。单纯型和营养不良型用大剂量维生素 E(每天 50mg,肌内注射或每天 300mg 口服)可减轻症状。交界型可短期内使用肾上腺皮质激素缓解症状。

5. **并发症的处理** 如呼吸暂停给呼吸机人工通气治疗,病情严重可适当使用肾上腺皮质激素。

五、预后

1. 单纯型的皮损最轻,愈后一般不留瘢痕。

2. 营养不良型的皮损重,愈合遗留明显的瘢痕,可造成指间皮肤粘连、张口困难等后遗症。

3. 交界型由于生后就有大面积皮损、糜烂,大多数在 2 岁内死亡。

六、转诊

大疱性表皮松解症鉴别诊断较为复杂,且皮肤护理需要专业的人员。对疑似患儿或明确诊断的患儿需要转诊到上级医院就诊。

（尹兆青）

第三节 血 管 瘤

血管瘤多见于头部、颈部皮肤,以枕部的鲜红斑痣最常见,但黏膜、肝脏、脑和肌肉等任何脏器也可发生。血管瘤常在新生儿期出现,可随人体长大而增大,部分血管瘤颜色逐渐变淡而消失,较广泛的皮损区常终生持续存在。

血管瘤伴血小板减少综合征（Kasabach-Merritt syndrome,KMS）是血管瘤的严重并发症,属于先天性脉管畸形,常发生于 6 个月以内的婴儿。由于大量血液滞留在血管瘤内,严重消耗血小板、凝血因子和纤维蛋白原,导致血小板减少,出现一系列局部及全身症状,甚至有 DIC 的表现。

一、临床表现

1. **单纯痣（斑状血管瘤）** 扁平粉红色斑状,可见于枕部、眼睑和眉间。这是新生儿最常见血管病变,发生率在 30%~40%。除了颈项病变,大多在 1 岁时缓解。

559

2. 红葡萄酒样痣 又名毛细血管扩张痣。暗红色或青红色斑片,边缘不整,不高出皮面,压之易褪色;可发生于任何部位,出生时颜色淡,随年龄增长颜色加深;可逐渐增大,面部病变的增长速度超过其他部位,较大或广泛的皮损常终生持续存在。组织病理切片检查示真皮上、中部群集的、扩张的毛细血管及成熟的内皮细胞,但无内皮细胞增生。

3. 毛细血管瘤 又名草莓状血管瘤。呈扁平状、鲜红色,界线清晰,稍高出皮面,压之不褪色。毛细血管瘤好发于头颈部,通常不在出生时出现,而是在生后数周内出现,数月内增大,生长迅速,甚至可达数厘米。组织病理切片检查可见增生的毛细血管及大而多层的内皮细胞。

4. 海绵状血管瘤 海绵状血管瘤是指由众多薄壁血管组成的海绵状异常血管团。一般较大,多位于皮下,通常表现为一个大的、囊状的、边界不清的红色固定团块,存在于身体任何部位。组织病理切片检查可见广泛扩张的、壁薄的、大而不规则的血管腔,内皮细胞很少增生,其外模增厚,形成纤维性厚层。

附:胎斑:是平坦、蓝或蓝灰色、边界不清的皮肤改变,多位于骶骨处。多在4岁左右消失。

二、辅助检查

1. 瘤体彩超检查,特别是大脏器 B 超,明确是否存在肝脏等受累,面部血管瘤(三叉神经分布区域)应进行头颅影像学检查,除外颅内血管瘤。

2. **血常规** 较大的或存在肝脏血管瘤的患儿应进行血常规检查。

3. **凝血功能** 面积较大的血管瘤应进行凝血功能检查,可异常。

三、治疗

1. **内科治疗** 口服普萘洛尔,可以减少血管瘤的发展。

2. **外科治疗**　手术切除血管瘤；硬化剂局部注射法；放射疗法；液态氮冷冻疗法；介入栓塞局部封闭疗法及激素疗法。

3. **血管瘤伴血小板减少综合征**　①纠正凝血功能异常：可输注新鲜血浆、全血或血小板；②合并 DIC：可使用肝素，每次 50U/kg，每 6~8 小时 1 次，持续用药 3~5 天；③激素治疗：氢化可的松每天 4~5mg/kg 或地塞米松每天 1~2mg/kg，静脉给药，视情况减量、停用；④应用放射治疗：局部照射每次 0.5~1Gy；⑤部分血管瘤经介入治疗有效。

四、转诊

1. 面部血管瘤合并颅内病变者。

2. 血管瘤合并血小板减少症。

3. 较大面积血管瘤需要药物治疗者。

（尹兆青）

第四节　感染性皮肤疾病

一、葡萄球菌性烫伤样皮肤综合征

葡萄球菌性烫伤样皮肤综合征（staphylococcal scalded skin syndrome, SSSS）主要特征为全身泛发性暗红色红斑，其上表皮起皱，表现为松弛性大疱及大面积表皮剥脱。主要由凝固酶阳性噬菌体 II 组 71 型和 55 型金黄色葡萄球菌感染所致。该细菌可产生表皮松解素，使表皮细胞间桥粒溶解而出现尼科利斯基征阳性。

（一）临床表现

多发生在生后 1~5 周，起病突然，皮疹最先见于面部，尤其是口周和颈部。皮肤表面呈烫伤状发红，并出现松弛水疱，其上表皮起皱，尼克斯基征阳性（稍用力擦表层皮肤即大片剥脱）。可伴有发热、呕吐、腹泻等全身症状。合并症有蜂窝织炎、肺炎和败血症等。一般经过 7~14 天痊愈，严重者可发生休克、中枢感染、死亡等。

（二）诊断

主要依赖于临床表现,鼻腔、结膜、咽部、脐拭子金黄色葡萄球菌培养阳性支持诊断。

（三）治疗

1. 加强护理和支持疗法,注意水和电解质平衡。

2. **抗感染治疗** 宜用耐青霉素酶的药物如氯唑西林、苯唑西林等。

3. **局部用药** 外用 2% 莫匹罗星软膏,每天 2 次;局部用碱性成纤维细胞生长因子促进皮肤生长。

4. **糖皮质激素** 关于激素的应用意见不一,禁止单独使用激素。因激素可导致免疫抑制,单独使用非但无益,反而有害。但也有人主张在早期应用抗生素同时可合并用激素,以减轻细菌的毒素作用。

5. 严重感染患儿可给予静脉滴注丙种球蛋白增强机体抗感染能力。

6. **一旦确诊建议尽快转往上级医院治疗**

二、新生儿脓疱疮

新生儿脓疱疮（impetigo neonatorum）是发生在新生儿中的一种以周围红晕不显著的薄壁水脓疱为特点的葡萄球菌感染。通常由凝固酶阳性金黄色葡萄球菌引起,80% 为嗜菌体 II 组,其中 60% 为 71 型。此外还可由 B 族链球菌（GBS）感染引起。

（一）临床表现

多于生后 4~10 天发病。皮肤出现周围红晕不显著的薄壁水脓疱。初期可无全身症状,随后可有发热,严重者可并发菌血症、肺炎、肾炎或脑膜炎。痂皮脱落后遗留暂时性的棕色斑疹,消退后不留痕迹。

（二）辅助检查

1. **血常规 +CRP** 白细胞计数和中性粒细胞增高。CRP:常升高。

2. 疱液培养、脐分泌物培养（与血培养细菌一样才有意义）。

3. 血培养。

（三）治疗

1. 注意患儿皮肤清洁卫生。

2. **抗感染** 及早给予有效的抗生素,如苯唑西林、氨苄西林。

3. **局部治疗** 无菌消毒后可刺破脓疱,用 0.05% 的依沙吖啶溶液或 0.1% 呋喃西林溶液湿敷或清洗创面。皮损无脓液时可用莫匹罗星软膏(外涂患处,每天 3 次,5 天一个疗程) 或 0.5% 新霉素软膏涂抹。

4. 大多不需要转诊。对于存在金葡菌败血症的患儿治疗效果不理想可考虑转诊。

三、疖肿

疖肿是人体皮肤单个毛囊或皮脂腺因细菌感染引起的急性化脓性感染,感染后形成较大块的红色肿物。病原菌主要是金黄色葡萄球菌,其次为白色葡萄球菌和溶血性链球菌感染。皮肤擦伤、糜烂、溃疡等均有利于细菌在皮肤表面的定植、繁殖、感染。其他的诱因包括机体抵抗力低下、皮脂腺分泌过旺、营养不良、贫血和长期使用激素等。

（一）临床表现

疖肿多发生在人体受压的部位和油脂分泌旺盛的部位,易发生于人体的头、面、颈、腋和臀等部位。

初起为毛囊性的炎症丘疹,后逐渐增大,呈红色的硬性的结节,有疼痛或压痛。经过 2~3 天后,结节化脓,坏死,形成脓肿,中央有坏死的脓栓,脓栓破溃以后,排出脓液、脓栓和坏死组织,脓肿消退,1~2 周内行成瘢痕,痊愈。

（二）实验室检查

1. 血常规、CRP、PCT 评估感染严重程度。

2. 血培养评估是否存在血行感染。

（三）治疗

1. **局部治疗**

(1)早期损害可外用抗菌药物包括莫匹罗星软膏、夫西地酸乳膏、复方多黏菌素 B 软膏和鱼石脂软膏(不得用于破溃处)等,外涂患处,每天 2 次,5 天一个疗程。

(2)辅以温热敷可促进皮损成熟、引流和症状的减轻;紫外线、红外线、超短波等治疗对缓解炎症均有效。

2. 全身治疗 局部治疗无效时可静脉使用抗菌药物。常用 β- 内酰胺类抗菌药物,最好根据细菌药敏试验来选择抗菌药物。

3. 外科治疗 早期皮损和急性炎症期应避免切开,当疖已局限化和有波动感后,可切开排脓引流。

4. 合并蜂窝织炎、皮下坏疽、筋膜炎需转诊。

四、新生儿湿疹合并感染

新生儿湿疹(neonatal infant eczema)是一种婴儿常见的内外因素引起的变态反应所导致的慢性复发性过敏性皮肤炎症性疾病。严重的可合并感染,导致败血症。

(一)临床表现

多对称分布,为密集的粟粒大小的小丘疹、丘疱疹或小水疱。基底潮红,可见渗出及小糜烂面,境界不清。因瘙痒而烦躁,夜间哭闹。易继发细菌感染,并形成疱疹。

(二)治疗

1. 恢复和保持皮肤屏障功能,纠正皮肤干燥 使用温水(37℃)沐浴,时间尽量控制在 15 分钟内。不要用刺激性沐浴露,洗澡后应立即擦干身体,即刻使用适用于敏感肌的润肤乳,以保持皮肤的水合状态,保护屏障功能进而减轻瘙痒症状。

2. 外用激素 对于中、重度湿疹,外用激素是首选。常用丁酸氢化可的松乳膏(尤卓尔),为不含卤素的中效皮质类固醇。外涂患处,每天 2 次,以 5~7 天为宜。如果同时使用两种以上的药膏,每种药膏之间涂抹的时间间隔 30 分钟以上。

3. 合并细菌或真菌感染的湿疹 需要联用抗感染的药膏,如莫匹罗星软膏治疗细菌感染,曲安奈德益康唑乳膏治疗真菌感染。

(三)转诊

多不需要转诊,严重湿疹治疗效果不好者需要转诊除外其他可能的皮肤疾病或全身性疾病的皮肤表现如免疫缺陷病。

（尹兆青）

第五节　静脉外渗及炎症反应

一、预防

1. 每小时检查并记录输液部位的完整性。

2. 周围静脉输液浓度不超过 12.5%。

3. 尽可能用中心静脉输升压药及其他高危药物。

二、治疗

1. 如发生炎症或外渗，立即停止输液，抬高肢体。不要热敷或冷敷，以免进一步损伤。应尽早用药，不超过损伤后 12~24 小时。

2. 用生理盐水稀释透明质酸酶至 150U/ml，治疗高渗或碱性液外渗。在损伤部位周围用 25 号或 27 号针头分 5 点分别皮下注射 0.2ml，每次换针头。

3. 用生理盐水稀释酚妥拉明至 1mg/ml，治疗血管收缩药（如多巴胺、肾上腺素、多巴酚丁胺）外渗。在损伤部位周围用 25 号或 27 号针头分 5 点分别皮下注射 0.2ml，每次换针头。

4. **钙剂渗漏**　钙剂外渗造成的肿胀，可用 50% 硫酸镁湿热敷，利用硫酸镁的高渗作用，促进局部组织水肿的消退；已形成硬肿时理疗可以促进硬肿消退。

（尹兆青）

参考文献

1. Demirel N, Aydin M, Zenciroglu A, et al. Incontinentia Pigmenti With Encephalocele in a Neonate: A Rare Association. J Child Neurol, 2009, 24: 495-499.

2. Price-Douglas W, Diehl-Svrjcek B. Epidermolysis Bullosa. A case study in

transport, treatment and care. Adv Neonatal Care, 2007, 7: 289-294.

3. Haveman LM, Fleer A, de Vries LS, et al. Congenital staphylococcal scalded skin syndrome in a premature infant. Acta Paediatr, 2004, 93 (12): 1661-1662.

4. Kline A, O, Donnell E. Group B streptococcus as a cause of neonatal bullous skin lesions. Pediatr Infect Dis J, 1993, 12: 165-166.

5. 邵肖梅, 叶鸿瑁, 丘小汕. 实用新生儿学. 5 版. 北京: 人民卫生出版社, 2019: 1013.

第十九章 新生儿外科疾病

第一节 新生儿呼吸系统外科疾病

一、先天性膈疝

先天性膈疝(congenital diaphragmatic hernia)是指腹腔内部分脏器通过先天发育不全的膈肌缺损(Bochdalek 孔)处进入胸腔,左侧多见,疝入物最常见为小肠。

（一）临床表现

大多数患儿在生后几小时即表现为明显的呼吸窘迫。因腹部所容纳的胃肠较少而表现为舟状腹,听诊可发现患侧呼吸音减弱。少数患儿可无临床表现,特别是食管裂孔疝或胸骨后型疝。

（二）临床分型

1. **后外侧型膈疝** 为最多见并且最重的一种,又称胸腹裂孔疝,多见于左侧,常伴有肠旋转不良、先天性心脏病及肺发育不良。本型多无疝囊,发病时间多在出生后 6 小时内,临床表现为生后即出现呼吸窘迫、呼吸困难、发绀等。

2. **胸骨后型膈疝** 即前膈疝,较少见。常见右侧或双侧,多有疝囊,疝入胸腔的内容物,症状轻。

3. **食管裂孔疝** 分为食管裂孔滑动疝和食管旁疝,前者较多见,在生长过程中可自行消失;食管旁疝一般不出现症状,但是有胃底部分胃疝入胸腔或发生扭转疝至膈上,可出现梗阻、消化道出血等症状。

（三）辅助检查

1. 超声检查 是一种可靠的产前诊断手段。

2. 胸片检查 可明确诊断,胸片上在一侧胸部可见充气的肠段,纵隔移向对侧,对侧肺组织受压等表现。

（四）治疗

1. 气管插管 产前明确诊断或出生后疑似诊断的患儿分娩后应立即气管插管。禁忌复苏囊面罩通气。插管后需立即留置胃管。必须仔细调整呼吸机(首选高频振荡通气),维持低峰压以避免对侧肺损伤或破裂。

2. 表面活性物质 先天性膈疝患儿肺泡表面活性物质缺乏的,因此,替代治疗有效。

3. 外科矫正手术 一旦明确诊断,应尽早手术治疗,回纳胸腔内的肠段,修复膈缺损。

（五）预后

本病预后取决于以下两个因素:①肺发育不全的程度;②有无合并其他畸形。

（六）转诊

手术治疗是唯一的方法,膈疝修补术在新生儿期是较为复杂的手术,且术前管理与预后有关。因此下列情况应及时转诊:①原因不明的呼吸困难患儿且呼吸支持效果不好的患儿;②明确膈疝呼吸支持不理想的患儿;③存在肺动脉高压,治疗效果不理想者;④不具备手术条件的。

二、先天性膈膨升

先天性膈膨升(eventration of the diaphragm)是指横膈张力异常降低而导致横膈异常升高的疾病。由于膈膨升的程度不同,临床出现症状的时间不同,有些患儿甚至无临床症状。可表现为单侧或双侧、完全性或部分性。左侧比右侧多见。

（一）临床表现

1. 表现为明显的呼吸急促,哭闹和吸吮时呼吸困难加重,甚至发绀。

2. **反复肺部感染的病史**　因患侧肺受压,常诱发肺炎,拍 X 线片检查时可发现。

3. 后天性膈膨升者可发生呼吸窘迫,有明显的难产或产伤。

(二) 辅助检查

1. **X 线立位平片**　可见一侧横膈明显抬高,膈的弧度光滑不中断,其下方为胃影,透视下可观察膈肌有矛盾运动情况。

2. **CT 三维重建**　若 X 线平片膈肌显示不清,不能与膈疝分辨,可行此检查。

3. **合并其他脏器损伤**　如果有合并其他脏器损伤的证据如神经损伤、声音嘶哑、吞咽困难、肌张力异常,应进行相关检查除外继发性膈神经或膈肌损伤导致的膈膨升。

(三) 治疗

1. 横膈抬高仅 1~2 肋间、无明显膈肌矛盾呼吸运动的患儿可暂不手术。

2. 患儿呼吸困难或反复肺部感染,X 线提示膈肌位置抬高达 3~4 肋间,肺组织严重受压,有矛盾运动时需要手术治疗。手术方式为膈肌折叠术。

3. 需要手术干预而不具备手术条件的应转诊到上级医院治疗。

4. 大多预后良好,治疗后大多数患儿可获得正常的生长发育。如果为继发性膈膨升,预后与原发病有关。

三、先天性食管闭锁

先天性食管闭锁(congenital atresia of esophagus)以食管上段闭锁、下段有瘘管与气管相通的类型最为常见,约占 86%。约 50% 患儿伴有其他先天畸形。

(一) 临床表现

1. 出生后唾液过多,表现为泡沫从口腔、鼻腔溢出。

2. 典型表现为患儿第一次进食后出现呛咳、呼吸困难及发绀,抽出口腔及呼吸道分泌物后症状缓解,再次进食时反复出现。

3. 反复肺炎发作,表现为呼吸急促、两肺可闻及细湿啰音。

4. 50%以上伴发其他畸形　心脏、肛肠、脊柱、肾脏、四肢异常。

(二) 辅助检查

1. 产前超声检查　可有胎儿胃泡小或无,孕中晚期羊水过多。

2. X 线平片　插鼻胃管在离鼻腔 10~12cm 处折返,则提示导管达到食管盲端。

3. 食管造影　可用少量(1~2ml)泛影葡胺或碘油行食管造影诊断。注意:不行吞钡检查,以防误吸造成钡肺。

4. 纤维支气管镜检查　有条件者可于术前行此检查以了解气管瘘位置及数量。

(三) 治疗

1. 置导管至食管盲端持续吸引,清除口咽分泌物。

2. 患儿体位抬高到 30°~40°,保暖,静脉补液等。

3. 如果出现呼吸窘迫,为避免出现或加重腹胀,应气管插管而非面罩加压通气。气管插管后注意观察腹部情况,有无腹胀,是否气管食管瘘。

4. 体重超过 1 500g,无肺炎等情况应争取尽早行食管端端吻合术。根据食管两断端距离,选择一期手术或分期手术。

(四) 并发症

术后可发生胃食管反流、食管狭窄和气管软化等,也可发生声带麻痹、乳糜胸等。

(五) 预后

手术治疗效果与食管闭锁的类型、出生体重(<1.5kg)、伴发畸形和肺炎的严重程度等因素有关。

(六) 转诊

下列情况应及时转诊,早期手术效果相对较好。①明确诊断不能进行手术干预的患儿;②体重较小,端端距离较远的患儿,尽可能转到更有经验的医院治疗;③术后出现其他并发症如不能脱离呼吸机、吻合口瘘、食管狭窄等并发症。

四、先天性肺部畸形

（一）先天性肺叶气肿

先天性肺叶气肿（congenital lobar emphysema）是指肺叶或肺段肺泡的过度充气。可能与支气管发育过程中阻塞或软骨发育异常有关，支气管外压迫也可导致支气管狭窄或阻塞导致肺叶气肿。

1. **临床表现**　1/3 病例出生后即刻发病，50% 发生在出生后 1 个月，仅 5% 在出生后 6 个月发病，男多于女，常见于双肺上叶（以左上肺叶最多见），其次为右肺中叶，下叶少见。小气囊可能无症状或仅有轻微症状。大气囊可引起纵隔移位压迫对侧肺组织而致严重呼吸窘迫。

症状进展极快，表现为进行性呼吸困难、吸气和呼气性哮鸣音、心动过速、发绀等，体征有：胸廓不对称，患侧胸廓饱胀，叩诊呈清音、呼吸音减弱，气管、纵隔健侧移位，类似气胸。迟发症状为反复呼吸道感染。查体：患侧胸廓膨隆，叩诊反响增强，听诊呼吸音减弱，可能闻及喘鸣音或啰音。

2. **辅助检查**　①胸部 X 线：受累肺叶过度膨胀，体积增大，透亮度增加，内可见稀少纤细肺纹理。同时相邻肺叶受压致压迫性肺不张。纵隔心脏向健侧推移，有纵隔疝形成。②胸部增强 CT：有助于显示压迫支气管的异常肺动静脉以及先天性心脏病。

3. **治疗**　①小的无症状气肿可观察其变化；②气管插管对正常肺组织选择性通气 6~12 小时，可对气肿肺叶减压；③可用支气管镜清除任何阻塞物质或破坏支气管源囊肿，如果失败，考虑手术切除；④如果症状明显需要支气管镜检查或手术治疗，医院不具备条件应转诊。

（二）肺隔离症

肺隔离症是一种先天畸形，指没有功能的胚胎性及囊肿性肺组织。胚胎期部分肺组织与主体肺分离单独发育，形成囊性肿块，接受体循环供血，但不具有肺的功能。隔离肺组织内支气管若与机体支气管系统相通，则会发生反复的局部感染。

1. **分类**　分为叶内型和叶外型。叶内型较常见，从同叶的肺组织分离出来,与周围正常的肺组织有共同的胸膜包裹,血液供应来自主动脉大分支,静脉回流入肺静脉;叶外型位于脏层胸膜外,是从其他肺叶分离出来,常位于左肺下叶与膈肌之间或膈下有单独的胸膜包裹,血液供应来自主动脉小分支,静脉回流入奇静脉。

2. 临床表现　①叶内型:左侧多于右侧,90%以上病变位于下肺,临床特征为反复肺部感染。②叶外型:左侧是右侧的2倍以上,70%以上病变位于下叶与膈肌间。50%的病例伴有其他畸形,包括30%的有先天性膈疝等膈肌病变,其他有肺畸形、结肠畸形和心脏畸形。多无临床症状,常因合并其他畸形而被发现。

3. 辅助检查　①产前检查:产前超声检查可以诊断隔离肺;②胸部平片:典型改变为反复胸片显示持续性的左下肺不透亮影,一般不含气体,除非感染;③胸部增强CT:能显示异常的供血动脉,更清晰地显示实质改变,成为诊断本病的重要方法。

4. 治疗　①叶内型隔离肺与支气管相通,常合并反复感染应予切除。②叶外型常伴同侧胸内其他畸形需手术的,可同时处理。无症状可以观察,但有恶变的报道,最好手术切除。③患儿需要手术治疗医院不具备条件者应转上级医院干预。

(三)先天性肺囊肿

先天性肺囊肿是先天性肺囊性病变的一种,是胚胎早期肺芽支气管树发育障碍,远端肺实质成分的小堆细胞与肺芽分离而发展形成。可分为支气管源性、肺泡源性和混合型肺囊肿3种。支气管源性囊肿多位于纵隔,肺泡源性囊肿多位于肺周围部分,位于肺实质内。约5%合并其他肺畸形,最常见者为隔离肺。

1. 临床表现　①囊肿小者:可无症状,仅于胸部X线片检查时偶然发现。一旦囊性病变与小支气管沟通,引起继发感染或张力性气囊肿。②压迫症状:因囊肿压迫肺组织而产生咳嗽以及不同程度的呼吸困难等症状。③感染症状:出现高热、咳嗽等反复肺部感染的症状。④囊肿破溃:出现张力性气胸、呼吸困难、发绀等症状。

2. 辅助检查　X线检查:①孤立性液性囊肿:呈一界限清晰的圆形致密阴影;②孤立性含气囊肿:呈一圆形或椭圆形薄壁的透亮空洞

阴影,大者可占据半个胸腔;③多发性囊肿:可见多个环形空腔或蜂窝状阴影分布在一个肺叶内。胸部 CT:观察囊肿的数目、分布、大小,可与肿瘤鉴别。

3. **治疗**　①不论年龄大小,应在控制感染的情况下手术治疗,否则易发生反复感染,以致严重胸膜粘连。②肺叶边缘的囊肿可做囊肿剥离术;肺叶中部的囊肿则需做肺叶切除术,一般效果良好。③需要手术治疗医院不具备条件者尽快转诊上级医院。

(李自席　尹兆青)

第二节　新生儿消化系统外科疾病

一、新生儿胃穿孔

新生儿胃穿孔(neonatal gastric perforation)分为原发性和继发性胃穿孔,原发性胃穿孔较少见,但病情严重,病死率较高。主要因胚胎发育异常所致胃壁肌层先天性缺损,多位于胃大弯近贲门部。继发性胃穿孔少见,可因胃壁局部缺血、胃内高压、产伤窒息致胃壁应激性溃疡引起。

(一) 临床表现

大多数在生后 5 天内发病,早产儿多见或有缺氧、窒息史。

1. 穿孔前或穿孔早期为激惹、躁动,呕吐、拒奶、哭声无力,呕物可呈咖啡色。

2. 穿孔后突然出现腹胀并进展迅速,呼吸窘迫,全身情况迅速恶化,出现一些休克的表现。

3. 腹部高度膨隆,腹壁静脉怒张,肠鸣音消失。

(二) 实验室及辅助检查

1. **血常规与 CRP**　白细胞计数升高,约 1/3 患儿中性粒细胞和血小板计数低于正常;CRP 升高。

2. **腹腔穿刺**　可有浑浊、牛奶样或蛋花样渗液,穿刺液培养多有细菌生长。

3. X线胸腹立位平片　可见横膈升高,膈下大量游离气体,胃泡影消失。

(三) 治疗

1. **术前准备**　胃肠减压,维持内环境稳定,应用抗生素,必要时腹腔穿刺减压。

2. 尽早手术修补穿孔,并引流腹腔。

3. 预后取决于就诊时间、发病至手术时间。

(四) 转诊

新生儿胃穿孔后大量酸性分泌物进入,导致严重腹膜炎和炎症反应,可出现休克等表现,下列情况应尽快转诊:①明确存在胃穿孔,但医院不能进行手术治疗者;②转诊前应积极治疗包括抗感染、维持水电解质平衡、纠正休克等。

二、先天性肥厚性幽门狭窄

先天性肥厚性幽门狭窄(congenital hypertrophic pyloric stenosis)是由于幽门环肌增生肥厚,使幽门管狭窄而引起的上消化道不完全性肠梗阻。

(一) 临床表现

1. **喷射性呕吐**　生后 2~3 周开始呕吐,呕吐为非胆汁性、喷射性、进行性加重,患儿有饥饿感。

2. **右上腹肿块**　右上腹肝脏下缘腹直肌外侧可扪及橄榄大小质地坚硬的幽门肿块,此为本病特有的体征。

3. **胃蠕动波**　从左上腹向右上腹移动。

4. **水电解质紊乱**　慢性脱水、低钾低氯性碱中毒。

(二) 辅助检查

1. **超声检查**　首选检查,幽门肌厚度 ≥ 3mm,幽门直径 >10mm,幽门管长度 >20mm,胃内容通过受阻。

2. **上消化道造影**　常用稀钡或泛影葡胺,检查后应用胃管吸出造影剂,并用温生理盐水洗胃,防止呕吐和误吸。特征是:胃扩张、胃蠕动增强、幽门管细长如线状、双轨样或鸟嘴状,胃排空延迟。

3. **血生化**　大量胃液丢失,造成电解质紊乱,表现为低氯性碱中毒和低钾、低钠。

（三）治疗

1. 内科治疗仅限于早期临床表现轻微者,奶前 15 分钟口服阿托品等解痉剂。

2. **手术治疗**　幽门环肌切开术为治疗本病的最佳方法。

3. 当地医院不能手术者应尽快转诊,转诊前应积极纠正水电解质紊乱。

4. 本病手术治疗效果良好。

三、环状胰腺

环状胰腺（annular pancreas）是指胰腺组织呈环状或钳状包绕压迫十二指肠降段,造成十二指肠不同程度的梗阻。

（一）临床表现

1. 常有羊水过多病史,大多数为小于胎龄儿。

2. **呕吐**　其出现时间视十二指肠梗阻程度而定,压迫明显者在新生儿期即出现呕吐症状,呕吐为持续性,逐渐加重,多含胆汁。高位的呕吐物也可以不含胆汁。

3. **胎粪**　一般生后有正常胎粪排出。

4. 可见上腹部腹胀。

（二）辅助检查

1. **腹部平片**　典型的征象是"双泡征",下腹致密气少。

2. **上消化道造影**　可见十二指肠球部及降部上段扩张,降段以下呈线形狭窄,钡剂排空延迟。

3. **腹部 B 超**　可见梗阻近端十二指肠扩张,胰腺环形包绕十二指肠。

（三）治疗

手术是唯一治疗方法,确诊后应尽早手术治疗。当地医院不具备手术条件者应转上级医院治疗。治愈后远期效果好。疑似该病不具备诊断手段或不具备治疗手段应尽快转诊。

四、先天性肠旋转不良

先天性肠旋转不良（congenital malrotation of intestine）指胚胎期某种因素影响正常的肠旋转运动而使肠管位置变异所引起的肠梗阻。本病常合并中肠扭转，延误诊治可致大量肠坏死。

（一）临床表现

1. 绝大多数生后 24 小时内均有正常胎粪排出，开始呕吐后便量减少或便秘。

2. 生后 3~5 天开始呕吐，每次喂奶后不久即吐出，呕吐物含有胆汁。

3. 腹胀不严重，多限于上腹部。

4. 部分病例出现血便，提示中肠扭转可能。

（二）辅助检查

1. **腹部正位片**　显示胃和十二指肠扩大，且有液平面呈双泡征，小肠内仅有少量气体甚至完全无气体。

2. **腹部超声（肠管、肠腔血管）或腹部增强 CT**　了解肠系膜上动、静脉血管位置关系，可以诊断肠旋转不良。

3. **上消化道造影（造影剂为碘海醇或泛影葡胺）**　可显示十二指肠梗阻或不全梗阻征象，无正常十二指肠框，小肠位于一侧。

4. **下消化道造影（造影剂为钡剂）**　显示结肠框及回盲部位置异常（盲肠位于右上腹部或上腹中部），有确诊意义。

（三）诊断

凡新生儿期有高位肠梗阻症状，呕吐物含大量胆汁，曾有正常胎便排出，应怀疑有本病的可能。如症状为间歇性，更应考虑本病。如同时出现胃肠道出血者，应想到中肠扭转。

（四）治疗

绝大多数须手术治疗，如果合并腹胀、便血和腹膜刺激征时，提示有肠扭转，需急诊手术。早期诊治的患儿预后良好，肠扭转术后可发生短肠综合征，需长期营养支持。

（五）转诊

肠旋转不良伴肠扭转需要马上处理。下列情况应转诊：①高度怀疑肠旋转不良，不具备诊断条件或手术条件者；②发生肠扭转的患儿如果转诊需要静脉补液、监测循环，给予扩容、输血等治疗基础上尽快转诊；③术后出现短肠者需要转诊到有治疗经验的医院。

五、肠闭锁及肠狭窄

肠闭锁（intestinal atresia）和肠狭窄（intestinal stenosis）是新生儿肠梗阻中常见的先天性消化道畸形。闭锁多于狭窄，发生部位以回肠最多，十二指肠次之。狭窄多见于十二指肠。

（一）临床表现

1. **呕吐**　出生后数小时即有频繁呕吐，闭锁部位越高，出现越早，进行性加重，呕吐胆汁样或粪便样液体。

2. **腹胀**　一般闭锁的位置越高、就诊时间越早，腹胀程度越轻，反之则越重。

3. **无胎粪排出**　生后无正常胎粪排出是肠闭锁的重要表现。有的仅排出少量灰白色或青灰色黏液样物。

（二）辅助检查

1. **孕末期超声**　产前超声诊断小肠闭锁很有价值，母亲有羊水过多。

2. **腹部平片**　腹部立位平片中，高位小肠闭锁时可见"三泡征"或数个液平面。低位小肠闭锁则显示较多扩张肠袢和液平面。侧位片中可见结肠及直肠内无气体。

（三）治疗

手术为唯一治疗方法，确诊后尽早手术。不能手术的患儿尽快转诊。术前应禁食、补液、维持电解质平衡。多数患儿预后良好。对于疑诊或确诊患儿不具备手术治疗条件者应转诊。

六、胎粪性腹膜炎

胎粪性腹膜炎（meconium peritonitis）是指胎儿肠管因某种病变穿

孔后胎粪外溢所引起的腹腔化学性炎症。凡能引起胎儿肠梗阻的疾病都可能使梗阻以上肠管扩张穿孔。

(一) 临床表现

出生即有肠梗阻症状,表现呕吐及顽固便秘,腹部膨隆,腹壁可见肠型,指检或一般灌肠不能引出多量胎粪。90% 的胎粪性肠梗阻患儿伴有囊性纤维化病,因此对于此类患儿要行囊性纤维化病相关的检查。

(二) 辅助检查

1. **腹部平片** 见小肠充气而结肠细小,右下腹可见到胎粪结块的阴影、间以不规则气泡影,状如海绵或肥皂泡样,并可见钙化影。

2. **腹部超声检查** 可见钙化灶的特殊影像。

(三) 治疗

1. 病情轻的不完全性肠梗阻或不合并有腹膜炎征象的患儿,首先应即刻采用非手术方法处理:如禁食、胃肠减压、输液及纠正酸碱失衡和静脉应用抗生素等,同时密切观察病情,必要时重复腹部 X 线和超声检查。

2. 如有气腹、腹膜炎或 / 和完全性肠梗阻时应积极准备,尽早手术治疗。

3. **转诊** ①不具备手术者;②出现感染循环障碍的患儿应在维持血压基础上转诊;③肠坏死广泛术后短肠者。

七、先天性巨结肠

先天性巨结肠(congenital megacolon)是由于直肠或结肠远端无神经节细胞而发生痉挛性收缩,丧失蠕动和排便功能,使近端结肠蓄便、积气,而继发扩张、肥厚,逐渐形成巨结肠改变。

(一) 类型

临床上根据病变肠管的长度和累及范围分为:

1. **短段型** 无神经节细胞段仅限于直肠。

2. **常见型** 无神经节细胞段自肛门向上至乙状结肠远端。

3. **长短型** 无神经节细胞段可包括乙状结肠近端、降结肠、横结肠甚至升结肠。

4. **全结肠型** 无神经节细胞段包括整个结肠及末端回肠。

(二) 临床表现

1. **不排胎粪或胎粪排出延迟** 90% 以上患儿出生后 24 小时内无胎粪,胎粪开始排出或排空时间均推迟。在足月儿中超过 48 小时的胎粪排出延迟应该提示有先天性巨结肠的可能。

2. **腹胀** 出现进行性的腹胀。

3. **呕吐** 呕吐随梗阻程度加重而逐渐明显,甚至吐出胆汁或粪液。

4. **肠梗阻** 多为低位、不完全性,有时可发展成为完全性。

直肠检查典型地显示出紧紧收缩的肛门直肠部,手指回抽以后可伴有暴发性地排出大便和气体。先天性巨结肠的小肠结肠炎是一个严重的潜在致死性并发症。

5. **坏死性小肠结肠炎表现** 发生坏死性小肠结肠炎的患儿除腹部症状和体征外,可伴有败血症的临床表现如发热、休克等症状,炎症指标增高。

(三) 辅助检查

1. **直肠活体检查** 在距肛门 4cm 处,用吸引切割法,取出小米粒大小包括黏膜下层的直肠黏膜,用乙酰胆碱酯酶染色,进行直肠黏膜组织化学检查,可见大量增粗的乙酰胆碱酯酶神经纤维(正常几乎看不到)。确诊率达 94.6%。

2. **下消化道造影(碘海醇或钡剂)** 常用碘海醇灌肠,所用药物浓度为用水稀释至约 6mg/ml,用量按体重一次 15~20ml/kg 稀释液,自肛门经肛管低压注入适量碘海醇混悬液后摄片,可见直肠、乙状结肠远端狭窄,乙状结肠近端及横结肠有明显的扩张,24 小时后复查仍有造影剂滞留。

3. **腹部平片** 结肠低位肠梗阻的征象,近端结肠扩张,缺少直肠气体阴影。全结肠型者仅表现小肠淤张。

4. **直肠肛门测压** 有无静息压异常,有无抑制反射引出。

5. **败血症临床表现者** 存在败血症临床表现的患儿应进行血培

养、血常规和炎症指标检查。

（四）治疗

1. 保持每天排便　口服润肠剂,如乳果糖,每天 5ml;也可用开塞露刺激肛门括约肌,诱发排便。

2. 灌肠治疗　是有效而可靠的维持排便方法,每天用温生理盐水反复灌肠,导管的插入深度需超过痉挛段,每次 15~20ml/kg,多次来回冲洗,每次排出量要与注入量相等,同时按摩腹部,使粪便、气体不断排出。灌肠后如腹胀不改善,应保留肛管排气。

3. 扩肛治疗　每天采用特殊的扩张器扩张痉挛狭窄肠段一次,待小儿 3 个月 ~1 岁再作根治手术。

4. 手术治疗　目的是切除病变段和扩张段,把发育成熟的神经节细胞肠管吻合在齿状线上 0.5~1cm。根据患儿情况实施肠造瘘或根治术。

5. 结肠炎　禁食、胃肠减压、灌肠和广谱抗生素。

6. 随访　术后 3~6 个月扩肛,排便训练,外科门诊复诊。

（五）转诊

出现下列情况应考虑转诊:①明确诊断内科保守治疗无效,不具备手术条件的;②存在败血症休克等表现的,转诊前应进行治疗,维持循环和水电解质平衡;③疑似巨结肠,不具备诊断条件或不能明确诊断者。

八、胆道闭锁

胆道闭锁(biliary atresia)是一种肝内外胆管出现阻塞并可导致淤胆性肝硬化,而最终发生肝功能衰竭的疾患。病因不明。一般认为与宫内病毒感染,肝内肝管炎症继发梗阻及先天性胆道发育畸形有关。

（一）分型

1. 肝内型者　可见到小肝管排列不整齐、狭窄或闭锁。

2. 肝外型者　为任何部位肝管或胆总管狭窄闭锁或完全缺如。

（二）临床表现

1. 常在生后 1~3 周出现黄疸,持续不退,并进行性加重。

2. 胎粪可呈墨绿色,但生后不久即排灰白色便。严重病例由于肠黏膜上皮细胞可渗出胆红素,而使灰白色粪便外表染成浅黄色。

3. 肝脏进行性肿大,逐渐变硬。多数有脾大,晚期发生腹水。

4. 早期患儿食欲尚可,营养状况大都尚好;晚期由于脂肪及脂溶性维生素吸收障碍,体质逐渐虚弱,可因维生素 A、D、K 缺乏而引起眼干燥症、佝偻病及出血倾向。

（三）辅助检查

1. **胆红素代谢障碍** 以直接胆红素升高为主,直接胆红素 / 总胆红素的比值 >20%。

2. **肝酶异常** 在肝细胞受损时,肝细胞膜通透性增加,胞质内的 ALT 与 AST 释放入血浆,致使血清 ALT 与 AST 的酶活性升高。

3. **γ- 谷氨酰胺转移酶（GGT）** 胆道闭锁的病例升高明显（GGT>300U/L 时诊断 BA 敏感度为 70.0%,特异度提高为 88.1%;GGT>603.5U/L 时特异度高达 97.0%)。

4. **血清胆汁酸（TBA）** 早期即可升高（TBA>10μmol/L)。

5. **碱性磷酸酶（ALP）** 肝脏合成的 ALP 释放到血液中,从胆汁中排出。各种肝内、外胆管阻塞性疾病,其排泄受阻,致使血清中明显 ALP 升高。

6. **血浆低密度脂蛋白 -X（LP-X）测定** >5 000mg/L 则胆道闭锁可能性大。

7. **超声显像检查** 可探知肝脏增大,见不到正常的左右肝管及胆总管。往往探不到胆囊或仅为萎小的胆囊,但如探得胆囊也不能完全除外胆道闭锁。因术中探查胆囊内往往为灰白色透明的液体而非胆汁。

8. **肝胆放射性核素扫描** 肝胆核素扫描:利用肝细胞具有排泄功能,静脉注射 ^{99m}Tc 标志乙酰基替苯胺亚氨二醋酸（IDA）类化合物,与肝细胞膜上的阴离子结合膜载体结合,进入肝细胞内,再与细胞内的受体蛋白结合,分泌入毛细胆管,最后经胆道系统进入肠道。正常情况下,注射化合物 10 分钟后,肝外胆管和肠道相继显影。出现胆道阻塞时,可经肾途径排出。胆管闭锁患儿 24 小时也不见肠道显影。肝胆核素扫描诊断胆管闭锁特异性高,但有时会将新生儿肝炎误诊为胆管闭锁,其主要原因为胆红素水平过高,胆汁黏稠、肝细胞受损、水肿以及胆道的炎症与水肿,使胆道梗死,也会表现为肠道 24 小时仍不显影,此时可误诊为胆管闭锁。为减少误诊,应于进行检查前口服苯巴比妥钠 5mg/(kg·d),用药 5 天以上,增加胆汁排出。

9. **肝穿刺病理组织检查**　婴儿肝炎、肝脏以细胞病变为主,小叶结构紊乱,有细胞坏死,巨细胞变和门脉炎症。胆道闭锁主要为胆小管明显增生和胆栓形成,门脉区纤维化,有少数标本亦可见到巨细胞。

10. **十二指肠引流液中胆红素测定**　本方法原理是胆道闭锁患儿胆汁不能进入消化道,十二指肠液中不含胆色素。此法可获 90% 确诊率,有助于胆道闭锁的早期诊断。

(四) 治疗

1. 诊断或不能排除胆道闭锁者,建议生后 60 天内手术探查。90 天后肝损害不可逆转。

2. 手术(葛西氏手术)是治愈的唯一方式,假如不手术,大多数患儿将在 1 年内因为肝衰竭而死。

3. **肝移植**　适用于肝内胆道完全闭锁、已发生肝硬化和施行 Kasai 手术后无效的患儿。

4. 早期诊断和治疗者预后较好,有报道存活 14~23 年。凡超过 12~13 周,则预后恶劣。

(五) 转诊

由于胆道闭锁预后与诊断和手术治疗时间有关。因此应尽可能早期诊断早期手术。如果不具备诊断条件应最快转移到可明确诊断和治疗的中心。

(李自席　尹兆青)

第三节　先天性腹壁、脐疾病

一、腹裂畸形

腹裂是胚胎期体腔形成过程中，脐旁一侧皱襞发育不全或停滞，致使腹腔内容物自缺损处疝出。缺损常位于脐的右侧。有正常脐带，有纵向长 2~3cm 腹壁缺损、肠管经裂口突出于腹腔外，没有囊膜覆盖。产前超声诊断，有利于生后治疗。

生后立即将肠管用生理盐水纱布覆盖疝囊，后用 Kling 纱布固定在腹部。静脉应用广谱抗生素。禁食并胃肠减压。本症可行一期或分期腹壁修补术。腹裂手术较为复杂，建议尽快转诊。

二、脐膨出

脐膨出是指腹部内容物膨出于脐带基底部，肠管被腹膜覆盖，脐部位置居中。25%~40% 脐膨出伴其他的畸形，如染色体异常、先天性膈疝和心脏畸形。囊膜完整者手术治疗可稍延后，用浸过络合碘的纱布垫覆盖膨出的囊膜，每天更换 1 次，直至囊膜变干变硬。大的脐膨出均需要手术治疗，不具备条件者应尽快转诊。

三、脐疝

脐疝是由于脐部的浅筋膜缺陷而使得腹部的内容物突出所致。脐环直径在 2cm 以下者，一般无需外科手术修补，随着脐部筋膜缺损的逐步闭合约 95% 在 1 岁内自行修复。

四、先天性脐尿管畸形

先天性脐尿管畸形是指胎儿出生后脐尿管未闭锁或仅部分闭锁，形成脐尿管瘘、脐尿管囊肿、脐尿管窦道和膀胱顶部憩室等畸形，是常见的脐部疾病。脐尿管瘘：脐部有清亮的尿液流出，在哭闹、咳嗽时明显。脐尿管囊肿：下腹正中部位可扪及包块，合并感染者则有局部肿痛、发热。经瘘口造影(排尿性膀胱尿道造影一般可见脐尿管瘘)和腹部超声可协助诊断。对于脐尿管瘘,一旦诊断明确应尽快手术切除全部瘘管。脐尿管囊肿患儿诊断后应行囊肿切除术,如有急性感染者,先进行抗感染治疗,待炎症消退后再行囊肿切除术。不能进行手术治疗的应尽快转诊。

五、转诊

1. 疑似患儿需要进一步明确诊断者。

2. 确诊患儿不具备手术条件者。

(李自席　尹兆青)

第四节　外生殖器疾病

一、新生儿睾丸扭转

1. 新生儿期发生的睾丸扭转多在睾丸鞘膜外,病因是睾丸系带固定不全,使睾丸扭转坏死。约72%的新生儿睾丸扭转发生在宫内,多数病例伴有先天性睾丸发育不全。

2. 出生时或生后不久即出现阴囊肿大呈蓝紫色,为不透明肿块。睾丸、附睾肿大且界限不清,睾丸触痛明显或质硬,睾丸位置升高。

3. 多普勒彩超可显示患侧睾丸无血管回声信号。

4. 绝大多数出生时已经坏死,即使手术也不能补救。但只要有近期扭转可能,也在4~6小时内进行急诊手术探查纠正扭转。扭转时间超过10小时的约有1/2的病例睾丸功能丧失。

5. 不能明确诊断或不具备治疗条件者应尽快转诊。

二、睾丸未降

睾丸未降(隐睾)发生率在早产儿约33%,足月儿3%。绝大多数隐睾可于腹股沟区或阴囊上口处扪及,对于扪不到的隐睾可采用超声波或 CT 检查协助诊断。部分隐睾可在生后 3 个月下降,1 岁以后下降概率明显减少,应用激素或手术治疗。如果没有伴随腹股沟斜疝,可在 1~2 岁时再进行外科矫正。

三、尿道下裂

尿道下裂是一种发育异常,尿道末端的开口在阴茎下方或会阴部,而正常的位置是在阴茎末端。这些患儿有很高的隐睾发生率。严重的尿道下裂与假两性畸形混淆。手术年龄一般在一岁以后。不具备手术条件者应尽快转诊。

四、腹股沟斜疝和鞘膜积液

腹股沟斜疝和鞘膜积液均是由于腹股沟管未闭引起的。

1. **腹股沟斜疝** 腹股沟管内环的开口太大,在腹压增高时,可使一段肠祥从腹腔挤入腹股沟管。男性多于女性,右侧多于左侧,单侧多于双侧。腹股沟区可复性包块,小包块位于腹股沟管外环处,大者可突入阴囊内。站立、哭闹、活动时出现,安静、平卧时消失。包块质软,有弹性,上界不清,透过试验阴性,按压肿块消失,复位时可闻"咕噜"声。腹股沟斜疝在生后 1 年内有 5%~15% 可能发生钳闭,因此,若患儿一般情况允许可早期行外科修补。

> 附:嵌顿性腹股沟斜疝:是指腹腔脏器进入疝囊后不能还纳而停留在疝囊内形成。

2. **鞘膜积液** 腹股沟管比较狭窄,肠管无法突入,但是腹膜液可沿着狭窄的腹股沟管流入并在阴囊积聚,透光试验阳性。不用特殊治疗,常可自行吸收,因为腹股沟管的闭锁会在生后继续进行。如果持续超过 6~12 个月可进行外科修补。

(李自席　尹兆青)

第五节 新生儿常见肿瘤

一、神经母细胞瘤

1. **定义** 神经母细胞瘤是来源于未分化的交感神经节细胞,因此凡是具有胚胎性交感神经节细胞的部位都可以发生,通常位于肾上腺和腹膜后,是最常见的先天性肿瘤。

2. **临床表现** 典型的表现为肋下缘发现坚硬而固定的不规则肿块。少数肿块可超越中线进入下腹部。

3. **辅助检查**

(1)24小时尿儿茶酚胺检查。

(2)腹部平片:可见肿瘤内的钙化点。

(3)超声检查:肿物常有细砂砾样钙化,侵犯周围大血管和脏器。

4. **治疗** 小婴儿的神经母细胞瘤恶性程度远较年长儿低,应积极治疗。

二、先天性中胚叶肾瘤

1. **定义** 先天性中胚叶肾瘤(CMN)来源于继发的中胚层,因此不能形成上皮结构,一般情况下为良性病变,是一种少见的梭形细胞瘤,好发于新生儿或婴儿早期的肾肿瘤。

2. **临床表现** CMN是以无腹痛及血尿的腹部包块为主要临床表现。

3. **病理检查** CMN在镜下分为细胞型及平滑肌瘤型,平滑肌瘤型以梭形细胞为特征,细胞密度相对较低,少数至中等量的核分裂象,细胞型以排列致密的短梭形细胞伴有较多的核分裂象为特征,免疫组化染色,Vimentin(+),actin散在部分(+),desmin(-),CD34(-),WT1(-)。

4. **治疗** CMN大多数呈良性过程,它是肾脏的间充质错构瘤,并不包裹和浸润肾实质,也仅有少量报道有远处转移,手术完整切除加患侧肾脏切除是首选的治疗方案,局部复发主要是由于切除不完全所致。

三、婴儿型血管内皮细胞瘤

1. **定义**　婴儿型血管内皮瘤是婴儿肝脏血管肿瘤中最常见的类型,是良性肿瘤,常合并皮肤、脑、消化道及其他器官血管畸形。

2. **临床表现**　肝脏婴儿型血管内皮瘤特点为发病早,多在生后6个月以内,常以腹部包块就诊。

3. **辅助检查**

(1)MRI 的典型表现是:T_2 加权相通常示高信号加强病灶。

(2)B 超:首选检查,显示混杂信号肝肿瘤及大的引流肝静脉和近端扩张的腹主动脉。

4. **治疗**　肿瘤单发无症状者,可给予保守观察,待其自然消退。有症状者手术切除效果好于肝动脉结扎、栓塞和肝移植。

四、畸胎瘤

1. **定义**　畸胎瘤来源于 3 个胚层的肿瘤,主要位于骶尾部。

2. **临床表现**　表现为骶尾部外生型巨大肿块,偶尔会有位于骶骨前和腹膜后而表现为腹部肿块。

3. **辅助检查**

(1)B 超:首选检查,明确肿物部位、大小、囊实性、周围血管解剖关系等情况,有无肝转移和腹膜后淋巴结转移。

(2)MRI 检查:特别是骶尾部肿物,了解肿物与椎管的关系。

五、转诊

新生儿肿瘤早期诊断较为困难,相关的治疗包括化疗、放疗和手术治疗,因此治疗也较为复杂。一旦怀疑新生儿肿瘤应尽快转诊明确诊断。确诊的患儿不具备治疗条件者应尽快转诊。

(李自席　尹兆青)

参考文献

1. 倪鑫,沈颖,申昆玲,等.儿科治疗常规.北京:中国医药科技出版社,2019:459-482.

2. 倪鑫,陈永卫,齐宇洁,等.新生儿治疗常规.2版.北京:人民卫生出版社,2016:237-269.

3. 郑军,李月琴,王晓鹏.新生儿诊疗手册.天津:天津科技翻译出版公司,2011:548-559.

4. 祝秀丹,何乐健,陈幼荣,等.新生儿和小婴儿肝脏婴儿型血管内皮瘤的诊断治疗探讨.中国实用儿科杂志,2002,17(8):466-467.

5. 张志崇,李穗生,李作青,等.5例儿童先天性中胚叶肾瘤观察.中国肿瘤临床,2009,36(13):741-742.

6. 高解春,王耀平.现代小儿肿瘤学.上海:复旦大学出版社,2003:336.

7. 魏克伦,杨于嘉.新生儿学手册.5版.长沙:湖南科学技术出版社,2006:651-661.

第二十章 通气支持

第一节 新生儿氧疗

新生儿氧疗自1980年首次报道其能迅速改善患儿的缺氧状况,逐步发展成为急性和慢性呼吸功能不全以及手术麻醉期间的重要呼吸支持手段,包括传统氧疗、无创通气、加温加湿经鼻高流量给氧等。氧疗法的作用是提供足够浓度的氧,以提高血氧分压和血氧饱和度,从而保证组织的供氧,消除或减少缺氧对机体的不利影响。

一、氧疗指征

凡低氧血症以及有组织缺氧者,均为氧疗指征。但由于机体具有一定的代偿适应能力,氧疗在临床上仅用于缺氧较为显著并有临床症状者。临床指征包括:①发绀;②呼吸异常;③心血管功能不全以及各种原因所致休克;④严重贫血;⑤高热;⑥意识障碍;⑦心率过快。而血气分析指标,在吸入空气时,动脉血氧分压(PaO_2)<50mmHg,或经皮氧饱和度($TcSO_2$)<85% 者。

二、氧疗方法

(一) 传统氧疗

1. **鼻导管吸氧** 用硅胶导管置于鼻前庭。一般氧流量为0.3~1.0L/min,吸入氧浓度较低(约33%),适用于轻症患儿,临床上分鼻导管法和鼻塞法。鼻导管法又分:①鼻导管浅置法;②鼻导管深置法;③改良鼻导管法。

2. **面罩法** 包括简易面罩、非再呼吸性面罩、Venturi 面罩,适用于中重度缺氧。此方法由于氧气消耗量大,面罩不好固定,而且冷的气体持续吹面部易致新生儿低体温,不适用于早产儿。

3. **头罩给氧法** 将患儿头部置于头罩内吸氧,氧流量一般为5~8L/min,可使吸入氧浓度达 60% 以上。使用头罩给氧时,应注意以下问题:①最好通过空氧混合仪供给气体,氧浓度可根据患儿需要设置;②输入的气体应加温湿化,避免冷的气流导致患儿低体温,特别是当流量 >12L/min,易导致新生儿低体温;③为防止头罩内 CO_2 潴留,应给予足够的气流(流量至少 5L/min),同时保证头罩与患儿颈部之间留有适当空隙。该氧疗方法由于吸入氧浓度不能监控,且随着患儿体位变化或者头罩空隙大小而导致吸氧浓度不稳定,一般不用于早产儿氧疗。

4. **暖箱给氧** 将输氧管直接放入暖箱,FiO_2 可达头罩给氧浓度,不易发生 CO_2 积蓄,婴儿舒适,温度好调控,不影响头部操作。氧流量(LPM)与箱内氧浓度关系:2L/min——25%~30%;4L/min——30%~35%;6L/min——35%~40%。适用于需要暖箱保温的早产儿和低出生体重儿,但氧气浪费较为明显,随着临床操作导致暖箱门开合必然引起吸氧浓度不稳定,临床上需要监测吸入氧浓度。

(二)加温湿化的高流量鼻导管通气

高流量鼻导管氧疗(high-flow nasal cannula,HFNC)是指通过无需密闭的特制鼻塞或鼻导管直接将充分湿化和加温的高流量气体输送给患者的一种氧疗方式。国外部分医疗机构使用率甚至超过了70%。2013 版欧洲新生儿呼吸窘迫综合征防治指南推荐早产儿呼吸困难可以考虑使用 HFNC。HFNC 能够对吸入的氧气与空气很好地混合,调控好合适的吸氧浓度,然后进行加热,保证吸入端气体温度控制在 37℃,进行湿化,保证相对湿度维持在 100%。

1. **HFNC 的基本功能** ①稳定的吸氧浓度,改善氧合;②波动的低水平呼气末正压;③降低无效腔通气;④减少呼吸做功;⑤改善黏膜清除功能;⑥提高舒适度和依从性;⑦减少吸气相下腔静脉的塌陷;⑧并发症少。

2. HFNC 的主要不足 HFNC 产生的压力不能显示,无法预测,压力不稳定,若出现漏气易产生通气不足,患儿实际吸入的潮气量因漏气而明显低于预设值。对胎龄 <28 周早产儿 HFNC 的效果并不理想,可能存在一定风险。

3. 应用 HFNC 过程中注意事项 HFNC 不应被视为 nCPAP 的一种形式或替代,而是有本身独特特点的一种无创呼吸支持模式。基于目前的证据,推荐 HFNC 的应用方案中应注意以下几点:①HFNC 气流需加温加湿;②常用气流流量为 5~8L/min,最大流量可达 10L/min,当流量 ≤ 4L/min 时可以考虑试停,更低的流量,有效性存在疑问;③应用过程中,每 12~24 小时评估 1 次,可以按每次 1L/min 的速度下调流量;④若需要气流流量 >8L/min,则需要反复评价通气效果及可能带来的并发症;⑤应用 HFNC 需要制定明确的失败指征,如吸氧浓度增高,反复呼吸暂停,呼吸性酸中毒等;⑥按照鼻腔直径大小选择合适尺度的鼻导管,允许导管周围适当漏气;⑦及时清理口鼻分泌物,对于吞咽困难者、胃食管反流者需反复评估通气风险;⑧防止气流经口漏气明显而导致患儿通气不足;⑨留意体位的摆放,保持气道处于"鼻吸气位";⑩对于胎龄 <28 周早产儿,其应用需要进一步研究。

4. HFNC 的适应证 ①呼吸窘迫:气促、呼吸次数 >60 次/min、呻吟、三凹征;②需氧增加,或者常压给氧下血氧饱和度低于正常;③CO_2 潴留,血气分析提示 PCO_2 4~8kPa;④呼吸机拔管撤离失败,仍有呼吸做功增强的患儿;⑤NCPAP 导致鼻部受压损伤,但仍需呼吸支持者;⑥辅助 NCPAP 撤离(主要是超早产儿);

5. HFNC 的操作 如下:①安装湿化水罐,挂好水袋,尽可能将水袋挂高至少 50cm,并确保水罐中有水注入。②连接压力分歧阀,连接通气管路,连接温度探头和加热丝连接线。③打开水泵,预加热。④口鼻腔吸引,确保口鼻无分泌物。⑤选择合适的鼻塞或者鼻导管(测量双鼻孔中心间距)。⑥打开气源,调整空气及氧气压力 0.4MPa,双侧压力差 <0.1MPa。⑦调整空氧混合仪,选择合适的吸氧浓度。⑧调整气体流量,感应鼻导管出口是否气体喷出,随后关闭气体流量。⑨固定鼻导管,采用蝶式固定法或者脸颊双侧固定。鼻导管尽可能在

辐射台上或者温箱内,尽可能减少温差,使导管内冷凝水形成减少。⑩打开气源,调整流量,观察患儿呼吸情况及舒适度。

三、治疗目标

一般供氧浓度以能保持患儿的 PaO_2 50~80mmHg(早产儿50~70mmHg)和/或 $TcSO_2$ 90%~95%。

四、停止氧疗指征和步骤

1. **指征** 当病情好转时,表现为:①足月儿 PaO_2>80mmHg 或 $TcSO_2$>97%,应及时降低 FiO_2;②早产儿 PaO_2>70mmHg 或 $TcSO_2$>95%,应及时降低 FiO_2。

2. **步骤** ①当 FiO_2>0.6 时,按 0.1 梯度递减;②当 FiO_2 在 0.3~0.6 时,按 0.05 梯度递减;③当 FiO_2<0.3 时,按 0.01~0.02 梯度递减。

3. 临床实际操作中,亦出现由于医护人员观察不仔细,调节不及时,而出现用氧过度情况,此情况下氧浓度则可出现短时尽快下调,而不应拘泥于一般步骤。

五、并发症及注意事项

各种氧疗措施均应该评估患儿状态后,有用氧需求方可实施,使用不当可能带来危害。不管是何种方式,研究显示氧疗时间越长,吸氧浓度越高,动脉血氧分压越高,尤其是氧疗>15天、CPAP>7天、FiO_2>0.6 者,可能带来:①急性肺损伤:FiO_2>0.4 被认为对肺泡有毒性。新生儿肺发育未成熟,长时间高浓度吸氧会导致急性肺损伤,发生肺充血、水肿、渗出。②慢性肺损伤:长时间吸氧(即使是较低浓度)会导致慢性肺损伤,气道和肺泡发生充血、水肿、中性粒细胞渗出、炎性因子释放、成纤维细胞增生,最终发生支气管肺发育不良。③早产儿视网膜病:早产儿视网膜发育未成熟,长时间高浓度吸氧会增加视网膜病的发生率。④呼吸抑制:缺氧伴严重二氧化碳潴留者给予高浓度氧,消除了低氧对呼吸中枢的刺激作用。⑤无创通气带来的鼻中隔损伤、压迫性坏死、胃胀气等。⑥发生气胸、脱氮性肺不张等。

在氧疗过程中,还应注意以下几点:①密切监测 FiO_2、PaO_2 或 $TcSO_2$。在不同的呼吸支持水平,都应以最低的氧浓度维持 PaO_2 50~80mmHg,$TcSO_2$ 90%~95%。②凡是经过氧疗,符合眼科筛查标准的早产儿,应在出生后 4~6 周或矫正胎龄 32~34 周时进行眼科 ROP 筛查,以早期发现,早期治疗。③氧疗时需加用温化、湿化装置,减少对气道刺激,有利于气道分泌物排出。④对氧浓度需求高,长时间吸氧未改善,需积极查找病因,重新调整治疗方案。⑤更新氧疗知识和观念。

如何使新生儿特别是早产儿获得安全的氧疗,已成为治疗和护理早产儿时必须面对的问题。目前医护人员需要明白对早产儿不加限制地用氧将导致较多的危害,即使是因抢救和治疗需要用氧者也应采用合理的方式,予以合理的氧浓度及恰当的用氧时间,并对用氧过程进行监测,增强安全性,尽可能减少应用高浓度氧,避免长时间用氧或突然停用高浓度氧,减少用氧风险。

(魏某　周伟)

第二节　经鼻持续气道正压通气

经鼻持续气道正压通气(continuous positive airway pressure, CPAP)系用鼻塞或气管插管接婴儿呼吸机或专用 CPAP 装置进行辅助呼吸和氧疗的方法。CPAP 是对有自主呼吸的患儿,提供一定的压力水平,使整个呼吸周期内气道均保持正压的通气方式。吸气时气体易于进入肺内,减少呼吸功;呼气时可防止病变肺泡萎陷,增加功能残气量(functional residual capacity,FRC),改善肺泡通气/血流比值,改善肺部氧合,增加肺顺应性,从而升高 PaO_2。

一、临床应用

适用于有自主呼吸能力,肺泡功能残气量减少,肺顺应性降低的肺部疾病。临床上,用于 NRDS、新生儿肺炎、肺水肿、胎粪吸入综合征、早产儿呼吸暂停及呼吸机撤离后的过渡等,对于喉软化、支气管软化、气管软化亦有明显的改善呼吸作用。

（一）应用指征

1. 早产儿出现呼吸窘迫，表现为呼吸增快、三凹征、呻吟、发绀、激惹等，吸氧未见改善。

2. 呼吸窘迫并给予头罩吸氧时，$FiO_2 > 0.3$。

3. 头罩吸氧时，$FiO_2 > 0.4$，仍出现做功增强。

4. $FiO_2 > 0.5$，$PaO_2 < 50mmHg$ 或 $TcSO_2 < 85\%$。

5. 早产儿呼吸暂停。

6. 早期轻度 RDS，使用或未使用肺表面活性物质。

7. 胸片提示弥漫性细颗粒阴影、多发性肺不张、肺水肿、肺膨胀不全、毛玻璃样改变或者支气管充气征。

8. 机械通气患儿拔管后的过渡阶段。

（二）禁忌证

1. 呼吸心跳停止。

2. 无自主呼吸，或者自主呼吸弱。

3. 气道梗阻、上气道畸形、颌面部损伤、气道分泌物多。

4. 严重胃食管反流、吞咽障碍。

5. 昏迷、持续惊厥、频繁呕吐。

6. 呼吸肌麻痹。

7. 未经引流的气胸或者纵隔气肿。

8. 休克等严重血流动力学不稳定、严重低氧血症、酸中毒。

9. 严重腹胀，或者需严格胃肠减压，如上腹部术后等。

10. 鼻部局部损伤等不能耐受 CPAP 鼻塞、面罩装置等。

二、操作步骤

（一）参数调节

初始压力为 $4\sim6cmH_2O$，根据氧合情况可逐渐提高，临床使用中，可以在 $0\sim20cmH_2O$ 之间调节，有文献报道在早产儿慢性肺部疾病中，PEEP 有调节到 $25cmH_2O$ 者；FiO_2 应根据肺部氧合情况调节，尽可能使吸入氧浓度 $<40\%$，维持 $PaCO_2\ 40\sim55mmHg$，$PaO_2\ 50\sim70mmHg$。如

$PaCO_2$ 持续高于 60mmHg,应改为气管插管机械通气。

（二）撤离 CPAP

当 CPAP 压力为 3~5cmH$_2$O,FiO$_2$<30%,病情稳定及血气保持正常,可撤离 CPAP。

三、并发症

1. **气压伤** 气压伤包括气胸、纵隔气肿、间质性肺气肿和皮下气肿。CPAP 压力过高,肺泡过度膨胀,导致肺泡破裂,使气体沿着血管周围间隙扩散到肺间质、纵隔、胸腔、心包腔或皮下等部位,而发生气压伤。

2. **腹胀** 经鼻塞 CPAP 治疗的新生儿,由于容易吞入空气而引起腹胀,严重者可阻碍膈肌运动而对呼吸造成影响。为防止出现腹胀,可置胃管排气。

3. **鼻黏膜损伤** 因鼻塞固定过紧,压迫鼻黏膜而引起局部黏膜和皮肤损伤,应定时检查。

4. **二氧化碳潴留** 由于 CPAP 压力过高,呼吸道膨胀可导致过多的 CO_2 潴留。

5. **对循环的影响** 如 CPAP 压力过高,胸腔内的压力也随之增加,可使血流淤积在肺的毛细血管床中;肺过度膨胀也可以使肺血回流到右心室减少,引起心排血量减少,循环血液重新分配,肾脏血流量减少,出现尿量减少。但亦有文献报道 PEEP 升高 >15cmH$_2$O 者未发现右心排血量下降。

6. **脑压上升** 在 CPAP 使用过程中,颅内静脉压增高,脑压随之上升,早产儿生发层极易发生出血。

（魏 某 周 伟）

第三节 经鼻双水平气道正压通气

BiPAP 是一种用于辅助自主呼吸的压力限制、时间切换的无创通气模式,有同步和非同步两种模式,目前国内外应用的多为非同步模式。与 NIPPV 不同，BiPAP 并非提供叠加压力的辅助通气，而是交替提供两个压力水平（P_{high}，P_{low}），且在两种压力下新生儿均可自主呼吸，因此被称为双水平持续正压通气。P_{low} 相当于 nCPAP 的 PEEP，P_{high} 为第二级压力水平，两者之间的转换由设定时间决定（高压力水平时间 T_{high}），其使得新生儿气道压力及功能残气量在两个压力水平之间周期性转换。

由于自主呼吸参与整个通气过程，当自主呼吸程度不同时，BiPAP 承担着不同压力型通气模式的作用。在自主呼吸不恒定时，自主呼吸可随意和间断出现在高压和低压两个压力水平，达到自主呼吸与控制通气并存，增加通气量，提高人 - 机协调性。但保证自主呼吸与控制通气并存的基础是特殊的按需阀和呼气阀结构（即"伺服阀"产生稳定的双水平持续气流），以及呼气向吸气和吸气向呼气的双重触发机制（既可以按呼吸机的预设要求转换，也可以由患儿自主呼吸触发）。如果患儿完全没有自主呼吸，其相当于压力控制通气（PCV）；如患儿自主呼吸仅出现在 P_{low} 相，BiPAP 相当于间歇指令通气 IMV；只有当患儿的自主呼吸贯穿整个 P_{high} 相和 P_{low} 相时，才是真正意义上的 BiPAP；一旦患儿有稳定的自主呼吸，将 P_{high} 和 P_{low} 设置为相同数值时，又成了 nCPAP。

一、指征

适用于有自主呼吸、存在低氧血症及轻度高碳酸血症的患儿，应用指征介于 CPAP 与机械通气之间的一种无创性通气模式，应用指征可参与经鼻持续气道正压通气（nCAPA）。

二、参数设定

1. P_{Low} 与 CPAP 模式意义相同。设置范围 5~6cmH$_2$O。

2. P_{High} 根据 PEEP 值设定，至少高于 PEEP+3cmH$_2$O，设置范围 8~10cmH$_2$O。一般不超过 10cmH$_2$O。

3. Rate 一分钟内高低压转换的频率。设置范围 10~30 次 /min。

4. T_{High} 维持在高压平台（P_{High}）上自主呼吸时间，设置范围

0.5~1 秒。增加 T_{High}，增加维持高压的时间，维持肺泡扩张的时间延长。

5. I：E 维持高压的时间与维持低压时间的比值。

> 附：当 Rate 设置为 20 次 /min，周期为 3 秒，若设 T_{High} 为 1 秒，即可保证患儿在 P_{High} 上自主呼吸时间为 1 秒，在 P_{Low} 上自主呼吸时间为 2 秒。

三、参数调节

1. 促进氧合

（1）增加 P_{High} 或 P_{Low}：可扩张塌陷肺泡参与气体交换，增加 ΔP 可以降低呼吸做功。

（2）提高 T_{High}：增加维持高压的时间，维持肺泡扩张的时间延长。

（3）增加 FiO_2：根据患儿需要进行调节。

2. 促进通气、促进 CO_2 排出

（1）增加 P_{High}：扩张塌陷肺泡参与气体交换，增加 ΔP 可以降低呼吸做功。

（2）增加 Rate：作用不明显。

四、注意事项

此通气模式的优点在于允许自主呼吸和控制通气同时存在，避免了人 - 机协调性不良的缺点，气道压力稳定可减少肺损伤，而且对循环系统影响小，减少 V/Q 比值失调。此模式是多种通气模式的模糊总和，是"万能"通气模式，可用于从急性期到恢复期不同病情患儿的呼吸支持，恢复期应用可使患儿更容易撤机。

（魏 某 周 伟）

第四节 新生儿常频机械通气

机械通气的基本目的是促进有效的通气和气体交换,包括及时排出二氧化碳(CO_2)和充分摄入氧气(O_2),从而使血气结果保持在适当范围内。呼吸衰竭是导致新生儿死亡的主要原因之一,新生儿尤其低出生体重儿由于呼吸系统的解剖及生理功能不成熟,如潮气量小,吸气时气流速度慢,呼吸频率快,解剖无效腔相对大,中枢对呼吸驱动及调节功能不成熟,肺泡数量少,大小不一致,肺泡间缺乏侧支通路等使呼吸储备能力差。此外,早产儿呼吸窘迫综合征、宫内感染性肺炎、支气管肺发育不良、胎粪吸入综合征等以及围手术期的某些病理状态易遭受呼吸功能不全。先天性疾病如先天性膈疝、肺发育畸形等使新生儿需要呼吸支持的病例大大多于儿科其他系统所致的呼吸功能不全。因此,机械通气现已成为新生儿重症监护病房治疗新生儿呼吸衰竭最重要的方法。

一、机械通气的目的

机械通气是危重病患儿重要的生命支持手段,其目的主要包括以下几个方面:①改善通气功能,维持 PCO_2 在正常范围;②改善或维持动脉氧合,使动脉血氧饱和度 >90%(相当于 PaO_2>60mmHg);③减少呼吸功。

二、指征

1. **严重换气障碍** 在 FiO_2>0.6 时,PaO_2<50mmHg 或 $TcSO_2$<85%,CPAP 治疗无效,发绀型心脏病除外。

2. **严重通气障碍** $PaCO_2$>60~70mmHg 伴 pH<7.25(如患儿一般情况较差,$PaCO_2$>60mmHg,就改为机械通气,如一般情况和自主呼吸还可以,可以先观察,1~2 小时后复查血气分析,如 $PaCO_2$ 继续升高,则机械通气)。

3. **反复呼吸暂停** 新生儿尤其是早产儿反复呼吸暂停,经药物及无创通气治疗无效,应给予机械通气治疗。

4. **神经肌肉麻痹** 各种原因引起的神经肌肉麻痹,如重症肌无力、膈神经麻痹、麻醉药或镇静药过量抑制呼吸等,可使呼吸运动明显减弱,肺活量减少,导致明显缺氧,需要机械通气支持呼吸。

5. **胸部和心脏手术后** 为预防呼吸衰竭发生,保护心脏功能,减轻呼吸和循环负担,需要机械通气支持呼吸。

6. **心肺复苏** 各种原因导致心跳呼吸骤停,心肺复苏后应尽早给予机械通气支持呼吸。

7. 符合下列任一项,机械通气的指征可适当放宽。

(1)动脉血气分析结果尚属正常,但循环状态不稳定,短时间内不能改善。

(2)机体内稳态失衡较严重,短时间内不可能纠正。

(3)存在脑细胞水肿,伴有呼吸、循环做功明显增加。

(4)严重的 SIRS 使机体外周循环灌注不足,并处于 MODS 早期。

新生儿机械通气没有绝对禁忌证,但有些疾病机械通气后病情可能会加重,须控制机械通气的参数,如肺大疱、肺气肿、气胸、大量胸腔积液等。

三、机械通气模式与选择

(一) 间歇正压通气

1. 间歇正压通气(intermittent positive pressure ventilation,IPPV)也称传统指令通气(conventional mandatory ventilation,CMV),是呼吸机最基本的通气方式。呼吸机在吸气相产生正压,将气体压入肺内;呼气相,由于胸、肺组织弹性回缩将气体排出。在这种通气方式下,不管患儿有无自主呼吸,呼吸机均按预置的压力或容量等呼吸参数进行间歇正压通气,包括定压 IPPV 和定容 IPPV。

2. **临床使用** 在新生儿,通常应用定压 IPPV,即预调吸气峰压和呼吸频率。吸气时气道正压达到预调值时转为呼气,因而在气道阻力增加或肺顺应性下降时,可发生通气不足。若用定容 IPPV,吸入潮气量恒定,预调呼吸频率,采用时间切换,能保证通气量的供给。但在患儿肺顺应性降低或气道阻力增加时,可产生过高气道内压而导致肺气压伤。若管道发生漏气,易导致通气不足。IPPV 适用于复苏、呼吸肌麻痹及中枢性呼吸衰竭患儿。

3. **注意事项** 在 IPPV 下,若患儿自主呼吸过强,易发生人 - 机对抗,可导致肺气压伤。故应使用镇静剂或肌松剂抑制患儿自主呼吸,减少人 - 机对抗;同时应根据病情变化,及时调整吸气峰压和呼吸频率,若调节不当易发生过度通气或通气不足。

(二) 同步间歇指令通气

1. **定义** 同步间歇指令通气(synchronized intermittent mandatory ventilation,SIMV)是自主呼吸与控制通气相结合的呼吸模式,在触发窗内患儿可触发和自主呼吸同步的指令正压通气,在两次指令通气周期之间允许患儿自主呼吸,指令呼吸可以以预设容量(容量控制 SIMV)或预设压力(压力控制 SIMV)的形式来进行。新生儿多为预设压力。

2. **临床使用** 在应用 SIMV 时,可预设呼吸频率和吸气时间,并需要设置患儿自主呼吸触发水平以调控同步化程度。SIMV 为目前新生儿机械通气的主导模式。通过预设的 SIMV 的频率可改变通气支持水平,当通气频率设置较高时,SIMV 可提供完全的通气支持,其作用等同于控制通气(CV);当 SIMV 频率为零时,就不提供通气支持,患儿完全自主呼吸。在上述两种极端的情况之间,可以设定 SIMV 适当的频率来提供部分通气支持。

3. **注意事项** 在机械通气的早期即可应用 SIMV。在撤机阶段,通过减少正压通气的频率,可逐渐减少呼吸机的通气支持,逐步增加自主呼吸的能力,使机械通气到自主呼吸的过渡更为自然,更符合生理的要求。

(三) 辅助 / 控制通气

1. **定义** 辅助 / 控制通气(assist/control,A/C)是将辅助通气与控制通气结合在一起,当患儿有自主呼吸时按辅助模式通气(A),患儿自主吸气可触发呼吸机送气,呼吸机按照预设的参数提供辅助通气;若患儿无自主呼吸或自主呼吸较弱无力触发呼吸机送气,或自主呼吸的频率低于预设频率,呼吸机则按预设的通气频率控制通气(C)。

2. **临床使用** 无论是 A/C 的 A 或 C 时的通气均可称为 IPPV,定容通气或定压通气模式均可有 A/C 模式。这种通气模式既可提供与自主呼吸基本同步的通气,又能保证为自主呼吸不稳定患儿提供不低于预设水平的通气频率和通气量。即患儿的实际呼吸频率大于或等于预设频率,且每次都是正压通气。

3. **注意事项** 在患儿自主呼吸较强时有产生过度通气的危险,应及时调低压力、容量或频率。

(四) 压力控制通气

1. **定义** 压力控制通气(pressure controlled ventilation,PCV)是一种压力限制、时间转换的压力控制模式。预先设置气道压和吸气时间,吸气开始气流速度很快进入肺内,达到预置压力水平后,通过反馈系统使气流速度减慢,维持预置压力水平到吸气末,然后转为呼气。

2. **临床使用** PCV 的通气频率等设定与定容 IPPV 相似,为指令通气,可伴有患儿触发的同步通气。在此通气方式,通气压力较低,没有峰压,出现气压伤少。其吸气流速依胸肺的顺应性和气道阻力的大小而变化。潮气量的供给比定压 IPPV 多,也随胸肺顺应性和气道阻力而变化,但变化幅度较小。有利于不易充盈的肺泡充气,改善 V/Q 比值,有助于气体交换。多用于新生儿、婴幼儿呼吸衰竭及严重 V/Q 比值失调的患儿。为充分发挥压力控制通气模式的优点,以满足不同的通气需要,又发展出一系列不同压力控制通气方式,如气道压力释放通气、间歇指令压力释放通气、双向气道正压通气、定压型反比通气等。

3. **注意事项** 上述模式有一定的共同特性,如压力恒定、时间转换和一定的呼吸频率,在缺乏自主呼吸的情况下,与压力控制通气模式相同;在有一定自主呼吸的情况下,不同模式表现出不同的特点。

(五) 压力支持通气

1. **定义** 压力支持通气(pressure support ventilation,PSV)是由患儿吸气信号引发的,以预先调定的压力帮助患儿吸气的一种辅助通气方式。在患儿自主呼吸期间,患儿吸气相一开始,即触发呼吸机开始送气,使气道压力迅速上升到预定的压力值,并维持气道压在这一水平,当自主吸气流速降低到最高吸气流速的25%时,送气停止,患儿开始呼气。

2. 临床使用 这种通气方式的优点在于呼吸机根据患儿的需要而供气,可保证自主呼吸时的通气潮气量和每分通气量,而患儿的吸气做功可大大降低,是一种合理的节能通气方式。可以分别与SIMV或CPAP联合使用,也可单独使用。在保持每分通气量相似的条件下,PSV时的平均气道压(mean airway pressure,MAP)较A/C或IMV时降低30%~50%,明显降低气压伤的危险。临床常用于呼吸功能减弱者,可减少呼吸功;合理应用PSV可使呼吸频率减慢。

3. 注意事项 对于有人-机对抗者,应用PSV有利于使呼吸协调,可减少镇静剂和肌松剂的用量;此外,PSV也可作为撤离呼吸机的一种手段。

(六) 呼气末正压

1. 定义 呼气末正压(positive end-expiratory pressure,PEEP)是指在呼气结束时气道压力高于大气压,即为呼气末正压。PEEP可以存在于自主呼吸状态,也可以存在于机械通气时。很少作为一种单独的通气模式应用。上述讨论的通气模式都需要设置PEEP。

2. 临床使用 在临床上存在一个"最佳PEEP"的选择问题,所谓"最佳"PEEP是指达到最佳的氧运输、最佳的组织氧合和最少呼吸功。一般可采用以下方法获得最佳PEEP:应用压力控制通气,给患儿充分镇静、镇痛,放置桡动脉导管,行持续心电、血压监测,经扩容、血管活性药物调整后,使血压、心率达可接受状态。在原有PEEP值基础上(一般为0.49kPa或5cmH$_2$O),先将吸入氧浓度下调,使脉搏经皮氧饱和度(SpO$_2$)维持在80%~85%,取动脉血测血气,同时记录SpO$_2$。再逐渐增加PEEP(每次增加0.196kPa或2cmH$_2$O,观察5分钟),直至SpO$_2$达最高值,稳定15~30分钟,再测动脉血气。

3. 注意事项 为维持最佳PEEP状态,可根据病情加重或减轻,定时进行PEEP调整观察,每次增加或降低1~2cmH$_2$O。由于PEEP可避免肺泡早期闭合,使一部分因渗出、肺不张等原因失去通气功能的肺泡扩张,增加功能残气量,改善 V/Q 比值,防止肺泡萎陷,促进氧合。故主要用于低氧血症、肺炎、肺水肿及肺不张的预防和治疗。由于 PEEP 增加胸腔内压,压迫心脏,可对血流动力学产生影响,故禁用于严重循环功能衰竭、低血容量、肺气肿、气胸和支气管胸膜瘘的患儿。

(七) 持续气道正压

1. **定 义** 持续气道正压(continuous positive airway pressure, CPAP)是在患儿有自主呼吸的前提下,由呼吸机或 CPAP 专用装置在呼吸周期的吸气相和呼气相均产生高于大气压的气道压力,使患儿在吸气相得到较高的供气气压和流量,降低吸气做功;同时在呼气相得到高于外界大气压的压力,避免肺泡塌陷。

2. **临床使用** 由于 CPAP 在吸气相、呼气相均使气道持续地保持一定的正压,可使萎缩的肺泡扩张,增加功能残气量,减少肺泡内液体的渗出,起到减少肺内分流、提高氧合能力的作用。CPAP 是临床常用的一种通气方式,通常应用鼻塞或气管插管进行 CPAP 治疗,适用于患儿自主呼吸较强、气道通气无障碍的情况。主要应用于呼吸暂停、RDS、肺水肿、肺不张、Ⅰ型呼吸衰竭及拔管撤离呼吸机后。由于插管导致气道阻力增加,气管插管时很少应用该模式。目前常用来评估是否可以成功拔除气管插管,一般改为 CPAP 模式,提高吸入氧浓度5%,观察 5 分钟,如果氧饱和度稳定,成功拔管的概率较高。

四、呼吸机常用参数设定

1. **吸气峰压(PIP)** 是指一个呼吸周期内,气道内压力达到的最大值。定压型呼吸机,PIP 是决定潮气量的主要因素。提高 PIP 可使萎缩肺泡扩张,PaO_2 上升;可增加每分通气量,使 $PaCO_2$ 下降。应用时应根据患儿体重,肺部病变性质、程度来调节。PIP 设置的高低在于使肺泡扩张的程度以及使肺泡扩张持续的时间。在定压型呼吸机,PIP 是确定 V_T 的主要因素,增加 PIP 使 V_T 和 MAP 增加,扩张萎陷的肺泡,增加每分通气量,V/Q 比例改善,从而改善通气和氧合功能,使 PaO_2 上升,$PaCO_2$ 降低。

初调值:有呼吸道病变者 20~25cmH$_2$O,无呼吸道病变者 15~20cmH$_2$O。PIP>30cmH$_2$O 称为高 PIP。PIP 过高易产生气压伤及通气过度。另外,高压力易损害支气管黏膜,发生支气管肺发育不良。若 PIP 过低则产生通气不足,PaO$_2$ 下降。

2. 呼气末正压(PEEP) PEEP 为基线压大于大气压时的压力水平,它不是指整个呼气相压力均维持在该水平,而是指在呼气末那一时点的压力水平。其作用是使肺泡和终末气道在呼气末持续张开,恢复和维持功能残气量,稳定肺容积,有助于肺内气体均匀分布,改善 V/Q 比例和肺顺应性,增加肺泡通气量。PEEP 的应用还避免了肺单位在低肺容量情况下,在呼吸周期中反复萎陷和开放产生的剪力(shear force)而损伤肺组织。因而 PEEP 成为新生儿机械通气中需常规应用的参数。

PEEP 的压力不同,其生理作用和不利影响也各不相同。一般根据其压力大小,将 PEEP 分为三类:PEEP 压力在 0.196~0.294kPa(2~3cmH$_2$O)为低 PEEP,常用于撤机过程,在极不成熟早产儿可以较低的功能残气量维持肺容量,但 PEEP 过低不能稳定适当的肺容积,可造成肺不张;PEEP 压力在 0.392~0.686kPa(4~7cmH$_2$O)为中 PEEP,它可稳定肺容积,维持肺泡处于扩张状态,改善 V/Q 比值,适用于大多数新生儿疾病,但可使顺应性正常的肺泡过度扩张;PEEP 压力超过 0.784kPa(8cmH$_2$O)为高 PEEP,可防止因肺表面活性物质缺乏引起的肺泡塌陷,改善气体分布,但易引起肺气漏,若肺泡过度扩张可降低肺顺应性,增加肺血管阻力,影响静脉回流,造成 CO$_2$ 潴留。在应用 PEEP 时还要注意,如果所用呼气时间过短或气道阻力高,则可产生附加在调定的 PEEP 之上的内源性 PEEP,而引起肺气漏。

3. 呼吸机频率(RR) 机械通气频率一般选用同年龄组正常呼吸频率的 2/3 即可,具体可根据血气分析结果调节。该值变化主要改变每分肺泡通气量,影响 PaCO$_2$。当潮气量或 PIP 与 PEEP 的差值不变时,增加 RR 能增加每分通气量,从而降低 PaCO$_2$。但 RR 增加到一定程度,导致呼气时间缩短,可能影响 PCO$_2$ 的排出。

RR 初调值,在肺部病变较轻或相对正常的患儿(如呼吸暂停、心脏病和脑病患儿)为 20~25 次 /min;肺部病变严重,生理无效腔增加,RR 可增至为 30~40 次 /min;对于高碳酸血症($PaCO_2$ 超过 70mmHg)或持续肺动脉高压时,RR 可增至为 50~60 次 /min,在潮气量达 5~6ml/kg 时,可使每分通气量达 360ml/kg。但要注意 RR 过快(>60 次 /min),可引起呼气时间不足,产生不适当的 PEEP(即内源性呼气末正压,PEEPi)导致气体陷闭,CO_2 滞留。对于采用辅助 / 控制或压力控制通气模式的患儿,RR 是由自主呼吸频率决定的。自主呼吸频率高于设定频率时,调整呼吸频率设定值无效。

4. **吸气时间(TI)、呼气时间(TE)和吸 / 呼比值(I∶E)** 一次自主呼吸或机械通气所需的时间,称为呼吸周期,为呼吸频率的倒数乘以 60。如通气频率为 40 次 /min,呼吸周期为 1/40×60=1.5 秒,余类推。呼吸频率高,则呼吸周期短;呼吸频率低,则呼吸周期长。在一次自主呼吸或机械通气时,吸气时间与呼气时间的比值称为吸 / 呼比值(inspiration/expiration ratio,I/E),一般吸气时间较呼气时间短,正常新生儿 I/E 为 1∶1.5~1∶2。

在设定吸气时间时,除了按经验设置外,可按下述更为科学的方法来设置:①设定吸气时间应为时间常数(TC)的 3~5 倍以上,TC 可直接从呼吸机的监视屏上读出或通过公式计算得出:TC=R·C,式中 R 为气道阻力,C 为胸肺顺应性;②应用定时、限压型呼吸机通气时,可从流量 - 时间曲线上判断,若吸气末流量曲线降至零值,则表示肺泡完全充盈、吸气时间足够;反之,则说明肺泡不能完全充盈、吸气时间不足。但是,如呼吸回路或气管插管漏气明显时,此方法不可靠。根据 I/E 的大小,通常将 I/E 在 1∶1~1∶3 称为正常吸 / 呼比值通气,类似于自然呼吸的吸气、呼气比例。若将呼气时间延长,使 I/E<1∶3,称为延长呼气(prolonged expiratory)通气,可用于有空气陷闭的肺部疾病如胎粪吸入综合征和撤机过程。但呼气时间延长使吸气时间缩短,可引起潮气量减少,影响气体分布,增加无效腔通气。所以,在呼吸机的工作状态下,一味地延长呼气时间是不可靠的,呼吸机只在吸气时间内工作,而人体的呼气动作由人胸廓回弹完成,与呼吸机的呼气时间不能等同。若人为地将吸气时间延长到超过呼气时间,I/E>1∶1,称为反比通气(inverse ratio ventilation,IRV)。反比通气可增加 MAP,扩张肺不张的肺泡,增加 PaO_2,但由于呼气时间过短,可造成肺泡空气陷闭,使肺泡过度扩张,进而影响静脉血液回流,增加肺血管阻力,易导致肺气漏。IRV 在新生儿应用较少。

5. 吸入氧浓度(FiO_2) FiO_2 与氧分压(PaO_2)直接相关。调节原则是以最低的 FiO_2(足月儿 <40%、早产儿 <30%),维持 PaO_2 足月儿在 60~80mmHg,早产儿 50~70mmHg 或 SaO_2 维持在 90%~95%。一般初调值:有呼吸道病变者在 40%~60% 之间,无呼吸道病变者在 <21%~30%。由于 FiO_2>60% 易引起氧中毒,故一般主张 FiO_2 在60%~80% 的时间不超过 12~24 小时,FiO_2 在 80%~100% 的时间不超过 6 小时。对新生儿尤其早产儿用氧浓度过高,可产生氧中毒,出现支气管肺发育不良和早产儿视网膜病。

6. 流速(FR) 通气流速(flow rate,FR)包括主供气体流速、设定流速、实测流速、吸气和呼气峰流速、偏流、双气流等,一般用 ml/min 或 L/min 表示。

在定压型呼吸机,FR 是形成 PIP 和防止 CO_2 潴留的最重要因素。一般来说,患儿病情严重时所需较高的 PIP 或较快的 RR,可以通过较大的 FR(8~10L/min)达到,此时形成方形压力波型,有利于肺泡扩张,但易产生肺气压伤和静脉回流受阻;病情好转后,所需的 PIP 或 RR 下降,FR 也可随之降至 4~8L/min。所用 FR<6L/min 时,吸气时达到的压力高峰较慢,形成正弦压力波形,更接近生理状态,较少发生肺气压伤。

7. 其他参数

(1)触发同步:目前呼吸机均有流量和压力触发的同步通气功能。选择流量或压力触发则根据当时患儿情况决定,一般自主呼吸弱者用流量触发,自主呼吸强者用压力触发,合适的同步通气是每分钟触发次数与实际呼吸/通气次数比,一般应达到 >50%,理想水平在 >80%。将触发灵敏度设置在一定水平,以保证实际通气次数比设置次数快 10~15 次/min。观察一段时间,如果实际通气次数比设置次数快(>20 次/min),则将触发灵敏度减弱,反之增强,实际通气频率在 40~55 次 /min 变动。流量触发与压力触发相比,采用流量触发能够进一步降低患儿的呼吸功,使患儿更为舒适。值得注意的是,触发灵敏度设置过于敏感时,气道内微小的压力和流量改变即可引起自动触发,反而令患儿不适。

1) 流量触发:患儿的吸气动作影响到回路中的流量变化。当流量变化超过了所设的触发灵敏度,呼吸机开始送气。通常设置为 1~3L/min。流量触发灵敏度数值越大越不容易启动强制或自主呼吸。如果患儿没有自主呼吸或处于全麻肌肉松弛状态,不希望患儿自主呼吸时可以将流量触发灵敏度数值设高一点,如果患儿有自主呼吸或希望患儿自主呼吸恢复时把流量触发灵敏度的数值设小一点。

2) 压力触发:当患儿吸气初,呼吸机的吸气阀和呼气阀都处于关闭状态。患儿的吸气动作,使得回路中的压力下降。压力下降值超过了所预设的触发灵敏度,即触发开始送气。流量触发比压力触发更为灵敏,与患儿的同步性更好。通常设置为 $-3 \sim -1cmH_2O$(管道内存水,管道漏气影响触发),越接近 $-1cmH_2O$ 时,压力触发灵敏度越高。

(2) 调节温、湿化器:婴幼儿机械通气时,对吸入气必须加温加湿,以免影响体温。吸入气温度控制在 36~37℃,湿度保持在 60%~70%。

(3) 压力上升时间(rise time/slope):是指吸气相开始时,气道压升至预设的 PIP 所需时间。slope 的设置范围 0.05~0.1 秒,通常用于改善机械通气的舒适性。一般来说,快速的压力上升时间,可减少患儿呼吸做功以及降低镇静药的用量。

五、呼吸机参数的调节

1. 调节方法及目的

(1) CO_2 的排出:CO_2 的排出主要取决于每分肺泡通气量,其计算公式为:每分肺泡通气量 =(潮气量 – 无效腔量)× RR。定容型呼吸机的潮气量可通过旋钮直接设置;定压型呼吸机的潮气量主要取决于吸气峰压(PIP)与呼气末压(PEEP)的差值,差值大则潮气量大,反之则小。$PaCO_2$ 增高:可通过提高 RR、增加 PIP 来降低 $PaCO_2$。

(2)提高氧合:动脉氧合主要取决于平均气道压(MAP)和吸入氧浓度(FiO_2)。

通过提高吸入氧浓度是改善氧合最直接的方法。但吸入氧浓度超过 80% 以上再增加吸入氧浓度,氧分压增加有限。另一个改善氧合的方式是 MAP。MAP 是指在一个呼吸周期中,呼吸道内瞬间压力的平均数。在压力波形中,MAP 相当于一个呼吸周期中压力曲线下的面积。

1)通过提高 PIP、PEEP 或延长 TI 可使 MAP 增高,增加氧合(表 20-4-1)。调节 MAP 注意事项:①PIP 或 PEEP 改变优于 TI 改变;②PEEP 5~8cmH$_2$O 时,再提高 PEEP,PaO_2 升高不明显;③过高 MAP 导致肺过度膨胀、静脉反流及心搏量减少。

2)肺部正常时 MAP 约为 5cmH$_2$O;一般情况下,MAP 为 6~8cmH$_2$O 比较安全;如肺部病变严重,呼吸道阻力增加,调高 PIP 和 PEEP 等参数,MAP 随之升高。伴有心脏病患儿,一般不应超过 12cmH$_2$O,否则容易导致心功能障碍;无心脏病患儿一般不应超过 14cmH$_2$O。

3)MAP>12cmH$_2$O 为高 MAP,多用于肺不张患儿。高 MAP 要注意气漏(气胸或间质性肺气肿),还会阻碍静脉回流,不利于心排血量,可用多巴酚丁胺增加心排血量。MAP>15cmH$_2$O 仍不能改善通气,应考虑应用高频通气。

表 20-4-1　呼吸机参数改变对血气变化的影响

变量	频率	PIP	PEEP	TI	FiO₂
增加 PaCO$_2$	降低	降低	不适用	不适用	不适用
降低 PaCO$_2$	增加	增加	不适用 [a]	不适用 [b]	不适用
增加 PaO$_2$	不适用	增加	增加	增加	增加
降低 PaO$_2$	不适用	降低	降低	不适用	降低

注:[a]在严重肺水肿和肺出血时,增加 PEEP 能降低 PaCO$_2$。[b]除非吸:呼比率过大时可考虑调整。如以上参数调节无效时,应检查呼吸机故障、插管阻塞,或是否出现气胸、心功能衰竭等并发症

2. **呼吸机参数的调整范围(表20-4-2)** 一般情况下每次调节1个参数,在血气结果偏差较大时,也可多参数一起调整。提高参数值时,可先调定参数条件偏低者;反之,降低参数值时,则先调定条件偏高者。一般应用呼吸机后30分钟~1小时首次测定血气,以指导呼吸机参数的调节。以后每4小时复查,病情好转后可延长至每6~8小时1次。

表20-4-2 呼吸机参数的调整范围

呼吸机参数	调节幅度
PIP	$2cmH_2O$
PEEP	$1cmH_2O$
Ti	0.1~0.2 秒
RR	5 次 /min
FiO_2	0.05

附:机械通气患儿气道吸引需注意的问题:采用闭合吸痰管吸痰;若不是采用闭合吸痰管,吸引后因功能残气量损伤而出现氧合恶化时,应提高 PIIP 至较原来水平高 $2cmH_2O$,持续15秒复张肺,而不是提高氧浓度

六、监测项目

1. **临床表现** 缺氧是否改善,有无自主呼吸。

2. **血气监测** 通过血气分析决定如何处理通气、氧合和酸碱状态变化是最可靠的。

(1)混合静脉血气分析:可较好地反映组织器官的氧合情况,在机械通气时,应尽量维持混合静脉血氧分压 >30mmHg,或混合静脉血氧饱和度 >70%。混合静脉血只能用于同一患儿的动态观察,不能作为呼吸机调节的参考依据。

（2）动脉血气分析：可以准确反映机体通气和氧合功能。体温和血红蛋白含量正常时足月儿和早产儿动脉血气分析（PaO_2、$PaCO_2$、pH）见表20-4-3。

表20-4-3　新生儿动脉血气参考值

胎龄 / 周	PaO_2/ mmHg	$PaCO_2$/ mmHg	pH	HCO_3/ mmol/L	BE
足月	80~95	35~45	7.32~7.38	24~26	± 3.0
早产 (30~36)	60~80	35~45	7.30~7.35	22~25	± 3.0
早产 (<30)	45~60	38~50	7.27~7.32	19~22	± 3.0

注：PaO_2、$PaCO_2$、pH 由电极直接测得。HCO_3、BE 根据上述测定值在正常血红蛋白含量（14.8~15.5mg/dl）、正常体温（37℃）和血红蛋白饱和度88%的条件时从计算图求得。对于早产儿机械通气时可采用肺保护性通气策略：允许性低氧：PaO_2 50~70mmHg，SaO_2 90%~95%；允许性高碳酸血症：$PaCO_2$ 45~55mmHg，pH>7.25

3. 氧气交换效率的监测

（1）肺泡 - 动脉血氧分压差（A-aDO_2）：是指肺泡和动脉氧分压之间的差值，是判断氧弥散能力的一个重要指标，是反映肺组织受损的缺氧指标。新生儿吸入空气时 A-aDO_2<30mmHg，吸入纯氧 <100mmHg。在吸氧时 >100mmHg 提示有氧合障碍，当 >450mmHg 时常需呼吸支持，>600mmHg 持续 6 小时以上为体外膜氧合治疗指征，若不予有效治疗和改善通气，患儿病死率达 80%以上。

$$A\text{-}aDO_2 = [(FiO_2) \times (Pb-47) - PaCO_2/R] - PaO_2$$

注：Pb 是大气压（海平面为 760mmHg），47 是水蒸气压，R 为呼吸商（新生儿为 1）

（2）动脉 - 肺泡氧分压比（PaO_2/PAO_2 比）：PaO_2/PAO_2 是判断氧合改善的重要指标。常用于表面活性物质治疗反应和 NO 吸入治疗肺动脉高压效果进行评价。PaO_2/PAO_2 正常值在 0.8~1.0，PaO_2/PAO_2<0.5

提示有呼吸窘迫,$PaO_2/PAO_2<0.22$ 时需机械通气。

(3)氧合指数(OI):用于评价呼吸衰竭严重程度的指标,OI=$(FiO_2 \times MAP \times 100) \div$ 导管后 PaO_2。OI 正常值 <5;如 OI 为 5~10,需要辅助通气治疗;OI 在 10~15,机械通气指征;OI 在 15~20,提示呼吸衰竭;OI25~30,提示严重呼吸衰竭;OI>35~40,体外膜氧合指征。

(4)动脉血氧分压 / 吸入氧浓度(PaO_2/FiO_2):正常值 300~500mmHg,<300mmHg 是判断急性肺损伤主要指标之一,提示肺泡水平出现严重气体交换功能障碍,<200mmHg 作为 ARDS 诊断指标之一,表明必须立刻进行有效机械通气方能避免严重呼吸衰竭。

4. 经皮血氧饱和度(SaO_2) 组织灌注不良会影响脉搏血氧计的功能,因此要保证脉搏血氧计工作至少需要脉压 >20mmHg,或收缩压 >30mmHg。胶布在探头上包扎过紧会减弱动脉搏动从而影响信号。PaO_2 过高或过低时与 SaO_2 的相关性较差。SaO_2 88%~93% 对应 PaO_2 为 50~80mmHg。

5. 潮气末 CO_2 监测($PetCO_2$) 通常需要在气管插管处连接一个结合管,可明显增加患儿的无效腔。当呼吸频率 >60 次 /min 或吸入气湿化过度时,测定的准确性受限,通常 a/A<0.3 时 $PetCO_2$ 监测无效。$PetCO_2$ 可反映 $PaCO_2$ 的水平,一般比 $PaCO_2$ 低 1~5mmHg,若差值增大,反映 V/Q 比值失常,可用于动态观察病情和指导机械通气。

6. 肺功能监测

(1)潮气量(Vt):足月新生儿的潮气量为 6~8ml/kg,早产儿为 4~6ml/kg。使气道压保持在安全范围,以避免呼吸机所致的气道与肺损伤。压力通气肺潮气量受 ETT 漏气的影响($VT_i>VT_{lung}>VT_e$),VT_e 受 ETT 漏气的影响更小,更能反映肺泡容量。正常情况下,泄露的气体总量不应当超过 20%(即吸气潮气量与呼气潮气量差值不应超过 20%),若 >20% 提示气漏明显(无气囊的气管插管平均气漏值在 15% 左右),需更换导管。

(2)每分通气量(MV):MV=RR × Vt,正常值 200~300ml/(kg·min)。

(3)肺顺应性(compliance of lungs,CL):CL 是指肺的弹性阻力,

常以施加单位压力时肺容积改变的大小来表示,足月新生儿正常值为 1~4.0ml/(cmH$_2$O·kg)。在肺表面活性物质缺乏、肺水过多、肺纤维化时,顺应性下降;在肺过度膨胀时,顺应性也下降。如 RDS 时肺顺应性 <1.0ml/(cmH$_2$O·kg),肺顺应性 1.0~2.0ml/(cmH$_2$O·kg)反映肺疾病恢复,如经表面活性物质治疗后。

(4)阻力(resistance,R$_L$):R$_L$ 是指气道对气流的阻力,常以单位流速流动的气体所需要的压力来表示,正常值为 25~50cmH$_2$O/(L·s);气管插管时为 50~150cmH$_2$O/(L·s)。在气道阻塞疾病中阻力升高[R$_L$>100cmH$_2$O/(L·s)],如胎粪吸入和 BPD。如是分泌物部分阻塞气管插管,阻力可迅速变化。

(5)功能残气量(FRC):FRC 是测量呼气末肺容积的指标,正常值为 20~30ml/kg。在肺泡萎陷尤其是 PS 不足者,FRC 下降。

七、机械通气的撤离

机械通气的撤离过程是首先将压力或潮气量调到安全范围,随之根据 SaO$_2$ 逐渐降低 FiO$_2$,最后逐渐下调呼吸机频率。

1. **撤离呼吸机指征** ①原发病好转;②自主呼吸活跃;③吸痰耐受,氧饱和度稳定;④血气正常;⑤较低的呼吸机参数维持通气和氧合功能。一般认为常频机械通气下 MAP<8cmH$_2$O 高频通气下 MAP<10cmH$_2$O,撤机成功率较高。在 SIMV 模式下可以观察自主呼吸潮气量,如果自主呼吸潮气量在正常范围,成功拔管可能下增加。也可以进行撤机实验:改 CPAP 模式,提高吸入氧浓度 5%,观察 5 分钟饱和度是否稳定。目前由于无创支持模式增加,以及减少机械通气时间避免肺损伤,倾向于尽早拔管。

2. 胎龄 <32 周的早产儿需要有创呼吸支持,均需要给予咖啡因或氨茶碱,减少呼吸暂停,可增加拔管成功率。拔管后继续使用糖皮质激素。

3. 为减轻喉头水肿,稀释呼吸道分泌物:可在拔管后每隔 2 小时雾化 1 次,内含布地奈德 0.25mg/kg,生理盐水 5ml,连用 3 次;或雾化吸入肾上腺素。

4. 机械通气时间较久者(≥ 2 周),FiO_2>0.6,且有呼吸机依赖的早产儿,可考虑使用短疗程(7 天)小剂量地塞米松:拔管前 0.5~1 小时静脉给予地塞米松每次 0.1mg/kg,每 12 小时 1 次,共用 4 天,然后以 0.05mg/kg,每 12 小时 1 次,共 3 天。

5. 拔管后根据拔管前呼吸支持情况可酌情给予经鼻无创通气,如双水平或持续气道正压、加温湿化的高流量吸氧或鼻导管吸氧。

6. 撤机后一小时应进行血气分析。

7. 至少 6 小时后才能试喂糖水或乳类。必要时拍正侧位胸片,了解有无肺不张。

八、机械通气的意外情况及其处理

1. **堵管** 常由于分泌物、痰栓、血块、坏死组织等侵入导管或气管插管弯曲。堵管后,管腔变窄,阻力增加,潮气量减少,若患儿有自主呼吸,则可出现明显的吸气性呼吸困难和发绀,需加大 FiO_2 才有所缓解;用气囊加压给氧时有时出现阻力;此时 PIP 往往升高,血气分析可发现 $PaCO_2$ 明显上升而 PaO_2 降低。若疑有堵管,应及早拔出气管导管重插。

2. **插管过深** 插管后导管的深度标记正好在声门口部位,X 线胸片上显示导管的顶端一般位于第二胸椎水平或气管分叉上 1~2cm 处。若插管过深,导管顶端易进入右侧支气管,通气时右肺进入气体过多,产生肺气肿,甚至气胸;而左肺因进入气体不足形成肺不张。在机械通气期间,如发现两侧肺的呼吸音或胸廓运动不等(右侧强于左侧),应高度怀疑插管过深。

3. **脱管** 常由于固定不好,患儿躁动,气管内吸痰。脱管时有如下情况:①压力报警,PIP 及 PEEP 下降;②双肺呼吸音机械通气减弱,主要是自主呼吸音;③血氧饱和度下降,发绀;④患儿可能发出声音。

4. **自主呼吸与呼吸机对抗** 机械通气时,若患儿的自主呼吸很强,与呼吸机的频率不同步,可发生自主呼吸与呼吸机对抗。此时,患儿烦躁不安,影响通气效果,PaO_2 波动很大,常发生低碳酸血症,并有发生肺气压伤危险。处理方法:①提高呼吸机参数,主要是提高 PIP

和 RR,以期血气尽快恢复至接近正常水平的适当范围;②同时静脉注射镇静剂。

九、机械通气常见的并发症

1. **呼吸机相关性肺炎(VAP)** 是指因非肺部感染性疾病经气管插管行机械通气 ≥ 48 小时,或因感染行机械通气 ≥ 48 小时肺部出现新的感染。当患儿进行呼吸机治疗后出现发热、脓痰或支气管分泌物增多;痰液涂片革兰氏染色可见细菌,白细胞计数较原先增加 25%;X 线胸片出现新的或进展中浸润影;气管吸出物定量培养阳性,菌落数 $>10^5/L$,临床即可诊断 VAP。

2. **肺气漏** 机械通气压力和潮气量过高,常发生气漏,尤其是肺顺应性改善的时候,更易发生。

3. **肺不张** 任何原因引起的肺无气或肺内气量减少,伴有肺组织萎缩,肺体积减少,称为肺不张。对肺不张患儿用生理盐水总量 1~2ml,每次 5~6 滴缓慢滴入,吸痰,气管内冲洗,肺常能复张。经处理好转不显著者可用纤维支气管镜吸引分泌物。

4. **氧化损伤** 长时间高浓度吸氧会导致肺损伤,尤其是早产儿,可引起 BPD、ROP。

5. **呼吸机相关性脑损伤** ①缺氧缺血性脑损伤:$PaCO_2<35mmHg$ (尤其是 <26mmHg 超过 1 小时)为低碳酸血症,可引起局部脑血管痉挛,出现脑组织供血减少,脑组织缺氧,导致脑损伤(如脑白质软化)。新生儿 $PaCO_2$ 一般保持在 40~50mmHg 比较理想。②脑室内出血(IVH):$PaCO_2$ 过高(>60mmHg),脑血管扩张,脑血流增加,也可诱发 IVH。

6. **其他**

(1)声带损伤:多由于粗暴插管、导管过粗、导管材料、留置时间、躁动、感染等导致,患儿表现为声音嘶哑、犬吠样咳嗽、吸气性呼吸困难。可给予地塞米松 0.25mg/kg,每 12 小时 1 次,共 3 次;局部激素雾化,直至症状消失;严重喉梗阻者插管(小一号),争取 24~48 小时拔管。

(2)声门下狭窄:原因同声带损伤。必要时需要手术治疗。

十、机械通气的镇静

考虑到镇静剂和镇痛剂对早产儿的不良影响,并不建议对机械通气的早产儿常规使用镇静剂和镇痛剂。若患儿由于疼痛、烦躁不安引起严重氧合异常及低氧血症,可镇痛、镇静治疗。

1. **芬太尼**　首剂负荷量 1~3μg/kg 缓慢静脉注射,而后以每小时 1~5μg/kg 维持(1~2μg/kg,镇静;3~5μg/kg,止痛),用 5% 葡萄糖或生理盐水配成 10μg/ml 的稀释液。持续静脉滴注可发生尿潴留。长期止痛剂量可形成耐受性。连续静脉输注 5 天或更长时间的患儿可出现撤药综合征。剂量过大可能引起呼吸抑制(无自主呼吸或自主呼吸频率 <15 次/min)、血压下降、体温下降、针尖样瞳孔、昏迷,应立即停芬太尼并予纳洛酮拮抗治疗[0.05~0.10mg/kg 静脉注射,以后改为 5μg/(kg·h) 持续静脉滴注,连用 2~3 天直至症状消失]。

2. **咪达唑仑**　为水溶性,能快速透过血-脑屏障而起效快,半衰期短,镇静效力较地西泮强 4 倍,适合用于更成熟、较长时间机械通气患儿。首剂负荷量 0.15mg/kg 静脉注射 5 分钟以上,而后以 1~6μg/(kg·min) 维持,用 5% 葡萄糖或生理盐水配成 0.5mg/ml 的稀释液。由于发生耐受性和增加清除,数天后需增加剂量。

3. **肌松剂**　对自主呼吸过强且镇静无效的患儿,可考虑使用维库溴铵或泮库溴铵,首剂 0.01~0.02mg/kg,静脉推注,如颤搐反应未抑制到 90%~95%,可追加剂量至 0.1mg/kg,通常间隔 1~2 小时。此类药物使用后完全阻断自主呼吸,必须在机控呼吸条件下使用。当与麻醉剂同时使用,可出现心率和血压下降。

附:芬太尼与咪达唑仑合用可对持续的疼痛过程产生良好的镇静和镇痛效果,芬太尼的推荐剂量大约是平时的 50%。国外亦常有使用吗啡的报道,国内少见。

(魏某　周伟)

第五节 新生儿容量保证通气

容量保证(volume guarantee,VG)是将压力控制(PCV)和容量控制(VCV)的优点结合起来的智能通气模式。兼有定时、限压、持续气流和容量控制的优点。可应用最低气道压力,保证潮气量(V_T)稳定,预防肺泡过度扩张和肺损伤。

一、工作原理

1. 呼吸机根据肺顺应性(C)、阻力(R)和呼吸驱动力自动调节吸气压力,以达到设定的 V_T。

2. 以压力切换方式通气,先以 $10cmH_2O$ 的压力送气以监测和计算患儿胸肺顺应性,根据压力-容积关系,计算下一次通气要达到的预设潮气量所需的吸气压力,自动调整 PIP 水平(通常调至计算值的75%)。通过每次呼吸的连续测算和调整,最终使实际潮气量与预设潮气量相符。

3. 吸气压力水平可在 PEEP 值及预设吸气压力水平以下 0.49kPa($5cmH_2O$)的范围内自动调整,但每次调整幅度 <0.294kPa($3cmH_2O$)。

4. 在治疗肺顺应性低和气道阻力高的疾病时特别有效,降低了机械通气造成的肺损伤的危险性。如果在肺复张后保持肺容量恒定、获得并维持呼吸周期中最佳肺容量以改善 V/Q 比值,则可最大限度改善氧合。

5. **特点** ①由于容量恒定,随着呼吸运动,压力出现可变式调节,达到呼吸机与患儿肺部呼吸更好的协调,避免或者减少镇静剂的使用;②保持潮气量恒定,不会出现潮气量随顺应性、频率的随意变化而显著改变,造成 $PaCO_2$ 的大量呼出或者潴留,影响脑血流,减少脑白质周围软化的发生;③对于早产儿,由于支气管肺发育不良、肺表面活性物质缺乏,恒定的潮气量避免造成肺泡萎陷、通气不均,可变的压力可避免气压伤,减少肺纤维化,减少或者避免慢性肺部疾病的发生;④压力可变,肺血管阻力降至最低而心排血量不受影响,达到肺血流最佳化,在改善通气及灌注之间的平衡中至关重要。

6. **可叠加多种通气模式** 常用模式有:SIPPV+VG、SIMV+VG、A/C+VG、HFO+VG 等。

二、参数调节

1. **目标 V_T 的设置** 呼吸机测定每次通气的呼气潮气量(V_T),自动调整下次通气的吸气峰压(PIP)以达到临床设定的 V_T。V_T 初始设定为 4.0~6.0ml/kg,设定的 V_T 参数需不断调整以保证 $PaCO_2$ 在目标值范围,V_T 调节幅度 0.5ml/kg,V_T>8ml/kg 易导致肺容量损伤。

2. **P_{max} 的设置** P_{max} 的初调值可调为 25~30cmH$_2$O,使呼吸机以低于 P_{max} 的 PIP 输送预设 V_T,以后可将 P_{max} 调至比工作 PIP 高 5~10cmH$_2$O 水平。

3. **Ti- 的设置** Ti 与 PIP 及其压力平台的形成有关,间接影响 V_T 大小。Ti- 通常设置在 0.3~0.5 秒。

4. **PEEP 及 RR 设置** 原则同 CMV。

5. **吸气流速的设置** 吸气流速与肺泡内压力上升时间间接相关,流速大时压力上升时间缩短,压力平台延长,间接影响 V_T 大小。吸气流速一般设置在 6~8L/min。

6. **触发灵敏度的设置** 容量触发为吸气 V_T 的 5%~30%;流速触发为 0.1~1.0L/min。

(魏 某 周 伟)

第六节 新生儿高频机械通气

高频通气(high frequency ventilation,HFV)是指应用小于或等于解剖无效腔的潮气量,高的通气频率(通气频率≥正常 4 倍以上),在较低的气道压力下进行的机械通气模式。高频通气呼吸机在气道内产生的高频压力/气流变化及呼气是主动还是被动等特点而主要分为四类:高频正压通气(high frequency positive pressure ventilation,

HFPPV)、高频喷射通气(high frequency jet ventilation,HFJV)、高频振荡通气(high frequency oscillatory ventilation,HFOV)、高频阻断通气(high frequency flow interruption ventilation,HFFI),其中 HFOV 是目前应用较多的高频通气技术。

一、高频通气特征

1. 高的通气频率(5~25Hz)。

2. 潮气量小(0.1~5ml/kg)。

3. 吸气和呼气均为主动过程(即吸气时,气体被驱入气道,而在呼气时,气体被主动吸出)。

4. 气管插管和气管分叉处的压力可以较高,在肺泡水平的压力则显著降低。

5. 生理性呼吸周期消失,吸/呼相肺泡扩张和回缩过程中容积/压力变化减至最小,对肺泡的气压伤/容量伤及心功能抑制明显降低。

二、临床应用指征

1. **首选疾病** 气漏综合征、肺出血、胎粪吸入综合征、新生儿持续肺动脉高压、先天性膈疝。

2. **其他** ①超低出生体重儿 RDS 常频通气效果不好者。②腹胀、严重的胸廓畸形;腹内压持续增高的疾病,如 NEC。③常频机械通气时如果参数设定后 MAP>15cmH$_2$O 仍不能改善通气,则应考虑应用 HFOV。

三、肺复张操作

(一) 持续肺充气

1. 先将 MAP 调至比 CMV 高 1~2cmH$_2$O,然后将 MAP 快速升高到 30cmH$_2$O 持续充气 15 秒后回到持续肺充气前的压力,间隔 20 分钟或更长时间重复 1 次直到氧饱和度改善。

2. 停止振荡仅在持续侧支气流下,调节 MAP 纽,使 MAP 迅速上升至原 MAP 的 1.5~2 倍,停留 15~20 秒。

（二）逐步提高振荡的 MAP

1. 首先设置频率，$\Delta P = 30\% \sim 40\%$，调整 ΔP 使胸壁运动适度，血中碳酸正常。初始 MAP 高于 CMV 时 $2 \sim 3cmH_2O$，以 $1 \sim 2cmH_2O$ 幅度逐渐增加，直到血氧饱和度 $>90\%$。一旦情况改善，逐渐下调 FiO_2、MAP、ΔP。

2. 如果呼吸机设有叹息键，则可直接按下此键，并维持 15~20 秒。

四、参数设定

1. **频率（Hz）** 高频通气时频率以 Hz 表示，1Hz 等于 60 次 /min，范围 5~15Hz，初设与胎龄体重有关，体重越低频率越高，体重 $<1\,500g$，12~15Hz；体重 $1\,500 \sim 2\,500g$，10~12Hz；体重 $>2\,500g$，7~10Hz；早产儿间质性气肿使用低频率（5~7Hz）。

在 HFOV 治疗过程中，一般不需改变频率。若需调整，一般以 1~2Hz 幅度进行增减。由于 HFOV 时主动呼气是时间限制的，当频率增加时每次呼气时间减少，活塞移动距离小，呼出气量减少。故频率越高，潮气量（V_T）越低，不利于 CO_2 清除。

2. **平均气道压（MAP）** MAP 主要决定肺容积，是影响 HFOV 氧合功能的主要参数。可通过升高或降低 MAP 而控制肺的扩张程度，获得最佳的肺泡气体交换面积。以胸片示肺部膨胀至右肺第 8~9 后肋间而估计出合适的 MAP（肺过度膨胀的征象：胸片可见膈肌变平或下降，心影缩小）。如 MAP 过高引起肺充气过度而导致肺泡毛细血管受压，反而降低肺部氧合。如患儿有 PIE、支气管胸膜瘘，所判断的肋间隙位置应比无并发症者高一肋。

一般来说，MAP 初调至少比应用常频呼吸机的 MAP 高 $2 \sim 3cmH_2O$，称为高肺容量策略；但对于有肺过度扩张或气漏综合征等患儿，MAP 的设置比常频通气时的 MAP 低 $1 \sim 2cmH_2O$，称为低肺容量策略。MAP 的可调节范围在 $3 \sim 30cmH_2O$。

3. **振幅（ΔP）** ΔP 是决定潮气量大小的主要因素，是影响 CO_2 排出的最重要因素之一，增加振幅可使肺通气量增加、降低 PCO_2。

临床上最初调节时以看到和触到患儿胸廓振动为度（胸廓的摇摆

最好平脐部),一般可初调至 MAP 数值的 2 倍,或者调整 ΔP 使潮气量达到 1.5~2.2ml/kg。以后根据 $PaCO_2$ 监测调节,$PaCO_2$ 的目标值为 40~55mmHg。当 ΔP 调节超过 MAP 数值的 3 倍时仍无法维持合适的 $PaCO_2$,可以通过改变频率调节来维持合适的 $PaCO_2$。

注: 若振幅足够大(>MAP 的 3 倍以上),患儿胸廓震动不明显,且有严重二氧化碳潴留,提示气道发育畸形或分泌物堵塞可能。

4. **吸入氧浓度**(FiO_2)　初始设置 100%,之后快速下调,维持 $SaO_2 \geq 90\%$ 即可。也可维持 CMV 时 FiO_2 不变,根据氧合情况再进行增减。当 $FiO_2>60\%$ 仍氧合不佳,则可每 30~60 分钟增加 MAP1~2cmH_2O。轻 - 中度低氧血症时从肺保护角度出发,应遵循先上调 FiO_2 后增加 MAP 的原则。

5. **吸气时间百分比**　不同品牌呼吸机设定不同,一般设置为 33%~50%。吸气时间百分比设定为 33%,即吸呼比为 1:2;设定为 50%,即吸呼比为 1:1。合理增加吸气时间可增加每次振荡所提供的气体量,增加 CO_2 的排出,但此时呼气时间减少则增加了肺内气体滞留、肺过度充气的危险。如有严重氧合障碍或顽固性高碳酸血症可逐渐增加吸气时间百分比。

6. **偏置气流**(Bias Flow)　是呼吸机的辅助送气功能,指气路中持续存在一定量的气流,患儿吸气时,气道压力下降,持续气流即进入呼吸道,可减少呼吸功。一般初调早产儿 10~15L/min,足月儿 10~20L/min。Bias Flow 与 MAP、氧合、通气功能有关;在 MAP 恒定时,增加气流量,可增加肺氧合功能。增加偏置气流可以补偿气漏、维持 MAP。

五、参数调节

根据血气和胸片调节。

1. PaO_2　与 FiO_2、MAP 参数有关,提高膨胀不全肺的 MAP 将提高 PaO_2;然而,当肺容量优化时,MAP 提高实际上将降低 PaO_2。为了决定是否升高或降低 MAP,胸片 X 线检查是有必要的。若需提高 PaO_2,可上调 FiO_2 0.1~0.2;增加振幅 5~10cmH_2O;增加吸气时间百分比 5%~10%；或增加偏置气流 1~2L/min（按先后顺序，每次调整 1~2个参数）。

2. $PaCO_2$ 二氧化碳清除依赖于振幅和频率。若需降低 $PaCO_2$，可增振幅 5~10cmH$_2$O；增偏置气流 1~2L/min；降低 MAP 2~3cmH$_2$O；或降低吸气时间百分比 5%~10%。

（1）$PaCO_2$ 高，合并低氧：有可能 MAP 过高或过低，分别导致过度膨胀或过度萎陷。需重新拍胸片鉴别这两种情况。

（2）$PaCO_2$ 高，氧合正常：增加振幅或降低频率。

（3）$PaCO_2$ 高，高氧合：提示空气活瓣，应降低 MAP，X 线胸片可显示肺过度膨胀。

（4）$PaCO_2$ 低，氧合正常：先降低振幅，若振幅低于 1.5 倍 MAP时，仍提示 $PaCO_2$ 低，可增加频率。

> 附：$PaCO_2$<26mmHg 超过 1 小时，在早产儿与脑室周围白质软化、在足月儿与晚发感觉性听力丧失有关。

3. 撤机前参数调整

（1）X 线胸片显示肺无过度膨胀，如果 PaO_2 在允许范围内：①当 MAP ≤ 15cmH$_2$O 时，先降 FiO$_2$ 至 0.4，再降 MAP，每次降 1~2cmH$_2$O；②当 MAP>15cmH$_2$O 时，先降 MAP，再调低 FiO$_2$。

（2）MAP 在肺膨胀适度、肺部疾病改善时应下调。过早下调 MAP可导致广泛性肺不张，此时反而需要大幅度提高 MAP 和 FiO$_2$。

（3）振幅在 $PaCO_2$ 满意时应下调至 20cmH$_2$O。

（4）频率通常不变。

4. 选择脱机方式

（1）高频通气直接撤机：FiO$_2$<0.4、MAP<8cmH$_2$O、ΔP<20cmH$_2$O（对于极低出生体重儿，当 FiO$_2$<0.25、MAP<6cmH$_2$O，可考虑改为无创通气）。

（2）切换常频后撤机：FiO$_2$<0.4、MAP<10cmH$_2$O、ΔP<20cmH$_2$O 切换常频，根据常频要求撤机。

六、并发症

1. **坏死性气管支气管炎**（necrotising tracheobronchitis） 气管支气管长期刺激导致坏死性气管支气管炎使得 HFOV 更为复杂,这通常是由于湿化不充分或 MAP 过高造成的。但尚无证据显示坏死性气管支气管炎发生率在常频或高频下有何不同。

2. **血流动力学**（haemodynamics）**改变** 在 HFOV 时迷走神经兴奋可能导致心率轻微下降。但高的 MAP 可能会减少回心血量和心排血量从而导致肺血管阻力增加。临床上,患儿会通过增加心率代偿减少的回心血量。注意优化血容量和心肌功能,以及调整 MAP 可避免肺过度膨胀和肺动脉高压的进展,从而减少以上问题的发生。胸腔内压增加可能会引起周围组织水肿。

3. **颅内出血**（intracranial haemorrhages） 系统性回顾研究却表明 HFOV 与 CMV 在颅内出血发生率方面没有明显差异。避免颅内出血与使用适当的肺复张方法、监护参数的解读和呼吸机参数的调节密切相关。例如,HFOV 下肺已复张,则需及时调节呼吸机的设置如 ΔPhf 或潮气量（在 VG 下）从而避免过度通气。随肺呼吸力学改变,每次呼吸的潮气量变化引起的 $PaCO_2$ 的快速波动引发颅内血流的快速变化：这种波动可通过容量目标方式避免,如在 HFOV 下使用 VG,如果没有 VG,需根据经皮 CO_2 监测随时调节振幅。

4. **过度充气**（overinflation） 是 HFOV 最常见并发症和失败的原因,最常发生于阻塞性肺疾病如 MAS、PIE 等。预防可根据疾病的性质和阶段选择合适的频率。

七、注意事项

1. **不用过高气道压** MAP 持续 $>25cmH_2O$ 或增加过快会因胸腔压力突然改变,心排血量（CO）会下降,幅度可达 30%。

2. **HFOV 气道吸引需注意的问题** 采用闭合吸痰管吸痰;若不是采用闭合吸痰管,吸引后因功能残气量损伤而出现氧合恶化时,应提高 MAP 至较原来水平高 5cmH$_2$O，持续 20 秒复张肺。

（魏某 周 伟）

参考文献

1. 中华医学会儿科学分会新生儿学组.新生儿机械通气常规.中华儿科杂志, 2015, 53 (3): 327-330.

2. 杜立中.新生儿高频机械通气.中国实用儿科杂志, 2016, 31 (2): 99-103.

3. 周伟，柯振娟，赖剑蒲.实用新生儿治疗技术.北京：人民军医出版社, 2010: 66-101.

4. Moller W, Celik G, Feng S, et al. Nasal high flow clears anatomical dead space in upper airway models. Journal of applied physiology (Bethesda, Md: 1985), 2015, 118 (12): 1525-1532.

5. Van Hove SC, Storey J, Adams C, et al. An Experimental and Numerical Investigation of CO Distribution in the Upper Airways During Nasal High Flow Therapy. Annals of biomedical engineering, 2016.

6. 唐琴琴，徐丁，王凡，等.早产儿经鼻高流量氧疗安全性和有效性的系统评价和 Meta 分析.中国循证儿科杂志, 2017, 12 (3): 175-179.

7. Milési C, Essouri S, Pouyau R. High flow nasal cannula (HFNC) versus nasal continuous positive airway pressure (nCPAP) for the initial respiratory management of acute viral bronchiolitis in young infants: a multicenter randomized controlled trial (TRAMONTANE study). Intensive Care Med, 2017, 43 (2): 209-216.

8. Sivieri E, Foglia EE, Abbasi S. Response to the Editor:"Carbon dioxide washout time, HFNCvs. NCPAP: A bench study". Pediatr Pulmonol, 2017, 9 (14): 259-265.

9. Sochet AA, McGee JA, October TW. Oral Nutrition in Children With Bronchiolitis on High-Flow Nasal Cannula Is Well Tolerated. Hosp Pediatr, 2017, 7 (5): 249-255.

10. 周建国，陈超.无创通气技术在新生儿呼吸疾病中的应用.中华围产医学杂志, 2017, 20 (1): 65-68.

11. 薛辛东，富建华."新生儿机械通气常规"解读.中华儿科杂志, 2015, 53 (5): 331-333.

第二十一章 新生儿常用诊疗技术

第一节 新生儿输血技术

新生儿输血技术是抢救和治疗新生儿疾病的一种基本的、特殊的手段,对抢救、治疗危重症患儿起到了极其重要的作用。

一、输血前检查

1. 按血型申请的血制品需要先定血型,红细胞类血制品需要交叉配血。

(1)方法:输血前不仅要用标准血清鉴定 ABO 血型,还要将供血者的红细胞与受血者的血清,以及供血者的血清与受血者的红细胞做交叉配血试验,前者为主反应,后者为次反应。只有主、次反应均无凝集时才可输血。

(2)目的:①复查血型,避免原来有血型检查的错误;②发现亚型,如 A 型有 A_1 和 A_2 型,AB 型有 A_1B 和 A_2B 型;③特殊情况下,可鉴定血型。

2. 所有患儿在血制品输注前要进行肝炎筛查、梅毒筛查、HIV 抗体检查。

二、输血注意事项

1. PICC、UVC 通道一般不用于输血。

2. 输血时要遵循先慢后快的原则,输血初始 15 分钟要慢(2ml/min)并严密观察病情变化,若无不良反应,再根据需要调整速度。

3. 有心力衰竭患儿输血前用利尿剂,其他患儿可在输血中间使用利尿剂。

4. 早产儿输血期间可暂停喂养一次,因为目前研究认为输血可能是 NEC 高危因素之一。

5. 输血制品量不计入当日患儿生理需要量中。

6. 不论何种情况,一袋血须在 4 小时之内输完,如室温高,可适当加快滴速以防止输注时间过长发生血液变质,特别是可能增加细菌增殖的危险。

三、血制品的种类及特点

（一）全血

1. **成分**　含有血液所有成分。全血经过 24 小时的存储,其中的血小板和粒细胞已基本丧失功能,3~5 天后,凝血因子 V 和Ⅷ的活性也明显降低。另外,由于全血含有大量外源性蛋白和抗体,输血反应的风险要增加一倍。

2. **适应证**　目前原则上不输全血,仅少数情况下输全血。

（1）急性大失血:血容量不足且有进行性出血的急性大量失血患儿可以考虑输注部分全血,全血能提高血液携带氧能力和补充血容量。一般为新鲜全血。

（2）体外循环和 ECMO 治疗:现在也少用。一般是浓缩红细胞和血浆重新配制。

（3）换血治疗:现在少用全血。一般是浓缩红细胞和血浆重新配制。

（二）浓缩红细胞（0.5~1U/ 袋）

1. **目的**　改善贫血,保证充足的组织氧输送。

2. **制备**　由 200ml 全血制备,每单位总量为 110~120ml,其中约 30ml 血浆及 15ml 抗凝剂,Hct 75% 是最常用的浓缩红细胞制剂。每输注 3ml/kg 约提高 Hb 10g/L。

3. **新生儿红细胞输注指征**　参见表 21-1-1。

表 21-1-1　新生儿红细胞输注指征

Hct/Hb/g·L^{-1}	指征	输血量及用法
Hct ≤ 0.40 或 Hb ≤ 120	生后 24h 急性出血；先天性发绀型心脏病	15ml/kg，2~4h
Hct ≤ 0.35 或 Hb ≤ 110	机械通气（MAP>8cmH$_2$O，FiO$_2$>40%）	15ml/kg，2~4h
Hct ≤ 0.30 或 Hb ≤ 100	机械通气或 CPAP（FiO$_2$<40%）	15ml/kg，2~4h
Hct ≤ 0.25 或 Hb ≤ 80	婴儿需要氧，但不需要其他呼吸支持者	20ml/kg，2~4h
Hct ≤ 0.20 或 Hb ≤ 70	婴儿无症状，Ret<0.1 × 10^{12}/L	20ml/kg，2~4h

　　注：早产儿大量（20ml/kg）红细胞输注不但能使血红蛋白大幅度升高、减少输注次数，也可被大多数早产儿耐受

（三）洗涤红细胞

　　1. **制备**　将保存期内的全血、浓缩红细胞、悬浮红细胞等制品用生理盐水洗涤 3 次，去除绝大部分非红细胞成分，并将红细胞悬浮在生理盐水中。特点是较彻底去除血浆和大部分白细胞。每单位洗涤红细胞的总量为 110~120ml，其中含 60~70ml 红细胞。

　　2. **适应证**

　　（1）需要多次输血者，或曾有输血发热反应、过敏反应者。

　　（2）洗涤 O 型红细胞可输注给任何 ABO 血型者。

　　（3）可用于自身免疫溶血性贫血。

　　（4）新生儿血型不合溶血性贫血换血。

　　（5）极低和超低出生体重儿。

　　3. **输注量和速度**　每次 10~20ml/kg，速度 5ml/（kg·h），一般输注时间为 2~4 小时。

（四）浓缩血小板（0.5~1U/ 袋）

　　1. **制备**　机采血小板每单位 200ml，含血小板 2.5 × 10^9/L，白细胞和红细胞很少，纯度高。

　　2. **适应证**

　　（1）有出血倾向的早产或足月儿，PLT<50 × 10^9/L。

（2）无出血的危重早产或足月儿或同族免疫性血小板减少症，PLT<30×10^9/L。

（3）无出血的稳定早产或足月儿，PLT<20×10^9/L。

3. **输注量和速度**　每次 10~20ml/kg，一般每次输注时间为 30 分钟~1 小时。连续使用 2 天，可提高患儿血小板数［（10~20）×10^9/L］。

（五）浓缩粒细胞

1. **制备**　单采法每单位约 200ml，平均含粒细胞 1.5×10^{10}/L。

2. **适应证**　一般认为，应用时要同时具备以下 3 个条件，且充分权衡利弊后才考虑输注：①中性粒细胞绝对值低于 0.5×10^9/L；②有明显且严重的细菌感染；③强有力的抗生素治疗 72 小时无效；④低出生体重儿严重败血症患儿。

（六）新鲜冰冻血浆（50ml/ 袋、100ml/ 袋）

主要用于补充缺乏的凝血因子。可用于：①凝血功能障碍伴出血或需要进行有创操作。②凝血因子缺乏且无重组产品可替代。③不建议作为扩容使用。每次 15ml/kg，速度 10ml/（kg·h），严重出血可适当加快，必要时，每 12 小时 1 次。一般每次输注时间应≤ 4 小时。

（七）其他血制品

1. **冷沉淀**（40ml/U）　是由新鲜冰冻血浆在 4℃缓慢解冻和随后再度结冰储存的沉淀蛋白质，它有丰富的纤维蛋白原、第Ⅷ因子、血管性假血友病因子和第ⅩⅢ因子。主要用于低纤维蛋白原血症和血友病甲。输注量和速度为 5~10ml/kg，一般每次输注时间≤ 2 小时，使纤维蛋白原 >1g/L。

2. **凝血酶原复合物**（200~400U/ 瓶）　含因子Ⅱ、Ⅶ、Ⅸ、Ⅹ，用于补充相应因子的缺乏及肝病性凝血因子障碍出血。一般按 10~40U/kg，用 5% GS 3~5ml/kg 溶解后，用输注泵 60 分钟静脉输入。

3. **因子Ⅷ和因子Ⅸ浓缩剂**

（1）因子Ⅷ的半衰期为 8~12 小时，需每 12 小时输注 1 次，轻度出血按 10~15U/kg；中度出血按 20U/kg；重度出血按 50U/kg 计算，每输入 1U/kg 可提高血浆因子Ⅷ活性约 2%。

（2）因子Ⅸ的半衰期为 18~24 小时，常 24 小时输注 1 次，轻度出血按 15~30U/kg；中度出血按 30U/kg；重度出血按 80U/kg 计算每输入 1U/kg 可提高血浆因子Ⅷ活性约 1%。

4. **白蛋白**(25%,5g/瓶)　维持血浆胶体渗透压，静脉给药导致液体从间质转移至血液循环。它是许多物质(如间接胆红素)的载体。快速输注可能导致血管内负荷过重以及充血性心力衰竭。主要用于低蛋白血症(白蛋白 <25g/L)和外科术后。每次 0.5~1g/kg，采用 5% 葡萄糖注射液(或生理盐水)按 1∶1 比例稀释后静脉滴注 2~4 小时。

5. **丙种球蛋白**(50ml,2.5g/瓶)　含有正常人体内所有的 IgG、少量 IgM 和 IgA。胎儿循环中的 IgG 几乎全部来自母体(从孕 32 周开始)。在孕期最后一个月，胎儿循环中的 IgG 接近 10g/L 并在足月时超过母体，但早产儿 IgG 浓度仅为 5g/L。

(1)适应证：①同族免疫性溶血 72 小时内，伴严重高胆红素血症；②疑似或确诊免疫性血小板减少；③自身免疫性疾病；④体液免疫缺陷；⑤重症感染：如早产儿晚发败血症。

(2)输注量和速度：400~1 000mg/(kg·次)，一般每次输注时间 2~4 小时。

四、输血的不良反应

1. **急性溶血性输血反应**　发生时首先立即快速输注生理盐水，维持血压和尿量，同时纠正凝血功能异常。

2. **迟发性溶血性输血反应**　发生在输血后 3~14 天，通常不需特别治疗。

3. **非溶血性发热输血反应**　绝大多数的输血反应属于此类。输血患儿一旦出现不适，均应停止输血，给予退热药物。如果既往有严重或频繁的非溶血性发热输血反应发生，输血前可给予退热药干预。

4. **过敏性输血反应**　过敏性输血反应有 3 种类型，各有不同的病因。

(1)荨麻疹：出现荨麻疹时必须停止输血，密切观察患儿的过敏症状和体征。可使用抗组胺药。荨麻疹消退后，可以继续输血。

(2)过敏性反应是更严重的荨麻疹反应，表现为血管性水肿、呼吸窘迫、荨麻疹和休克。应立即停止输血,并应用肾上腺素(0.01mg/kg,1:1 000 皮下注射),必要时使用晶体液和血管活性药维持血压。

(3)输血相关急性肺损伤:是由于肺循环通透性增加而发生严重的肺水肿,通常发生在输血后 6 小时。

5. **输血后紫癜**　输血后紫癜是输富含血小板血浆后引起的急性、免疫性和暂时性的血小板减少综合征。

6. **中毒反应**　包括枸橼酸盐中毒和钾中毒。

7. **输血传播疾病**　输血可传播乙型及丙型肝炎、艾滋病、CMV、单纯疱疹、EB 病毒和疟疾等感染性疾病。

8. **输血获得性 CMV 感染**　严重受累者为 CMV 血清阴性孕妇所生的早产、低出生体重儿。其症状在输血后 4~12 周最典型,持续 2~3 周,导致呼吸窘迫、苍白、肝脾大。也可有血液异常,包括溶血、血小板减少、不典型淋巴细胞增多症。

(王来栓)

第二节　换血疗法

换血疗法(exchange transfusion)是治疗新生儿重症高胆红素血症最迅速有效的方法。可降低血清胆红素浓度,防止胆红素脑病,对母婴血型不合溶血病,可及时换出抗体和致敏红细胞、减轻溶血,纠正严重贫血,防止心力衰竭。

一、换血指征

1. 总胆红素大于该日龄对应换血参考曲线 5mg/dl 以上,应立即换血。

2. 已有急性胆红素脑病的临床表现者(肌张力增高、角弓反张、颈后仰、发热、尖叫),无论胆红素水平是否达到换血标准都应换血。

3. 严重溶血(Rh 溶血),出生时脐血胆红素 >76μmol/L(4.5mg/dl),血红蛋白 <110g/L,伴有水肿、肝脾大和心力衰竭。

二、血液选择

1. **ABO 血型不合溶血** 可用 O 型的红细胞与 AB 型血浆的混合血(确保不含 A/B 抗体),多主张红细胞与血浆之比为 2:1。必须分别与母亲、新生儿的血做交叉配血。

2. **Rh 血型不合溶血** 必须使用 Rh 阴性的 O 型血,且抗 A、抗 B 低滴度的血源;或 Rh 血型与母亲相同,ABO 血型与患儿相同。必须用母亲的血浆和红细胞做交叉配血。

3. **G-6-PD 缺乏和原因不明的溶血** 如 Coombs 试验阴性的高胆红素血症、败血症等用 Rh 及 ABO 血型均与新生儿相同的红细胞及血浆。

注:由于提倡成分输血,大多数情况下,难以获得新鲜全血,因此,所需血源往往由悬浮红细胞和新鲜冰冻血浆按 2:1 的比例混合而成。应尽量选用新鲜血液,使用库存血时储存时间不宜超过 3 天。

三、换血量

双倍换血,大约可换出 85% 的致敏红细胞和 60% 胆红素及抗体。足月儿的正常血容量是 80ml/kg,早产儿血容量是 95ml/kg。对于少见血型,不能得到足够的血量,也可进行单倍换血。例如:体重 3kg 的新生儿血容量是 240ml,2 倍血容量的换血需要量应为 480ml。

四、换血方法 - 全自动法

1. 采用两部输液泵建立全自动双管外周血管换血,使换血过程在封闭回路中全自动进行,操作简单,无污染,并发症少,效果好。从静脉端输入血,从动脉端抽出血,换血前将输入血液进行预热至 37.5℃,换血速度约 200ml/h,全程时间在 2~4 小时。

2. 排血装置包括动脉留置针连接三通管,三通管一端接肝素盐水 10U/ml,速度 30ml/h 以保证排血管通畅,另一端接延长管至废血量筒,输液泵置于延长管上,排血速度为 30ml/h 加输血速度。

五、换血技术操作

(一) 器材准备

1. **药物** 配置淡肝素：①1ml=25U（12 500U/2ml 肝素 2ml+500ml 0.9% NaCl）。②1ml=1U（12 500U/2ml 肝素 0.08ml+500ml 0.9% NaCl）。

2. **器械** 包括：注射泵 3 台，竖泵 1 台，滤血器 2~3 个，注射器、采血管若干个，延长管 2 条，静脉输液管 3 条，三通管 3 个，500ml 百特袋。

(二) 术前准备

1. 换血前准备阶段可先用强光疗，禁食 4 小时，否则留置胃管，排空胃内容物，术前 30 分钟肌内注射苯巴比妥钠 10mg/kg。

2. 换血前行下列检查：监测生命体征（呼吸、心率、血压、体温），抽取动脉血测血糖、血气分析、血清胆红素、肝肾功能、电解质、凝血全套、血常规＋血型。

3. 术前术中根据患儿情况可适当给予镇静药物。

4. 换血前还必须进行输血前全套筛查：乙肝、丙肝、梅毒、HIV、巨细胞病毒、定血型、交叉配血等。尽量减少输血传播疾病，输血后肝炎一般在输血后 60~120 天发病，血清乙肝或丙肝抗原阳性。输血所致疟疾，一般在输血后 6~12 天发病。

(三) 换血步骤

1. **从静脉端输入血**

(1) 血液加温时加温器设置于 37.5℃，换血皮条由末端开始缠绕，尽量使换血皮条均匀绕在加温器上。

(2) 换血皮条末端接蓝色三通，用来抽取血袋内血液，静脉留置针接上另一蓝色三通。

2. **从动脉端抽出血**

(1) 连接抽血通路，将 2 个红色三通管接经改装的输液泵管，接空百特袋。

(2) 用 1ml=25U 肝素冲洗抽血通路，称重量并记录。

(3) 输液泵管接竖泵时 2 个红色三通管在上方，墨菲氏滴管在下方,起到抽血作用,避免接反。

(4)第 1 个红色三通管近端接动脉留置针,侧端接 1ml=1U 淡肝素 0.5ml,每抽出 50ml 血间断正压冲洗动脉留置针(冲洗动脉留置针时先回抽后冲洗,避免气泡进入动脉),远端接第 2 个红色三通管。

(5)第 2 个红色三通管侧端接 1ml=10U 淡肝素以 30ml/h 速度维持(红色三通开关方向正确,以免 1ml=10U 淡肝素注入患儿动脉);下端接延长管至废血量筒。

(6)调整竖泵速度,排血速度为 30ml/h 加输血速度。

(7)百特袋称重以计算换出血量,并记录。

(四)换血中注意事项

1. 开始换血 5 分钟后,测体温、SPO$_2$ 及心率,观察有无输血反应。

2. 开始换血后,每隔 15 分钟监测一次无创血压,根据血压波动调节出入量速度。

3. 每 10 分钟记录一次输、排血量,并视情况调整换血速率,维持出入量平衡。

4. 每换 100ml 血监测血糖一次。

5. 换血至总量的 1/2 时复查血气、血常规、电解质及血清胆红素,记录抽出量。两袋血之间以 0.9% NaCl 冲洗换血皮条及输血通路。

(五)换血后注意事项

1. 换血结束时继续输注悬浮红细胞 50~60ml。复查血常规、电解质、血气分析、血糖、凝血全套及血清胆红素,监测血压、心率、SPO$_2$ 及体温。

2. 继续蓝光照射并监测胆红素变化。在换血后第 2、4、6 小时监测 TCB 以及每间隔 6 小时持续监测血清胆红素水平。在换血后 2~4 小时可发生胆红素反弹现象,注意观察。

3. 预防性使用抗生素防止感染,止血药物防止出血。

4. 换血后根据监测胆红素,适当使用白蛋白、丙种球蛋白及补液等治疗。

5. 换血后禁食 6~8 小时。

六、并发症

1. **感染**　菌血症（常由葡萄球菌引起）、肝炎、巨细胞病毒感染、疟疾、AIDS 等。换血全过程严格执行无菌操作。

2. **血管并发症**　血凝块或气泡栓塞、下肢动脉痉挛、血栓形成、有可能发生重要脏器的栓塞。

3. **凝血功能紊乱**　可能由于血小板减少或凝血因子减少引起。2 倍换血后血小板可能减少 50% 以上，原因考虑为浓缩红细胞及血浆中不含有血小板所致，换血后，未成熟血小板在窦腔内成为成熟血小板进入血液循环，以及储存在脾脏、肝脏的血小板释放进行补充，于 72 小时内恢复正常。

4. **电解质紊乱**　可能发生高钾血症（与库血应用有关，尽可能用新鲜血液换血），低镁、低钙血症（与血液中枸橼酸盐保养液有关）。

5. **低血糖**　术中监测血糖，有低血糖及时给予 10% GS 静脉推注。

6. **代谢性酸中毒**　库存血源 pH 偏低。

7. **坏死性小肠结肠炎**　应用脐血管换血者可能发生，建议至少观察 24 小时后再喂养。

（王来栓）

第三节　新生儿亚低温治疗技术

亚低温治疗可降低脑组织的代谢率，减少对氧的消耗量，减少脑细胞 ATP 消耗和乳酸堆积，阻断或延迟继发性能量衰竭的发生，从而进一步降低兴奋性神经递质、Ca^{2+}、自由基、NO 和炎症介质等大量聚集，延迟或减轻细胞凋亡的发生，从而起到神经保护作用。也是目前证实的新生儿 HIE 治疗唯一有效的治疗方法。

一、指征

需同时满足以下 3 条。

1. 患儿必须满足以下所有条件(基本条件)

(1)胎龄≥ 35 周且出生体重≥ 2 000g。

(2)生后 6 小时内。目前有单位 12 小时内也给予低温治疗,但疗效不确定。

(3)不存在严重的先天性解剖异常(临床和病史判断)。

2. 窒息缺氧缺血病史和实验室证据　满足以下任何 1 条。

(1)生后 1 小时内的血气值:pH ≤ 7.0 或 BE ≤ –16mmol/L。目前可以放宽到 pH<7.1,BE<–10mmol/L。

(2)5 分钟 Apgar 评分 ≤ 5 分或需正压通气持续时间超过 10 分钟。

(3)急性围产期事件:晚期 / 变异减速,脐带脱垂,脐带破裂,子宫破裂,母亲严重创伤 / 出血 / 心脏呼吸骤停。

3. 缺氧缺血性脑病表现　必须具备 2 条中的 1 条。

(1)aEEG 脑功能监测异常的证据,存在以下任意 1 项:①轻度异常:不连续电压;②重度异常:连续低电压、爆发抑制、平台电压;③惊厥发作图形。

(2)中度 - 重度缺氧缺血性脑病临床表现:意识水平改变(反应差 / 迟钝、嗜睡甚至昏迷)。加任何以下 1 项:①临床抽搐发作。②姿势异常:远端屈曲、完全外展;去大脑僵直。③肌张力异常:低下(局部或全身);全身松软无力。④原始反射减弱或消失:吸吮反射及拥抱反射减弱;吸吮反射及拥抱反射消失。⑤自主神经:瞳孔固定,心率下降,不规律呼吸;瞳孔:缩小 / 散大,无反应,心率时快时慢,呼吸暂停、呼吸衰竭。

二、禁忌证

符合 1 条即可。

1. 患儿胎龄 <35 周,不管体重。

2. 存在严重的先天性畸形,特别是复杂青紫型先天性心脏病,复杂神经系统畸形,存在 21、13 或 l8 三体等染色体异常。

3. 严重宫内感染。

4. 严重(中度以上)活动性颅内出血(CT/B 超检查)。

5. 临床有自发性出血倾向或血小板 $<50 \times 10^9/L$。

三、临床实施

(一) 临床实施前的准备

1. 检查亚低温仪器是否正常工作。

2. 关闭远红外辐射式抢救台或暖箱电源。

3. 新生儿尽量裸露。

4. 监测心率、呼吸、氧饱和度、血压和体温,aEEG 监测脑功能。

5. **完善治疗前检查** 血常规、凝血功能、血气分析、血电解质、肝肾功能、血糖、脑电图、头颅 B 超。

(二) 温度探头放置的具体要求

1. **直肠温度探头** 插入直肠 5cm 左右,并固定于大腿一侧。

2. **鼻咽部温度探头** 放置长度相当于鼻孔至耳垂的距离,蝶形胶布固定。

3. **食管温度探头** 放置长度相当于鼻孔至耳垂,然后向下至剑突的距离再减去 4cm,蝶形胶布固定。

4. 放置皮肤温度探头于腹部,监测皮肤温度。

注:温度探头放置后应标记位置,作为操作后无滑脱的检验指示。

(三) 选择合适的冰帽或冰毯

1. 冰帽应大小适中,覆盖头部,应不遮盖眼睛。

2. 冰毯应大小适中,覆盖躯干和大腿。

注:冰帽或冰毯均不能覆盖新生儿颈部。

(四) 亚低温实施

亚低温实施应遵循的原则是:降温(快)、持续低温(稳)、复温(慢)。

1. **初始治疗** ①如果新生儿体温已经在亚低温治疗的可接受温度范围内,直接进入维持治疗状态;②如果新生儿体温没有达到可接受的温度范围,开始诱导亚低温治疗,1 小时达到亚低温治疗的目标温度(肛温 33.5~34℃);③如果患儿体温低于 33℃,应启动保暖措施。

注: 直肠温度降至可接受温度范围的最低限度(33℃)时,应开启暖箱或红外辐射式抢救台电源给予维持温度。

2. 维持治疗 达到亚低温治疗的目标温度后转为维持治疗 72 小时。

(1)监测指标:①亚低温治疗期间的 24、48 和 72 小时复查血常规、凝血功能、血气分析、血电解质、肝肾功能、血糖;②亚低温治疗期间应行心电监护、脑功能监测,住院期间至少完成一次常规 EEG 检查;③亚低温治疗复温后 24 小时进行脑影像学检查。

(2)护理注意事项:①每 4 小时检查新生儿皮肤 1 次,每 2 小时变动 1 次体位;②冰毯或冰帽应保持干燥。

(3)退出亚低温治疗的情况(存在以下任何一种情况,应立即终止亚低温治疗):①严重低血压:积极支持治疗和给予血管活性药物后,平均动脉压仍低于 35mmHg,且持续 4 小时以上;②严重心律失常;③严重低氧血症:持续肺动脉高压导致难以纠正的低氧血症,脉氧饱和度 <85% 且持续 4 小时以上;④血小板 $<50 \times 10^9/L$ 且有明显的出血倾向;⑤少尿(每小时 <0.5ml/kg,至少持续 24 小时)、进行性加重的氮质血症。

3. 复温

(1)人工复温法:设定直肠温度为每小时升高 0.4℃。复温时间不少于 6 小时,复温期间每小时记录 1 次直肠温度,直至温度升至 36.5℃。复温过程中出现抽搐的停止复温或治疗抽搐的同时降低复温幅度(0.2℃/h),复温结束后,再连续监测肛温 24 小时(维持在 36~36.5℃)。

(2)复温可能引起外周血管扩张和血管内容积的增加,若血管充盈不佳可能导致低血压。如果复温期间发现血压有下降趋势,可能需要输注生理盐水和应用血管活性药物维持血压。

四、亚低温对各脏器功能的影响

1. 心血管系统影响 新生儿缺氧缺血后存在不同程度心肌损

伤,低体温可进一步加重损伤,导致心肌收缩力降低,心排血量降低,表现为低血压、心动过缓、心律失常。

(1)心动过缓:心率 80~90 次 /min,如果心率持续低于 80 次 /min 或出现心律失常,应及时处理。

(2)低血压:平均动脉压低于 35mmHg,给予血管活性药物,如果仍然低于 35mmHg 且持续 4 小时,停止低温治疗。

(3)心律失常:严重室性心律失常,应停止亚低温治疗。

2. **呼吸系统影响** 在机体存在低氧状态下,低体温后可诱发肺动脉高压;分泌物较为黏稠,可引起高碳酸血症。

(1)肺动脉高压:肺动脉高压导致持续低氧血症(经过积极呼吸支持后 SaO_2 仍低于 80%)应停止亚低温。

(2)肺出血:肺出血可能与左心排血量下降,肺水肿和外周血血小板降低有关。

(3)高碳酸血症:亚低温时呼吸道分泌物较为黏稠,多需要翻身、拍背和吸引,否则易引起高碳酸血症。

3. **血液系统影响** 低温可致血黏滞度升高,此外可影响血小板功能、凝血功能,可导致严重栓塞。

4. **影响免疫功能** 低温可引起免疫抑制,尤其是细胞免疫功能,中性粒细胞吞噬作用减弱。

5. **影响肾功能** 低温可明显影响肾血流动力学,出现少尿(每小时 <0.5ml/kg,至少持续 24 小时)、进行性加重的氮质血症,应停止亚低温。

6. **影响肝脏代谢功能** 肝脏代谢的药物剂量可适当减少。

7. **皮肤** 皮肤可能发暗或呈灰色,如果氧饱和度正常,不需特殊处理。严重时引起破溃、坏死和硬肿。

8. **注意事项** ①窦性心率缓慢是对低温治疗的生理反应,对血流动力学没有影响;②皮肤的并发症会随着复温过程而消失;③避免温度过高或过低;④肛表插入肛门深度不少于 5cm;⑤早期(低温开始前)建立动脉监测,低温开始后不容易建立。

五、出院前完善检查

1. 头颅 MRI。

2. **诱发到位检查**　脑干听觉诱发电位(BAER)、视觉诱发电位(VEP)和躯体感觉诱发电位(SSEP)。

3. **脑功能检测**　EEG、aEEG。

4. 强烈建议出院后至少随访至生后 18 个月。

(王来栓)

第四节　一氧化氮吸入疗法

一氧化氮吸入(inhaled nitric oxide,iNO)治疗主要适用于肺血管痉挛导致的呼吸衰竭和肺动脉高压性肺血管病变的诊断和治疗。

一、吸入一氧化氮理论依据

在低氧时,心、脑、肾上腺血流增加,肺、肾、消化道、肌肉血流下降;持续缺氧和代谢紊乱致肺血管平滑肌痉挛,导致持续低氧血症性肺动脉高压,可以通过血气、心脏彩超、心导管或临床诊断确定。低氧条件下内源性 NO 生成低下,可以导致对血管张力调节失调。

当吸入给药时,NO 在细胞间扩散进入血管平滑肌,通过增加细胞内环磷酸鸟苷(cGMP)含量,cGMP 通过磷酸激酶活化及蛋白磷酸化作用,使胞内钙离子外流,选择性扩张肺血管并降低肺血管阻力,而进入血液使 NO 很快被灭活,因此体循环血管不受影响。

二、吸入 NO 临床应用

1. **适应证**　主要适用于胎龄 ≥ 34 周、出生体重 >1 500g 的新生儿低氧性呼吸衰竭和持续肺动脉高压的患儿。

(1)低氧性呼吸衰竭:是指呼吸机正压通气下,FiO_2>0.5 时,PaO_2<50mmHg 或 $TcSO_2$<85%。

(2)持续肺动脉高压:临床主要表现为持续低氧血症,心脏彩超示动脉导管、卵圆孔水平的右向左分流、三尖瓣反流流速一般较高（>2m/s）。

2. **剂量**　起始浓度：10~20ppm（早产儿 5ppm），1~4 小时；维持浓度：5ppm，6 小时 ~3 天；长期维持：1ppm，>7 天，一般 <2 周。

3. **iNO 的撤离**

（1）在给予 iNO 后 30~60 分钟通过 PaO_2 或 OI 是否改善判断其治疗效果，如无明显改善则应停止 iNO 治疗。

（2）患儿临床状况好转（FiO_2 降为 0.6、OI ≤ 10），可在吸入 4 小时后改为 5ppm 维持；若吸入浓度较高时，可每 4 小时降 NO 5ppm，此时吸入氧浓度不变。当降至 5ppm，再以每 4 小时减 1ppm 的速度减量至 1ppm，如果患儿在维持量 1ppm 时氧合状态仍稳定（FiO_2<0.6 时，PaO_2>50mmHg），可最终撤离。如果在下调 iNO 剂量的过程中出现低氧血症，需将 iNO 剂量恢复至下调前水平，待患儿临床状况进一步改善后在 24~48 小时内缓慢撤离。

三、NO 输送的流量、浓度控制及监测

1. 一般采用在呼吸机湿化器前端接入 NO 气体，在供气回路近 Y 接口处测定 NO 浓度可以获得相对稳定、准确的 NO 浓度。

2. **iNO 治疗不良反应及安全监测**

（1）对肺组织的直接毒性：NO 在治疗过程中与 O_2 接触后可生成 NO_2 和 N_3O_4，可通过损伤细胞 DNA、诱导脂质过氧化、灭活 PS 等途径损伤肺组织。因此，在 iNO 后 2 小时、8 小时监测，之后每天监测 1 次，使 NO_2<3ppm。

（2）高铁血红蛋白血症：NO 弥散入血可与氧合血红蛋白（O_2Hb）结合形成高铁血红蛋白（MetHb），MetHb 形成占总血红蛋白 3% 以上时可出现高铁血红蛋白血症，可导致组织产生严重的低氧血症，表现发绀、呼吸困难等症状。如果高铁血红蛋白浓度超过 5%，则需考虑降低 iNO 剂量或撤离 iNO 治疗，同时应用维生素 C 500mg 静脉滴注。

（3）凝血功能障碍：NO 通过 cGMP 通路可削弱血小板凝聚力，从而影响血凝机制。故对于有出血倾向患儿一般不使用吸入 NO。吸入

NO 治疗时,必须检测出血、凝血时间,严密观察是否有颅内或消化系统出血。

四、禁忌证

1. 左心流出道的阻塞(先天性主动脉弓离断、严重主动脉瓣狭窄、左心发育不良综合征),严重左心室功能不良。

2. 气胸、肺出血等导致的呼吸衰竭(因为 NO 只扩张有通气之肺血管)。

3. 严重出血的患儿,尤其是已有血小板减少或颅内出血者。

4. 严重贫血,在血红蛋白 <80g/L 时必须输血后,方能考虑 NO 治疗。

5. 高铁血红蛋白还原酶缺乏症。

(王来栓)

第五节 新生儿振幅整合脑电图

一、aEEG 的适用范围

1. 应用于具有脑损伤高危因素的新生儿,评价脑损伤的严重程度和预后。

2. 新生儿脑发育的评估。

3. 惊厥和可疑惊厥发作的新生儿的监测。

4. 脑损伤治疗效果的评估,如亚低温治疗、抗惊厥药物等。

二、技术操作

1. **电极选择** aEEG 常用的电极为头皮电极,材质为镀银或镀金盘状电极。电极放置位置与国际脑电电极 10-20 系统一致。单导 aEEG 监测记录电极首选放置双侧顶骨 P3-P4 或额部中央区 C3-C4 部位。双导(双通道)aEEG 记录通道常选择 F3-P3 和 F4-P4 或 C3-P3 和 C3-P4。特殊情况下的电极放置:如患儿有头颅血肿、局部头皮破损或进行 ECMO 等操作时,记录电极位置的选择需避开皮肤损伤处和影响操作的关键部位,但要注意双侧对称放置。

2. **电极放置**

(1)电极放置前准备:拨开头发,充分暴露监测部位皮肤;电极接触部位头皮予棉签或纱布沾磨砂膏涂抹至皮肤微红,注意动作轻柔,避免皮肤破损;所需电极涂抹导电膏备用。

(2)电极的固定:将弹力帽套于患儿头部,充分涂抹导电膏的电极从拟放置部位的弹力帽孔隙插入,紧贴于头皮。有条件的单位可配备标准脑电电极帽用于电极的固定。

3. **干扰、阻抗及处理**

(1)阻抗要求:理想的阻抗是 $\leq 5k\Omega$,但在临床操作中有时难以达到。在临床应用中推荐 $\leq 20k\Omega$ 的阻抗是可以接受的。

(2)常见的干扰因素:医师对患儿的检查、治疗及护士的护理工作、患儿本身活动产生的肌电、患儿的心电活动、皮肤的油脂、毛发和床旁的监护设备及仪器如心电监护、暖箱、光疗灯、使用高频振荡通气呼吸机等机械因素,都有可能对监测产生干扰。

(3)减少干扰及降低阻抗的方法:在患儿奶后安静睡眠时进行aEEG 监测;检查过程中避免医护人员的不必要操作;在家长允许的情况下,可以去除电极放置部位的头发;应用磨砂膏清洁头皮时,尽量将油脂去除干净。

4. **监测时间** 不少于 2~4 小时。对于存在睡眠周期的新生儿,记录全程至少包括一个完整的睡眠周期。对于需持续监测病情变化的患儿,可延长监测时间。如在进行亚低温治疗的中 - 重度 HIE 患儿持续监测至生后 72~96 小时,对于其损伤恢复程度、预后评价及惊厥监测都有较好的敏感性和特异度。

三、aEEG 的基本指标

1. **上边界振幅** aEEG 波谱带的上边界电压为上边界振幅,反映脑电活动所能达到的最高强度,上边界振幅随胎龄增加而降低,新生儿足月后上边界振幅随胎龄增加而增加。

2. **下边界振幅** aEEG波谱带的下边界电压为下边界振幅,反映脑电活动的基础水平,随胎龄增加而增加,下边界升高较上边界的振幅变化更为突出;下边界振幅对脑损伤严重度和预后评估价值更大。

3. **睡眠 - 觉醒周期** 简称睡眠周期,是aEEG波谱带呈现的光滑正弦曲线样变化,分为AS(active sleep,活动睡眠)期和QS(quiet sleep,安静睡眠)期。AS期波谱带相对窄,上、下边界振幅低;QS期波谱带相对宽,上、下边界振幅高。睡眠周期主要由下边界是否存在周期变化确定,睡眠周期随胎龄增加逐渐成熟。

4. **异常放电** 在aEEG上表现为下边界和/或上边界振幅的突然地升高,紧随其后可能出现一段短暂的电压抑制期。其中单次惊厥发作表现为背景波谱带被中断的"锯齿状"改变。

5. **暴发间期**(interburst intervals,IBI) 两次暴发之间电压抑制的时间,反映脑成熟度和脑损伤的严重程度。

6. **暴发次数** 每小时出现暴发性脑电活动的次数,反映早产儿脑电活动的成熟度,同时也反映脑损伤的严重程度。

四、aEEG图像分析

1. **背景电活动** 目前普遍采用Hellström-Westas提出的五分类方法,典型图示见图21-5-1。

(1)连续正常电压(continuous normal voltage,CNV):脑电活动连续,在aEEG上表现为下边界振幅波动于5~7或10μV之间,上边界振幅波动于10~25μV,最高不超过50μV。

(2)不连续正常电压(discontinuous voltage,DNV):背景活动不连续,下边界振幅≤5μV,上边界振幅>10μV。

(3)爆发 - 抑制(burst-suppression,BS)/爆发间期(interburst interval,IBI)。

1)BS:不连续的背景活动,下边界振幅波动于0~2μV之间,暴发时的振幅超过25μV。暴发次数≥100次/h称为BS+,<100次/h称为BS-。

2)IBI:指两次暴发之间电压抑制的时间,反映脑成熟度和脑损伤的严重程度。早产儿IBI随胎龄增加而缩短。IBI长于相应胎龄提示患儿可能存在脑损伤,IBI延长时间越长,脑损伤程度越重。早产儿IBI多数不超过20秒,如IBIs持续30秒以上考虑为严重脑损伤;足月儿IBI>13秒提示脑损伤严重,预后不良。

(4)持续性低电压(continuous low voltage,CLV):背景活动连续,振幅显著降低,上边界振幅<10μV,下边界振幅<5μV或在5μV上下波动。

(5)电静止、平坦波(inactive,flat trace,FT):振幅<5μV并接近于0的极低电压,相当于电静息。

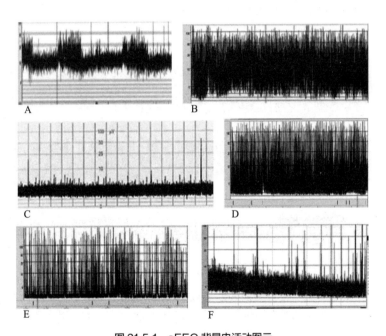

图21-5-1　aEEG背景电活动图示
A.连续正常电压;B.不连续正常电压;C.平台电压;D.爆发抑制(BS⁺);
E.爆发抑制(BS⁻);F.连续低电压

2. **睡眠-觉醒周期**　睡眠周期与胎龄有关,胎龄28周以前无睡眠周期,后逐渐出现,胎龄32周多数早产儿出现可以识别的睡眠周

期,胎龄 37 周睡眠周期成熟,清晰可辨。睡眠 - 觉醒周期分为以下几种情况(图 21-5-2 为图例):

(1)无睡眠周期:aEEG 背景活动无周期样变化,无法区分 AS 期及 QS 期。

(2)不成熟的睡眠周期:背景活动可见一些周期样变化,但仅有较低振幅的周期样波动,没有出现典型的正弦样变化的背景活动。睡眠周期未达到相应胎龄的成熟度,及睡眠周期与胎龄不符也称为睡眠周期不成熟。

(3)成熟的睡眠周期:背景活动呈现平滑的正弦样周期性变化,一个睡眠周期持续 20 分钟以上。

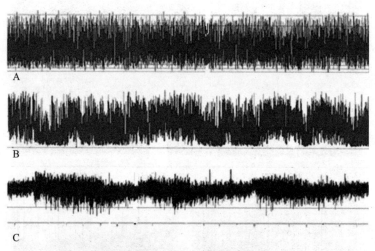

图 21-5-2 睡眠 - 觉醒周期图例

A. 无睡眠 - 觉醒周期;B. 不成熟睡眠 - 觉醒周期;C. 成熟睡眠 - 觉醒周期

3. **惊厥评价** 可分为单次惊厥、反复惊厥和惊厥持续状态。单次惊厥是指 30 分钟内仅发作一次惊厥。反复惊厥是指 30 分钟内发生 2 次以上惊厥。惊厥持续状态是指单次发作超过 30 分钟或者总发作时间超过监测时间的 50% 以上。

4. **正常足月儿的 aEEG 特点** 背景活动表现为连续正常电压,

即脑电活动连续,下边界振幅 $\geq 5\mu V$,上边界振幅 $\geq 10\mu V$,具有成熟的睡眠周期,未监测到异常波。

5. **早产儿的 aEEG 特点**　早产儿 aEEG 的背景活动、睡眠周期随胎龄变化,表现为上边界振幅逐渐减低,下边界振幅逐渐升高,睡眠周期也从最早的无法辨认到出现成熟的正弦样变化(表 21-5-1)。

表 21-5-1　早产儿 aEEG 图形随胎龄的变化特点

胎龄 / 周	连续性	下边界振幅 / μV	上边界振幅 / μV	睡眠周期
24~25	不连续	2~5	25~50~100	无
26~27	不连续	2~5	25~50~100	无 - 不成熟
28~29	不连续 - 交替	2~5	25~30	不成熟
30~31	交替 - 连续	2~6	20~30	不成熟
32~33	32~37 周连续性变化均为 QS 期交替 - 连续图形;AS 期连续图形	2~6	20~30	不成熟
34~35		3~7	15~25	不成熟
36~37		4~8	17~35	不成熟 - 成熟

6. **aEEG 评分系统**　除定性评价外,Burdjalov 等建立了一套由 aEEG 的连续性、周期性、下边界振幅和带宽组成的评分系统,以定量评价早产儿脑发育成熟度,结果可靠,具体评分系统见表 21-5-2。

表 21-5-2　早产儿脑发育成熟度评分系统(Burdjalov et al,2003)

分值	连续性	睡眠 - 觉醒周期	下边界振幅	带宽
0	不连续低电压:下边界振幅 <3μV,上边界振幅 15~30μV	无周期性,无正弦波样变化	重度抑制(<3μV)	抑制;低跨度($\leq 15\mu V$)和低电压(5μV)
1	不连续高电压:下边界振幅 3~5μV,上边界振幅 20~40μV	首次出现正弦波样变化	部分抑制(3~5μV)	很不成熟:高跨度(>20μV)或中等跨度(15~20μV)和低电压(5μV)

续表

分值	连续性	睡眠-觉醒周期	下边界振幅	带宽
2	连续性 aEEG：下边界振幅 >5μV，上边界振幅 >10μV	有些周期性但不明确	无抑制（>5μV）	不成熟：高跨度(>20μV)和高电压(>5μV)
3	—	明确周期性，但中断	—	成熟中：中等跨度(15~20μV)和高电压(>5μV)
4	—	明确周期性，无中断	—	成熟：低跨度(<15μV)和高电压(>5μV)
5		规则、成熟周期：清晰明显正弦样变化，周期时程≥20min	—	—

五、复查指征和时间间隔

1. 脑损伤患儿 建议按照前述评估标准的结果进行复查：①脑电背景活动重度异常建议治疗 72 小时后复查，至随访至正常；②惊厥患儿建议连续监测至惊厥控制（即患儿临床表现和脑电图检查均未监测到发作）后 24 小时。持续脑电监测在临床实际工作中如实行困难，可根据各单位具体情况适当间断。

2. 早产儿 建议每 2 周复查 1 次至矫正胎龄 40 周或脑电成熟度同足月儿。

（王来栓）

参考文献

1. 周伟，柯振娟，赖剑蒲. 实用新生儿治疗技术. 北京：人民军医出版社，2010：364-384.
2. 王同显，田兆嵩. 新生儿成分输血. 中国输血杂志，2004，17(4)：295-298.
3. 李文斌，常立文，刘伟，等. 控制成分输血输注速率提高新生儿换血疗效. 中国新生儿科杂志，2015，30(1)：30-34.
4. 卫生部新生儿疾病重点实验室，复旦大学附属儿科医院. 亚低温治疗新生儿缺氧缺血性脑病方案 (2011). 中国循证儿科杂志, 2011, 6 (5): 327-334.

5. 孙波. 呼吸机治疗低氧性呼吸衰竭吸入一氧化氮的作用. 中国实用儿科杂志, 2010, 25 (2): 110-113.

6. 朱兴旺, 朱小冰. 吸入一氧化氮治疗新生儿持续性肺动脉高压研究进展. 中国新生儿科杂志, 2015, 30 (3): 236-240.

7. 孙波. 一氧化氮吸入疗法临床研究进展. 中国实用儿科杂志, 2003, 18 (11): 649-651.

8. 俞秀雅, 程国强, 周文浩. 新生儿神经重症监护单元如何应用振幅整合脑电图. 中国循证儿科杂志, 2015, 12 (2): 119-125.

9. Hellström-Westas L, Rosen I, de Vries LS, et al. Amplitude-integrated EEG classification and interpretation in preterm and term infants. Neoreviews, 2006,(7): e72-e87.

第一节 脐动脉插管术

一、适应证

1. 需要经常或持续监测动脉血气者。

2. 需要持续监测动脉血压者。

3. 同步交换输血。

4. 心导管检查。

二、置管的时机

最好在生后最初的数小时内,24 小时后,通过在脐带残端敷盐水纱布 1 小时,也可尝试进行行置管操作。

三、主要器械

1. **约束带** 固定患儿的四肢。

2. 脐血管导管(体重 <1 500g 用 3.5F, ≥ 1 500g 用 5.0F)。

3. 钝头针(连接脐血管插管和三通开关)、三通开关、5ml 注射器、脐带结扎丝带、缝合线、手术刀等。

4. **冲管液** 肝素生理盐水(1U/ml)。

四、计算置管长度

1. **高位插管** 导管顶端位于膈上,在 $T_6 \sim T_9$ 水平。高位距离 =

3 × 体重 +9+ 脐带残端长度（cm）。

2. **低位插管**　低位导管的顶端应在第 3~5 腰椎（L_3~L_5），以避开肾和肠系膜血管。低位距离 = 体重 +7（cm）。

> 附：临床上优先使用高位，将顶端放置于降主动脉，在肠系膜动脉和肾动脉开口以上部位，可以减少对这些血管灌注的影响和血栓形成，若高位不满意时或滑动后可以改为低位。

五、操作步骤

1. 患儿仰卧位，用纱布包裹其双下肢及双上肢，以固定患儿。

2. **皮肤消毒**　消毒范围上界平剑突，下界平耻骨联合，左右为腋中线，尤其脐凹皱褶处，脐带夹也要消毒。

3. 洗手、戴帽 / 口罩、穿隔离衣，戴无菌手套。

4. **铺巾**　顺序是先对侧，接着会阴侧，然后头侧，最后自己这侧。铺巾好后，使用巾钳夹住，防止脱落。

5. **脐带结扎**　用脐带结扎丝带扎住脐带的基底部（扎住脐带皮肤的部分），确保出血最少，但也应该能让导管顺利插入。

6. **用手术刀切上端脐带**　保持 1cm 脐带长度。助手丢弃脐带夹和直纹式止血钳。切断脐带时一定要平整。

7. 铺无菌洞巾。

8. **辨别出脐动脉**　两条脐动脉位于切面的 4 点和 7 点处，动脉较静脉细，孔小壁厚，呈白色。

9. **插入导管**

（1）术者用无齿的镊子扩充脐动脉，然后，用另一个无齿的镊子夹住导管头上大约 1.0cm 处，将脐导管（脐动脉导管内要充满肝素生理盐水）插入脐动脉。

（2）插入 1~2cm 后，可能会感觉轻微的对抗，这是因为导管已经过了脐带部分，开始向腹腔内进入，因为这时脐动脉走行是向着脚的（脐动脉向下进入髂内动脉）方向。所以，助手应该将脐带向头侧牵拉位以牵直脐动脉,导管与水平成 45° 向脚侧推进即可。

(3)插入 2~3cm 后,可以回抽看是否有血,有血说明在血管内,继续前进。

(4)插入 5~6cm 后,可能会感觉较大的抵抗,因为已经到了和髂内动脉交汇的地方,需要通过髂内动脉时向上进入髂总动脉,所以插入方向和之前相反。此时,可以轻压 30~60 秒;或者通过螺旋进入的方式,也可以后退 1~2cm,然后再试。

(5)继续进管,直到预定长度,回抽看是否有血,回血说明正常。

(6)如果插管过程中见大腿发白或青紫,考虑为股动脉痉挛,将插管退出一定长度(原因是经过髂内动脉、髂总动脉、髂外动脉,进入了股动脉),热敷大腿,颜色恢复正常后再次插管。若 30 分钟颜色无好转,拔管后查另一条脐动脉。

10. 使用荷包缝合和桥接固定导管。

11. **拍胸腹正侧位片看位置** 脐动脉置管位置最好在高位($T_6 \sim T_9$),将动脉导管顶端放置于降主动脉,即在肠系膜动脉和肾动脉开口以上的部位。至少在 T_9 之上,以避开腹主动脉及其分支,避免其痉挛。

12. **插管拔除**

(1)拔管前 30 分钟,停止肝素液体输入。

(2)可以先扎一根脐带结扎线。

(3)消毒后,拔管时先开通三通管,将导管缓缓拔出,当导管剩 2~3cm 在血管内时,应暂停 3~5 分钟,待无血液流出;如果出血,压迫止血,解开结扎带。

六、特别注意

1. 如果需要进行位置变动,导管可以退出,但不能插入。

2. **维持导管通畅** 在液体中加入小剂量肝素(0.5~1U/ml),并通过 UAC 滴注,以维持导管的开放。通常使用的溶液为含有 0.5~1U/ml 肝素的 0.45% 氯化钠溶液(生理盐水张力的 1/2),以 1ml/h 的速度输注。

3. 脐动脉导管最佳保留时间为 5~7 天,但如果不需要尽可能早拔除。

七、并发症

1. **出血**　动脉的意外穿透造成意外失血。

2. **血管痉挛和下肢缺血**　表现为下肢的苍白和发绀。用温湿的毛巾保暖对侧肢体可缓解症状。UAC 移位进入髂内动脉可能导致臀部和腰部的缺血。如果在 15 分钟内循环改善不明显需要拔除导管。

3. **血栓形成或栓塞**　多数患儿在临床上无症状或有轻微表现,而少数患儿具有下肢严重缺血和选择性器官功能障碍的明显症状,表现如下:①累及髂外动脉和股动脉:股动脉搏动消失,下肢苍白,肢体末端凉;②髂内动脉:臀部褪色或苍白;③肾动脉:血尿、少尿、高血压、肾衰竭;④肠系膜动脉:腹胀、NEC、肠梗阻、肠缺血;⑤椎动脉:下肢活动障碍,截瘫。

如果回抽血液不畅或监测血压波形减幅甚至变平坦,提示可能有血栓形成或栓塞,应高度警惕。导管附壁也可出现上述情况,但调整导管位置可以缓解。一旦怀疑存在血栓或栓塞可能,应进行彩色多普勒超声检查明确诊断。症状性缺血需要积极处理,以防止肢体或器官功能丧失,拔除 UAC,并考虑抗血栓疗法。

4. **感染**　常见有脐炎、导管相关的血流感染。

5. **空气栓塞**　是严重的并发症,具有潜在的致命性。

(黄循斌)

第二节　脐静脉插管术

一、适应证

1. 中心静脉压力测定。

2. 紧急静脉输液或给药。

3. 交换输血或部分交换输血。

4. 长时间静脉输液。

5. 部分药物最好经中心静脉输注如静脉营养、血管活性药物、钙剂、化疗药物等。

二、置管的时机

最好在生后最初的数小时内，24 小时后，通过在脐带残端敷盐水纱布 1 小时，尝试进行置管。

三、主要器械

1. **约束带** 固定患儿的四肢。

2. 脐血管导管（体重 <1 500g 用 3.5F，≥ 1 500g 用 5.0F）。

3. 钝头针（连接脐血管插管和三通开关）、三通开关、5ml 注射器、细绳（结扎脐带用）、缝合线、手术刀等。

4. **冲管液** 生理盐水。

四、计算置管长度

测定剑突至脐距离，在结果上再加 0.5~1cm 作为插管深度；也可根据体重估计插入深度 =2× 体重 +5+ 脐带残端长度（cm）。也有根据脐动脉插入深度计算的。脐动脉置管深度的 1/2+0.5+ 脐带残端。

五、操作步骤

1. 患儿仰卧位，用纱布包裹其双下肢及双上肢，以固定患儿。

2. **皮肤消毒** 消毒范围上界平剑突，下界平耻骨联合，左右为腋中线，尤其脐凹皱褶处，脐带夹也要消毒。

3. 洗手、戴帽 / 口罩、穿隔离衣，戴无菌手套。

4. **铺巾** 顺序是先对侧，接着会阴侧，然后头侧，最后自己这侧。铺好巾后，使用巾钳夹住，防止脱落。

5. **脐带结扎** 用脐带结扎丝带扎住脐带的基底部（扎住脐带皮肤的部分），确保出血最少，但也应该能让导管顺利插入。

6. **用手术刀切上端脐带** 保持 1cm 脐带胶质端的长度。助手丢弃脐带夹和直纹式止血钳。残端尽量平整。

7. 铺无菌洞巾。

8. **辨别出脐静脉**　脐静脉一根,位于 12 点钟处,管壁薄,管腔大。

9. **插入导管**

(1)插管前应将腔内的凝血块清除干净(若同时要插入 UAC 时,要避免动脉损伤,通常先插 UAC 是最容易的,然后插 UVC)。

(2)助手用血管钳把脐带向下牵拉,与腹壁呈 60°,便于导管进入静脉导管。

(3)插入 2~3cm 后,可以回抽看是否有血,有血说明在血管内,继续前进。

(4)如果在送导管过程中遇到阻力,或者感觉到导管"摆动"时(原因是导管进入门静脉,导管动不了,受到血液的冲击,出现摆动的感觉),提示进入门静脉,可以通过以下方式解决:①回撤导管 1~2cm,然后螺旋着插入;②一边注射液体,一边进导管,这样容易进入静脉导管。

(5)将插管插到预定深度后,用注射器抽吸见血液回流后连接管道。

10. 在距脐轮 0.5cm 脐带处行荷包缝合,再绕脐静脉导管结扎缝线,将缝线固定在静脉导管上,最后行桥接固定导管。

11. **拍胸腹正侧位片看位置**　导管的尖端位于下腔静脉和右心房连接处,胸部正位摄片的部位在横膈上 0.5~1.0cm(约 T_8~T_9)。

12. **插管拔除**　①拔管前停止输液。②可以先扎一根脐带结扎线。③消毒后,拔管时先开通三通管,将导管缓缓拔出,当导管剩 2~3cm 在血管内时,应暂停 3~5 分钟,待无血液流出;如果出血,压迫止血,解开结扎带。

六、特别注意

1. 如果需要进行位置变动,导管可以退出,但不能插入。

2. 脐静脉导管不能与大气相通。

3. 输注生理盐水液维持导管通畅。

4. 脐静脉导管可保留 14 天,但如果不需要尽可能早拔除。最近有资料表明 UVC 保留 28 天也可以。

七、并发症

1. 静脉的意外穿透造成意外失血。由于静脉压力较低,较少发生。

2. **感染**　包括脐炎和导管相关的血流感染,观察脐轮有无红肿,导管周围有无渗血、渗液等。严格无菌操作,固定后的导管不能向内推进可避免。

3. **血栓或栓塞**　避免空气进入导管;不要试图冲洗导管末端的血凝块。

4. **液体外渗肝实质、肝脏血肿、肝脓肿**　不要让导管保留在门脉系统,万一紧急放置导管,导管应该只插入 2~4cm(刚刚有回血)以免高渗液体输注到肝脏的风险。避免插管长时间停留在门脉系统。

注:置管期间可常规行腹部超声、ALT、AST 检查以早期发现肝损伤。

5. **门脉高压**　是由于导管在门脉系统所致。

6. **心律失常**　由于插管太深刺激心脏引起。应将插管抽出 1~2cm。

7. **坏死性小肠结肠炎**　观察腹部情况,若有明显腹胀、肝酶升高等现象,应警惕。

8. **胸腔积液**　脐静脉置管刺激或者损伤下腔静脉或者胸导管,可导致胸腔积液包括乳糜胸。

（黄循斌）

第三节　经外周静脉穿刺中心静脉置管术

经外周静脉穿刺中心静脉置管术(percutaneously inserted central catheters,PICC)开创了从外周可见的血管进行穿刺,将导管留置到中心静脉的方法,可以从上肢或下肢进行留置。

一、适应证

1. 需长期接受胃肠外营养的极低出生体重儿。

2. 需长期建立静脉通道,输注高渗性或刺激性的药物。

二、禁忌证

1. 存在活动性血流感染(48小时内血培养结果阳性)。

2. 预定插管静脉血栓。

3. 置管处皮肤感染或破溃。

三、位置选择

1. **上肢部位** 包括贵要静脉、头静脉、腋静脉等,其中右侧贵要静脉与中心静脉更近,临床更常选取右侧。

2. **下肢部位** 腿部可行PICC置管的静脉较多,包括大隐静脉、小隐静脉以及股静脉,但导管插至股骨上端时常受阻。

四、定位

1. 为了延长放置时间,若从上腔静脉置管,首次定位时导管尖端应位于T_6水平(即上腔静脉与右心房连接处)。过深就进入右心房,可外撤至上腔静脉。过浅(T_2水平)可能会置入腋静脉、锁骨下静脉。

2. 若从下腔静脉置管,尖端应在$T_8 \sim T_{10}$水平。

注:PICC尖端位置改变和体重增长显著相关,在体重的增长率达到40%、70%、100%时,相应的PICC尖端出现近似2个、3个和4个椎体的移位。

五、适宜的滴注溶液

1. 晶体液、全胃肠外营养、药物和白蛋白。

2. 不要通过PICC输注红细胞悬液、血小板,可引起溶血和堵塞。

3. 最低的输液速度是 1ml/h,输液速度 <2ml/h,应使用肝素 1U/ml,肝素总量 <10U/kg,以保持导管通畅。

六、并发症

1. 出血或血肿。

2. 如果导管插入太深,导管前端进入心房,可能发生心律失常。

3. **血栓形成或栓塞**　可引起肺栓塞或上腔静脉综合征(颈、面、眼部水肿)。

4. **静脉炎**　红斑、水肿、条纹形成或可触及静脉条索。

5. 导管相关性血流感染。

6. 胸腔渗出、气胸、胸腔积液、血胸。

7. 乳糜胸(胸导管受损)。

(欧阳晓红　黄循斌)

第四节　胸腔穿刺及引流术

一、适应证

1. 治疗大量胸腔积液或积气,改善通气。

2. 明确胸腔积液性质。

二、操作步骤

1. 新生儿体重 <2 000g,应该用 10Fr 胸导管; 体重 >2 000g,用 12Fr 胸导管。负压引流装置。

2. 正侧位胸片定位插管的部位。气体聚集在胸腔的最高部位,而液体则在最低的部位。

3. 选择适当的位置。胸腔积液时应常规选取腋中线第 4、5 或 6 肋间隙;气胸时常在患侧锁骨中线的第 2 肋间隙或腋中线第 4 肋间下一肋的上缘为穿刺点(切记肋间神经、动脉、静脉位于肋骨的下缘)。乳头是第 4 肋间的标记。

4. 按外科手术要求操作并进行皮肤消毒,穿隔离衣,戴无菌手套,铺无菌巾。

5. 用 1% 利多卡因 0.125~0.25ml 在穿刺点打皮丘,然后向下至肋骨。在穿刺点沿着肋骨上缘向内侧与平面成 45° 角刺入。进入胸膜腔时有落空感,抽吸时在注射器内可见液体或气体被抽出。

6. 持续引流者,在插管位置肋间隙上面的皮肤上做一个小切口插入导管,对小早产儿胸导管应插入 2~3cm,足月儿 3~4cm。

7. 先用手固定导管,然后助手将导管连接到负压水封系统。通常使用 5~10cm 的吸引力。开始用低压吸引,如果气胸或引流的液体不满意可按需要增加吸引力。

8. 一般引流 48~72 小时后,临床观察无气体溢出,X 线示气胸已复张,夹闭引流管 12 小时后再次复查胸片,若 X 线胸片示肺膨胀良好无漏气,患儿无呼吸困难表现,即可拔管。

三、并发症

1. **感染**　严格的无菌操作有助于减少感染。

2. **出血**　如果在操作的过程中遇有大血管被穿破或肺损伤,可以发生出血。在负压吸引过程中出血可以停止。

3. **神经损伤**　导管从肋骨的上缘通过有助于避免损伤行走于肋骨下缘的肋间神经。

4. **创伤**　绝不要过度用力强行插进导管,能减少肺部创伤。

5. 膈肌麻痹。

6. 皮下气肿。

(黄循斌)

第五节　腹腔穿刺术

一、适应证

1. 诊断性穿刺为确定腹水性质。

2. 作为治疗措施,如抽出腹水或腹腔积气有利于解除腹胀。

二、操作步骤

1. 22~24G 套管针(体重 <2 000g 用 22G, 体重 >2 000g 用 24G), 三通阀及 10~50ml 注射器。

2. 患儿仰卧位,用纱布包裹其双下肢及双上肢,以固定患儿。

3. **选择腹部穿刺点**　最常用的穿刺点是右侧腹(因为新生儿腹水以小肠穿孔常见)。取脐与髂前上棘中下 1/3 交界处为穿刺点。

4. 按外科手术要求操作并进行皮肤消毒,穿隔离衣,戴无菌手套,铺无菌巾。

5. 在所选穿刺点进针,与皮肤面呈 30°~40° 方向进针约 0.5cm。

6. 边抽边进针直到注射器中出现液体,取出针头,用导管缓慢抽吸适量腹水。诊断用腹腔穿刺抽 5~10cm 腹水,治疗用腹腔穿刺每天不超过 20ml/kg,过多可能导致低血压,水电解质失衡,应该给予液体补充)。若穿破肠道,尽可能抽尽液体。

7. 用无菌纱布垫盖住穿刺点,直到没有液体漏出。

三、并发症

1. **低血压**　是由于抽出腹水过多过快所致。

2. **感染**　在反复进行此操作时易发生。

3. **肠穿孔**　尽可能短的针,动作要缓慢轻柔。

4. **膀胱穿孔**　通常自限性,不需特别处理。

5. **持续漏液**　多为没有很好地按"Z 形轨迹"进针。

(黄循斌)

第六节　气管插管

一、适应证

1. 机械通气。

2. 解除上呼吸道梗阻。

3. 气管内吸引。

4. 气管内给药。

二、插管前注意事项

1. 插管前给予 100% 氧气吸入 30 秒,可面罩或复苏囊给氧。

2. 确保吸引装置、喉镜、气管插管、导引钢丝、面罩、复苏囊和氧气处于工作状态。

3. 最好插管前给药,减少损伤和对抗。推荐:①芬太尼 2.0μg/kg,Ⅳ超过 5 分钟和阿托品 0.02mg/kg,Ⅳ超过 1 分钟;②可加用短效神经肌肉阻断剂(如罗库溴铵或米库氯铵);③颅内压增加者:苯巴比妥;④ PPHN:芬太尼 2.0μg/kg,Ⅳ超过 5 分钟;⑤声带痉挛:琥珀胆碱和米达唑仑。

三、插管方法

1. **途径** 经鼻(易固定,但拔管后肺不张发生率增加)或经口。

2. **导管大小** 根据胎龄或出生体重选择导管型号(表 22-6-1),PIP 超过 $20cmH_2O$,允许气管周围轻微漏气。

表 22-6-1 根据胎龄或出生体重选择导管型号

GA/ 周	BW/kg	型号
<28	<1	2.5
28~34	1~2	3.0
34~38	2~3	3.5
>38	>3	3.5~4.0

3. **插管体位** 患儿仰卧位,颈部轻度后伸。早产儿选用 0 号叶片,足月儿选用 1 号叶片。插管时通过小的导管同叶片的侧边提供氧气。经鼻插管:向后随后向前推进气管插管,进入鼻咽部,用弯钳送导管进入气管。经口插管:口的右边插入,看到声带后直接插入。利用

导引钢丝一次成功率更高。

4. 插入深度 过声带 1~1.5cm(气管插管的黑色标志线位于声门处)。

(1)经鼻插管距离(鼻翼):粗略估计为体重(kg)+7cm。

(2)经口插管距离(口唇)粗略估计为体重(kg)+6cm。

5. 证实气管插管位置 可采用下列方法证实:

(1)双侧呼吸音均等,胃部听不到呼吸音正压通气时胸廓起伏;无胃胀气。

(2)气管插管内可见水蒸气。

(3)二氧化碳监测纸变色。

注: 对气管插管位置有疑问,或 HR,SaO_2 无改善,甚至恶化,拔管,重新插管。

X 线证实气管插管位置:头和颈部位于正中线,气管插管尖端应位于气管隆嵴上 1~1.5cm。

四、并发症

1. 低氧、低通气、心动过缓(由于时间过长,气管插管进入主支气管或食管)、呼吸暂停、迷走反射、气管梗阻、意外脱管等。最常见的并发症。预防:插管时供氧,限制插管时间,两次插管之间给予面罩加压给氧,通过直视或听诊证实气管插管位置,气管插管固定良好,如果青紫或心动过缓持续存在,拔出气管插管,重新置管。处理:停止气管插管,或拔除气管插管,面罩加压给氧。一般单次插管时间不要超过30秒。

2. **肺不张 / 气胸** 多由于气管插管进入主支气管所致。较常见,多由于忽视了气管插管的深度。通过听诊、X 线证实气管插管位置,标记并记录插管深度。重新将气管插管放置合适的距离。

3. **咽或气管撕裂伤** 非常少见,主要见于早产儿;可能的并发症包括皮下气肿、纵隔气肿、声带损伤。预防:颈部和头部处于合适的位置,插管时始终可以看见气管插管尖端,避免暴力插管。如果用导引钢丝经口气管插管,导引钢丝的尖端一定要在气管插管内,不能超出气管插管的尖端。处理：禁食 10 天，一般会自愈。

4. **声门狭窄** 发生率是气管插管的 1%~5%，高危因素：气管插管过紧；重复插管，固定不好。预防：选择大小合适的气管插管，安全固定，尽快拔管。处理：ENT 咨询如果气管受损请五官科会诊；可能需要气管切开。

5. **感染** 气管支气管炎、肺炎、中耳炎，较少见。预防 / 处理：严格无菌操作和护理，抗生素治疗感染。

6. **拔管后肺不张** 拔管后给予 CPAP，特别是经鼻气管插管后和极早早产。

（黄循斌）

参考文献

1. 魏克伦，刘绍基，毛健，等 . 新生儿常见疾病诊断与处理 . 北京：人民卫生出版社，2013：323-338.
2. 魏克伦，杨于嘉 . 新生儿学手册 . 5 版 . 长沙：湖南科学技术出版社，2006：219-227.
3. 申昆玲，易著文 . 儿科临床技能 . 北京：人民军医出版社，2010：28-33.
4. 吴欣涓，孙文彦，曹晶，等 . 规范 PICC 操作护士管理保障静脉治疗安全 . 中国护理管理，2014，14（6）：561-563.
5. Shahid S, Dutta S, Symington A, et al. Standardizing umbilical catheter usage in preterm infants. Pediatrics, 2014, 133: e1742-1752.

第二十三章 │ 新生儿常用护理技术

第一节　新生儿基础护理技术

1. **眼部护理**　提前准备好物品,包括:清洁纱布、棉签、生理盐水、滴眼液。操作前洗净双手,患儿取仰卧位,头偏向患侧,用棉签蘸生理盐水清洗眼部分泌物。左手拇指轻轻下拉患侧眼的下眼睑,示指撑起上眼睑;右手持开封的眼药瓶,先试挤出 1~2 滴药水,再垂直距眼 1~2cm 高处将眼药水滴入下穹窿;松开下眼睑,轻提上眼睑向下覆盖眼球 2 分钟使药液均匀分布于结膜囊内而不溢出;同时按压同侧鼻泪管 2 分钟避免药液流入鼻腔被吸收。若有药液从眼角溢出,用纱布拭去。用药后协助患儿取舒适体位。

2. **鼻腔护理**　准备好棉签、生理盐水、滴鼻液、莫匹罗星软膏。洗净双手,用棉签蘸生理盐水清洗鼻部分泌物,干棉签擦干。随后评估鼻腔情况,有无鼻塞,鼻部皮肤有无受压,双侧鼻孔是否等大,鼻中隔有无偏移等。根据评估情况进行相应处理,鼻部皮肤受压予按摩受压部位,破损遵医嘱给予莫匹罗星软膏外用,患儿取仰卧位、头稍后仰,左手轻轻按住患儿额部;右手持开封的药瓶,先向弯盘挤出 1~2 滴药水,置瓶口距鼻孔 1~2cm 处将药水滴入;若有流出,用纱布拭去后再次滴入。用药后协助患儿取舒适体位。

3. **口腔护理**　准备物品包括棉签、液状石蜡棉球、1% 碳酸氢钠、制霉菌素甘油。禁食患儿常规每 4 小时口腔护理 1 次:用棉签蘸取 1% 碳酸氢钠蘸清洗口腔,液状石蜡棉球涂口唇。有鹅口疮者用 1% 碳酸氢钠、制霉菌素甘油涂口腔。

4. **脐部护理**　准备物品包括棉签、3% 过氧化氢溶液、70% 酒精。保持脐部干燥即可,不需要常规使用过氧化氢溶液或酒精,但如果有渗液或分泌物者先用 3% 过氧化氢溶液再用 70% 酒精护理。暴露脐部,环形消毒脐带根部,严密观察脐带有无红肿,有无渗血、渗液,有无特殊气味及脓性分泌物。

5. **臀部护理**　准备物品包括护理车,一次性手套,湿纸巾,鞣酸软膏,棉签,快速消毒液,磅称(尿布专用)。每班更换尿布 3 次,其他按需更换;臀部污迹用湿纸巾擦净、涂适量鞣酸软膏。根据医嘱,臀部湿疹可用复方康纳乐霜或达克宁霜护理;臀红应勤换尿布,用润肤乳或皮肤保护膜护理;臀部有表皮破损用造口护肤粉涂破损处,再喷皮肤保护膜;预防红臀可使用皮肤保护膜,清洁臀部后用保护膜喷臀部皮肤,待干后形成一层膜,再包尿布。

(欧阳晓红)

第二节　皮　肤　护　理

新生儿皮肤柔嫩,角质层薄,血管丰富,局部防御能力差,皮肤黏膜屏障功能差,受到各种因素影响后易患皮肤病。因此新生儿护理人员应对新生儿的皮肤、黏膜进行细心的观察,对不同的皮肤疾患采取相应的护理对策。

1. **胎脂**　胎脂有保护皮肤的作用。胎脂的多少存在个体差异,生后数小时渐被吸收,但皱褶处胎脂宜用温开水轻轻擦去。胎脂因其有保护作用也可不急于清除,一般不主张生后即给新生儿洗澡,容易造成低体温,可推迟 24 小时以后进行。胎脂若成黄色,提示有黄疸、窒息或过期产存在。护理方法:出生后可用消毒软纱布蘸温开水将头皮、耳后、面部、颈部及其他皱褶处轻轻擦洗干净,尿布区及皱褶处可涂无菌植物油或抑菌软膏。

2. **粟粒疹**　鼻尖鼻翼或面部上长满黄白色小点,大小约 1mm,是受母体雄激素作用而使新生儿皮脂分泌旺盛所致,有的新生儿甚至乳晕周围及外生殖器部位也可见到此种皮疹。一般新生儿 4~6 个月时会自行吸收,千万不要去挤,否则会引起局部感染。

3. 毛囊炎 为突起的脓疱,周围有很窄的红晕,以颈根、腋窝、耳后、肘窝分布较多,数天内消退。

4. 脱皮 多数刚出生的新生儿都存在不同程度的皮肤脱皮问题。新生儿蜕皮不需要特别的护理,是一个正常的过渡反应,不过,也有些脱皮现象是某些疾病引起的,如鱼鳞病、脂溢性皮炎、湿疹、新生儿红斑狼疮等,此时需要去医院详细检查。新生儿脱皮后家长要注意观察,并注意新生儿的皮肤护理,不要过度清洁皮肤。清洗后若要给新生儿涂抹保湿护肤品,建议尽量避免挑选香味浓郁和有鲜艳颜色的,因为护肤品导致过敏的主要元凶就是其中所添加的色素、香精等。

5. 红斑 新生儿皮肤表面角质层尚未形成,真皮较薄,纤维组织少,但毛细血管网发育良好,受轻微刺激如衣物、药物便会使皮肤充血,表现为大小不等、边缘不清多形红斑、多见头部、面部、躯干及四肢。一般来讲新生儿没有不适感。红斑属于正常生理变化,无需治疗通常 1~2 天内自行消退,千万不要给新生儿随便涂抹药物或其他东西,因皮肤血管丰富吸收和透过力强,处理不当则会引起接触发炎。

6. 尿布皮炎 尿中尿素被粪便中的细菌分解而产生氨,刺激患儿皮肤所致,是新生儿病区最常见的棘手问题之一。如果护理不当,将造成延迟愈合、局部皮肤损害、继发局部和全身感染。主要表现在患儿臀部、外阴部、股内侧等尿布接触部位,发生边缘清楚的鲜红色红斑,严重的可发生红疹、水疱、糜烂,如有感染可产生脓疱。详细的预防和护理措施见本章第三节红臀预防和护理。

7. 新生儿脓疱疮 皮肤金黄色葡萄球菌感染引起的,特点为周围红晕不显著的薄壁水脓疱。多发生在室温过高、包裹过紧和不易散热的环境中,多见于出汗较多的皮肤皱褶处,本病开始阶段全身症状不明显,随病情进展,可出现发热、腹泻、肾炎、脑膜炎甚至败血症等,导致患儿死亡。

护理方法:注意新生儿的皮肤清洁卫生,根据情况每天用温水洗澡,并用干净柔软的毛巾擦干全身,特别是皮肤皱褶处,注意力度要适中,不可将皮肤擦破,并更换内衣。护理人员接触患儿前后均要"七步洗手法"洗手;患儿的用物洗净后置于阳光下晾晒数小时或者采用高温高压灭菌或臭氧消毒的方法,听诊器一婴一用一消毒。局部皮肤用生理盐水擦拭后,可用碘伏液消毒,局部可涂莫匹罗星软膏,保持皮肤干燥。

8. **皮肤念珠菌病**　主要来自产妇阴道(大约 35% 妇女阴道发现有白色念珠菌)、医护人员带菌者以及使用未严格消毒的奶瓶和尿布。可分为口腔念珠菌病及尿布区念珠菌病。前者俗称鹅口疮。后者在臀部、大腿内侧、外生殖器及下腹部可见边缘清楚的暗红色斑片,周围有大小不等的暗红色扁平丘疹,上有圈状灰白色鳞屑,皱褶处常有糜烂、浸渍发白的现象。

护理方法:患儿母亲和婴儿室医护人员应该注意个人卫生。局部涂制霉菌素甘油 5 万 ~10 万 U/ml。尿布区念珠菌,亦可外涂抗真菌软膏。

9. **先天性皮肤缺损**　患儿皮肤缺损,创面是细菌生长繁殖的良好环境,极易造成创面及全身感染。因而要加强消毒隔离。护理方法:头颈、腋窝、会阴及其他皱褶处的皮肤应注意保持清洁。护士应加强巡视指导,做一切治疗及护理均应轻柔,剪短指甲,防止再度引起患儿皮肤损伤。

(欧阳晓红)

第三节　红臀预防和护理

一、一般护理

1. 保持室内空气新鲜,环境温度保持在 22~24℃,早产儿室温在 24~26℃,湿度保持在 55%~65%,定期进行空气消毒。

2. **做好基础护理**　保持患儿皮肤清洁干燥,每天或隔天沐浴一次,每次换尿布用温水洗净臀部或用柔湿巾擦净臀部,避免用肥皂和热水烫洗,避免使用含有乙醇的湿巾,待皮肤干后再换上干净的尿布。若使用非一次性尿布,必须清洗干净,以减少对皮肤的刺激。接触患儿前后洗净双手,防止交叉感染。

3. 勤换尿布　每次大小便后均需更换尿布,选用质地柔软、透气性好、吸水性好的尿布,必须大小合适,包裹时松紧适宜。研究者建议:有大便时立即更换,非新生儿每 3~4 小时更换 1 次;国内护理常规是新生儿每 2~3 小时更换 1 次,对于腹泻的患儿,加强观察,尿布上有大便即予更换。

4. 观察病情　对腹泻、光疗等患儿要及时观察患儿的病情变化,并记录尿布皮炎的进展和消退情况以及大便的次数、形状和颜色。

5. 饮食护理　奶具严格消毒,奶温保持适宜,尽量母乳喂养。腹泻和乳糖不耐受的患儿,可给予去乳糖奶粉,必要时加用肠道收敛药物如蒙脱石散等。

二、物理措施

局部氧疗,温暖的氧气吹入能促进红臀部位的皮肤干燥,局部血管扩张,促进局部血供,能增加局部组织的供氧,在创面形成一定的高氧环境,氧化分解坏死组织,加快正常组织细胞氧合,提高新陈代谢,有利于创面修复,同时杀灭尿布皮炎部位的厌氧菌,加快红臀的愈合。氧疗时氧气管距离皮肤 0.5~1cm,用未经湿化的纯氧,直吹臀部。

三、药物治疗

1. 皮肤保护膜　保护膜是临床上预防和护理红臀较为有效的一种液体敷料。此膜能在皮肤上形成一层无色、防水、防摩擦的保护膜,使皮肤和外界刺激物有效隔离,从而避免了对破损皮肤的化学刺激和物理摩擦,避免了细菌感染,保护了皮肤的完整性,促进受损皮肤的愈合。同时,此膜具有透气性,膜下的水汽和二氧化碳能通过保护膜挥发,改善皮肤潮湿状态,有效控制皮肤炎症的发展。使用前将患儿的臀部清洗干净,用保护膜在距患处 5~10cm 处按压喷嘴,使药液完全覆盖患处,待干 30 秒后包裹尿布。

2. 加用皮肤护肤粉　护肤粉能在皮肤表面形成一层天然保护屏障,阻隔汗渍、尿液等对皮肤的刺激,并能有效吸收排泄物,保持皮肤的干燥。当有严重红臀时可将护肤粉直接撒在臀部皮肤的创面上,将粉均匀抹开抹平,再用皮肤保护膜喷洒,使皮肤表面形成为两层皮肤保护屏障,护肤粉具有良好的收敛能力,使皮肤保持干燥,加上皮肤保护膜的防水保护层,更有效地阻隔了尿便对皮肤的刺激,加速了红臀的愈合。

3. **润肤油** 植物性润肤油含有丰富的不饱和脂肪酸,能诱导血管扩张,促进皮肤微循环,在局部皮肤喷洒后,能改善受损皮肤的微循环,并可形成脂质保护膜,防止水分流失,防止尿液、汗液等对皮肤的浸渍,加速表皮细胞更新,增加局部组织的抵抗力,对抗摩擦力,保护风险区域皮肤,并有营养皮肤的作用。同时,植物性润肤油还能增加皮肤厚度,防止皮肤受损伤。使用时洗净臀部,将润肤油直接喷洒在臀部皮肤上。也可与皮肤保护膜联合应用。

4. **维生素类** 脂溶性维生素 A、D、E,这两种维生素均能在患儿臀部皮肤上形成一层保护膜,能促进细胞间质中黏多糖合成的功能,从而保持上皮细胞的完整性,维生素 A、D 能增加患儿的细胞和体液免疫功能,增强上皮和黏膜的抵抗力,发挥预防感染的作用。加速病变组织的修复,可加快破损皮肤的愈合,阻断破损皮肤向红臀的转变,发挥预防红臀的作用;维生素 E 是一种非特异性的抗氧化剂,维持酶活性,增加线粒体和生物膜的功能,维持组织正常新陈代谢,增强上皮组织的柔韧性,降低组织受损的可能性。调节组织的内呼吸功能,可促进局部组织细胞的功能恢复,从而发挥预防红臀的作用。

5. **抗真菌药物和抗生素药膏** 对于真菌感染引起的尿布皮炎可用抗真菌药膏涂臀,每天 2~3 次,臀部有湿疹时可涂含激素类适合新生儿使用的药膏进行涂抹。另外,抗生素和抗真菌药联合使用对治疗感染导致的尿布皮炎效果显著。换尿布时将药膏用棉签轻轻涂于患处,每天 2~3 次。

6. **其他药膏** 根据临床情况可以选择氧化锌、炉甘石洗剂以及一些中药进行红臀的治疗。炉甘石洗剂具有消炎、止痒、吸湿、收敛、保护皮肤等作用。也可与碘合用,联合应用时能有效保护局部皮肤,促进创面修复,增强抗炎作用。

(欧阳晓红)

第四节　暖箱护理常规

1. **入暖箱指征**　下列患儿尽可能入暖箱：①体重 <2 000g；②体温不升，如硬肿症等；③需保护性隔离，如剥脱性皮炎；④病情需密切观察者，如抽搐、腹胀、有窒息史等。

2. **暖箱的护理步骤**

(1)暖箱消毒后呈备用状态、充电、预热(34℃)；根据患儿孕周、体重、已知体温、病情设定暖箱模式、初始温度、湿度(参考表 23-4-1 和表 23-4-2)；体重 <1 500g 者采用肤温控制模式；保证肤温探头金属面平整贴于右腹肝区(仰卧位、左侧卧位)、左腋下(仰卧位、右侧卧位、俯卧位)、右腋下(仰卧位、左侧卧位、俯卧位)或背部(侧卧位、俯卧位)，避开骨突与胃肠道表面，避免被压；每班评估被覆盖皮肤并相应处理；体重 >1 500g 者采用箱温控制模式；体温过高或过低时每次调节箱温的幅度为 0.5℃，15~30 分钟后复测体温再调节箱温。

(2)在暖箱内的患儿都不穿衣戴帽、只着尿裤，便于病情观察；集中操作以减少开箱门次数，避免箱温过度波动；对患儿的操作尽量在暖箱内完成；打开箱门或翻下箱板后保证有人守护患儿；离开时保证箱门、箱板安全复位。

(3)密切观察患儿生命体征变化，注意面色、呼吸、心率、体温等，做好记录。密切观察箱温和使用情况，严格交接班，发现问题及时妥善处理；各项治疗护理尽量在暖箱内集中进行，避免过多刺激患儿，如需将患儿抱出暖箱做治疗护理时，应注意保暖。

(4)暖箱放置处应避免阳光直射，避开热源及冷空气对流。

3. **暖箱的日常消毒**　暖箱终末消毒后备用，备用有效期为 7 天；使用中暖箱每天用碘伏原液擦拭箱壁，再用清水过洗干净，由里至外，箱门及垫圈重点擦拭。每天更换暖箱水，先用血管钳夹棉球擦拭水槽注水口，旋转水槽注水口将水槽内水放尽，注入蒸馏水保证湿化水槽的适宜水量；用 7 天后更换暖箱；暖箱内外的污物与患儿分泌物及时清除，保持床单位清洁；体重 <1 000g 者床单位需高压灭菌后使用。

进入暖箱的输液泵、电源线、监护仪连接线或转换器、球囊、面罩做到专人专用，每天用 70% 酒精擦拭一次；暖箱滤网根据不同暖箱要求定期清洗保养。

4. **暖箱终末消毒**　患儿出院或出暖箱时暖箱需终末消毒。旋转水槽注水口将水槽内水放尽。将暖箱所有部件均拆开，密封条、垫圈、袖套均浸泡在 2 000ppm 康威达三氯异氰尿酸中，用碘伏原液擦拭箱壁及湿化水槽，用水过洗干净，最后用干纱布擦干。将暖箱所有部件均组装完好，注入蒸馏水保证湿化水槽的适宜水量；记录消毒时间并签名。准备暖箱内床单位，床单铺好，备好鸟巢。接电源，设置箱温 34℃。

5. **出暖箱指征**　体重 >2 000g 者或体重不到 2 000g 但在暖箱中超过 1 个月者，能维持正常体温。

6. 暖箱温度和湿度设定见表 23-4-1 和表 23-4-2。

表 23-4-1　常用暖箱温度 /℃

时间 / 体重 /g	<1 000	1 000~ 1 500	1 500~ 2 000	2 000~ 2 500	>2 500
0~6 小时	36.2~36.7	35.4~36.2	34.2~35.7	33.6~34.8	32.7~34.8
6~12 小时	36.0~36.7	35.4~36.2	34.1~35.7	33.0~34.8	32.0~34.8
12~24 小时	35.9~36.6	35.2~36.0	34.1~35.6	32.5~34.7	31.6~34.7
24~36 小时	35.9~36.5	35.1~35.9	34.0~35.5	32.3~34.7	31.2~34.4
36~48 小时	35.9~36.5	35.0~35.9	33.9~35.4	32.0~34.6	31.0~34.2
2~3 日	35.8~36.4	34.8~35.9	33.6~35.2	31.8~34.4	30.6~34.1
3~4 日	35.7~36.3	34.7~35.8	33.5~35.1	31.7~34.2	30.2~33.6
4~5 日	35.6~36.3	34.4~35.7	33.3~35.0	31.6~34.1	29.9~33.4
5~6 日	35.5~36.2	34.3~35.6	33.2~34.9	31.6~33.9	29.8~33.1
6~8 日	35.2~36.0	34.1~35.5	33.0~34.8	31.6~33.8	29.3~32.5
8~10 日	35.1~35.9	34.0~35.2	32.8~34.6	31.6~33.5	29.3~32.5
10~12 日	34.9~35.8	33.9~35.0	32.7~34.4	31.6~33.4	29.3~32.0

时间 / 体重 /g	<1 000	1 000~ 1 500	1 500~ 2 000	2 000~ 2 500	>2 500
12~14 日	34.7~35.7	33.4~35.0	32.6~34.3	31.6~33.3	29.3~31.4
2~3 周	34.1~35.6	33.0~35.0	32.4~34.2	33.2~31.0	—
3~4 周	33.6~35.2	32.3~34.6	32.0~34.1	30.4~33.0	—
4~5 周	33.3~34.7	31.8~33.9	31.5~33.9	29.9~32.6	—
5~6 周	—	31.0~33.1	—	29.3~31.8	—

表 23-4-2　常用暖箱湿度 /%

日龄	<28 孕周或极低出生体重儿	28~30 孕周
0~3 日	70~85	60~65
3~4 日	60~75	50~55
4~14 日	50~65	40~45

注:85% 湿度可能发生滴水现象,此时可调至 80%;湿度最低限为 40%,>14 日龄、体温稳定时湿度可设为 40%

（陆春梅）

第五节　光疗护理常规

1. **仪器准备**　保持光疗灯呈功能状态;注意光疗灯使用时间。

2. **患儿准备**

(1)核对患儿床号、姓名、住院号。皮肤清洁(不能涂油及涂粉),剪指甲,戴眼罩,脱去衣裤,保护会阴部、四肢骨隆突处。

(2)观察黄疸的症状、体征:患儿皮肤、巩膜和黏膜黄染,萎靡不振,喂养不耐受,监测血清胆红素水平,并注意相关的实验室结果(母亲及患儿的血型、脐带血 Coombs 实验)。遵医嘱给予患儿蓝光辅助治疗。

3. **光疗期间护理**　记录光疗开始时间；光疗中随时更换体位，使皮肤均匀受光；每4小时监测体温和箱温变化，如果体温不在正常范围，调整暖箱的温度和湿度。

观察病情变化：若患儿出现烦躁不安、高热、皮疹、腹泻、呼吸暂停、青铜症等光疗副作用，与医师联系及时处理并做好记录。保证水分及营养供给，评估脱水的症状体征（呼吸急促；前囟凹陷，皮肤弹性差，黏膜干燥；尿量减少；肌张力减低，萎靡不振等）。遵医嘱补液或喂养，必要时加喂糖水；保持玻璃板的清洁，避免减弱光照强度。

光疗患儿需心电监护，经皮测氧监测便于及时发现病情变化；光疗时周围应用床单遮盖，以保护周围患儿。

患儿结束光疗后关闭光疗灯，移去眼罩。光疗结束后继续观察黄疸消退情况、大小便情况、皮肤有无破损等。记录结束时间及灯管使用时间。

预防核黄疸，观察核黄疸的症状、体征：如患儿出现拒食、嗜睡、肌张力减退或肌紧张、角弓反张、哭声高调、反射减少、体温不稳等胆红素脑病的早期表现，立即通知医师；评估记录抽搐的体征、时间、持续情况、发展、结果、抽搐类型、意识水平等。注意胆红素水平的反弹。

4. **光疗灯终末消毒**　用500mg/L含氯制剂擦拭光疗灯的表面。

（陆春梅）

第六节　鼻饲护理常规

1. **鼻胃管置管及鼻饲适应证**　①胎龄<32周的早产儿；②无吸吮能力的新生儿；③CPAP或气管插管辅助通气的患儿；④不能完全经口喂养的新生儿。

2. **物品准备**　6F新生儿用胃管，20空针，10ml生理盐水1支，无菌手套，咖啡色标签纸，1/2张敷贴，纸胶布，超薄敷料。

3. **操作步骤**　首先评估患儿胃肠道成熟情况与病情，根据医嘱执行此操作，备齐用物（根据患儿情况选择合适的胃管）携至患儿床边。然后洗手戴口罩，核对床号、姓名、住院号。患儿头正中位，测量插入长度:鼻胃管从鼻尖 - 耳垂 - 剑突,经鼻插时加 1cm。用胶布绕在相应刻度后的 2cm 处的胃管上作为标记,用生理盐水润滑胃管前端。

患儿取仰卧位或右侧卧位,戴无菌手套由一侧鼻孔或口角插入胃管。方法:将患儿平卧、后仰,向下、向后缓慢插入。证实胃管插入胃内:将外管端置于生理盐水液面下观察是否有气泡,应无气泡逸出;用 20ml 空针将 1ml 空气快速推入胃管中,同时胃泡处听诊应有气过水声;用 20ml 空针回抽观察,应有胃液或胃内容物。

胃管每 3 天更换 1 次,选对侧鼻孔或口角重置;妥善固定胃管于脸颊处,胶布作标记处应贴在敷贴内,咖啡色标签纸上写明胃管、插入长度、日期并签名。

4. **鼻饲**　每次鼻饲前都应检查胃管是否在胃内,以防将奶液注入气道发生意外。奶液于喂养前 30 分钟放入 50℃恒温箱中加热后使用。鼻饲时将空针悬于患儿头上方 10~15cm 高处,拔去针芯后让奶液自然流下而非加压流入;最后用少量空气将管道内余量全部送入胃中。

鼻饲后取右侧卧位(有心电监护)。空针每次喂养后弃去。每天 q.4h. 口腔护理(详见口腔护理常规)。评估患儿有无腹胀、肠型;听诊肠鸣音;观察大便性状,糊状或水状大便提示喂养不耐受。

5. **评估潴留量**　按顿管饲者潴留 1/4 以下半消化奶汁,将奶汁输回,用足一顿奶量;潴留 1/4~1/2 半消化奶汁,将奶汁输回并补足至一顿奶量;潴留超过 1/2,弃去奶汁并遵医嘱停奶一顿;持续管饲者每 4 小时回抽 1 次,潴留量超过 1 小时的设定奶量即为喂养不耐受,遵医嘱及时处理。潴留物呈绿色或咖啡色时则需暂停鼻饲,告知医师。行辅助呼吸的患儿胃管末端 24 小时常规开放排气。

6. **持续喂养常规**　参照鼻饲喂养常规。取合适体位,侧卧位上身抬高 15°~30°,减少胃食管反流。每顿奶前看胃管的咖啡色标签、有效期,确定胃管深度(胶布标志刻度在鼻侧或口角);确定胃管在胃内,如抽不到胃内容物时,可采用注入少量空气听气过水声方法确定胃管是否在胃内。根据医嘱每隔 4 小时回抽 1 次,记录回抽物色、质、量。注奶空针每 2 小时更换 1 次,新鲜奶液抽取后在空针上标明时间、床号、姓名、名称。

持续喂养过程中加强巡回,以防胃管脱出。持续喂养者需在心电监护下,监测生命体征。按医嘱调节输液泵速度,保持输液泵清洁,奶汁及时擦净。观察患儿腹部情况,有无大便。每3天更换1次胃管(换至对侧),每4小时1次口鼻腔护理。

(陆春梅)

第七节　动静脉置管护理

一、动脉置管护理常规

1. **动脉置管方法**　常规动脉穿刺,按无菌原则操作。部位:双侧胫后动脉或双侧桡动脉、足背动脉等。当胫后动脉或足背动脉有一根动脉被损伤过,就不能再打另一部位动脉。穿刺成功后,接T型管加红色三通(先肝素化),根据医嘱接DOM(先肝素化),湿热敷置管侧肢体。动脉置管肢体应妥善固定,防止患儿躁动导致滑出,造成难以控制的大出血。

2. 保持动脉留置管通畅,淡肝素(1U/ml)0.5~1ml/h维持(早产儿0.5ml/h;足月儿1ml/h)。淡肝素配制方法:1支12 500U肝素0.4ml+0.9% NS 250ml →浓度为10U/ml →取肝素2ml加入0.9% NS 18ml中→浓度为1U/ml。注意DOM与肝素接口处的固定,用有螺纹的延长管,防止脱落。延长管用红色标签标明日期、淡肝素。

3. **有创血压监测**　DOM应用无菌治疗巾妥善固定。密切监测血压变化,并在特护单上遵医嘱记录血压。观察监护仪上动脉波形,如有异常及时检查动脉置管通路,如有外渗或回抽无回血应及时拔除。每班动脉导管置零一次,每次抽血后动脉血压均需置零。方法:先将患儿置平卧位,一次性压力传感器与患儿心脏在同一水平,平第4肋,将监护仪调整到置零的模式,关闭淡肝素与置管的通路(患儿侧),关闭淡肝素,将一次性压力传感器与大气相通,置零,监护仪会显示"0",说明置零成功。

4. **动脉采血**　遵医嘱随访血气及电解质,具体方法为:先消毒(用安尔碘消毒肝素帽),回抽 1.5~2ml 血液,换肝素化空针再抽 0.3ml 血液送检,将先抽的血液注入后用生理盐水 1ml 冲管。保证整个管道系统内无气泡、血凝块。抽血时注意观察肢端循环,记录抽血量。每次抽血后保持三通内清洁无血块。保持置管周围皮肤清洁,及时清除血迹,敷贴卷边或渗血及时更换,DOM 内有血块时及时更换;重新放置动脉导管时也需同时更换 DOM,测压管内有血块时及时更换。每天更换红色三通,若测压管内有积血,需及时更换,注意无菌操作(戴手套),防止感染。

5. **动脉置管护理**　桡动脉置管留置时间超过 3 天者,应做置管远端的细菌培养。一般置管时间为 7 天,超过 7 天者需拔管,同时留取残端培养。根据病情需要,决定是否再次置管。注意观察穿刺处的四肢末梢循环,防止循环不良,肢端坏死。

6. **拔管指征**　①>7 天;②阻塞无波形;③脱落无回血;④外渗;⑤指端发白或发紫。

二、脐静脉置管

1. **脐静脉置管期间的护理**　保持脐部清洁干燥,脐部暴露不需覆盖,桥式固定,每班用 75% 酒精棉签消毒,注意观察脐部及早发现脐部感染征象如脐红肿、渗液,以便及时处理。每 24 小时更换一次输液系统,严格执行无菌操作,双腔接头每周一、四更换,更换时戴无菌手套,并铺好无菌区域,以安尔碘无菌纱布螺旋式的消毒各处接头,待干 2 分钟,再用酒精棉片螺旋式地擦拭后待干,防止发生感染及败血症。

脐静脉插管最低输液速度为 1ml/h(每个管道),对于极低出生体重儿,必要时可降至 0.5ml/h,如输液速度 <2ml/h 应加入肝素 1U/ml 持续输入,如有堵塞,禁用针筒推注,只能回抽。

脐静脉输液时应专人护理,静脉注射时应注意不能留有空气或凝血块,输液时防止空气进入,每次治疗后注意输液系统各接头处接紧,防止发生空气栓塞及血栓栓塞。遵医嘱使用输液泵,严格控制输液速度,防止发生肺水肿。如发现导管松脱征象应及时严格消毒,重新缝扎固定。如有渗血应系紧系带或以无菌纱布按压或明胶海绵止血，勿用肾上腺素止血。密切观察双下肢及臀部的肤温、色泽以及动脉搏动。

尽量不用脐静脉插管作抽血用。脐静脉插管输入血制品后应推注 NS1~2ml 冲管防止堵塞。

尽早拔管，通常不超过 14 天，在拔管时应逐渐拔出，当拔至插管只剩 3cm 时，若无血液流出，亦不见血液流动时，则等待 3 分钟，待血管痉挛收缩后拔出导管，全过程需 5~10 分钟。

2. **脐静脉置管正压接管**　脐静脉使用时注意无菌操作，禁止气泡进入静脉。根据补液情况选择适合的正压接头相连。使用正压接头前需要与辅助接管相连且用 NS 通管，保持通路内没有气泡，充满液体。与脐静脉置管相连后，因接头较重可固定在鸟巢上，防止牵拉后脱管。如若正压接头有一腔管未使用，请用 NS 通管后关紧卡口封管，再连接肝素帽。

推药前注意药物配伍，请勿回抽血液。用药时戴无菌手套，并铺好无菌区域，以安尔碘无菌纱布螺旋式地消毒各处接头，待干 2 分钟，再用酒精棉片螺旋式地擦拭待干后方可用药。

每天用安尔碘擦拭脐静脉置管，所用药物需用标签标明。

（陆春梅）

第八节　机械通气患儿的护理

一、病情观察

1. **动脉血气分析**　对于护理呼吸衰竭患儿，理解和评价动脉血气分析结果是一个很重要的项目。动脉置管的应用是为了方便和重复测量血气分析。机械通气患儿在第一天时一定要有准确的血气分析，所以动脉管道对于患儿和护理者至关重要。毛细血管的血气分析会误导结果，静脉血气分析不可以用于评价呼吸功能。

2. **胸部 X 线摄片**　尽早进行胸部 X 线摄片检查，明确诊断，以便进一步的治疗。如果存在脐动脉和/或脐静脉管道,X线摄片应该包括腹部摄片。

3. 感染的观察　新生儿出生后应密切监测有无感染的发生,血培养、胃内吸出物镜检和培养、血常规均有助于发现感染。感染常常会导致败血症,甚至会很快危及患儿生命,一旦发现要及时给予抗炎及对症治疗。

4. 生命体征和临床表现　严密观察患儿的面色、皮肤颜色、胸廓运动等临床表现;同时给予 24 小时持续心电监护,每小时监测心率、呼吸、血压及 SpO_2 值。监测患儿体温变化,每 4~6 小时测量 1 次。

5. 24 小时出入量　精确计算患儿 24 小时出入量,每天测量体重,特别是心力衰竭、水肿及病情极为严重的患儿尤为重要。经过机械通气治疗,患儿低氧血症和高碳酸血症得到纠正,心、肾功能改善,尿量会逐渐增加。如患儿尿量减少或无尿,应注意是否存在液体量不足、低血压或肾功能障碍等。尿量过多,应注意电解质紊乱的发生。

6. 机械通气效果　密切观察呼吸频率、潮气量、分钟通气量等变化,尽量以最低的压力、最低的吸入氧浓度,维持血气分析于正常范围内。医护人员应熟悉呼吸机参数的调节,并做好记录。

二、气管湿化与吸痰

机械通气患儿的呼吸道纤毛运动弱,分泌物引流不畅,加至呼吸道失水增加,易导致呼吸道阻塞、肺不张和肺部感染等。所以,对于机械通气的患儿,其气管的湿化是很重要的。同时患儿的咳嗽反射减弱,不能自行将痰液咳出,人工吸痰是保持呼吸道通畅的一项重要措施,也是临床上留取痰液标本进行实验室检查的一种手段。

1. 正确判断气管湿化程度,通常分为 3 种类型:①湿化满意,分泌物稀薄,顺利通过吸痰管,气管导管内没有结痂,患儿安静,呼吸道通畅;②湿化不足,分泌物黏稠,存在结痂或吸引困难,患儿可突然出现呼吸困难,缺氧加重;③湿化过度,分泌物过于稀薄,需要不断频繁地吸引,肺部听诊可闻及较多的痰鸣音,患儿可有烦躁不安。

2. 气管湿化的方式　临床常用的有蒸汽加温加湿、雾化湿化和气管内直接滴入法。①蒸汽加温加湿法是将水加热后产生的蒸汽混入患儿吸入的气体中,达到加温加湿的目的。通常湿化器内加入无菌蒸馏水,不建议使用生理盐水或其他任何药物。注意湿化器内的液体水位,不足时要及时添加。注意湿化器温度变化给予及时调整。及时清除掉管路中的冷凝水。②雾化湿化是在吸气管路中连接雾化器,利用气流撞击后产生的微小颗粒并送入患儿气管,可以在雾化器内添加一定药物。③气管内直接滴入的通常是 0.45%~0.9% 氯化钠溶液,在痰液较黏稠时,此种方法可以有利于痰液吸出。目前,根据《2010 年机械通气的病患气管内吸痰时的临床指南》建议不要在气管内吸痰前常规使用生理盐水滴注。

3. **正确判断吸痰时机**　一般为按需吸痰,及时有效评估患儿是否存在吸痰的必要性。如果患儿存在突然缺氧症状、呼吸急促、躁动不安时,需要考虑是否为痰液堵塞气管所致。患儿体位变化前后要给予实时的吸痰,防止大气管的痰液因体位的改变而流向对侧气管。在气管湿化后要及时给予吸痰,否则会因痰液被稀释后膨胀阻塞呼吸道。同时也要防止过多频繁地吸引,引起呼吸道充血、水肿和分泌物增多。

4. **选择合适的吸痰管**　根据气管插管的型号选择适当的吸痰管,吸痰管的外径一般是气管插管内径的 1/2~2/3 比较合适。密闭式吸痰管具有密闭的优点,移动部件少,只有吸引控制阀与负压吸引相连,避免了开放式吸痰操作可能发生水蒸气分子直径的污染。

5. **正确的吸痰方法**　吸痰要遵循严格的无菌操作,吸痰前要先给予高浓度氧气 1~2 分钟,或用复苏囊加压给氧,待血氧饱和度升至95% 以上时才给予吸引。新生儿气管吸痰负压不宜过大,吸引负压为 8~10.6kPa。吸痰动作要轻柔,吸引时间一般 <10 秒,以免损伤气管黏膜。先吸出气管内导管痰液,再吸引口鼻咽部的痰液。在吸痰过程中,如患儿出现低氧血症,应暂停吸痰,立即给予复苏囊加压给氧纠正缺氧,待患儿病情平稳后再给予吸引。

常用的气管内吸痰方法有开放式吸痰法和密闭式吸痰法。传统的开放式吸痰法,在临床使用过程中人们发现此方法易造成呼吸机治疗中断、交叉感染和环境污染等问题。与传统的开放式吸痰相比,密闭式吸痰法具有不中断呼吸机治疗、避免交叉感染和污染环境、减轻护理人员工作量等优点而逐步在临床上广泛使用。

三、病房及患儿床单位的清洁

室内空气消毒可采用自然通风、紫外线灯照射或循环风紫外线空气消毒器消毒,同时病房内应尽量减少闲杂人员的活动,限制探访家属人数,以保证室内空气清新,消灭空气中的致病菌。有条件的单位可以使用层流病房或使用空气净化设备。

地面、门窗、桌椅、台面、床单位及患儿使用中的仪器设备等每天消毒。患儿用的被服及用物做到一用一消毒,换下的被服直接入袋内移至室外送洗,切忌抖动,避免二次污染。

四、变换体位

翻身与拍背机械通气患儿易发生痰液堆积,一般给予 2~4 小时 1 次的翻身。注意不要牵拉到呼吸机管道,以免气管插管移位或脱落。及时地给予患儿适当的拍背,在湿化后进行,手法是由下而上,由肺部边缘向肺门方向反复击拍。但对于体重在 1 000g 以下、心力衰竭、颅内出血等不能耐受者及 RDS 早期未并发炎症和无痰者不宜进行。

五、其他护理

1. **口腔护理**　可用无菌棉签蘸生理盐水轻轻擦拭内颊部、上腭、牙龈、舌上下等,对气管插管患儿可采用 1% 碳酸氢钠漱口水进行擦拭,每 4 小时 1 次。

2. **注意喂养及患儿营养状况**　根据患儿实际临床情况,选用合适的营养方式。对于机械通气的患儿可常规置胃管,有利于排出胃内气体,避免腹胀影响膈肌运动,同时也利于观察有无上消化道出血。经胃管可注入药物和流质饮食,以保证患儿治疗和足够营养供给。保持胃管通畅,更换时间应根据具体胃管类型而定。

（陆春梅）

第九节　无创通气患儿的护理

一、呼吸道管理

1. **保证 CPAP 的压力**　有效的压力是治疗成功的关键,如果管道连接不紧密、导管扭曲、折叠或有漏气、分泌物堵塞等,会造成压力不稳定,从而引起气压伤或者是治疗无效。因此要确保气管的密闭和通畅。哭闹可以减少经口的压力,肺容积也减小。因此要保持患儿的安静,可以给予安慰奶嘴或者是遵医嘱给予镇静剂。

2. **保持呼吸道的通畅**　清理呼吸道分泌物对于无创通气的患儿尤为重要,尤其在湿化不够的情况下。依据患儿病情需要,进行口咽部、鼻腔吸痰。气管吸引可以导致心肺功能紊乱、低氧血症、心率过缓和高血压等,因此护理人员应该注意掌握气管吸引的技巧,包括预吸氧(吸引之前增加氧浓度)、生理盐水滴注以稀释分泌物,每次脱离鼻塞经鼻塞吸痰的时间越短越好。

二、并发症预防及处理

1. **鼻部皮肤损伤**　调整好患儿体位,连接好无创通气装置,重点要安置好与患儿的连接部,以免过紧压迫局部,引起鼻黏膜、鼻中隔组织缺血坏死。可采用水胶体敷料预防压疮的发生。每隔 4 小时松动鼻塞并检查鼻中隔皮肤情况,鼻塞和鼻罩交替使用。

2. **腹胀**　为防止空气进入胃内引起的腹胀,使膈肌上升而影响呼吸,应适当插胃管进行胃肠减压。

三、病情观察

密切和持续地观察患儿的症状和体征。注意观察患儿的皮肤黏膜颜色。患儿嘴唇和口腔黏膜红润说明其具有良好的氧合和组织灌注;发绀说明组织氧合差。呼吸急促和胸廓凹陷的婴儿通常肺顺应性下降。患儿呈现桶状胸,深呼吸,呼吸频率正常或低可能提示气道阻力增加。如拔管的婴儿有胸廓逐渐凹陷吸气性喘鸣,可能提示有上呼吸道阻塞。听诊有助于气道阻力增加或分泌物的存在的诊断。护士必须懂得通过身体评估来解释相应的症状和体征,发生异常情况立即向医师汇报,及时处理。

四、其他护理措施

1. 预防感染　做好 CPAP 呼吸回路管道和接头的消毒,医务人员接触患儿前后要洗手,保持室内空气新鲜,做好物体表面消毒和空气消毒。

2. 一般护理　患病的新生儿肺血管往往不稳定很容易受缺氧的影响,而导致肺血管收缩。大声喧哗、护理操作如静脉穿刺等各种刺激可能会进一步诱发肺血管的收缩。要为患儿营造良好的环境,可以实施鸟巢式的护理,保持患儿安静,尽量进行集束化的护理操作。

(陆春梅)

第十节　新生儿 PICC 置管护理

中心静脉置管从 20 世纪 60 年代开始出现,到 20 世纪 70 年代运用于新生儿群体,已经成为了胃肠功能不完善的患儿输注静脉营养的必需途径。外周中心静脉置管(percutaneously inserted central catheters,PICC)开创了从外周可见的血管进行穿刺,将导管留置到中心静脉的方法,可以从上肢或下肢进行留置。对于高渗透性、刺激性的药物以及肠外营养长期使用的患儿延长静脉留置的时间,受益匪浅。随着 PICC 留置技术的不断进步,目前在 NICU 的应用也有了更新的发展。

1. 位置选择　根据血管条件,选择较为粗直的静脉,上肢或下肢不限,上肢部位包括贵要静脉、头静脉、腋静脉等,下肢包括大隐静脉、小隐静脉以及股静脉等。

2. 穿刺过程　由主治医师与 PICC 专业护士共同商讨决定需要进行 PICC 留置的患儿,并与家属进行沟通,签署知情同意书。之后严格按照 PICC 穿刺常规进行导管留置,严格无菌原则。穿刺后,进行床旁摄片,确定 PICC 的末端位置,上肢 PICC 末端位于上腔静脉,未达到右心房,下肢 PICC 末端位于下腔静脉同时位于 T_{10} 以上的位置认为符合中心静脉的要求。根据 PICC 护理常规以及拔管常规进行护理,不可采用 PICC 进行血制品的输注,补液速度低于 2ml/h 时常规使用肝素预防堵管。根据 PICC 记录单内容进行每班评估。静脉高营养、高糖以及渗透压高或 pH 过高或过低的药物都通过 PICC 进行输注。留置时间以及何时去除导管由主治医师与专业护士根据患儿的临床情况讨论决定,患儿经口喂养达到 120ml/(kg·d)时可进行计划性拔管,或者当发生临床败血症,怀疑导管相关性感染以及其他相关并发症时拔管。

3. **相关并发症**

(1)导管相关性感染(catheter-related bloodstream infection,CRBSI):根据美国疾病控制和预防中心的指南进行。CRBSI 的定义为导管末端培养与外周血培养得到同样的细菌菌落。血培养分别从 PICC 内以及对侧的外周采血各 1ml 进行培养。CRBSI 由 PICC 专业护士、感控护士以及主治医师共同监测,可以降低院内导管相关性感染。

(2)静脉炎:机械性或化学性静脉炎,与感染无关。由穿刺点沿导管走向条索状红斑甚至有硬结。

(3)导管堵塞:输液泵报警,无法继续输液,不能从 PICC 中抽出回血,可能与血栓有关。

(4)渗出:液体外渗至组织间隙,或胸膜渗出以及心包渗出等。

(5)断管:PICC 导管断裂,需及时拔出导管。

4. **护理措施**

(1)感染预防措施:感染发生的途径与用物污染有关;与置管位置污染有关;与没有有效保持密闭系统有关。预防措施包括:准备穿刺 PICC 前配好无菌肝素液。所有参与人员(包括辅助人员)需要穿戴正确。穿刺者需要戴好帽子、口罩、无菌衣、无菌手套。辅助者(非直接接触者)需要戴好口罩和帽子。遵照 PICC 穿刺的适应证、禁忌证和操作程序进行。选择好位置,用安尔碘消毒并彻底待干。仅用针头穿刺皮肤一次。如果第一次穿刺不成功,换新的穿刺针。一个穿刺针只能用一次。一旦导管插入,连接配好的淡肝素液并轻柔地推入导管。拍胸片证实导管的位置。用无菌包布包裹穿刺点,仅用淡肝素维持导管通畅直至拍好胸片。确定好导管的位置以后不能将已经存在的补液接到 PICC 上,PICC 置管后要接新配置的补液。仅在必要时更换敷贴。比如敷贴下有血或者敷贴不吻合时,要用严格的无菌技术更换。建议 2 人协作。PICC 护理记录单入病史。插管记录要求写 PICC 型号、批号、内管长、外管长、穿刺部位、X 线示 PICC 走向、顶端位置、无菌操作过程。拔管记录要求记录拔管是否顺利、PICC 管长度、是否完整、穿刺点渗血情况。

(2)血栓预防措施:血栓形成与机械性阻塞有关; 与血块阻塞有关; 与可能的药物沉淀有关; 与可能的脂类阻塞有关。预防措施包括:连接补液后确保将输液皮条的阀门打开。不要经 PICC 输血或输血浆等。不要通过 PICC 管道回抽。如果管道(T 型)末端另一分支用肝素封管后,每 6 小时用肝素化的盐水 0.3ml 冲管道 1 次。不能用 1ml 的针筒冲管。PICC 管道要持续补液。保证输液速度 >2cc/h。如果输液速度 <2cc/h,考虑加入肝素 1U/ml 或每 6 小时用淡肝素冲管 1 次。如果冲管时遇到阻力,不要用力冲,因为可能导致潜在的导管破裂,有形成血栓的潜在危险。确保管道畅通无缠绕打结等。冲管有阻力时应及时通知医师。可以应用尿激酶、HCL(透明质酸酶)或者 70% 的酒精来溶解栓子。尿激酶用于溶解血栓。透明质酸酶用于降解药物沉淀。70% 的酒精用于降解脂类阻塞。不可与 TPN 共用:碳酸氢钠、吲哚美辛、美罗培南(亚胺培南西司他丁钠、帕尼培南倍他米隆)、苯妥英钠、阿昔洛韦、氨茶碱、制霉菌素、氨苄西林、咖啡因,使用前后均需用生理盐水冲管(用微泵推)。

5. 上肢和下肢穿刺留置 PICC 的区别

(1)上下肢穿刺留置 PICC 的并发症情况:PICC 置管的患儿中从上肢留置导管和从下肢留置导管在导管相关性感染发生率方面没有差别,据估计,在美国,每年发生 80 000 例中心静脉导管相关性血行感染,最近报道因此导致的死亡率达到 4%~20% 不等。上肢和下肢穿刺留置PICC在异位率、静脉炎和外渗发生情况三方面差异明显。上肢异位率明显高于下肢，可能是因为上肢静脉入上腔静脉的分支多，角度小，而下肢静脉入下腔静脉的分支少且直有关。且有文献表明下肢静脉瓣多，送管时易遇阻力，且放置后影响同侧的股静脉取血，但临床实际操作表明从上肢成功穿刺后送管发生困难的情况多，需要采用皮肤表面沿血管向心方向轻柔按摩促进导管送入，而从下肢穿刺成功后，导管送入较为顺利，较少发生导管送入困难的问题。且从上肢穿刺时体表测量插入深度和实际深度之间的误差较大，下肢穿刺测量时插入深度的测量评估可以更准确，可能与下肢血管较直没有过多的分支有关，故异位率下肢较低。

从上肢穿刺时静脉炎发生比例明显增高可能与上肢静脉直径较小，同时血管分支较多送管时碰到困难导致血管内膜受损有关。故从上肢穿刺留置PICC也会导致刺激性药物的外渗，例如会发生胸腔积液，此时患儿肤色改变，对氧的需求增加，确诊后需要立即拔管，积极救治后可好转。

（2）选择新生儿下肢留置PICC的概念转变：下肢穿刺留置PICC一直以来都作为上肢穿刺失败后的选择，习惯性的思维认为下肢尤其是股静脉靠近会阴部，容易被小便污染，增加感染。实际上，下肢留置PICC并未增加感染率，相反可提高留置到理想位置的准确度，血管直径较粗，可避免静脉炎以及渗出等发生。国外通过对中心静脉置管的血流动力学的预期观察，发现经下肢进行置管是安全有效的。研究表明上肢和下肢穿刺留置PICC在凝固酶（-）葡萄球菌败血症以及胆汁淤积的发生率方面差异有明显统计学意义，上肢组发生率更高。革兰氏阴性菌的导管相关性感染下肢的发生率有偏高的倾向。相比上肢穿刺留置PICC来说，下肢穿刺留置时间更长，总体并发症的发生率较低，技术允许的情况下，下肢留置PICC对使用静脉高营养的新生儿来说是个更好的选择。

（3）下肢穿刺PICC应注意的问题：下肢留置PICC测量方法为从穿刺点至腹股沟至脐部至剑突下，对于腹部膨隆程度大的患儿需水平测量。同样需无菌区域最大化，需要消毒患儿的整条腿，全身覆盖无菌巾,按 PICC 穿刺步骤进行。下肢穿刺尤其是股静脉穿刺时,穿刺点易渗血,可采用无菌棉签头对穿刺点压迫止血,效果明显。固定需要使用透明特粘敷贴,固定牢固且密封性好,避免患儿烦躁导致导管断裂或脱出。日常护理严格遵循护理常规进行,使用合适大小的尿布,股静脉留置的 PICC 尤其注意保持敷贴周围的清洁干燥。床旁摄片时患儿体位采用自然屈曲位,保证导管末端的位置在理想位置。

6. 新生儿 PICC 原位换管技术

(1)评估:评估患儿是否适合换管,该 4 例患儿中 2 例因为在导管与圆盘连接处发生了漏液,固定的敷贴下有静脉营养液,敷贴开始松脱,无法修补管道。一例是在置管 11 天时更换导管时带出了 2.5cm,胸片显示导管末端滑出上腔静脉,在锁骨下静脉,不符合中心静脉的要求,无法使用高浓度的糖、刺激性的药物等。还有一例发生了导管堵塞,无回血,尿激酶进行溶栓 24 小时无任何效果,可能是非血栓性堵管,无法进行再通,故采用换管技术,而且这些并发症的发生均为超过 2 周。评估原 PICC 穿刺点情况,4 例患儿穿刺点均无静脉炎、水肿或化脓性表现。评估实验室检查结果和临床情况,4 例患儿均无医院获得性感染存在,凝血功能正常,血常规报告正常。

(2)准备:准备换管所需物品:PICC 新管全套(导管以及穿刺鞘),穿刺包(内包括消毒物品、无菌巾、剪刀、弯头眼科镊、止血带等),固定用的免缝胶带以及 HP 敷贴。记录所需表单,除了患儿家属的知情同意书外还需要记录的表单内容包括:患儿基本资料,更换导管日期时间,原管穿刺位置,导管型号批次,导管留置深度,外管长度、导管末端位置,穿刺点情况,穿刺者以及穿刺后护理情况等。患儿准备:患儿的体位,采用平卧位,采用安慰奶嘴加少量糖水进行镇痛镇静,请助手辅助安慰患儿。

(3)更换过程:操作的初始步骤同 PICC 穿刺步骤,包括消毒方法、无菌区域最大化等。从事新生儿 PICC 穿刺的团队成员应该对于这些步骤已经完全掌握。患儿留置 PICC 的肢体进行了完全的消毒,包括固定原管道的敷贴一起消毒,后进行以下步骤:①用消毒剂进一步去除原管道的固定敷贴,并进行穿刺点以及敷贴固定周边的消毒。②铺设无菌区域,在肢体的下面以及患儿全身进行无菌治疗巾的覆盖,避免穿刺点及周围受到任何污染,助手协助固定肢体。③助手协助固定肢体的情况下,仔细观察原导管的外露管长度,并与记录单上的外管长度进行核对,然后缓慢拉出几厘米导管,预计留在血管内的导管还有5~6cm时停止拉出。④用眼科镊(精细的镊子)进行穿刺点处的扩张,以确保新的穿刺鞘外套管能够穿入。⑤用无菌剪刀剪掉外露管的一部分,剪的部位应是原来植入在血管内的导管处。在此过程中需要固定好外露管,防止不经意滑脱,并保证导管低于心脏位置,避免空气栓塞发生。⑥余下的外露管应保证长度为4~5cm,该部分外露管起导引丝的作用,将新的穿刺鞘外套管(去除针芯)穿入外露管,并沿外露管直至穿刺点处,从扩张好的穿刺点处通过轻微转动插入到血管内。⑦穿刺鞘外套管植入血管后,轻微抽动血管内的导管,如果抽动自如,表明外套管位置正确,将原导管完全拉出,将新的 PICC 导管通过鞘管送入血管至预测刻度。⑧退出鞘的外套管,劈开,清洁穿刺点及周边,进行 HP 敷贴的固定。

(4)换管技术的注意点:在更换管道过程中注意严格的无菌技术,剪断原导管的位置应为原导管植入在血管内的部分。注意保留原导管血管内的长度 5~6cm,全过程中注意固定好导管,避免脱出。穿刺鞘套管送入后需要确保鞘管确实位于血管内才能开始换管。

(5)换管技术的适应证:PICC 堵管的原因有多种,如果是泛耐药的细菌性堵管,肯定需要拔管,而如果其他原因堵管需要尝试通管,如果通管不成功,以往通常需要拔出导管,现在可以考虑换管。新生儿 PICC 导管漏液或断管是无法修补的,以往只能拔除,现在可以考虑换管。导管异位时意味着导管末端不在腔静脉内,增加了静脉炎、血栓和血管穿孔的危险,如果复位不成功时可以考虑拔除或更换导管。以上导管的功能性并发症如果采用以往的拔管方法,只能使用外周静脉,可能会导致静脉营养使用受限,延误治疗,增加了患儿的应激和痛苦,增加了住院时间,增加了护理人力和时间成本。亦或可以重新留置 PICC,但需要有可选择的血管。

(6)换管技术的禁忌证和局限性：从事新生儿PICC的团队成员应该具备了较高的技术，对于该技术稍微培训学习后应该可以进行，但可能会发生换管失败，静脉炎或静脉血栓、穿刺点感染或患儿发生导管相关性血流感染等是换管技术的禁忌证。

（陆春梅）

第十一节　院内感染防控

新生儿网络多中心研究显示：各新生儿病房医院感染发生率存在明显差异，提示各新生儿病房临床实践有明显差异，因此可通过改进临床实践来降低医院感染的发生率。

1. **改善手卫生行为**　手卫生（hand hygiene）与医院感染之间的关系非常密切，是预防、控制和降低医院感染最有效、最经济、最简便、最容易执行的方法，是降低医院感染最重要的措施。加强医务人员的手卫生是预防医院感染的主要措施。正确的洗手可降低通过手传播疾病的可能性，最终达到降低医院感染发生率的目的。国外的调查结果显示，医护人员的洗手依从性为5%~81%，平均约为40%，而国内的调查研究显示，医护人员的洗手依从性更低，有近50%的医护人员是在不洗手的情况下从事医疗活动，即使洗手，合格率也仅有35.6%~73.63%。对新生儿病房医护人员定期培训有关手卫生知识及医院感染相关知识，改善洗手设备，选择对皮肤刺激性小的洗手产品可明显提高医护人员洗手依从性，从而有效降低新生儿病房患儿医院感染的发生率。新生儿病房应该尽量使用感应式水龙头、对皮肤刺激性小的洗手液、一次性擦手纸等洗手设备，病房内应到处可见"七步洗手法"宣传画，以便新生儿病房的医务人员无时无刻按照"七步洗手法"规范洗手，并在病房内安装监控探头可随时观察医护人员洗手依从性，这些措施都可以提高医护人员的洗手依从性。

2. **定期培训新生儿病房医务人员**　定期对新生儿病房内所有医护人员进行消毒隔离、医院感染、手卫生等相关知识的培训，同时加强对新生儿病房的新进人员培训与考核，提高医护人员对预防医院感染重要性的认识,加大对消毒工作监督的力度,及时发现薄弱环节,采取相应的措施,降低新生儿医院感染的发生,确保新生儿的安全。并采用循证研究的结果改进临床护理实践,从而降低医院感染的发生率。

3. **改善新生儿病房环境**　新生儿病房应设在环境清洁、相对独立的区域,便于清扫和消毒。有条件的话,新生儿病房应尽量采用层流系统以达到空气消毒净化的目的。通过空气过滤、层流,以及维持室内正压状态来维持无菌环境,程度应达十万级以上。保持病房环境舒适,病室安静、整洁、空气清新,温湿度适宜。并要求有关部门能够定期上门维护,每周一次清洁初级滤网,及时更换中、高级滤网。病房定期做好空气培养以及回风口清洁后的表面培养,从而监测层流的效果。新生儿病房所有工作人员必须穿短袖,如需外出必须穿外出衣,更换外出鞋。家属及外来人员进入病房必须洗手、穿隔离衣和鞋套。具有传染性的感染性患儿应单间隔离放置,多重耐药菌感染的患儿给予接触隔离,有条件者可放置单间病房,以免引起交叉感染。

4. **暖箱消毒**　暖箱内的温度和湿度高,因此暖箱水槽、暖箱内壁等部位容易滋生细菌。暖箱的消毒不容忽视。暖箱水槽:备用中的暖箱水槽不加水;使用中的暖箱每天更换水槽内的水:更换之前先放水,待全部放干净后,用酒精棉球擦拭暖箱水槽观察口,然后不注水 5 分钟后再注入无菌注射用水至刻度,水槽口必须加盖。每月随机抽查水槽细菌培养及暖箱内壁细菌培养,培养结果 <5cfu/cm^2 为合格。如暖箱水槽及暖箱内壁检出有致病菌,立即停止使用该暖箱,重新消毒,再采样进行细菌培养,培养结果为阴性后方可使用。

5. **新生儿病房仪器设备消毒**　新生儿病房内的各类监护仪、输液泵、呼吸机等仪器表面每天由专人用含氯消毒液(500mg/L)擦拭一次,并将所有的电缆线擦拭一次,各类仪器专人专用。每月由院感专员对各类仪器表面进行细菌培养,培养结果 <5cfu/cm^2 为合格。如表面检出有致病菌的仪器予以重新消毒,再次进行细菌培养,阴性后方可再次使用。

6. **预防中心静脉导管相关感染**　应建立由专人组成的 PICC 小组并对导管进行严格管理。PICC 专职护士小组集中管理可以使导管相关性血流感染的发生率下降。管理措施包括:更换输液管时应建立最大化无菌区域,严格消毒,严格按照无菌操作规程进行操作,避免从PICC导管中采血;每天对PICC置管部位及敷料进行检查,评估PICC置管穿刺点有无红、肿、热、痛、渗血、渗液等表现,评估敷料有无卷边、污染,如有异常及时予以更换敷料。另外,每天评估患儿是否需要继续使用中心静脉导管,根据患儿的临床表现应尽可能减少中心静脉导管留置时间。

7. 呼吸机相关性肺炎的防治 呼吸机在新生儿病房的广泛应用,显著提高了危重新生儿的抢救成功率,同时机械通气的使用导致呼吸机相关性肺炎医院感染的发生,延长了住院时间,增加了住院费用。新生儿病房应该按照降低呼吸机相关性肺炎的集束化管理措施进行管理。集束化管理措施包括:①呼吸机:采用一次性无菌管道、一次性无菌湿化罐,每7天更换1次,更换下来的呼吸机管道以及湿化罐全部丢弃,不重复使用。②对痰培养阳性的患儿使用过的呼吸机须在通风场所放置1周后才能再次使用,对于该呼吸机的呼吸机盒需要高压灭菌处理。③对气管插管患儿全部采用密闭式吸痰管吸痰,密闭式吸痰管最好每天更换。按需吸痰,根据气管插管深度预测吸痰深度,吸痰管不可插入过深,以免损伤气管黏膜。采用Fisher&packel MR850型湿化器进行气管湿化,并及时倾倒呼吸机管路中的冷凝水,保证呼吸机回路的位置低于气管插管水平,防止冷凝水倒流发生误吸。④体位:气管插管患儿尽可能将床头抬高30°。⑤口腔护理:对患儿每4小时进行1次口腔护理。采用1%碳酸氢钠漱口水用棉签擦拭口腔内颊部、上腭、牙龈、舌上下等。

8. 合理使用抗生素 有调查显示,近2年新生儿病房医院感染中,真菌感染占第1位。主要是与现在广谱抗生素的广泛应用有关,所以应加强患儿家属的合理用药知识宣教,以减少患儿家属要求滥用抗菌药物的压力;加强医务人员合理使用抗生素的培训,强调应该根据药敏试验和本科室现阶段的细菌流行趋势及敏感性,合理选用抗菌药物。这是控制耐药性、防止滥用抗生素及保证医院感染疗效最有效的措施。

9. **做好高危患儿筛查隔离工作**　医护人员应主动地、客观地、前瞻性地观察每位患儿的疾病情况及其临床表现,及时筛查出高危患儿,及早采取隔离措施,做到早发现、早隔离,以免引起交叉感染。

(陆春梅)

第十二节　以家庭为中心的护理

1. **以家庭为中心的护理的定义**　以家庭为中心的护理(family centered care,FCC)理念最早于 1972 年由 Fond 及 Luciano 提出,Yauger(1972)第一次定义其为"认识家庭面对的问题和其需求并提供家庭中的每位成员适宜的服务"。Porter(1979)更进一步地将其定义为一种开放的、多层面的健康管理体系,它重视每个人都无法从其身处的家庭与环境中孤立出来,应有效并高效地利用医疗服务机构包括患儿家庭中每位成员的能力并协调好这些能力。Rushton(1990)将其描述为"由患儿父母和医护工作者共同努力达成的一致"被认为是这一思想在临床工作中的定义。

2. 英国的 Nethercott(1993)从事家庭为中心的护理研究工作,她将其概括为 7 个部分:

(1)家庭必须参与在整个过程中。

(2)必须评估家庭成员的个性特征。

(3)父母必须参与作决定。

(4)主要照顾者应参与照护计划的制订和评价。

(5)家庭应参与一些技术性的照顾。

(6)日常照护应在院内鼓励练习,除非对患儿不利。

(7)应在患儿出院后给予持续的支持。

3. 由儿科保健协会(Association for the Care of Children's Health, ACCH)对以家庭为中心的护理下的定义曾被认为向前迈了一大步,因为它使医护工作者开始认识到高质量的儿科护理必须是以家庭为中心的工作模式。这一模式要求,患儿的家庭将完全地参与治疗的过程,同时医务工作者也将对其家庭表示尊重并给予足够的支持。

ACCH 认为以家庭为中心的护理和以家庭为中心的照护方式,这两者都要求在患儿父母与医护人员之间建立起自由开放的沟通交流。最先,它包括八大要素,后由加拿大东部的以家庭为中心护理委员会讨论后增加了第九个要素,又经过一些修改和小的调整,最后的定义:

(1)重视家庭的影响贯穿于患儿的一生。

(2)强调家庭与医务人员之间的联系。

(3)认识到并重视不同家庭的不同文化背景。

(4)认识到并重视不同家庭的不同应对方式。

(5)满足家庭不同的需求,给予家庭发展上的、健康教育上的、心理及感情上的、环境上的以及财力上的支持。

(6)重视家庭与家庭之间的支持以及社会支持。

(7)注重医院内的、社区的医疗服务支持体系,应考虑灵活性、可行性以及综合性。

(8)认识到患儿是家庭的一部分,但是又是独立的个体。

4. FCC 的内涵　FCC 的核心概念包括:尊重患儿及家庭,传送健康信息,尊重患儿选择权,强调患儿、家庭及照顾者间的协作,给予力量及支持,有弹性,授权。其中提高能力和授权最为根本。

(1)提高能力:医护人员为每个家庭成员创造机会,使其在现有能力的基础上为适应患儿的需求学习新的能力,从而提高整个家庭的能力。

(2)授权(empowerment):医护人员与家庭间进行互动,家庭通过这种互动保持或获得对其生活的控制感,并在专业人员的帮助下做出积极改变,促进家庭自身力量、能力和行动的发展。

5. FCC 在新生儿科应用中的问题　在新生儿科实施以家庭为中心的护理模式意味着医护人员应该认识到家庭在新生儿生活中的作用是恒久不变的;新生儿和家人间相互影响;若家庭参与,患儿将获得更优质的护理;医护人员和父母在照顾孩子的过程中是合作者的关系。FCC 注重尊重家长的需求,通过与家长的共同合作、信息共享,更好地促进患儿的健康和家庭单元的稳固。FCC 的实施应该从患儿入院开始直至患儿出院,甚至应该贯穿于产前、产中及产后等各个时期。

尽管早就肯定以家庭为中心的护理在新生儿科应用的重要性,但由于理论与临床两者间存在着较大差距,产生的诸多问题阻碍了家庭为中心护理工作在新生儿科的开展。

(1)角色压力:如果父母成为照护患儿的主体,意味着他们需要具备更多的经验和技能才能完成这一工作。面对从父母角色到照护者角色的大转变、大挑战,往往会给他们带来一定的角色压力。角色压力会在多方面影响患儿父母的参与性。当他们对自己孩子的病情不了解,需面对环境变化和角色转变时可能使其不愿参与接下去的照护工作。

(2)环境背景:每一个家庭都有其独特的背景环境,他们有自己的态度、信仰、价值观、习惯、语言和行动,这些既可能与卫生保健系统中工作人员的背景不同,也可能与社会中的其他大多数的家庭背景不同。这个背景影响家庭成员所能得到的卫生保健,决定其与护士间的角色关系并构成双方合作的基础。同时护士自己所处的背景环境,也同样能影响护士对患儿家庭情况的理解力和提供照护的能力。

(3)权力冲突:以家庭为中心护理模式的出现,要求护士在进行患儿的照护工作中做到与患儿及其父母共享与病情有关的医学知识,从而帮助他们实现各自预期的角色功能。然而,在大多数情况下,护士总是在这层照护关系中掌握着最终的决定权。这往往会造成一种权力冲突。护士的个人观念常常使得他们在父母参与或不参与患儿照护工作的问题上做出错误的判断。

(4)探视制度(visitation policy):国内目前的新生儿大多采取的是封闭式管理,即使部分医院允许患儿家长探视,但是严格限制探视的时间、探视的人员、一次探视的人数等,如此的限制将使得24小时里本该属于父母与其孩子相处的时间所剩无几。

以家庭为中心的护理模式是从传统的、以照护人员为中心的、完成照护任务为直接目的的护理向整体化、个性化、建立医患合作关系为基础的新型护理模式的转变。以家庭为中心的护理模式在新生儿临床的实践应用中遇到了许多挑战,对于绝大多数医疗机构来说,接受并实施以家庭为中心的护理意味着一种医院文化的变更,而这种转变涉及观念、教育和运作等各个方面。同时以家庭为中心的护理要求更多的人力物力,国内护士的短缺现状也限制了以家庭为中心的护理的开展;再者,护士本身观念和教育的缺乏也使其很难胜任以家庭为中心的护理模式。但是以家庭为中心的护理模式是新生儿科护理发展的趋势,因此要更好地推行以家庭为中心的护理,真正做到以家庭为中心,必须转变护士的服务理念并进行专业化的培训,优化护理人力资源配备和人员结构,让医院管理者、患儿家属了解以家庭为中心的护理并参与进来,通过多方面的协作为患儿及其家庭提供全面有效的综合服务。

(陆春梅)

第十三节　发育支持护理

一、环境

患儿房间的窗帘拉起,暖箱用遮光毯覆盖,工作人员说话声音轻,同时将仪器报警声音调低,给予患儿一个幽暗的环境,避免声光的刺激。根据美国儿科学会的建议调整 NICU 光线明亮度,暖箱内 25ftc(foot candles,英尺烛光,照度单位),室内 60ftc,特殊治疗时 100ftc。床旁使用合适的灯光,亮度适合观察评估即可。在需要的时候开灯,避免灯光直射眼睛,必要时遮盖眼睛。需要强光时用毯子遮盖暖箱,避免不必要的光线暴露。控制室内声音强度 <60dB,避免突发高频的声音,对报警快速反应,限制连续性自动报警心电监护仪的使用,吸痰时关掉呼吸机报警。控制专业人员的声音,查房、拿病历及报告时尽量小心,避免在患儿暖箱顶上记录,选择机内噪音最小的暖箱和远红外床。

二、集中操作

避免过多地打扰患儿,把各种操作检查引起的不必要的接触减少到最小并采用一定方法促进其舒适。减少患儿在床位间移动的次数;

不要把暖箱顶当成置物台或工作台;集中操作,避免长时间打扰患儿,操作时动作轻柔缓慢,并注意患儿是否有不适征象;治疗前轻柔唤醒或触摸患儿,使其有准备;审慎分析每项操作对患儿的风险和益处;协调好实验室检查和辅助检查等各专业小组的活动,避免过度刺激;评估操作引起的疼痛,并进行控制。建立 24 小时的照顾计划:根据患儿的活动规律、睡眠周期、医疗需要和喂养需要制定一天的照顾计划;使照顾有时间规律,尽量提供完整的睡眠时间,不突然惊醒患儿;发现患儿疲惫时,给予休息时间;经常观察患儿是否有异常行为,及时抚慰。

三、体位

用包被制作一个舒适安全的鸟巢,使患儿屈曲置于其中,两侧肢体对称,手傍口旁,头和身体一轴线上。提高患儿的自我安慰度,避免不正确的姿势,促进身体的对称性。摆放体位要使肢体活动可触及边界,可使用鸟巢或其他的毛巾卷等进行边界的提供。注意更换体位,注意保持气管的通畅,并防止 CPAP 的鼻塞或气管插管对口鼻腔皮肤黏膜造成损伤。

四、父母接触患儿

可消除 NICU 的环境带来的神秘感。提供相关信息,让他们参与决定,比如在制订计划和喂养时间时应考虑到患儿的家庭需要,适当考虑家庭的建议;对他们强调父母角色的重要性,提供与婴儿皮肤接触的机会;给他们介绍相关服务和资源。特别应指导他们进行袋鼠式护理,将患儿包好尿布放在父母赤裸的胸前,让他听到父母的心跳,给他与父母皮肤接触的机会,得到父母的陪伴、抚慰和照顾,增加为人父母的信心。强调家庭参与在早产儿发育支持中的重要性,尽可能纳入家庭为中心的护理,让患儿家长了解患儿的病情变化并及时与家长商讨治疗方案。同时拍摄并打印患儿照片给家长,邀请家长参加病房举办的家长学校,学习护理的相关知识。NICU 应改变相应政策和改进病房环境以鼓励父母在床旁参与早产儿护理,NICU 应该接受相应培训以便于她们能有效指导早产儿父母安全地参与在院期间患儿护理。

建立早产儿父母培训手册,内容包括医院以及病房环境和周边设施、团队的构成、感染控制要求、早产儿的发育特点、发育支持护理的内容以及母乳喂养的知识、出院计划等。

(陆春梅)

参考文献

1. 张玉侠. 实用新生儿护理学. 北京 : 人民卫生出版社 , 2015.
2. 周文浩. 早产儿临床管理实践. 北京 : 人民卫生出版社 , 2016.
3. Ohlsson A, Jacobs SE. NIDCAP: a systematic review and meta-analyses of randomized controlled trials. Pediatrics, 2013, 13: e881-93.
4. Mermel LA, Allon M, Bouza E, et al. Clinical practice guidelines for the diagnosis and management of intravascular catheterrelated infection: 2009 update by the Infectious Diseases Society of America. Clin Infect Dis, 2009, 49 (1): 1-45.
5. Lepainteur M, Desroches M, Bourrel AS, et al. Role of the central venous catheter in bloodstream infections caused by coagulase-negative staphylococci in very preterm neonates. Pediatric Infectious Disease Journal, 2013, 32 (6): 622-628.
6. Vandenberg KA. Individualized developmental care for high risk newborns in the NICU: A practice guideline. Early Human Dev, 2007, 83: 433-442.